临床并发症丛书

呼吸系统疾病并发症鉴别诊断与治疗

主　　编　吴小军　聂汉祥
副主编　丁续红　陈延伟　吴瑞霞
编　　者　（以姓氏笔画为序）

丁续红　王文菊　艾　丽　李　欣
朱　莉　朱建勇　刘海玲　张固琴
邱　林　吴小军　余昌平　陈延伟
何静雅　李元军　赵　杨　周　琼
郑春兰　胡　克　胡苏萍　徐亚青
黄　毅　袁竹青　聂汉祥　曹　霞
甄海宁　鲍　敏

科学技术文献出版社
Scientific and Technical Documents Publishing House
北京

(京)新登字 130 号

内 容 简 介

本书系统介绍了呼吸系统疾病和常见诊疗方法并发症的诊断和治疗,是一本实用性很强的临床参考书。第一部分(第一章)叙述了呼吸系统常见症状并发症,如发热、咳嗽和咯血等的诊断与治疗。第二部分(第二章至第十三章)是呼吸系统常见疾病并发症,包括气管支气管疾病、肺部感染性疾病、肺结核、肺间质性疾病、肺部肿瘤、肺循环疾病、呼吸功能异常疾病、肺肉芽肿性疾病、通气调节功能障碍性疾病以及胸膜疾病等的诊断与治疗。第三部分(第十四章)介绍了肺脏综合征的并发症,如感冒综合征、不动纤毛综合征、副鼻窦炎-支气管扩张-内脏转位综合征、闭锁肺综合征、右肺中叶综合征、肺出血肾炎综合征、高通气综合征、肺上沟瘤综合征、上腔静脉阻塞综合征、咳嗽-晕厥综合征以及类癌综合征等的诊断与治疗。第四部分(第十五章)是呼吸系统疾病治疗和操作并发症,如纤维支气管镜检查、支气管动脉造影、灌注及栓塞术、内科胸腔镜、纵隔镜、胸膜腔穿刺术、经皮肺活检、氧疗、湿化和雾化等的治疗和预防。

本书可供呼吸科、重症医学科的医师、护士及临床研究生学习参考。

科学技术文献出版社是国家科学技术部系统帷一一家中央级综合性科技出版机构,我们所有的努力都是为了使您增长知识和才干。

丛书编委会

总 主 编：黄从新

副总主编：唐其柱　王高华　陶泽璋　王卫星

编　　委：
黄书岚	董卫国	郝亚荣	江应安
龚　超	万　军	王燕霞	舒胜强
罗和生	江　洪	陈国忠	文重远
丁国华	高清平	陈谦学	黄　杰
王志维	彭　昊	陈家禄	丁佑铭
孙圣荣	童世伦	刘修恒	余墨生
邢怡桥	洛若愚	黄星原	宋启斌
戈　伟	张兆辉	卢祖能	王晓萍
龚作炯	朱刚艳	朱珊珊	华清泉
杨德才	肖万泽	皮先明	吴　斌
徐阳平	石君华	尹　红	万　胜

学术秘书：舒胜强　刘聃郁

目录

第一章 呼吸系统疾病常见症状并发症 (1)

    第一节 发热及其并发症 (1)

    第二节 咳嗽及其并发症 (4)

    第三节 咯血及其并发症 (8)

第二章 气管、支气管疾病并发症 (14)

    第一节 急性气管-支气管炎并发症 (14)

    第二节 慢性阻塞性肺疾病并发症 (17)

    第三节 支气管哮喘并发症 (28)

    第四节 支气管扩张并发症 (34)

    第五节 支气管内膜结核并发症 (39)

第三章 肺部感染性疾病并发症 (42)

    第一节 细菌性肺炎并发症 (42)

    第二节 病毒性肺炎并发症 (51)

    第三节 真菌性肺炎并发症 (53)

第四章 放射性肺炎并发症 (57)

第五章 肺结核并发症 (64)

第六章 气管、支气管结核并发症 (75)

第七章 肺间质性疾病并发症 (85)

第八章 肺部肿瘤并发症 (95)

    第一节 原发性气管肿瘤并发症 (95)

    第二节 原发性支气管肺癌并发症 (102)

第三节 肺错构瘤并发症 (129)

第九章 肺循环疾病并发症 (131)
  第一节 肺血管炎并发症 (131)
  第二节 肺栓塞并发症 (145)
  第三节 肺水肿并发症 (157)
  第四节 急性肺心病并发症 (169)
  第五节 慢性肺心病并发症 (174)

第十章 呼吸功能异常疾病并发症 (180)
  第一节 急性呼吸衰竭并发症 (180)
  第二节 慢性呼吸衰竭并发症 (182)
  第三节 急性呼吸窘迫综合征并发症 (189)
  第四节 呼吸肌疲劳并发症 (203)

第十一章 肺肉芽肿性疾病并发症 (209)
  第一节 结节病并发症 (209)
  第二节 韦氏肉芽肿并发症 (215)

第十二章 通气调节功能障碍性疾病并发症 (220)

第十三章 胸膜疾病并发症 (228)
  第一节 气胸并发症 (228)
  第二节 胸腔积液并发症 (233)

第十四章 肺脏综合征并发症 (252)
  第一节 感冒综合征并发症 (252)
  第二节 鼻窦炎支气管炎综合征并发症 (255)
  第三节 不动纤毛综合征并发症 (257)
  第四节 副鼻窦炎-支气管扩张-内脏转位综合征并发症 (258)
  第五节 闭锁肺综合征并发症 (260)
  第六节 右肺中叶综合征并发症 (262)
  第七节 创伤性窒息综合征并发症 (263)
  第八节 肺出血肾炎综合征并发症 (265)
  第九节 高通气综合征并发症 (266)
  第十节 肺上沟瘤综合征并发症 (268)
  第十一节 蜂窝状肺综合征并发症 (270)

第十二节	肥胖呼吸困难嗜睡综合征并发症	(271)
第十三节	上腔静脉阻塞综合征并发症	(273)
第十四节	咳嗽-晕厥综合征并发症	(274)
第十五节	特发性肺含铁血黄素沉着综合征并发症	(275)
第十六节	类癌综合征并发症	(277)

第十五章 呼吸系统疾病治疗和操作并发症 (279)
 第一节 纤维支气管镜检查并发症 (279)
 第二节 支气管动脉造影、灌注及栓塞术并发症 (282)
 第三节 内科胸腔镜并发症 (286)
 第四节 纵隔镜并发症 (289)
 第五节 胸膜腔穿刺术并发症 (291)
 第六节 经皮肺活检并发症 (292)
 第七节 氧疗并发症 (294)
 第八节 湿化和雾化并发症 (297)

参考文献 (299)

第一章

呼吸系统疾病常见症状并发症

第一节 发热及其并发症

一、发 热

【概述】

正常人的体温受体温调节中枢所调控，并通过神经、体液因素使产热和散热过程呈动态平衡，保持体温在相对恒定的范围内。当机体在致热源（pyrogen）作用下或各种原因引起体温调节中枢的功能障碍时，体温升高超出正常范围，称为发热（fever）。

【病因】

发热的病因根据其时间分为急性发热和长期发热。

1. 急性发热

主要见于感染性疾病、非感染性疾病、变态反应。

2. 长期发热

(1) 常见病包括败血症、沙门菌属感染、结核、风湿热、幼年类风湿症等。

(2) 少见病包括恶性肿瘤（白血病、恶性淋巴瘤、恶性组织细胞增生症）、结缔组织病。

【诊断与鉴别诊断】

1. 临床表现

(1) 新生儿可有脱水热。婴幼儿于南方，夏季酷热时可发生暑热证。冬春季以呼吸道感染、流行性脑脊髓膜炎、麻疹等多见；夏秋季以急性肠炎、菌痢、乙型脑炎、伤寒等较多见。传染病常有流行病学史，应仔细询问接触史等。

(2) 呼吸道感染、急性传染病等常起病较急，病程较短。结核病、伤寒、血液病、风湿热、暑热证、细菌性心内膜炎等起病稍缓，病程较长，常超过两周。败血症、急性粟粒性肺结核、深部脓肿等呈弛张热；伤寒、副伤寒、斑疹伤寒为稽留热；疟疾多为间歇热；白血病、结缔组织病、恶性肿瘤等，热型不一，无一定规律。

(3)在尚未应用抗生素、皮质激素等特殊药物治疗时，对发热的诊断非常重要，但对小婴儿、新生儿诊断价值较小。询问发热的同时要注意询问各系统的特异性临床表现，如呼吸道感染常有咳嗽、气急；消化道感染常有恶心、呕吐、腹痛、腹泻；泌尿系感染有尿频、尿急、尿痛等；中枢神经疾患，多有呕吐、惊厥、昏迷等；发热伴黄疸常见肝脏的细菌或病毒性炎症、肿瘤；伴多汗者常见于结缔组织病、败血症等；伴寒战者多为细菌感染如败血症、深部脓肿等。早期无特殊性明显临床表现和体征者，结合病史特点考虑伤寒、败血症、结核病等。

(4)在不少发热患儿中，常见有病理改变。如扁桃体炎可见扁桃体红肿或有脓性分泌性；疱疹性咽炎在咽部等处可见疱疹及溃疡；麻疹早期颊黏膜有科氏斑；白喉可见咽及扁桃体有白色假膜等。

(5)注意皮疹的分布与形态。全葡菌败血症、链球菌感染常见有猩红热样的皮疹；血液病、流行性脑脊髓膜炎、流行性出血热等皮肤可有出血点；风湿热可见环形红斑；病毒感染、结缔组织病、败血症、细菌性心内膜炎、组织细胞增生症X、皮肤黏膜淋巴结综合征及许多药物都可出现皮疹，但其形态和出现规律各异。

(6)高热时精神状态良好者，常轻度感染。如嗜睡、精神萎靡、神志不清、有脑膜刺激征者，提示颅内感染。婴儿颅内感染早期，脑膜刺激征常不明显，但表现神志淡漠、嗜睡、烦躁不安、囟门紧张或饱满等，须警惕颅内感染。肝脾肿大常见于白血病、结缔组织病、肝胆系统的炎症、伤寒、败血症、疟疾、肿瘤等。周身淋巴结肿大可见于血液病、传染性单核细胞增多症、支原体感染、皮肤黏膜淋巴结综合征等。局部淋巴结肿大、压痛，应注意查找邻近部位有无炎性病灶。

2. 诊断要点

发热是许多疾病的常见症状，故对发热病人须多方面调查分析，才能查明病因。一般须从以下几方面进行。

(1)详细准确采集病史：注意年龄、发病季节、流行病史，传染病接触史，预防接种史，起病缓急，病种长短，热型和伴随的主要症状。

(2)全面仔细体格检查：检查要详细全面，结合病史及症状，再作深入检查。

3. 实验室检查

(1)先作一般检查，根据一般性筛选结果，再决定进一步检查项目，尽量避免无目的"撒网"式检查。血、尿、粪常见检查为筛选的首选项目。白细胞总数和中性粒细胞分类增高者，多考虑为细菌性感染；减低者则偏重于病毒或杆菌感染。若怀疑败血症、肠道及泌尿道感染，需分别送血、粪、尿培养。

(2)各种穿刺液除常规检查外，有时需送培养或涂片检查。如流行性脑脊髓膜炎患者皮肤淤点及脑脊液涂片检查可找到脑膜炎双球菌，疟疾患儿血涂片可查找疟原虫，白喉伪膜涂片检查白喉杆菌。必要时检查肥达反应、外斐反应、嗜异性凝集试验、冷凝集试验等，有助于鉴别诊断。风湿热或类风湿病分别进行抗链球菌溶血素O或类风湿因子检查。疑病毒感染有条件者，可进行免疫学方面的早期快速诊断检查。免疫缺陷病致反复感染者可作血清免疫球蛋白及细胞免疫与补体测定。血液病宜做骨髓像检查。怀疑结核病需进行结核菌素试验。怀疑胆道感染者作十二指肠引流液的检查与培养，经常可获得有意义的结果。

总之,可按病情需要进行有关检查,但分析检查结果时,需要注意排除由于取样或操作过程等误差与污染而致的假阳性或假阴性。

4. X线及其他检查

胸部X线检查有助于肺与胸部疾病的诊断。其他如恶性肿瘤,可根据部位选作CT、核磁共振、血管造影、放射性同位素、B型超声波、活体组织等检查,也属必要。

二、常见并发症

(一)高热惊厥

【概述】

高热惊厥的发作主要是因为小儿神经系统发育不成熟,脑内脂类少,脑耗氧大,耗糖多,加之感染发热而造成。高热惊厥有遗传倾向,且易复发,1岁以内复发率为50%,反复高热惊厥发作可致脑损伤,进而导致智力低下、行为障碍、瘫痪,或发展为癫痫。

小儿在非中枢神经系统感染时,出现38.5℃以上,特别是39℃以上的高热时发生惊厥,惊厥为全身性。

【诊断与鉴别诊断】

(1)小儿在非中枢神经系统感染时,出现38.5℃以上,特别是39℃以上的高热时,多为突然发作,出现意识丧失,双眼球固定、上翻或斜视,头后仰,四肢抽动或呈强直状,口角或(和)面肌也可抽动。可伴有呼吸暂停、面色青紫或苍白。持续时间短,一般少于10分钟。

(2)惊厥均发生在高热开始24小时,特别是12小时内,体温骤升时。

(3)惊厥后意识恢复快,无神经系统异常体征。

(4)既往有高热惊厥史或家族中有高热惊厥史,惊厥多仅发生1次,热退后不再发作。

(5)年龄在6个月至5岁之间。

(6)发作间歇期脑电图正常。

【治疗和预防】

1. 物理降温

物理降温方法作用迅速,安全,尤适用于高热。

在做物理降温时应注意每隔20~30分钟应量1次体温,同时注意呼吸、脉搏及皮肤颜色的变化。

(1)冷湿敷法:用温水浸湿毛巾或纱布敷于患者前额、后颈部、双侧腹股沟、双侧腋下及膝关节后面,每3~5分钟换1次。注意39℃以上高热的患者来说,水温不宜过凉,明显低于体温即可。

(2)酒精擦浴:用30%~50%酒精重点擦抹上述冷湿敷部位及四肢皮肤,但不擦胸腹部。

(3)冷盐水灌肠:婴幼儿用冷盐水150~300ml,儿童用300~500ml,冷盐水温度为20℃左右。

(4)温水浴:适用于四肢循环不好(面苍白、四肢凉)的病人。水温37~38℃,用大毛巾浸湿后,包裹或让病人置于温水中15~20分钟,或根据体温情况延长时间,做完后擦干全身。

2. 药物退热

宜选用退热缓和的对乙酰氨基酚、布洛芬、复方阿司匹林等。剂量宜小,以免出汗过多,体温突然下降从而引起病人虚脱。尤其是年老体弱、幼儿及体温在40℃以上的发热病人,更应使用小剂量。婴儿高热易惊厥,可用15%～30%安乃近溶液1～3滴滴鼻。同时应注意,退热药的退热作用是通过扩张血管和排汗增多而实现的,因此在服药的同时要多喝水,以利排汗和退热。给药后患者若出现大汗淋漓,极度虚弱或血压下降等虚脱现象,应按具体情况,采用补液、保温和升压措施。应用退热药的同时需要积极进行病因治疗,不可用以代替抗感染、抗休克等治疗措施。另外还要注意,中暑高热不宜用解热药,可采用冰袋外敷、酒精擦浴、头部冷敷、输液降温,这样比较安全。遇高热病人时,除使用退热药外,应配合物理降温。

(二)药物治疗并发症

【概述】

退热药的退热作用是通过扩张血管和排汗增多而实现的,因此给药后若不注意及时补液,患者可出现大汗淋漓,极度虚弱或血压下降等虚脱现象,尤其是年老体弱、幼儿及体温在40℃以上的发热病人更易发生。

【治疗和预防】

(1)在服药的同时要多喝水,以利排汗和退热。

(2)给药后患者若出现虚脱现象,应按具体情况,采用补液、保温和升压措施。

第二节　咳嗽及其并发症

一、咳　嗽

【概述】

咳嗽是深吸气后关闭声门用力呼气,使胸腔内压增高,而后声门突然开放,高压气流喷射而出,冲击声门裂隙发出特殊声响,同时将呼吸道内分泌物和异物排出的过程。

【病因】

1. 呼吸道疾病

(1)呼吸道感染性疾病:各种细菌、真菌、病毒、立克次体、衣原体、支原体及寄生虫等所致的炎性刺激可引起咳嗽。

(2)呼吸道异物:食物渣屑,空气中的灰尘,浓烟或鼻腔分泌物(如后鼻道滴下综合征)等突然吸入的支气管与纵隔淋巴结肿大以及支气管淋巴结结核,纤维性肺结核或胸腔积液等均可使呼吸道受牵拉挤压从而引起咳嗽。

(3)刺激性气体:吸入冷热空气、氯化物、溴化物等化学气体后可引起阵发性或较持久性的咳嗽。

2. 限制性胸肺疾病

胸膜、胸壁、膈肌、神经肌肉装置的疾病可致肺容积缩小,使肺牵张感受器在呼吸运动中易受到刺激,从而诱发干性咳嗽。

3. 心血管疾病

当二尖瓣狭窄或其他原因引起肺淤血、肺水肿或因右心及体循环静脉栓子脱落引起肺栓塞时,肺泡及支气管内漏出物或渗出物刺激肺泡壁及支气管黏膜引起咳嗽。

4. 胸外原因

(1)中枢神经因素:从大脑皮质发出冲动传至延髓咳嗽中枢,人可随意引致咳嗽或抑制咳嗽,在有些患者咳嗽为精神性因素引起,其已成为患者的一种强迫性习惯。脑炎、脑膜炎时也可招致咳嗽。

(2)胃食管反流:食管远端黏膜有咳嗽反射器,当受到胃反流物刺激时即可引起咳嗽。

(3)血管紧张素转换酶抑制剂(ACEI)诱发的咳嗽:ACEI广泛用于治疗高血压和充血性心力衰竭,自从1997年应用于临床以来,有关其诱发慢性咳嗽的报道日渐增多。主要表现为慢性咳嗽,机制尚不明确,可能与肺血管床内的激肽及前列腺素等物质聚积有关。

(4)Arnold's神经受压:正常人外耳道存在有咳嗽反射感受器、耵聍、毛发等机械刺激可引起咳嗽,其信号沿着Arnold's神经传入中枢。外耳或中耳疾病有时可压迫Arnold's神经引起难治性咳嗽。

【发病机制】

咳嗽是一种神经反射过程,其中枢位于延髓呼吸中枢近旁。大部分咳嗽刺激来自呼吸道黏膜,有的刺激来自呼吸系统以外的器官,经迷走神经、舌咽神经和三叉神经的感觉纤维传入。迷走神经分支广泛分布于耳、鼻、喉、支气管、肺、胸膜和内脏,这些部位的刺激作用于迷走神经感觉支而传递到咳嗽中枢,然后由传出纤维通过喉下神经、膈神经及脊神经分别将反应传到声门、膈肌及其他呼吸肌而引起咳嗽。呼吸道内分泌物或异物刺激、呼吸道黏膜炎症、胸膜,其他内脏如心、食管、胃受刺激都可反射性引起咳嗽。此外,来自咳嗽反射的刺激,即咳嗽反射的敏感性升高,如病毒感染后气道高反应性,也可引起咳嗽。

每次咳嗽在脑干中枢的协调下可分为四步:①短暂吸气;②关闭声门,呼气肌和膈肌快速收缩,使肺内压增高;③声门突然张开,肺内高压的气体喷射而出;④恢复性吸气。

第6～7胸椎以上的脊髓受损可导致胸壁、肋间及腹壁肌收缩丧失从而使咳嗽能力下降。

【诊断与鉴别诊断】

1. 咳嗽的性质

咳嗽无痰或痰量很少称为干性咳嗽,常见于急性咽喉炎、急性支气管炎初期、胸膜炎、轻症肺结核、肺部肿瘤、精神性咳嗽、外耳道受刺激、ACEI诱发的咳嗽。咳嗽伴有痰液称为湿性咳嗽,常见于慢性支气管炎、肺炎、支气管扩张、肺脓肿和空洞型肺结核等。

2. 咳嗽的时间和节律

突然出现的发作性咳嗽,常见于吸入刺激性气体所致的急性咽喉炎、气管与支气管异物、百日咳、气管或支气管分叉都受压迫(淋巴结结核或肿瘤)等。慢性支气管炎、支气管扩张和肺脓肿等病咳嗽常于清晨或夜间变动体位时加剧,并伴有咳痰。左心衰竭、肺结核夜间咳嗽明显,可能与夜间肺淤血加重及迷走神经兴奋性增高有关。

3. 咳嗽的音色

短促轻咳,咳而不爽者多见于干性胸膜炎、肺炎、胸腹部创伤或手术后;金属管咳嗽见于气管受压时;犬吠样咳嗽多见于声带肿胀、气管受压迫、喉部疾患;嘶哑性咳嗽多见于声带炎、喉炎、喉结核、喉癌或喉返神经麻痹等。

4. 诊断要点

根据咳嗽的表现,比较容易诊断。

二、常见并发症

咳嗽的作用一是预防异物进入下呼吸道,二是清除下呼吸道的异物和过多的分泌物。剧烈咳嗽时,胸腔内压可升达300mmHg,

呼气流速高达 0.5km/h，如此高压和高流速可有效地清除呼吸道内的分泌物和异物，但同时也会引起诸多并发症。

（一）心血管系统并发症

【概述】

需要时，咳嗽对人体是有利的，然而当呼吸道并无异物时，病理性咳嗽对人体是不利的。此外，慢性咳嗽导致的一些并发症也反映了咳嗽的病理生理。Valsalva 动作使胸内压升高，引起静脉回流下降，使心脏输出量减少，进而引起血压降低及心动过速。剧烈咳嗽还可使迷走神经反射性紧张度增加引起心动过缓和心脏传导阻滞。咳嗽时引起压力的骤然变化还可能造成小血管的破裂，从而引起结膜下、鼻、肛门等出血。

【诊断与鉴别诊断】

(1)患者既往无心脏病史，或即使有心脏病史，本次发病非心脏原因引起。

(2)患者出现剧烈咳嗽而出现血压降低及心动过速、心动过缓和心脏传导阻滞，急需要考虑到心血管并发症。

(3)止咳治疗后上述表现消失可确诊。

【治疗】

(1)基础疾病的治疗。

(2)对症治疗。

（二）泌尿系统并发症

【概述】

剧烈咳嗽时膈肌及腹壁肌的强烈收缩可产生较高的腹内压及迷走神经反射性紧张度增加，使患者失去对排尿的意识控制，可出现尿失禁。

【诊断与鉴别诊断】

剧烈咳嗽时可出现尿失禁。

【治疗】

(1)基础疾病的治疗。

(2)对症治疗。

（三）胃肠道系统并发症

【概述】

咳嗽剧烈时，膈肌及腹壁肌猛烈收缩，从而挤压胃内容物逆流至食管，造成胃食管反流的发生，严重者还可发生呕吐。剧烈咳嗽时膈肌及腹壁肌的强烈收缩可产生较高的腹内压，可造成腹股沟疝的脱出。对于胃肠道手术后的患者，剧烈的咳嗽还有引起手术伤口裂开的风险。咳嗽剧烈产生的腹内压甚至可以造成脾破裂。

【诊断与鉴别诊断】

有剧烈咳嗽表现，临床出现腹股沟疝。对于胃肠道手术后的患者，剧烈的咳嗽可表现为手术伤口裂开。

无外伤史或者其他原因，由于咳嗽剧烈出现脾破裂可考虑诊断。

【治疗】

(1)基础疾病的治疗。

(2)对症治疗。

（四）肌肉骨骼系统并发症

【概述】

咳嗽可以造成肌肉的过度收缩，引起肌肉疲劳，严重者还可以损伤肌细胞，释放肌酸激酶，甚至肌纤维的断裂。咳嗽产生的张力还可引起肋骨断裂。

【诊断与鉴别诊断】

既往无肋骨骨折,多为老年患者,常伴有骨质疏松,剧烈咳嗽后突然胸痛,胸部CT等确证肋骨骨折。

【治疗】

(1)基础疾病的治疗。
(2)对症治疗。

(五)神经系统并发症

【概述】

剧烈的连续咳嗽而引起的一过性意识丧失,称之为咳嗽晕厥综合征。其发生机制考虑为Valsalva动作使胸内压升高,引起静脉回流下降,使心脏输出量减少,导致脑缺血而发生晕厥。这种晕厥也可能是咳嗽时脑脊液压力迅速升高,对大脑产生一种震荡样作用所致。对于有癫痫发作史的患者,剧烈而连续咳嗽有可能诱发癫痫发作。脑血管静脉压升高使颅内压增高,可引起咳嗽性头痛及视网膜破裂。还有一些少见的并发症如脑栓塞、脑脊液鼻漏等。

【诊断与鉴别诊断】

咳嗽晕厥综合征,具体诊断见"肺脏综合征"。

【治疗】

(1)基础疾病的治疗。
(2)对症治疗。

(六)呼吸系统并发症

【概述】

持续的咳嗽会造成喉部黏膜充血、水肿及声带疲劳以至声嘶。剧烈的咳嗽可诱发哮喘发作,其机制可能是咳嗽时快速吸入空气刺激气道高反应性,从而诱发哮喘。对于有肺大泡的患者,剧烈咳嗽使胸内压升高有造成气胸的危险,更严重者甚至纵隔气肿。咳嗽时产生的瞬间巨大压力变化可能造成肺血管的破裂导致咯血。慢性咳嗽可能会造成气管、支气管结构发生改变,最终形成支气管扩张。

【诊断与鉴别诊断】

(1)排除无声嘶的其他原因,如肿瘤等,仅表现患者长期剧烈持续咳嗽,休息后可缓解,可考虑为咳嗽的并发症。

(2)对于有肺大泡的患者,突然出现胸痛等气胸的表现,可诊断。更严重者甚至有纵隔气肿。

(3)排除常见的咯血原因,如支气管扩张、肺癌、肺结核等后,不明原因的咯血,如止咳治疗后咯血消失,胸部高分辨CT无法找到咯血的原因,多考虑为咳嗽引起的支源性咯血。

【治疗】

(1)基础疾病的治疗。
(2)对症治疗。

(七)药物治疗并发症

【概述】

镇咳药是通过阻断咳嗽反射而达到镇咳目的的一类药物。

对于由于呼吸道局部的炎症刺激或气道反应性高而引起的干咳或少痰的咳嗽,用镇咳药可以减轻症状。而对于慢性支气管炎的患者来讲,咳嗽、咯痰常相伴随,且痰多呈泡沫状或黏液状,容易阻塞气管。

痰中常有大量细菌,可造成呼吸道反复感染。尤其要引起注意的是,痰液潴留于气道内,可使呼吸阻力增加,患者呼吸更加费力,有的重症患者可由于痰液堵塞大气道窒息而导致死亡。

【诊断与鉴别诊断】

剧烈咳嗽患者,有痰液潴留于气道内,使用镇咳药物后患者突然表现为呼吸困难加重,甚至发绀,需要考虑患者可能系使用镇咳药的并发症。

有的表现为因窒息而死亡。

【治疗】

(1)基础疾病的治疗。
(2)对症治疗。

(八)其他并发症

【概述】

咳嗽会使患者生活质量下降。例如许多疾病如肺结核引起的咳嗽好发于夜间,因此患者往往无法入睡,严重影响其睡眠质量,甚至波及其家人。慢性咳嗽反复发作对患者的学习、工作也可造成极大影响,使其精神无法集中,容易疲劳。许多患者因为咳嗽反复发作而害怕自己病情严重,由此产生新的心理问题。

【治疗】

(1)基础疾病的治疗。
(2)对症治疗。

第三节 咯血及其并发症

一、咯 血

【概述】

咯血是指喉及喉以下部位的呼吸道出血,经口腔排出者。咯血病因复杂,可以涉及心、肺等多个器官,从炎症、寄生虫到肿瘤,涉及面广。咯血量差异大,从痰中带血到威胁生命的大咯血,持续时间从偶尔一次到常年间断咯血,咯血的颜色和形状因病因不同而有差异。参考病史、体征及其他检查方法,对咯血的病因做出判断并给予相应的治疗是内科医生应当熟知的。

【病因】

1. 病因及发病机制

咯血的原因有很多,从病理生理角度出发,其病因及发病机制可归纳为以下方面:

(1)气道及肺泡毛细血管炎症。
(2)支气管动脉或肺动脉系统血管破裂出血。
(3)肺血管本身病变或先天性病变
①支气管动脉-肺动脉分流。
②原因不明的血管增生扩张。
③先天性肺动、静脉瘘,先天性管壁变薄而出血,毛细血管扩张。
④肺血栓-栓塞病。
(4)肺外器官病变所致咯血
①心源性咯血瓣膜病尤其是二尖瓣狭窄。

②子宫内膜异位症属先天性胚胎组织的异位分布,病变可在肺。

(5)出凝血机制障碍包括血液系统疾患及DIC等。

2. 引起咯血的常见疾病分类

(1)按解剖部位划分

①支气管疾患:常见的有支气管扩张、支气管肺癌、支气管内膜结核和慢性支气管炎等,较少见的有支气管腺癌、支气管结石、支气管黏膜非特异性溃疡等。

②肺部疾患:常见的有肺结核、肺炎、肺脓肿等,较少见的有肺吸虫病、肺阿米巴、肺血吸虫病、肺原发性及转移恶性肿瘤、各种良性肿瘤、先天及后天肺囊肿、肺淤血、肺梗塞、肺真菌病、肺动静脉瘘等。

③循环系统疾病:较常见的是二尖瓣狭窄、某些先天性心脏病如房间隔缺损、动脉导管未闭等引起肺动脉高压时,可发生咯血。

④全身性疾病:血液病;自身免疫性疾病并肺损伤,如白塞病,结节性多动脉炎,肺出血-肾炎综合征以及肉芽肿疾患等;传染病如出血热、钩端螺旋体病;遗传性毛细血管扩张症;各种原因所致的DIC。

(2)按病原上分类

①感染性疾患;

②肿瘤;

③肺血管病及支气管、肺结构异常;

④血液病;

⑤全身免疫性疾病、肺损伤;

⑥物理因素。

【临床特点】

1. 咯血量

一天咯血量在100ml以下者为小量咯血,有时仅为痰中带血;血量在100~500ml者为中量咯血;500ml以上者为大量咯血。咯血量的多少常由血管及局部组织损伤情况而定,往往无规律性。按照咯血量的多少来推测引起咯血的病因是不可靠的,但是,常见大量咯血则发生于肺结核空洞,支气管扩张和慢性肺脓肿等疾病;而痰中带血持续数周或数月应警惕肺癌,需做进一步检查;慢性支气管炎咳嗽剧烈时可偶见血性痰。

2. 咯血的颜色和形状

肺结核、支气管扩张、肺脓肿、支气管内膜结核、出血性疾病咯血颜色鲜红;大叶性肺炎和肺吸虫病可见铁锈色血痰;烂桃样血痰为卫氏并殖虫病最典型特征;肺阿米巴病可见脓血性痰呈棕褐色,带腥臭味;砖红色胶冻样血痰主要见于克雷白杆菌肺炎;二尖瓣狭窄肺淤血咯血一般为暗红色;左心衰肺水肿咯浆液性粉红色泡沫样血痰;并发肺梗塞时常咯黏稠暗红色血痰。

3. 其他伴随症状

咯血伴有急性发热、胸痛常为肺部炎症或急性传染病,如肺出血性钩端螺旋体病、流行性出血热。咯血、发热同时伴咳嗽、吐大量脓痰多见于肺脓肿。长期低热、盗汗、消瘦的咯血病人应考虑肺结核;反复咳嗽、咯脓痰不伴有发热,多见于支气管扩张。

【诊断与鉴别诊断】

1. 检查

(1)体格检查:有黏膜及皮下出血者要考虑血液病,如血小板减少性紫癜、白血病、血友病等;或肺出血性钩端螺旋体病。锁骨上淋巴结肿大在老年病人要注意肺内肿瘤的转移。肺部听到局限性哮鸣音提示支气管有狭窄、阻塞现象,常有肿瘤引起。肺部湿性啰音可能是肺部炎性病变的体征,也应考虑是否为血液存积在呼吸道所致。此外,慢性肺脓肿、支气管扩张常伴有杵状指(趾)。

(2)实验室检查:痰检查有助于发现结核杆菌、真菌、癌细胞、肺吸虫卵等。出血时间、凝血时间、凝血酶原时间、血小板计数等检查,有助于出血性疾病的诊断。红细胞计数与血红蛋白测定可推断出疾病的程度。血中嗜酸粒细胞增多提示寄生虫病的可能性。

(3)特殊检查

①X线检查:对于咯血病人,除个别紧急情况不宜搬动者外,均应进行胸部X线检查,肺实质病变一般都能在胸部上显示阴影,从而及时做出诊断。如疑有空洞、肿块,或见肺门、纵隔淋巴结肿大,可加作胸部X线体层摄影或X线电子计算机体层摄影。对疑有支气管扩张者,必要时可作支气管碘油造影。

②纤支镜检查:对原因未明的咯血病人,尤其怀疑肺癌者应做支气管镜检查。近20年来,大多采用纤维支气管镜代替以往习用的硬质支气管镜。通过纤维支气管镜不仅可直接观察病变,还可通过纤维支气管镜质摘取标本进行活体组织检查,吸取分泌物或灌洗液送细菌学和细胞学检查。一些气管内的肿瘤、肉芽肿、溃疡等出血病若非纤维支气管镜检查很难确诊。

2. 诊断要点

全面分析病例资料常能对咯血原因做出初步估计,同时还需要作进一步有关检查以便得出正确结论。

(1)首先要确定是否咯血:临床上患者自述咯血时首先要除外口腔、鼻咽部或喉部出血。口腔黏膜、舌或牙龈出血一般不伴随咳嗽,在闭口吸吮时吐出血液,常与唾液相混,检查时能发现口腔损伤或出血处,鉴别诊断一般不难。鼻腔出血时血液自前鼻孔流出,若后鼻孔出血则血液可沿咽壁下流,吸入呼吸道后再行咳出,易被误诊为咯血,必要时作局部检查以明确诊断。

(2)其次要鉴别是咯血还是呕血:一般咯血先有喉部刺激作痒感,引起咳嗽,咳出鲜红色带泡沫的血液,常混有痰液,病前常有肺或心脏病史;呕血前则常有恶心及上腹部不适,呕出物可混有食物,呕血后常有黑色粪便,病前有消化道溃疡或肝硬化史。另外,还要排除出血性血液病等。

(3)患者的年龄和性别:青壮年咯血要考虑支气管扩张、肺结核;40岁以上男性吸烟者首先要考虑支气管肺癌;年轻女性反复咯血要考虑支气管内膜结核和支气管腺瘤;发生于幼年则要考虑先天性心脏病。

(4)既往史:幼年曾患麻疹、百日咳而后长期、反复的咳嗽、咯血、咳脓痰较多的患者多考虑为支气管扩张;有生食螃蟹与蜊蛄者应想到肺吸虫病;有长期矽尘吸入的职业史要考虑矽肺;有风湿性心脏病史者要考虑二尖瓣狭窄和左心功能衰竭;咯血的发生与月经周期有关系者应考虑为替代性月经。

二、常见并发症

(一)肺不张

【概述】

由于大量咯血,血块堵塞支气管;或因病人精神过分紧张,应用镇静剂、镇咳药的用量较大,抑制了咳嗽反射,妨碍了支气管内分泌物或血液的排出,阻塞支气管而引起肺不张。

【诊断与鉴别诊断】

根据阻塞部位不同可导致全肺、肺叶或肺段不张,从而产生各种不同的临床表现。

【治疗和预防】

(1)肺不张的急救措施首先是引流排痰、血。病人取侧卧位,病侧(肺不张侧)在上,健侧在下,高垫床脚,轻拍病人背部,使痰、血容易从气管咯出,同时,停用一切镇静、镇咳药。

(2)必要时可在纤支镜下吸取血块,防止阻塞性肺炎。

(二)吸入性肺炎

【概述】

吸入性肺炎可能为咯血导致全身免疫与气道防御清除功能下降,使口腔或上气道的分泌物吸入肺内而致病。而肺内原有活动性结核病灶会沿支气管播散。

【诊断与鉴别诊断】

咯血后体温升至38℃左右,常为血液被吸收后引起的吸收热。如体温升高至39℃左右或持续不退、咳嗽剧烈,白细胞总数升高、核左移、X线检查显示病灶较前增多,常表示并发吸入性肺炎或结核病灶播散。

【治疗和预防】

应给予充分的抗生素或抗结核治疗。

(三)失血性休克

【概述】

失血性休克的体征与咯血量多少直接相关。血液学改变最初可不明显,随后由于组织液的渗出及输液等情况,血液被稀释、血红蛋白及血细胞比容逐渐降低。

【诊断与鉴别诊断】

(1)咯血量为10%~15%的血容量时,除头晕、畏寒外,多无血压、脉搏等变化。

(2)咯血量达血容量的20%以上时,则有冷汗、四肢厥冷、心慌、脉搏增快等急性失血症状。

(3)咯血量在30%血容量以上时,则伴有急性周围循环衰竭的表现,显示脉搏频数微弱、血压下降、呼吸急促及休克等。

【治疗和预防】

1. 补足血容量

尽快补足有效循环量。输入液体首选全血,少量失血者可输生理盐水;中量失血者应先快速输入中分子右旋糖酐500~1000ml后,再输全血,直到补足血容量为止。血浆及白蛋白对维持血液渗透压较右旋糖酐为好,必要时可酌情使用。紧急情况下,往往需要建立两条以上的输液、输血通道。

评价输液量是否足够,除应严密监测血压、脉搏、神志、面色、四肢温度、尿量外,更需采用测定中心静脉压(正常值6~12cm H_2O)和动脉压作为主要监测指标,对估计血容量循环功能和治疗效果具有重要的实际意义。

2. 血管活性药物的应用

补足血容量后如休克仍不能得到纠正,应迅速输入抗休克血管活性物质,使动脉压维持在80~90mmHg,才能保证脑、心、肾的血流灌注。

3. 可适当使用肾上腺皮质激素

肾上腺皮质激素有抗炎、抗休克、抗过敏及抗毒素效能,稳定细胞膜,降低血管通透性,增加心脏排血量、降低周围循环阻力,在失血性休克时,可适当使用肾上腺皮质激素。

4. 纠正酸中毒和防治急性肾功能衰竭

根据血气分析,二氧化碳结合力及尿素氮测定结果,决定治疗措施。如二氧化碳结合力降低、血气分析提示代谢性酸中毒,应给予碱性药物。如血压已回升,但尿量仍未增加,可给予利尿剂,防止急性肾功能衰竭。

（四）窒息

【概述】

大咯血病人的主要危险在于窒息，这是导致病人死亡的主要原因，故应争分夺秒、全力以赴地进行抢救。首先是尽快排除堵塞呼吸道的凝血块或倒出淹溺支气管及肺泡的血液，恢复病人正常呼吸。

【诊断与鉴别诊断】

(1)一旦出现下列情况时，应警惕可能发生窒息：

①肺部病变广泛并心肺功能不全，有痰液积聚者。

②有支气管狭窄扭曲、支气管引流不畅者。

③体质衰弱及咳嗽无力、镇静剂或镇咳剂用量过大或于沉睡中突然咯血者。

④反复喷射性大咯血不止者。

⑤咯血过程中病人精神过度紧张或血块刺激引起支气管和喉部痉挛者。

(2)窒息时的临床表现：咯血骤然减少或中止，同时出现胸闷、极度烦躁不安、喉部作响，随即呼吸浅速或停止、一侧(或两侧)呼吸音消失、全身皮肤发绀、目瞪口呆、双手乱抓、大汗淋漓、神志昏迷、大小便失禁等，应立即进行快速、准确的抢救工作。

【治疗和预防】

1. 体位引流

使病人身体与床成 45°～90°角，由另一人轻托病人的头向背部屈曲，并拍击病人背部，倒出滞留在呼吸道的血液。待窒息解除后，保持病人于头低足高位，将脚侧的床抬高 15～20cm，以利于体位引流。

2. 清除积血块

用开口器撬开紧闭的牙关(注意义齿)，用棉棒轻拭口咽部积存的血块。如血液或血块堵塞的部位较低，可采用经鼻插管气管内吸引急救。由于窒息时患者呈昏迷或半昏迷状态，声门大多开放，局部反射减弱，可经鼻插管穿过咽腔通过声门进入气管内，在边插边吸引过程中，能迅速吸出鼻咽腔及气管内的血液和血块，使窒息很快消除。吸引时应注意以下事项。

(1)吸引过程中如发现导管堵塞应立即更换。

(2)插管深度必须适中，过浅则吸引不彻底，过深会刺激隆突，引起迷走神经反射性兴奋，导致心动过缓或心跳骤停。

(3)脚踏吸引器每次持续时间最好不要超过 15 秒，以免加重缺氧。

(4)病人神志未清醒前，应有专人监护，留置气管插管，防止再咯血引起再窒息。若呼吸阻塞已解除，而临床症状不缓解，应警惕发生了其他并发症，如自发性气胸等。

3. 吸氧

立即高流量给氧，同时，注射呼吸兴奋剂，如可拉明、洛贝林或回苏灵。

4. 强心

有急性心力衰竭时可给予强心剂，如毛花甙丙或毒毛花甙 K。

（五）药物治疗并发症

【诊断与鉴别诊断】

(1)止血药物垂体后叶素通过收缩毛细血管和小动脉而达到止血目的。但它也能引起冠状血管的收缩，因此在使用过程中可能会导致冠心病的发生。

(2)垂体后升高叶素还具有升高血压和兴奋胃肠平滑肌等作用，用药后常出现胃肠蠕动增强、腹痛、腹泻、血压升高等不良反应。

【治疗和预防】

(1)一旦确认为药物引起,一般停用药物后可消失。

(2)对于内科止血无效的患者可考虑行支气管动脉栓塞术,而此术可能存在出血、感染、肺动脉栓塞、脊髓损伤等并发症。

第二章

气管、支气管疾病并发症

第一节 急性气管-支气管炎并发症

一、急性气管-支气管炎

【概述】

急性气管-支气管炎是由感染、物理化学刺激或过敏引起的气管-支气管黏膜的急性炎症。临床主要症状有咳嗽和咳痰。常见于寒冷季节或气候突变之时诱发。

【病因】

病毒和(或)细菌是引起本病的常见原因。病毒为常见病原微生物,腺病毒、呼吸道合胞病毒、流感病毒是最常见病毒。常见的致病细菌为肺炎球菌、流感嗜血杆菌和葡萄球菌,常在病毒感染的基础上继发细菌感染。物理与化学刺激如过冷空气、粉尘、某些刺激性气体等,均可引起此病。过敏也可发病。寄生虫如钩虫、蛔虫等幼虫在肺脏移行时,也可以引起支气管炎。

【诊断与鉴别诊断】

1. 临床表现

(1)急性起病。常先出现上呼吸道感染症状如鼻塞、咽痛、流清鼻涕、声嘶等。全身症状轻微,仅有轻度畏寒、发热、头痛及全身酸痛等。咳嗽起初轻,呈刺激性,痰少。1~2天后咳嗽加剧,痰由黏液转为黏液脓性。

(2)吸入冷空气或体力活动后,有阵发性咳嗽,有时甚至终日咳嗽。当伴发支气管痉挛时,可出现程度不等的气促,伴胸骨后发紧感。

(3)体检两肺呼吸音粗,散在干、湿性啰音。啰音的部位不恒定,咳痰后可减少或消失。

(4)急性气管-支气管炎一般呈自限性,

发热和全身不适可在3~5天后消退,咳嗽有时延长数周方愈。如迁延不愈,日久可演变为慢性支气管炎。

2. 实验室检查

(1)血白细胞计数多数无明显改变。继发感染较重时,白细胞可升高、正常或降低。

(2)痰涂片或培养可发现致病菌。

(3)X线胸片检查大多数正常或肺纹理增粗。

3. 诊断要点

有上呼吸道感染症状,如鼻塞、咽痛、流清鼻涕、声嘶等。咳嗽起初轻,呈刺激性,痰少。后出现咳嗽加剧,痰由黏液转为黏液脓性。有阵发性咳嗽;当伴发支气管痉挛时,可出现程度不等的气促,伴胸骨后发紧感。

体检两肺呼吸音粗,散在干、湿性啰音。X线胸片检查大多数正常或肺纹理增粗。

【治疗和预防】

1. 对症治疗

有全身症状时应适当休息,注意保暖,多饮水;刺激性咳嗽可用蒸气吸入,或用生理盐水超声雾化吸入;如咳嗽过分剧烈,可应用喷托维林(咳必清)或咳美芬或可待因口服;痰稠不易咳出时,可服氯化铵或溴巴新(必嗽平);出现哮鸣音时可服用氨茶碱、特布他林(博利康尼),或沙丁胺醇(舒喘灵);高热可用复方阿司匹林等。也可用复合制剂,如惠菲宁、康泰克等。

2. 抗菌药物治疗

根据感染严重程度,可选用适当抗菌药物口服或注射治疗。

二、常见并发症

(一)细菌性肺炎

【概述】

由细菌引起的气管-支气管炎向下蔓延时可引起细菌性肺炎。以肺炎链球菌、金黄色葡萄球菌、流感嗜血杆菌、克雷伯杆菌多见。也可见大肠杆菌、铜绿假单胞菌、军团菌等。

常为吸入口腔细菌引起,肺炎球菌、流感嗜血杆菌和葡萄球菌为常见病原菌。

【诊断与鉴别诊断】

当支气管炎合并有细菌性肺炎时病人往往伴有发热,多表现为高热、咳嗽、咳痰明显加重,多为脓性痰。有些特征性痰,如铁锈色痰为肺炎链球菌感染,砖红色胶胨状痰为克雷伯杆菌肺炎,脓臭痰为厌氧菌感染等。少数重症患者可出现呼吸困难。肺部体检可闻及明显湿性啰音,血液分析白细胞总数及中性粒细胞明显增加,中性粒细胞减少提示感染严重,预后不良。痰培养可检测到相关的病原菌,X线检查可了解肺部炎症的范围,组织破坏的程度以及是否有胸膜的受累。

【治疗和预防】

大多数对青霉素类、头孢类及氟喹诺酮类、氨基糖苷类都有较好疗效,重症可使用泰能。MSSA耐酶青霉素有效,MRSA万古霉素有效。

(二)病毒性肺炎

【概述】

病毒性肺炎少见,在免疫力正常的人群,

腺病毒、呼吸道合胞病毒、流感病毒是最常见原因。有时一些罕见病毒，如汉他病毒、冠状病毒、禽流感病毒等可以引起重症肺炎。

患者常出现咳嗽咳痰，多为黄痰，常有发热；有些患者可以出现寒战高热。体检肺部可以闻及湿性啰音，有些患者有肺实变体征。

大多数引起呼吸道感染的病毒传染性均较强，不同的呼吸道病毒其传播途径尚不十分确切，主要是通过飞沫和直接接触传播。咳嗽和喷嚏可产生呼吸道气溶胶，流感病毒、麻疹病毒、腺病毒、水痘-带状疱疹病毒、柯萨奇病毒均可通过气溶胶传播。环境因素（如湿度、风速）与颗粒的大小影响这些气溶胶的感染力，小颗粒在空气中停留较久，并可飘到较远的地方同时感染许多人，还可避过鼻腔的滤过作用直接到达下呼吸道，故传染性较强。有的病毒如EB病毒则主要由接吻时唾液传播。还有一些病毒如鼻病毒和呼吸道合胞病毒可通过手接触污染的皮肤或环境中的其他污染物，再通过带有传染性病毒的手挖鼻子或揉眼睛而感染。

不同的病毒其流行季节和易感人群不同，A型流感病毒是成人病毒性肺炎最常见的病原体，常发生于流感暴发流行时，超过50%的成人病毒性肺炎由A型和B型流感病毒引起。另外，呼吸道合胞病毒、腺病毒、副流感病毒和水痘病毒均可引起正常成人的散发性病毒性肺炎。

呼吸道合胞病毒、副流感病毒、腺病毒、流感病毒是儿童病毒性肺炎最重要的病原体，麻疹病毒在流行时可引起儿童和成人易感人群的肺炎。

【诊断与鉴别诊断】

（1）可有高热、呼吸困难、发绀，双肺可闻及干湿啰音，少数病人可有胸腔积液。

（2）主要通过痰、下呼吸道分泌物或肺组织分离到病原体；免疫学检查有补体结合试验、酶联免疫吸附试验、免疫荧光测定等。

（3）X线检查肺部可见不典型的片状致密影，有时进展快，可表现不规则网状、片状浸润，严重时可呈两肺弥漫性改变。

【治疗和预防】

病毒性肺炎目前无特效的抗病毒药物，对症、支持为主。注意氧供及水、电解质、酸碱平衡。

（三）支原体肺炎

【概述】

支原体肺炎约占非细菌性肺炎的1/3以上，现在所认识的非典型肺炎中，肺炎支原体是最常见的病原体。以前人们认为支原体肺炎多在儿童与青少年中发病，现在人们发现它在老年人感染中的地位也很重要。在普通人群中，肺炎支原体感染常呈家庭内传播。

感染肺炎支原体后，不一定发生肺炎，可以仅出现上呼吸道感染如中耳炎、咽炎和支气管炎等。肺炎支原体通过呼吸道传播，进入下呼吸道后，一般不侵入肺实质，仅黏附下气管及支气管上皮细胞表面，通过过氧化物损伤细胞，引起纤毛运动丧失或纤毛脱落，以及黏膜下细胞浸润。

现认为肺炎的发生可能是患者对支原体及其代谢产物发生过敏反应所致。肺外器官病变的发生，可能与感染后引起免疫反应，产生免疫复合物和自身抗体有关。

【诊断与鉴别诊断】

（1）从支原体感染到形成肺炎的潜伏期为9~21天，早期典型症状为发热、寒战、咳嗽和头痛，严重的全身症状少见，咳嗽多为阵发性刺激性呛咳，咯少量黏痰或黏液脓性痰，有时痰中带血。咳嗽可能是就诊时最明显的症状。

(2) 发热高低不一,多为中等程度发热,少数高达 39℃。热型为弛张热型。

(3) 胸部体检可发现散在啰音,干啰音大多在下叶明显,体检可能无异常发现,而仅有胸部 X 线异常。支原体肺炎无固定的胸片表现,病变可以是节段性,也可以是多叶性,可以是间质性也可以是实质性损害。一般类似于支气管肺炎表现,容易累及下叶。偶有胸腔积液合并胸膜浸润。

(4) 肺炎支原体肺炎与其他微生物感染临床上最好的区别方法是用血清学方法检测。血清学检测包括补体结合试验(CF)、间接荧光抗体测定(IF)、间接血凝试验(IHA)、酶联免疫吸附试验(ELISA)及生长抑制试验等,由于所用抗原是从肺炎支原体脂质提取制备的,故具有特异性诊断价值。ELISA 及 IHA、IgM 抗体出现早、消失快,有利于判断现有或近期感染。阳性的冷凝素效价大于 1∶32,冷凝集试验阳性并无特异性,军团杆菌、流感病毒及其他感染与非感染性疾病均可出现阳性。冷凝集试验的结果须结合临床及其他血清学检测进行判断。补体结合高于正常 4 倍是支原体感染的确诊依据,若可能得到痰,可以发现痰中多形核细胞中度增加。

支原体可以从临床标本特别是痰和喉冲洗物培养中分离。其他标本如血、胸水、胸脊液中支原体含量很低。在某种情况下,病原的分离培养利于诊断。但是培养是需要几天时间出结果,实际临床指导意义不大。在支原体肺炎的急性期,白细胞计数多属正常,1/4 的患者白细胞增高,约在 $(10\sim15)\times10^9/L$。

【治疗和预防】

支原体肺炎通常是一种良性的自限性感染,可获完全恢复,罕有报道发生成人呼吸窘迫综合征和死亡的病例。对于免疫正常的患者,大多数有明显的感染症状。红霉素和四环素,每日 2g 对于减轻临床症状,缩短病程及迅速缓解胸片异常很有效,一般推荐治疗 2 周,可减少复发,一般对于家庭、军营、学校有类似疾病发生或流行,病人以上呼吸道感染起病,刺激性干咳为突出症状,肺部有明显浸润阴影而体征较少,白细胞计数不高,全身症状不符合一般细菌性肺炎,用青霉素和头孢霉素无效,红霉素类治疗有效者,要首先考虑本病。

第二节 慢性阻塞性肺疾病并发症

一、慢性阻塞性肺病

【概述】

慢性阻塞性肺病(chronic obstructive pulmonary disease, COPD)是一种可以预防、可以治疗的疾病,以不可完全可逆的气流受限为特点。气流受限呈进行性加重,且多与肺部对有害的颗粒和气体的异常炎症反应有关。COPD 亦产生一些显著的肺外效应,可加重个别患者疾病的严重程度。

慢性支气管炎是指气管、支气管黏膜及其周围组织中发生的慢性非特异性炎症。临床上具有慢性咳嗽、咳痰特征的一种疾病,咳嗽、咳痰至少每年 3 个月,连续 2 年并除外其他原因所致的慢性咳嗽。肺气肿为终末细支气管远端气道弹性减退、过度膨胀、充气和肺容积永久性增大并同时伴有肺泡壁的破坏及肺泡融合，没有明显的纤维化。没有气道阻塞的慢性支气管炎或肺气肿不属于COPD。支气管哮喘的气流阻塞具有可逆性，但某些支气管哮喘在疾病进程中发展为不可逆性气流阻塞，当支气管哮喘与慢性支气管炎或（和）肺气肿重叠存在或难以鉴别时，也可列入COPD。已知病因或具有特异病理表现并有气流阻塞的一些疾病，如囊性纤维化，弥漫性细支气管炎或闭塞性细支管炎等也不包括在COPD内。

慢性阻塞性肺病是一种常见、高花费、但又是可以预防的疾病，其对人类的健康具有严重的影响。据统计我国每年因COPD死亡的人数达100万，致残人数达500万～1000万。COPD的主要特征是慢性气流阻塞，并呈进行性发展。气道阻塞是指用力呼气时气流阻力增加，其特点是当用特异肺量测定仪测试时用力呼气流速变慢，其原因可能为气道狭窄，或内源性气道疾病引起的继发性气道阻塞，或此类因素的综合。近年来，由于工业的发展，环境的污染，COPD在全球发病都呈明显上升趋势，这与长期吸烟以及暴露于有害气体环境中工作密切相关。

慢性阻塞肺病的病因较为复杂，往往是多种因素相互作用的综合结果，如呼吸道细菌或病毒重复感染，目前大多数研究者认为反复细菌感染加重了COPD相关肺损伤和COPD症状。细菌首先附着在黏膜内皮细胞上，一方面释放细菌产物，如寡聚糖脂或其他可溶性的细菌毒素，造成气道内皮损伤；另一方面，可造成局部炎症反应，炎性细胞释放细胞因子和蛋白酶，增加弹性酶活性，破坏弹性酶/抗弹性酶系统平衡，从而促进COPD的进展；烟草是COPD最重要的危险因子，吸烟对肺的功能和结构均有不利的影响。吸烟可使黏液腺分泌旺盛，清除肺内黏液和颗粒的时间延长，气管和肺泡的炎性细胞增加，肺泡的巨噬细胞增多但其防御功能下降。吸烟导致肺气肿，小气道纤维化，平滑肌细胞增大，气道狭窄等；接触刺激性烟雾、粉尘、气体也是导致COPD的重要因素，由于现代工业的发展，空气日益受到污染，这些污染物可导致支气管收缩，气道易激惹，并可使肺防御功能下降、内皮受损等；COPD在很大程度上是一种家族性疾病，先天性抗胰蛋白酶（α-AT）缺乏或功能型α-AT缺乏（我国少见），或者各种降解肺组织的蛋白酶分泌亢进均可引起蛋白酶/抗蛋白酶系统失衡；另外肺内蛋白酶的失衡，导致大量蛋白分解酶聚集，继而引发炎症，炎性细胞释放中性白细胞弹性蛋白酶（NE），从而加重了这种失衡。NE消化连接组织和蛋白聚糖，从而造成肺气肿疾病的形成。NE降解造成肺基质分解外，还可造成气道扩张，纤毛上皮变性和黏液腺增生，以及纤毛上皮摆动消失。此外该酶还具有极强的促分泌潜能，可以直接促进慢性支气管炎的形成。近年来COPD的发病机制研究，发现有多种细胞、细胞因子、黏附分子及酶等参与这一发病过程。

【诊断与鉴别诊断】

1. 临床表现

（1）症状及病史：一般认为COPD开始于青年时期，只是中年以后才出现明显的症状和丧失劳动能力。在出现明显的临床症状很久以前的一段时期内，就可能有轻微的通气异常。逐渐加重的活动后呼吸困难是最常见的主诉，病人可能把呼吸困难的时间追溯到某次急性呼吸系统疾病。该次急性感染只是暴露了已经存在的亚临床慢性呼吸道疾病，或者降低了已经受限的呼吸储备。咳嗽、咳痰,有的患者可出现喘息。反复的呼吸道感染可加重上述典型COPD症状。有些患者抱怨食欲下降或体重减轻,或缺乏性欲,有些患者还可出现胸痛或咯血,但这些症状并不常见。发生COPD的患者,多有长期而大量的吸烟史,或与有害烟雾、粉尘、气体的职业接触史,或有气道阻塞的家族病史(如α-AT的缺乏)。

(2)体征:COPD的体征,尤其是早期,无固定结果,通过一个缓慢的用力呼气,必定有一项异常的表现,就是呼气气流受阻。

①典型表现:明显的肺膨胀过度,平静呼吸时呼气延长(噘嘴呼吸,弯腰背的姿势,特别是三凹征,仅在COPD晚期出现)。

②其他症状:包括干啰音,肺泡呼吸音减弱,心脏搏动过速,心音遥远,膈肌运动减弱等并不少见。在肺气肿的发展过程中,胸腔可以异常的"安静",但如果病人伴有喘息时,肺部常常变得"喧闹"。桶状胸亦非可靠体征,因为无严重呼吸道疾病的老年人也往往会出现。后期可因继发性红细胞增多,而呈多血质外观。严重肺气肿病人可出现心力衰竭体征。轻度慢性下肢水肿十分常见,但并不表示有心力衰竭,即使在没有肺心病的情况下也可能由于长期坐位,胸腔内压力升高及血液气体交换异常导致盐类潴留而出现水肿。

2. 实验室检查

(1)影像学检查

①胸部X线检查:X线检查对COPD的诊断敏感性不高,但对确定肺部并发症和鉴别其他肺部疾病有意义。早期胸部X线往往正常。经常出现并提示有气肿性疾病的变化为肺膨胀过度,如膈肌下降、肺野X线透亮度增加、胸骨后间隙加大、肋骨走向低平、膈穹窿变平以及心脏悬垂狭长,肺动脉及其主要分支增宽、肺野周围血管纹理减少纤细等。并发肺动脉高压和肺心病者,除右心增大X线征象外,还可有肺动脉圆锥膨隆,肺门血管影扩大,右下肺动脉增宽等。

反复肺部感染的病人,在胸部X线平片上可以看到各式各样难以归类的炎症后的异常现象,如局限性纤维改变、蜂窝形式,或某一肺段或肺叶收缩、膨胀不全等。

②胸部CT检查:CT检查并不作为COPD患者的常规检查。CT检查,特别是高分辨率CT(HRCT)比普通胸片有更大的敏感性与特异性,它可以确定小叶中心型或全小叶型肺气肿等病变,了解肺大疱的大小和数量,估计非大疱区域肺气肿的程度,对预计外科手术效果有一定意义。

(2)肺功能检查:肺功能检查对COPD的诊断以及估计其严重程度、疾病进展和预后有重要意义。气流阻塞是通过第一秒钟用力呼气容积(FEV_1)和FEV_1与肺活量(VC)或用力肺活量(FVC)的比例减少来确定,最大呼气峰流速(PEF)与最大呼气流量-容积曲线(MEFV)也可作为大致可资比较的气流阻塞指标。肺容量改变包括肺总量(TLC)、功能残气量(FRV)和残气容积(RV)增加、肺活量(VC)下降等。因肺总量增加程度不及残气量增加的程度大,故RV/TLC增大。由于肺泡毛细管床丧失,弥散面积减少,一氧化碳弥散量(DL_{CO})减低与肺气肿的严重程度成比例。

(3)其他化验检查:动脉血气检查可显示低氧血症。早期COPD不发生高碳酸血症。由于长期低氧血症,血液分析检查时可发现血红蛋白量、红细胞增加,即继发性红细胞增多。COPD感染加重时痰由黏液性变为脓性,痰涂片主要为嗜中性粒白细胞。痰培养常见病原菌为肺炎链球菌、嗜血流感杆菌、卡那摩耶菌、肺炎克雷白杆菌等。

3. 诊断要点

(1)有咳嗽、咳痰、呼吸困难症状以及COPD危险因素长期接触史。确诊需行肺功能检查,使用支气管扩张剂后$FEV_1/FVC<0.7$,可确认存在不完全可逆的气流受限。

(2)肺功能检查作为一种具有可重复性、标准化的、客观的检测通气受限程度的方法,是诊断和评估COPD的金标准。使用支气管扩张剂后$FEV_1/FVC<0.70$及$FEV_1<80\%$提示可以确定存在通气受限,且气流受限不完全可逆。

肺功能分级标准:使用支扩剂后肺功能改变。

Ⅰ级:轻度 $FEV_1/FVC<0.70$ $FEV_1\geq80\%$;

Ⅱ级:中度 $FEV_1/FVC<0.70$ $50\%\leq FEV_1<80\%$预计值;

Ⅲ级:重度 $FEV_1/FVC<0.70$ $30\%\leq FEV_1<50\%$预计值;

Ⅳ级:极重度 $FEV_1/FVC<0.70$ $FEV_1<30\%$预计值或$FEV_1<50\%$预计值伴慢性呼衰。

【治疗和预防】

1. 一般治疗和预防

(1)脱离危险因素:如戒烟、脱离污染环境、厨房通风等,减少有害气体及颗粒吸入。

(2)避免急性加重诱发因素:如各种疫苗的注射(肺炎链球菌疫苗、流感疫苗、卡介苗多糖核酸、细菌溶解物等);避免受凉,预防感冒;增强体质,提高机体免疫力等。

(3)氧疗:可以提高患者生存率及改善生活质量,减轻肺动脉高压,减少并发症。无论是COPD急性加重期还是稳定期,均主张低流量吸氧,吸氧浓度一般为$1\sim2L/min$。

2. 药物治疗

(1)支气管舒张剂

①β_2受体激动剂:常用的短效β_2受体激动剂有沙丁胺醇、特布他林、菲诺特罗;长效的β_2受体激动剂有福莫特罗、沙美特罗、丙卡特罗等。

②茶碱类:氨茶碱为常用药物,但副作用较大。现在基本被长效缓释茶碱所代替。多索茶碱具有心脏副作用小的特点,已被广泛使用。

③抗胆碱能药。

(2)糖皮质激素:如布地奈德、氟替卡松等。

(3)祛痰药:如氨溴索、祛痰片等。

(4)抗生素:有针对性的使用抗生素,COPD以流感嗜血杆菌、肺炎链球菌、卡他莫拉菌等多见,院内感染的可由铜绿假单胞菌等,具体可参见院内感染性肺炎的治疗。

二、常见并发症

(一)肺部感染

【概述】

COPD并发肺部感染时绝大多数患者病情较重,需要住院治疗。

肺部感染分细菌性和非典型病原体所致。

1. 细菌性肺炎

以肺炎链球菌、流感嗜血杆菌、需氧革兰阴性杆菌、金黄色葡萄球菌为主。重症病人可合并铜绿假单胞菌、军团菌、大肠杆菌等感染。

2. 非典型病原体肺炎

主要有病毒、真菌、支原体、衣原体、结核分枝杆菌等。

【诊断与鉴别诊断】

COPD的患者稳定期可无明显症状,有

时可活动后喘气,少量咳嗽、咳痰。当并发肺部感染时,咳嗽、咳痰加重,伴脓性痰。或原有呼吸道症状加重,多数病人有发热,肺部出现明显的湿性啰音。血液分析示白细胞总数及中性粒细胞增高。X线显示肺部斑片状浸润阴影,肺部感染时病原学的诊断很关键。检查病原学时标本的采集往往取痰,或经纤维支气管镜取分泌物培养,若为非典型病原菌感染还要行相关检查,如结核感染时行PPD、ESR,多次痰找结核杆菌,以及纤维支气管镜刷片找结核杆菌,若为病毒感染行血清学检查有帮助。

【治疗和预防】

肺部感染的治疗视感染的病原体而定。

(1)细菌性肺炎根据病原体的药物敏感性来运用抗生素,一般对青霉素、头孢菌素、大环内酯类、新喹诺酮类均会敏感。重症感染可考虑选用联合用药或用泰能;球菌感染可用万古霉素。

(2)肺部感染为支原体、衣原体、军团菌则对大环内酯类敏感;结核感染时则规律抗结核治疗;病毒性肺炎则以对症支持治疗为主,有时也要预防细菌感染。

(二)自发性气胸

【概述】

肺气肿时肺泡弹性下降,肺泡内高压,易致肺泡破裂引起气胸,气胸前常有咳嗽、持重物、用力解大便、剧烈运动等诱因。也有不少患者在休息时发病。

【诊断与鉴别诊断】

(1)患者发生气胸时,量不多往往只有胸痛的症状,随着气体量的增加,病人有呼吸困难、心慌等症状。

(2)在COPD的病人并发气胸时病人大多症状严重,呼吸困难出现较早,表现明显。较多气胸时,则有胸部饱满,气管向健侧移位,呼吸运动减弱或消失,叩诊鼓音、呼吸音消失。

(3)X线检查可明确诊断,并可大致了解气体量的多少,胸片上多可见肺组织被压缩,并可见胸膜线。

【治疗和预防】

气胸的治疗有保守治疗、胸腔内减压(胸部抽气或闭式引流)、手术。

1. 保守治疗

保守治疗时气胸量小于20%,且为闭合性。症状较轻时,气体7~10天可吸收,保守治疗时病人应卧床休息,吸氧可加速胸腔内气体的吸收。

2. 胸腔内减压

COPD的病人并发气胸时症状较重,多采取排气疗法。若气量不多时,可只胸腔穿刺抽气即可,若是气体量较多或反复发作气胸应采用闭式引流排气。

3. 手术治疗

有些复发性气胸可考虑作胸膜修补术,如不能耐受手术的,可作胸膜粘连疗法。

(三)肺源性心脏病

【概述】

COPD多引起慢性肺源性心脏病,由COPD导致肺血管阻力增加,肺动脉高压,右心室肥厚扩大,最后发展为右心衰竭的一种心脏病。

【病因】

COPD引起的肺心病最多见,约占84%。肺动脉高压是形成肺心病的首要条件,当动脉收缩压＞30mmHg、舒张压＞15mmHg、平均压＞20mmHg时,称肺动脉高压。

肺动脉高压时,肺动脉结构可出现不同程度的改变。

(1)肌型和肺小动脉中层增厚,内外膜轻度增生。

(2)肌型和肺小动脉内膜上皮细胞明显增生,阻塞管腔。

(3)中层明显增厚,内膜上皮增生,纤维性变,弹力型肺动脉中层增厚及粥样斑块形成。

(4)管腔扩张,扩张部的血管壁有树丛样变。

(5)肺小动脉和支气管动脉吻合支的中层和内膜有严重纤维化变性,管壁薄,僵直,内有玻璃样变。使血管腔狭窄、闭塞,产生肺血管阻力增高。

另外,COPD引起的缺氧、高碳酸血症和呼吸性酸中毒可使血管收缩、痉挛,导致肺动脉压力增加。缺氧时,肺部炎症等可激活肥大细胞、嗜酸粒细胞、嗜碱粒细胞和巨嗜细胞,并使肺血管内皮细胞受损伤,释放系列介质,如组胺、血管紧张素、5-羟色胺及花生四烯酸环氧化酶代谢产物,如白三烯、前列腺素$F_{2\alpha}$、前列腺素E等。当作用于肺血管壁时,可引起血管收缩,长期持久的肺动脉高压,使右心室阻力负荷过重,右心室代偿性收缩而引起右心室肥厚。随着病情进一步加重,右心室便扩大。右心室肥厚,顺应性降低,扩张受限,右心室舒张末期压力升高。右心室代偿性收缩增强,右心房扩大。同时,组织缺氧,可引起心输出量代偿性增多,以及低氧血症和高碳酸血症引起的肾血流量减少,肾小球滤过率下降,激活肾素-血管紧张素-醛固酮系统,导致水钠潴留和血容量的增加,使右心阻力负荷过重。致心室壁张力增加,心肌耗氧量过多,冠状动脉阻力增加,血流减少,心肌功能下降,肺血管顺应性降低而导致右心功能衰竭。

【诊断与鉴别诊断】

1. 临床表现

心肺功能代偿期,主要表现为慢性咳嗽,咳痰逐年加重,体力下降,活动后有心悸、气喘、乏力,可有咯血、轻度发绀,有的胸骨左缘2～3肋间可闻及舒张早期吹风样杂音。于心前区还可听到功能性三尖瓣关闭不全的收缩期杂音,剑突下可见心脏收缩期搏动。在心肺功能失代偿期,缺氧和二氧化碳潴留引起呼吸衰竭的症状,如呼吸困难、气短、气喘,可见口唇发绀,有时可出现头痛、嗜睡、精神恍惚、神志淡漠,甚至昏迷。由右心衰竭引起的表现有颈静脉怒张,肝脏淤血肿大伴有压痛,肝颈静脉回流征阳性,下肢水肿并可出现腹水。呼吸快或出现心律失常,特别是窦性心动过速,危重肺心病患者,心律失常更多见。因右心扩大,三尖瓣相对关闭不全,在胸骨左缘4、5肋间可听到反流性收缩期杂音。严重的可出现舒张期奔马律。

2. 实验室检查

(1)X线诊断标准:①右下肺动脉干横径扩大;②右下动脉干扩张,其横径超过15mm,横径与气管横径比值超过1.07,或经动态观察较原右下动脉增宽2mm以上;③中心肺动脉扩张和外围分支纤细,两者形成鲜明对比;④肺动脉段凸出高度大于3mm,反映肺动脉干扩张;⑤圆锥部显著凸出或锥高超过7mm。结合不同体位判断右心室增加。

具备第5项这一条可诊断肺心病;有①～④项中两项或两项以上便可诊断肺心病。

(2)心电图诊断标准

主要条件：①额面平均电轴≥+90；②V_1 导联 R/S≥1。重度顺钟向转位（V_3 导联 R/S≤1；RV_1+SV_5>1.05mV；AVR 导联 R/S 或 R/q≥1。$V_{1\sim3}$ 呈 QR,Qr,qr；肺型 P 波：P≥0.22mV，或 P≥0.20mV，呈尖峰状，结合 P 电轴>80°。

次要条件：①肢体导联低电压；②右束支不完全性或完全性传导阻滞。

具有一条主要条件即可诊断，两条次要条件为可疑，但均需要有慢性肺、胸疾病史。

(3) 超声诊断标准

①右心增大：因长期持久肺部变化致肺循环阻力增高，收缩期右心负荷过重，致右心室肥厚、扩大。右心室前壁厚度大于 0.5cm 室间隔右室面增宽，右室腔内可见增粗的肌小梁和调节束，室间隔凸向左心室并向左心室弯曲。右心室顺应性降低，扩张受限，右心房代偿性收缩增强，右心房也扩大。

②主肺动脉增宽：左右肺动脉也增宽，主动脉内径大于 2.2cm，严重的可达 3～4cm，右肺动脉内径大于 1.5cm，左肺动脉内径大于 1.4cm。

③超声心动图：通过 M 型超声心动图可记录肺动脉瓣曲线，显示肺动脉瓣活动曲线改变最明显的是 α 波低平，小于 2cm 甚至消失。其次，收缩期的 EF 斜率由一个缓慢向下的直线变为低平，并可出现收缩中期提前关闭，呈现"V"型或"W"型。

④相对性三尖瓣关闭不全和肺动脉瓣关闭不全：由于右心房、右心室扩大，导致三尖瓣及肺动脉瓣相对关闭不全，收缩期可见以蓝色为主的五彩镶嵌反流束自三尖瓣口向右房腔内反流。在舒张期，可见五彩镶嵌的反流束自肺动脉瓣反流。

⑤右室功能与隔壁运动：肺心病的代偿期收缩功能就开始受损，随着病情进展，损害进一步加重，舒张功能损害发生在心功能失代偿期，收缩功能受损早于舒张期受损。右室壁运动功能明显减弱。

【治疗和预防】

(1) 控制感染，感染是引发 COPD 加重及肺心病进展的重要因素。抗感染治疗主要根据病原菌调整抗生素。

(2) 积极治疗原发病，并加重营养、支持疗法，保持呼吸道通畅，改善缺氧及二氧化碳潴留。

(3) 营养心肌，并纠正心律失常。

(4) 血管扩张剂的应用，血管扩张剂可减轻心脏前、后负荷，降低心肌耗氧量。

(5) 利尿及激素治疗。利尿时应防止出现低钾、低氯性碱中毒。

(四) 呼吸衰竭

【概述】

呼吸衰竭（respiratory failure）是由于各种原因引起的肺通气或换气功能严重障碍，以致不能进行有效的气体交换，导致缺氧伴（或不伴）二氧化碳潴留，从而引起一系列生理功能和代谢紊乱的临床综合征。在海平面大气压下，于静息条件下呼吸室内空气，并排除心内解剖分流和原发于心排出量降低等情况后，动脉血氧分压（PaO_2）低于 60mmHg，或伴有二氧化碳压（$PaCO_2$）高于 50mmHg 可诊断为呼吸衰竭。

【病因】

慢性呼吸衰竭一般是在原有慢性阻塞性肺病等基础上，呼吸功能障碍逐步加重，虽有缺氧和二氧化碳潴留，但通过代偿、适应，仍能担负轻工作或从事日常生活活动，这种临床情况，称为代偿性慢性呼吸衰竭；若一旦并发呼吸道感染，或由于其他原因，呼吸功能障碍加重，机体失去代偿功力即可出现严重缺氧和二氧化碳潴留，则称为失代偿性慢性呼吸衰竭。

1. Ⅰ型呼吸衰竭（又称换气障碍型呼吸衰竭）

动脉血气改变特点是动脉氧分压下降，动脉二氧化碳分压常降低或正常，主要由脏实质病变引起，肺顺应性下降，换气功能障碍是主要的病理生理改变，静动脉分流、通气/血流比例失调是引起血氧下降的主要原因。

2. Ⅱ型呼吸衰竭（又称通气功能衰竭型）

动脉血气特点是动脉二氧化碳分压增高，同时氧分压下降。可由肺内原因（呼吸道梗阻，生理死腔增大）或肺外原因（呼吸中枢或胸廓的异常等）引起。基本的病理生理改变是肺泡通气量不足。慢性阻塞性支气管炎、肺气肿是最常见的病因，在这些疾病的基础上常可在一些诱因作用下，如感染、手术、变态反应等而发生急性发作，使原有的慢性呼吸衰竭进一步加重，出现明显的通气/血流比例失调，同时肺泡有效通气量减低，从而导致Ⅱ型呼吸衰竭。

【诊断与鉴别诊断】

1. 症状和体征

(1)呼吸困难：慢性阻塞性肺疾患所致呼吸衰竭有呼吸困难，表现为呼吸频率变快，点头和提肩呼吸，多为呼气性呼吸困难。如病情进一步恶化，出现严重缺氧和二氧化碳潴留，发展为"肺性脑病"，呼吸可变浅、变慢，甚至呼吸骤停，但呼吸困难时并非一定有呼吸衰竭，例如高度肺气肿时点头和提肩呼吸很明显，并不伴呼吸衰竭。

(2)发绀：这是缺氧的典型症状。慢性呼吸衰竭时常有高血红蛋白症存在，因此同样缺氧水平下，发绀尤为明显。

(3)神经精神症状：如前述二氧化碳潴留以及缺氧会使中枢神经功能紊乱。轻者有智力和定向功能障碍以及血管扩张性头痛。重者可出现"肺性脑病"，表现为神志淡漠，肌肉震颤、抽搐，甚至嗜睡、昏迷。少数患者早期也出现兴奋症状。这些症状个体差异有时较大，部分患者即使 $PaCO_2 \geq 80mmHg$，也无明显肺脑症状。

(4)循环系统症状：早期可出现心动过速、血压升高、严重时血压可下降，甚至休克。各种心律失常也常见，伴发肺动脉高压和肺心病时有相应的症状。

(5)消化和泌尿系统症状：呼吸衰竭可引起多脏器功能衰竭，但这些变化多是可逆的。呼吸衰竭缓解后恢复正常。

2. 实验室检查

(1)胸部X线检查：慢性阻塞性肺病可见慢性支气管炎、肺含气量增加等表现，并发有肺动脉高压、肺源性心脏病，亦可见右心室增大，肺动脉增宽等。

(2)其他化验检查

①血气分析：在不吸氧的情况下，氧分压一般低于 $8.0kPa(60mmHg)$，二氧化碳分压高于 $6.7kPa(50mmHg)$；吸氧时，可能仅表现为二氧化碳潴留，发生"肺性脑病"时，二氧化碳分压多高于 $10kPa(70mmHg)$。pH可正常，表现为代偿性呼吸酸中毒，严重时出现失代偿性呼吸性酸中毒，或混合性呼吸性酸中毒。

②生化检查：可见谷丙转氨酶升高，肌酐升高，血中电解离子如钾、钠、氯、钙、镁等离子浓度改变等。

【治疗和预防】

COPD所致呼吸衰竭治疗原则是在保持呼吸道通畅条件下，改善通气状况，纠正缺氧和 CO_2 潴留，为基础疾病的治疗创造条件。

1. 通畅呼吸道

保持呼吸道通畅是氧疗和改善通气的先决条件,要清除口咽部分泌物或胃内反流物,尽量咳嗽或吸痰,严重病人可采用气管插管或气管切开建立人工气道。

2. 氧疗

给氧通过提高肺泡内氧分压。增加动脉血氧分压和血氧饱和度。当缺氧不伴二氧化碳潴留时,应给予高浓度氧(>35%)使患者PaO_2到60mmHg或SaO_2在90%以上。由于通气量足够,高浓度吸氧后,不会引起二氧化碳潴留。若缺氧伴二氧化碳潴留,应采取低浓度(<35%)吸氧,慢性呼吸衰竭的病人长期低浓度给氧,有利于降低肺动脉压,减轻右心负荷,提高存活率。

3. 增加通气量,减少 CO_2 潴留

呼吸兴奋剂的应用应视病人的具体情况而定,呼吸兴奋剂在增加呼吸频率和潮气量以改善通气的同时,患者的耗量和CO_2产生量亦相应增加,且同通气量成正比。若低通气量因中枢抑制为主,呼吸兴奋剂疗效较好,若中枢反应性低下或呼吸肌疲劳而引起的低通气,此时应用呼吸兴奋剂,则效果不佳。可拉明是目前常用的呼吸中枢兴奋剂,一般以5~10支(0.375g/支)加入500ml液体中按20~30滴/min静滴。机械通气往往应用于严重的呼吸衰竭病人,如病人出现意识障碍,或气道分泌物多不易排除者,严重的低氧症或CO_2潴留,危及生命的都应尽早进行机械通气。由于机械通气往往引起院内感染,故现主张在呼吸衰竭的早期采用无创性鼻面罩人工通气,有些患者经无创呼吸机辅助治疗后可免除有创通气治疗,但无创呼吸机不适用于昏迷患者。气道分泌物多以及严重不配合的患者,也可在有创治疗好较的基础上改用无创呼吸机治疗。

4. 抗感染及对症、支持治疗

呼吸道感染等是COPD患者发生呼吸衰竭的最常见诱因,故控制感染很重要,应根据病原菌的药敏来选择抗生素。经验治疗中,常选用广谱高效的抗生素或联合用药。对症支持营养治疗要及时,应尽快纠正酸碱失衡和电解质紊乱,及早预防和发现并发症。可能的并发症有消化道出血、休克、多器官功能衰竭等。

(五)肺性脑病

【概述】

肺性脑病(以下简称肺脑)是在严重缺氧、二氧化碳潴留、酸碱失衡等综合作用下,引起中枢神经功能障碍的临床综合征。多发生于COPD急性加重引起的Ⅱ型呼吸衰竭,是COPD死亡的主要原因之一。

【病因】

1. 二氧化碳潴留对脑的影响

(1)脑血管扩张和脑血管通透性增加:缺氧和二氧化碳潴留均可使脑血管扩张,脑血流增加,毛细血管通透性增加,但二氧化碳潴留的这种影响要比缺氧强大得多。$PaCO_2$每升高1.33kPa(10mmHg)脑血流量约增加50%,随着二氧化碳潴留逐渐加重,血管通透性相应增大,水分向脑间质渗透,产生脑间质水肿,使颅内压力急剧增加。

(2)呼吸性酸中毒、脑内pH下降:二氧化碳为脂溶性气体,非常容易通过血脑屏障进入脑内,使碳酸浓度上升,而脑脊液的酸碱缓冲能力较血液低易导致颅内酸中毒,降低溶酶体膜的稳定性,释出各种水解酶至胞浆及细胞外液,可致脑细胞损伤;另一方面产生缓激肽及多种化学活性物质,使血管对儿茶酚胺的反应性降低,加重脑血管的舒缩功能紊乱,导致脑循环障碍,产生脑水肿。

2. 缺氧对脑的影响

脑组织耗氧量占全身耗氧量的20%～30%,大脑对缺氧是非常敏感的。在缺氧状态下,脑细胞代谢发生障碍,ATP无法合成,钠泵失能,K^+外移,膜生物电活动障碍,神经细胞失去产生和传导神经冲动的功能。由于K^+外移,Na^+和Cl^-内移,发生细胞内水肿。此外缺氧可使血管扩张,增加血流量,血管舒缩功能紊乱也是造成脑水肿的原因之一,加重了对脑细胞的损害。

3. 酸碱失衡和电解质紊乱

COPD患者常伴有不同程度的酸碱失衡和电解质紊乱。

(1)呼吸性酸中毒:COPD病人由于通气下降,导致二氧化碳潴留。当合并严重感染时分泌物排除不畅或呼吸肌疲劳,加重二氧化碳潴留,呼吸性酸中毒加重,早期呼吸性酸中毒时,血液缓冲系统及以后的肾脏代偿可保持pH在正常范围内,当酸中毒加重到超过了肌体内的代偿能力时,则致失代偿性酸中毒。酸中毒时细胞内K^+外移及肾小管排K^+减少可引起高K^+血症。呼酸时细胞外Cl^-与细胞内HCO_3^-交换,可引起低Cl^-血症。

(2)呼吸性酸中毒合并代谢性酸中毒:COPD时二氧化碳排除不畅,导致二氧化碳潴留,呼吸性酸中毒的同时,由于低氧血症,血容量不足等,可引起体内固定酸产生增多,缺氧对肾功能的损害引起酸性代谢产物的排泄减少,在呼吸性酸中毒时可合并代谢性酸中毒。此情况下pH下降较明显。

(3)呼吸性酸中毒合并代谢性碱中毒:COPD的病人在慢性呼吸性酸中毒的过程中,由于补充碱性物质可致代谢性碱中毒。有的病人常合并心功能不全或呼吸衰竭,使用激素或利尿剂后,易引起代谢性碱中毒,有些昏迷的病人,长期插胃管也易致代谢性碱中毒。呼酸合并代碱时,pH可正常或轻微改变,BE为正值。

(4)呼吸性碱中毒:COPD病人绝大多数以呼吸性酸中毒为主,很少发生呼吸性碱中毒。只是在呼吸衰竭的早期,由于缺氧导致病人呼吸过快,二氧化碳排除过多所致。有时,在使用有创呼吸机的通气治疗时由于潮气量过大。致二氧化碳下降明显,也可致呼吸性碱中毒。

【诊断】

1. 临床表现

肺脑临床表现依据缺氧及二氧化碳潴留程度而异,特别是与$PaCO_2$明显相关。$PaCO_2 \geq 70mmHg$时可出现焦虑、躁狂等症状;$PaCO_2 \geq 80mmHg$时,可出现嗜睡、昏睡、昏迷、抽搐等。往往有前驱症状,如表情淡漠、神志恍惚、头痛、头昏、失眠等。

(1)症状:可出现意识不清、表情淡漠、嗜睡、昏睡,甚至昏迷等;精神异常的表现可有焦虑、烦躁、谵妄、幻听幻视、辞不达意等;神经肌肉功能异常可发生面部及四肢肌肉颤动,肢体抽搐,全身痉挛等;二氧化碳潴留使皮肤血管扩张,面色发红,但若伴有低氧血症,则面色紫红,嘴唇呈樱桃红色,有一定诊断意义;由于血管扩张及儿茶酚胺分泌过多致大量出汗,也是二氧化碳潴留及低氧血症的表现。

(2)体征:呼吸困难,节律改变(如双吸气,叹息样呼吸,潮式呼吸,间停呼吸,呼吸暂停等);颜面肿胀,紫红,眼球突出,眼压增高,球结膜充血水肿,眼底可见视乳突水肿,脑膜刺激征,肌张力增高,颅神经损害等相应变化。

2. 临床分级

肺性脑病临床分级标准(全国第三次肺

心病会议修订）：

(1)轻型：神志恍惚、淡漠、嗜睡、精神异常和兴奋，多语而无神经系统异常体征者。

(2)中型：半昏迷、谵妄、躁动、肌肉轻度抽动或语无伦次，对各种刺激反应迟钝而无上消化道出血或弥漫性血管内凝血等并发症。

(3)重症：昏迷或出现癫痫样抽搐，对各种刺激无反应；反射消失或出现病理性神经体征，瞳孔扩大或缩小；可合并上消化道出血、弥漫性血管内凝血或休克。

【鉴别诊断】

1. 肺性脑病并发脑疝

(1)符合肺性脑病的诊断和临床分级标准。

(2)有脑水肿和颅内压增高的表现：头痛、呕吐、脉搏慢弱、血压增高、呼吸变慢、眼球结膜充血或水肿、视神经乳头水肿。

(3)脑疝的早期诊断：头痛突然显著加剧，是脑疝发生的前奏；意识障碍加重，尤其是躁动不安，预示脑疝的来临；瞳孔改变，开始双侧瞳孔缩小，或忽大忽小，继则双侧瞳孔不等大；患者出现颈痛或颈强时应警惕枕骨大孔疝发生；呼吸骤停是枕骨大孔疝发生的征兆；临床表现颅内压增高征，但腰穿刺时脑脊液压力不高，应怀疑枕骨大孔疝存在，可能从颅腔通向椎管的通路梗阻，腰椎穿刺所测压力未能真正反映颅内压力。

2. 酸碱失衡和电解质紊乱

根据动脉血气和电解质诊断。

【治疗和预防】

1. 肺性脑病的治疗

肺脑的治疗主要是解决二氧化碳潴留和低氧血症，包括控制感、保持呼吸道通畅、化痰、解痉、气道插管或切开等，治疗基本同呼吸衰竭的治疗。但治疗肺脑的同时，要保持水、电解质平衡，还要防止出现碱中毒。呼吸性碱中毒及使用激素、利尿剂、插胃管可导致代谢性碱中毒，碱中毒后更加重肺脑的意识障碍。

2. 酸碱失衡和电解质紊乱的治疗

COPD患者常伴有不同程度的酸碱失衡和电解质紊乱。

(1)呼吸性酸中毒：治疗上应通畅呼吸道，减少气道的各种阻塞，让二氧化碳尽量排出，必要时行机械通气。

(2)呼吸性酸中毒合并代酸性酸中毒：治疗上在增加通气量的同时可适当补碱，如补充5%碳酸氢钠100～150ml静滴，不宜快速纠正呼酸到正常，可允许轻度偏酸，过多补碱可加重二氧化碳潴留。

(3)呼吸性酸中毒合并代谢性碱中毒：治疗时防止发生碱中毒的医源性因素。和避免CO_2排出过快导致呼吸性碱中毒。应给予适量补氯和补钾。当pH大于7.45且$PaCO_2$不高时，可考虑使用碳酸酐酶抑制剂。促时肾脏排出HCO_3^-。也可考虑补充精氨酸盐。

(4)呼吸性碱中毒：呼吸减慢后可缓解。在使用有创呼吸机的通气治疗降低潮气量。

第三节 支气管哮喘并发症

一、支气管哮喘

【概述】

哮喘(asthma)是一种气道的慢性炎症性疾患,多种细胞,特别是肥大细胞、嗜酸性粒细胞、T淋巴细胞、巨噬细胞、中性粒细胞和气道上皮细胞,在这种慢性气道炎症的形成和持续过程中发挥了重要作用。对于易患者,这种炎症能引起反复发作的哮鸣、气促、胸闷和咳嗽,这些症状多出现在夜间和清晨,通常与广泛而且多变的气流阻塞有关,可自发或经治疗后缓解。气道炎症还使业已存在的、对各种刺激呈现的气道高反应性连带增高。

哮喘的这一种描述性定义是目前多数专家的共识,其特点可概括为气道炎症、可逆性气道阻塞和气道高反应性,但没有一种特点是哮喘所独有的。

【病因】

哮喘的病因复杂,尚未发现可解释哮喘的所有特点的单一病因,从这一角度看来,哮喘是由一群异质疾病所构成的综合征。

哮喘的发病机制复杂。哮喘的特征包括生理学上的可逆性气流阻塞以及病理学上的气道炎症和气道重构。目前一般认为气道炎症是哮喘发病的中心环节,即异常募集到气道的炎症细胞,包括肥大细胞、嗜酸性粒细胞、T淋巴细胞、中性粒细胞、巨噬细胞,以及气道结构细胞包括上皮细胞、气道平滑肌细胞、成纤维细胞等,合成分泌多种炎症介质如组胺、白三烯、前列腺素;白介素(IL)-4、IL-5、IL-13等;化学趋化因子等,这些炎症物质可始动或放大支气管收缩反应、炎性渗出和水肿、黏液过度分泌、气道高反应性和气道结构的改变。

诱发哮喘的刺激因素有变应源、药物、环境、职业、感染和运动等。

哮喘急性发作时,呼吸频率增快,这和血气成分紊乱无关,但机制未明。呼吸频率的增快和气道阻力的增加,使呼吸肌负荷明显加重,呼吸功可增加10倍以上。气道阻塞呈不均匀分布,造成V/Q比失调,总效应是低氧血症、呼吸频率增加、通气过度而出现低二氧化碳血症。

【诊断与鉴别诊断】

1. 临床表现

(1)症状和病史:哮喘发作时,症状有气促、咳嗽、哮鸣和胸闷,哮鸣是最具特征性的症状。通常为干咳,有时咳白色泡沫痰。症状常在夜间或凌晨加重。哮喘发作可历时数分钟、数小时或数天,可自行或经用支气管扩张剂治疗而缓解并反复发作。少数患者有持续症状,只是症状轻重交替而已。少数患者症状不典型,仅表现为间断发作的干咳或劳力性呼吸困难,应作肺功能检查或支气管激发试验来确诊。病史询问应包括变应性疾病的家族史和个人史以及可能的诱发刺激物。

(2)生命体征:急性发作的常见特点包括呼吸频率快(常25~40次/min)、心动过速、轻度收缩压增高和奇脉,奇脉幅度愈大提示发作愈严重。发作严重时胸部体检可见三凹征,胸廓胀满,呼气相对延长。叩诊呈过清音,听诊可闻及双相哮鸣音,呼气相更响,多音调;若闻及干啰音,则提示气道腔内有可移动分泌物;若闻及湿啰音,提示局部感染或心功能不全。呼吸音减低或听不见,常提示严重气道阻塞。

2. 实验室检查

(1)肺功能检查:哮喘急性发作时,肺活量全程流速下降是其主要的肺功能异常。峰呼气流速(peak expiratory flow rate,PEFR)、第一秒用力呼气容积(forced expiratory volume in the first second,FEV_1)和最大中期呼气流速(maximal midexpiratory flow rate,MMEFR)均下降。这些是哮喘急性发作严重程度的客观评价指标,没有其他方法能像它们给出精确而可重复的结果,怎么强调也不过分。随着发作缓解,PEFR 和 FEV_1 恢复至正常,而 MMEFR 的恢复可能需要更长时间。

①支气管舒张试验:吸入两喷 β_2 受体激动剂后,FEV_1 较用药前增加超过15%,且绝对值超过200ml时,称为支气管舒张试验阳性,反映气道阻塞是可逆的,用以明确哮喘的诊断。

②支气管激发试验:用以测定气道反应性高低。吸入的激发剂有组胺和乙酰甲胆碱,以 FEV_1 下降20%时药物累积剂量或累积浓度(PD_{20} 或 PC_{20})表示,乙酰甲胆碱通常的 PD_{20} 小于 $7.8\mu mol$ 时,表示存在气道高反应,PD_{20} 值愈小,气道反应性愈高。当肺功能正常时,可选此试验。阳性者强烈提示哮喘的诊断。

(2)动脉血气分析:用于评估发作时间较长的中、重症哮喘。有低氧血症和低碳酸血症。PaO_2 常在 55~70mmHg 之间,$PaCO_2$ 在 25~35mmHg 之间。发作初,表现为单纯呼吸性碱血症;随着发作时间延长,由于代谢性酸血症,pH 变为正常。中、重度患者,$PaCO_2$ 正常时,应予以特别关注,可能提示呼吸肌负荷大于呼吸肌的承受能力,即将发生呼吸衰竭。

(3)其他血液检查:哮喘患者常是特异反应性(atopic)的体质,因此,可见血嗜酸性粒细胞增高,常有 IgE 水平增高。也可检测血清特异性 IgE。

(4)胸部 X 线检查:哮喘患者的胸片多为正常。严重哮喘见过度充气征,横膈下移,肺野透亮度增加。严重哮喘的并发症,包括气胸和纵隔气肿,可用胸部 X 线查出。

(5)痰液检查:哮喘病人的痰可以是清亮的,或微带绿或黄色,有色痰应送细菌学检查。痰中常见嗜酸性粒细胞、夏科-雷登晶体(Charcot-leyden crystal,为晶体化的嗜酸性粒细胞溶血磷脂酶)、科什曼螺旋体(Curschmann's spiral,黏液和细胞组成的细支气管管型)、或 Creola 体(Creola body,成团的可见纤毛的气道上皮细胞)。无痰时,可用高渗盐水诱痰。

(6)皮肤变应源测试:可提示患者有无特异反应性。

3. 诊断要点

哮喘的诊断用其典型的病史、症状、体征可初步做出,但建立诊断须证实有可逆性气道阻塞,所用客观检查是支气管舒张试验。当就诊时肺功能结果正常,可用支气管激发试验来作出诊断。皮肤变应源测试、血嗜酸性粒细胞和 IgE 水平对诊断有帮助,但非特异性的。痰液检查可反映气道炎症状况。

【治疗和预防】

支气管哮喘是呼吸道常见疾病,可发生于任何年龄,但半数以上在12岁前起病,成人男女发病率大致相仿。儿童哮喘经治疗后或到成年期可完全缓解,但也有近半数持续发展,产生诸多并发症,务必及早防治。

二、常见并发症

(一) 支气管、肺感染

【概述】

目前公认呼吸道病毒感染能激发和加重支气管哮喘的发作,并容易继发支气管和肺感染。此外,由于哮喘患者长期吸入、口服甚至全身使用糖皮质激素,这均可能导致局部或全身免疫机能低下,继发感染。

【诊断与鉴别诊断】

(1) 有咳嗽咳痰症状,肺部查体可出现湿性啰音;血常规可出现血白细胞增高。

(2) 胸部X线片及CT可协助诊断。

【治疗和预防】

(1) 支气管哮喘患者平日应注意提高免疫功能,预防感冒和保持呼吸道通畅,以减少感染发生的机会。

(2) 若已合并支气管、肺感染,尽量留取痰液标本送培养,并应根据细菌培养和药敏选用适当抗生素积极控制,适当使用黏液稀释药物,促进气道分泌物的引流,这些与应用平喘药物同等重要。

(二) 肺不张

【概述】

支气管哮喘发作期分泌物增多,痰黏稠,而且有支气管痉挛,致黏液栓阻塞气道发生肺不张,系指一个或多个肺段或肺叶的容量或含气量减少。肺不张通常有受累区域的透光度降低,邻近结构(肺血管、支气管、肺间质)向不张区域聚集,有时可见肺泡腔实变,其他肺组织代偿性肺气肿。

【诊断与鉴别诊断】

主要依赖于胸部X线片及CT可协助诊断。

【治疗和预防】

(1) 多饮水,保持体内有足够水分,避免痰液黏稠。

(2) 加强护理,协助翻身拍背帮助排痰。

(3) 哮喘发作期尽量减少张口呼吸。

(4) 如果痰黏稠可给予祛痰药或雾化吸入生理盐水、2%~4%碳酸氢钠、痰易净等。此外,也应注意抗感染治疗。

(三) 气胸和纵隔气肿

【概述】

发生率较低,约占5%,是由于气道阻塞致肺泡过度膨胀或肺大泡形成,若肺泡内压过高,如剧烈咳嗽、用力咯痰时而致肺泡破裂,气体进入胸腹部皮下组织纵隔而引起气胸、皮下气肿,有生命危险。通过清除气道内分泌物和解除支气管痉挛,避免肺泡内压过高,可起到预防作用。

【诊断与鉴别诊断】

主要根据胸部X线片诊断。胸片可见到气胸线或气液平面;纵隔气肿可以见到膈连续征。

【治疗和预防】

(1) 通过清除气道内分泌物和解除支气管痉挛,避免肺泡内压过高,可起到预防作用。

(2) 一旦出现气胸,应视肺脏压迫的情况立即进行处理,立即抽出胸腔内的气体,有的患者需要进行胸腔闭式引流,严重的纵隔气肿可行切开排气治疗。

(3)应警惕并发胸内感染,并发脓胸。

(四)呼吸衰竭

【概述】

重症哮喘由于通气不足、感染、治疗不当、用药不妥,以及并发肺不张和肺水肿等,可能诱发呼吸衰竭,使支气管哮喘治疗更加困难。重症哮喘为常见并发症,动脉血氧分压 $PaO_2<60mmHg$ 伴和不伴有 CO_2 分压 $(PaO_2)>50mmHg$,临床表现为呼吸困难。若并发严重 CO_2 潴留则出现肺性脑病,表现为神志淡漠、肌肉震颤或扑翼样震颤、间歇抽搐、昏睡甚至昏迷等。

【诊断与鉴别诊断】

主要为Ⅱ型呼吸衰竭,确诊依赖于血气分析。

【治疗和预防】

(1)治疗以治疗原发病、保持气道通畅、恰当氧疗、纠正酸碱失衡为原则。要针对诱发因素及早处理,预防呼吸衰竭发生。

(2)呼吸衰竭一旦发生,应按照严重程度分别予以处理,其呼吸生理及血气指标若已符合机械通气的指征,应尽早开放气道进行机械通气,开放气道可视情况选择气管切开或者气管插管。

(五)电解质和酸碱失调

【概述】

支气管哮喘的过度张口呼吸、大汗、脱水,长期使用氨茶碱等,易并发水、电解质和酸碱失调。

【诊断与鉴别诊断】

主要根据病史、临床表现及血清测定诊断及鉴别诊断。

【治疗和预防】

在治疗过程中应随时监测电解质和进行血气分析,发现异常及时纠正。在处理过程中切勿操之过急,以免造成医源性水、电解质和酸碱失常。

1. 常见的电解质平衡失调及治疗

(1)低钠血症:哮喘患者由于缺氧和二氧化碳潴留,及进食少,利尿剂的使用可出现低钠血症。临床上分为缺钠性低钠和稀释性低钠。缺钠性低钠治疗上可依据血清钠的情况予口服补钠和静脉补钠,为避免加重水肿,补钠应按分次小剂量的原则,血清钠补至130mmol/L即可。稀释性低钠治疗上应以利尿为主,一般不予补钠。

(2)低钾血症:哮喘病人由于存在酸碱失衡,常合并低钾血症,可加重呼吸泵衰竭及诱发心律失常,故应积极纠正。可予口服和静脉补钾。

(3)低镁血症:发生的原因可归纳为进食少摄入不足,胃肠道淤血吸收不良,高碳酸血症导致低镁,应予适当补充,促进生理功能的恢复。

(4)低磷血症:由于长期使用利尿剂,糖皮质激素及进食少摄入不足,胃肠道淤血吸收不良等可引起低磷血症,轻中度低磷血症可采取口服方式予以补充,重度低磷血症可采取静脉方式予以补充,常用的药物有磷酸钠和磷酸钾。

2. 常出现的酸碱失衡及治疗

(1)呼吸性酸中毒:血气分析表现为 $PaCO_2$ 原发性升高,pH 值降低,HCO_3^- 代偿性升高,PaO_2 下降,轻症患者一般给予痰液引流,保持呼吸道的通畅,改善通气,控制呼吸道感染等治疗后可自行纠正,如仍不能缓解应尽快建立人工气道开始机械通气的治疗。失代偿期的呼吸性酸中毒原则上不予补碱,当 pH 值低于 7.20 时可小剂量使用 5% 碳酸氢钠,一旦通气情况得到改善,就不用再使用碳酸氢钠,避免出现代碱。

(2)呼吸性酸中毒并代谢性碱中毒:血气分析表现为 $PaCO_2$ 增高,pH 可正常、升高、下降,HCO_3^- 升高,AB>SB。治疗以改善通气,补钾、补氯和补充精氨酸。精氨酸 20g 每天 1~2 次静脉滴注。

(3)呼吸性酸中毒并代谢性酸中毒:血气分析表现为 $PaCO_2$ 原发性升高,HCO_3^- 升高、下降、正常均可,pH 极度下降,AG 升高,PaO_2 下降。治疗上在解除 CO_2 潴留及缺氧的同时可适当增加补碱药物,当 pH 值低于 7.20 时,可一次性予 5% 碳酸氢钠 80~100ml,以后再根据血气分析的情况酌情处理。

(4)呼吸性碱中毒:血气分析表现为 pH 值升高,$PaCO_2$ 原发性下降,HCO_3^- 代偿性下降。一般在改善呼吸功能及解除支气管痉挛,补液后可以得到纠正。

3. 三重性酸碱失衡

临床上只能对并发高 AG 代谢性酸中毒的三重性酸碱失衡做出诊断,其治疗主要是维持 pH 值正常,兼顾原发性酸碱失衡,积极治疗原发病。

(六)胃食管反流

【概述】

胃食管反流可引起哮喘,哮喘也可引起胃食管反流,两者相互影响形成恶性循环。

【诊断与鉴别诊断】

(1)临床有明显的烧心、反酸等反流症状。

(2)消化内镜下有反流性食管炎表现并能排除其他原因。

(3)24 小时食管 pH 值检测、测压检查、食管滴酸实验发现胃、食管反流的客观依据。

(4)消化内镜检查阴性但试验性治疗(如奥美拉唑 20mg,每次 2 次,连用 7 天)有效。

【治疗和预防】

明确诊断后给予抗反流药物(H_2 受体阻滞剂、质子泵抑制剂、胃肠动力剂)治疗。

(七)消化道出血

【概述】

严重哮喘患者并发消化性溃疡和急性胃黏膜病变引起上消化道出血机制可能与以下因素有关:

(1)缺氧和高碳酸血症引起胃黏膜屏障的损害,使胃腔内的 H^+ 产生逆向扩散,致胃黏膜充血、水肿和糜烂,特别是伴有继发肺部感染时加重缺氧,容易出血。

(2)哮喘急性发作应激和胃黏膜血流量的降低,胃黏膜缺血缺氧。

(3)糖皮质激素及茶碱类药物的使用,导致的药物性溃疡。

(4)心源性肝硬化后引起的食道静脉曲张破裂出血。

(5)弥散性血管内凝血(DIC)。临床表现为呕血、黑便,上腹不适,出血量大时可有失血性休克的表现。

【诊断与鉴别诊断】

患者出现呕血和(或)黑便、大便潜血阳性,内镜检查食管黏膜出现糜烂、溃疡,能排除其他原因引起上消化道出血。

【治疗和预防】

治疗上应纠正缺氧及高碳酸血症,加用胃黏膜保护剂以及质子泵抑制剂等,严格掌握糖皮质激素及茶碱类药物等的使用,必要时可酌情输血。

(八)COPD、肺动脉高压和慢性肺心病

【概述】

COPD、肺动脉高压和慢性肺心病为支气管哮喘的远期并发症,国内报告率达4.4%。其发病与支气管哮喘引起的反复气道阻塞、感染、缺氧、酸中毒、高碳酸血症及血黏度增高等有关。

【诊断与鉴别诊断】

有哮喘的病史,符合COPD、肺动脉高压和慢性肺心病的诊断标准。

【治疗和预防】

治疗上应改善呼吸和循环功能,严重发作时应按相关疾病的处理方法进行。

(九)心律失常

【概述】

心律失常多表现为各种房性心律失常,其中以紊乱性房性心动过速最具特征性。也可以有心房扑动及心房颤动,房性早搏及阵发性室上性心动过速。

【诊断与鉴别诊断】

(1)心电图表现为各种房性心律失常,其中以紊乱性房性心动过速最具特征性。

(2)也可以有心房扑动及心房颤动,房性早搏及阵发性室上性心动过速。

【治疗和预防】

(1)应积极治疗原发病,改善缺氧和二氧化碳潴留。

(2)可酌情选用普罗帕酮、胺碘酮等,但应避免使用β肾上腺素能受体阻滞剂,以免引起支气管痉挛,加重哮喘症状。

(十)肺性高血压

【概述】

肺性高血压是机体长期缺氧的一种反应,其发生率在我国普通人群中约占3%~9%。

【诊断与鉴别诊断】

符合哮喘的诊断标准,临床有高血压表现,排除其他原因引起的高血压及原发性高血压。

【治疗和预防】

肺性高血压的适宜药物主要为硝苯吡啶、卡托普利、地巴唑等,不宜用利尿剂、利血平、降压灵和皮质激素。禁用普萘洛尔等β-受体阻滞剂。

(十一)肺结核

【概述】

长期使用皮质激素导致机体免疫功能减退,诱发肺结核,出现结核症状。

【诊断与鉴别诊断】

临床有发热、盗汗等结核中毒症状,胸部X线及CT符合结核的特征改变;痰中找到结核杆菌;PPD阳性等。

【治疗和预防】

若合并肺结核,应在用激素的同时加强抗痨治疗,多采用6~8个月的短程疗法。

(十二)肾功能衰竭

多发于晚期合并心、肺功能衰竭者。发生的原因主要为缺血、缺氧、心衰以及休克等均可导致肾脏灌注不足,肾小球血流量降低。

(十三)其他并发症

支气管哮喘的并发症还包括过敏性鼻炎、鼻窦炎、儿童发育不良和胸廓畸形,便秘或腹泻等胃肠功能紊乱表现。均应给予足够重视,一旦发现应及时治疗。

第四节 支气管扩张并发症

一、支气管扩张

【概述】

支气管扩张(bronchiectasis)是一种常见的呼吸道慢性化脓性疾病,因支气管壁毁损的病理改变而导致支气管持久扩张、变形。临床上有慢性咳嗽、咳大量脓痰及反复咯血。

支气管扩张绝大多数为后天获得性的,少数为先天性或与遗传因素有关。

先天性因素如支气管发育障碍引起支气管壁薄弱而形成的支气管扩张很少见,部分病例伴肺发育不全、胰腺囊性纤维化或Kartagener综合征(支气管扩张、副鼻窦炎和内脏转位三者并存)。

获得性支气管扩张产生的原因是感染后致支气管管壁直接破坏,或由于吸入有害气体、免疫反应或血管异常影响支气管营养;肺不张或肺实质体积缩小导致支气管扩张并继发感染,结果造成支气管机械性改变。多数患者在童年有麻疹、百日咳或支气管肺炎迁延不愈的病史,以后常有呼吸道反复发作的感染。

感染和阻塞是支气管扩张发生过程中的两个重要环节。由于感染和其他因素所致的肺实质性损害,可引起分泌物增加,上皮细胞损伤肿胀,从而导致支气管阻塞和狭窄;而阻塞由于影响了支气管引流及黏膜清除机制,又促进感染的发生。无论最初的环节在哪里,在某些易感者,细菌感染和支气管阻塞的互为因果的恶性循环最终导致支气管壁的破坏而发生支气管扩张。

值得注意的是,近年来的研究显示,HIV感染的患者,支气管扩张的发病率较高,有报道没有肺部感染的HIV阳性患者的CT片上,支气管扩张的诊断率达36%。

大多数支气管扩张伴有严重的支气管炎,重症支气管扩张常伴有支气管血管与肺血管间的吻合,造成右向左分流,从而引起低氧血症,肺动脉高压和肺心病。

【诊断与鉴别诊断】

1. 临床表现

(1)支气管扩张通常没有与支气管扩张直接有关的症状或体征,临床征象的发生,是由于慢性或复发性感染及黏液分泌过多,其典型症状为慢性咳嗽伴大量脓痰和反复咯血。

(2)慢性咳嗽伴大量脓痰,痰量与体位改

变有关，如晨起或入夜卧床时咳嗽痰量增多，呼吸道感染急性发作时，黄绿色脓痰明显增多，有时可达100～500ml/d。有厌氧菌感染时，痰及呼吸有臭味。收集痰液于玻璃瓶中分离为四层：上层为泡沫，下悬脓性成分，中为混浊黏液，底层为坏死组织沉淀物。

（3）继发感染时，支气管引流不畅，痰不易咳出，可感胸闷不适。炎症扩展到病变周围的肺组织，患者有发热、乏力、盗汗、食欲不振、消瘦、贫血等全身症状。一旦咳痰通畅，大量脓痰排出后，患者自感轻松，体温下降，精神改善。

（4）大多数病人有反复咯血，咯血量与病情严重程度有时不一致。有些病人以反复咯血为主要临床表现，平时并无咳嗽、脓痰等呼吸道症状，临床上称为"干性支气管扩张"。病变多在上叶支气管，引流较好。常见于结核性支气管扩张的患者。

（5）早期或轻微支气管扩张可无明显体征。病情严重或继发感染时，病侧背下部可闻及较粗的湿啰音；结核引起的支气管扩张多见于肩胛间区，咳嗽时可闻及干、湿啰音。慢性重症者肺功能严重障碍，劳动能力明显减退，稍活动即有气急、发绀。可伴有杵状指、趾。

2. 实验室检查

（1）体层摄影：可发现不张肺内支气管扩张和变形的支气管充气症。

（2）支气管碘油造影：作为一种侵袭性检查方法，现在已很少使用，多数情况下，CT检查已经替代造影成为确诊支气管扩张的重要方法。

（3）CT扫描：对诊断支气管扩张的敏感性和特异性都很高，但选择适宜的扫描方法实属必要。8mm或10mm层厚的常规扫描，因支气管清晰度显示较差而易漏诊，敏感性只有66%～79%。1.5～2mm薄层或高分辨率扫描对曲张型和囊状支气管扩张的敏感性可达100%，柱状扩张达94%，极少数假阳性。

CT扫描对病变范围、支扩类型的确定均有作用。根据扩张支气管的形态特点，可分为柱状扩张、曲张型扩张和囊状扩张三种基本类型。

①柱状扩张：正常支气管CT仅见于肺门附近和肺实质中央部位，支气管扩张时周围部位可见支气管。管腔扩大，外壁光整，管壁增厚，如无逐渐向外周变细则更支持支气管扩张。CT诊断柱状扩张可利用患病支气管所伴行的肺动脉管径作为参照标准，支气管管腔的宽度大于伴行肺动脉的管径即为扩张。依据扩张支气管与扫描平面的角度不同，可呈环形、椭圆形或管状含气影。管壁因慢性炎症浸润和纤维组织增生而增厚，但管壁内外缘一般比较光滑。如果扩张的支气管内充满黏液则呈结节、柱状或杵状（远肺门端略粗）高密度阴影，边缘光滑锐利。结节状阴影应注意与真正的结节病变及肺动脉断面鉴别。支气管扩张的结节阴影常可延续多个扫描层面并且直径大小不变，甚至在远离肺门的层面上可略增粗。如为肺动脉断面，结节直径逐渐变小。而真正的结节病变占据的层面厚度与结节大小是相当的，并且直径亦逐渐变小。柱状扩张多见于4～5级支气管。上述改变主要见于薄层扫描或高分辨率扫描。常规CT扫描时充满黏液的轻度扩张支气管断面只能显示为小斑点状或火花状高密度阴影，故不易诊断。

②曲张型扩张：典型改变为串珠状外观，如病变支气管与扫描平面垂直或斜向走行，则需仔细辨认。

③囊状扩张：主要累及5～6级以下小支气管，支气管显著扩张，表现为多个圆形或椭圆形含气结构，常成簇或成串出现，大小不

等,多在0.5~2cm之间,管壁轻度增厚,介于肺大泡与空洞壁之间。病变的支气管包括在扫描图像内,距离越长,成串的囊越多,则诊断更易成立。如果扩张的支气管成片出现,CT表现像成串的葡萄。有时病变支气管的下垂部位潴留分泌物,囊腔内含气液面。同一切面往往具有一种类型以上的支气管扩张改变,尤其是囊柱状和柱状共存较为多见。囊状扩张的管腔旁伴行的肺动脉呈点状高密度影,状似印戒,故名印戒征,有助于鉴别扩张的支气管囊腔与空洞。

由于扩张的支气管周围肺组织有不同程度的慢性炎症,及纤维化改变或肺充气不良,故扩张的支气管多有扭曲变形,集中聚拢现象。合并感染时周围肺组织内可有斑片状浸润阴影。

薄层CT扫描对诊断支气管扩张的敏感性和准确性与支气管造影相近。对于确定支气管扩张的部位、范围、程度及分型都比较准确。对非手术治疗者可代替支气管造影。

(4)通过纤维支气管镜检查,或做局部支气管造影,可以明确出血、扩张或阻塞部位,还可进行局部灌洗,取得分泌物做涂片革兰染色、细胞学检查,或细菌培养等,有助于诊断和治疗。

3. 诊断要点

(1)根据反复咳痰、咯血的病史和体征,再结合童年诱发支气管扩张的呼吸道病史,一般临床可做出诊断。

(2)X线检查:X线胸部平片并非支气管扩张的特异检查方法。一般支气管扩张患者在胸部平片上无明显异常,尤其是早期。有时发现肺纹理增粗、紊乱或卷发状阴影。较重的囊状支气管扩张在平片上可见沿支气管分布的卷发状阴影,继发感染时卷发影中可见短小液平。但不能以此来决定支气管扩张的严重程度、性质和范围。

(3)薄层CT扫描:对诊断支气管扩张的敏感性和准确性与支气管造影相近。对于确定支气管扩张的部位、范围、程度及分型都比较准确。对非手术治疗者可代替支气管造影。

二、常见并发症

(一)咯血

【概述】

支气管扩张的患者绝大多数伴有咯血。开始可能咯血量小,发生咯血的次数也不多,但随着病情进展,咯血次数会逐渐增加,有时几口,有时达数十毫升。每次咯血量大于500ml称大咯血,大咯血时可发生休克、窒息致死。

【诊断与鉴别诊断】

具体见咯血的诊断。

【治疗和预防】

1. 一般处理

安慰患者,消除其紧张和恐惧心理很重要。卧床休息,让患者取患侧卧位。咳嗽者可用适量镇咳剂,但禁用吗啡。观察和记录咯血量,为防治感染可用适当的抗生素。

2. 内科治疗

(1)首选氨甲环酸,也可选用氨甲苯酸、氨己酸、酚磺乙胺、维生素K_1、鱼精蛋白等静脉给药,云南白药口服或中医中药辨证施治也有一定疗效。

(2)垂体后叶素:常在一般止血药无效或大量咯血时应用,5~10U加入10%葡萄糖液40ml中缓慢静脉注射(10~15min),或10~30U加入10%葡萄糖溶液250~500ml

静脉滴注,1～2小时滴完,每6～8小时1次。如止血有效,应按时用药持续3天,以免咯血复发。高血压、冠心病患者慎用。有时滴速快后患者可出现头昏和呕吐现象。

3. 经纤维支气管镜气囊堵塞治疗

此法操作需谨慎,由纤维支气管镜插管经验丰富的医师进行。首先根据需要选择合适的气囊导管,经纤维支气管镜将导管送至出血的肺段或亚段支气管,经导管注入气体或生理盐水使气囊膨胀将出血支气管堵塞。24小时后放松气囊,观察数小时无出血即拔管,也可在外科手术治疗时再放松气囊和拔管。

4. 支气管动脉栓塞术

如果咯血量大,内科保守和药物治疗不能止血,患者病情不允许手术或拒绝手术时,均可做支气管动脉栓塞术。因为肺组织由支气管动脉和肺动脉双重供血,并有非支气管动脉的侧支循环存在,故支气管动脉栓塞后支气管和肺组织不会坏死,而肺内血压降低有利止血。栓塞前必须先进行选择性支气管动脉造影(有条件者行数字减影检查),在明确病变和出血部位后即利用该导管注入栓塞剂(如明胶海绵栓塞剂,聚四氟乙烯栓塞剂或抗癌药微囊等)。栓塞治疗的有效率达85%以上。以后咯血复发的原因为栓子脱落或病变累及新的血管,咯血复发者仍可重复栓塞疗法。如支气管动脉造影显示脊髓前动脉者,不宜做栓塞治疗,以免栓塞剂进入脊髓引起截瘫。如果支气管扩张病变范围广,多部位出血则不适合支气管动脉栓塞术治疗,但当出血量大时也可栓塞主要出血的血管。

5. 手术治疗

在大咯血不止时可进行紧急外科手术。术前需明确出血部位。单侧的毁损肺伴支气管扩张,已丧失功能并有反复咯血或继发感染者,可行肺叶或全肺切除。

(二)肺心病

【概述】

支气管扩张范围广泛,且时间较长时,引起长期的慢性缺氧,在反复感染加重状况下,由于心肌长期缺氧引起慢性心肌肥厚扩大,可引发肺心病。

【诊断与鉴别诊断】

具体见肺心病的诊断。

【治疗和预防】

肺心病的治疗参见慢阻肺的并发症肺心病。

(三)呼吸衰竭

【概述】

当多年的支气管扩张,病变较广,在肺心病的基础上并发感染时常可导致呼吸衰竭,此时$PaO_2 \leq 60mmHg$,并伴杵状指(趾),口唇发绀。

【诊断与鉴别诊断】

具体见呼吸衰竭的诊断。

【治疗和预防】

呼吸衰竭的治疗参见慢阻肺的并发症呼吸衰竭。

(四)继发性肺脓肿

【概述】

支气管扩张症反复发生感染导致病情进行性加重,可以出现肺脓肿。按病原体不同可分为非特异性脓胸和特异性脓胸。一般性细菌感染为非特异性脓胸,结核菌或阿米巴原虫感染为特异性脓胸,亦可直接称之为结核性脓胸或阿米巴脓胸。

【诊断】

1. 临床表现

根据急性发作的畏寒、高热、咳嗽和咳大量脓臭痰等病史,结合白细胞总数和中性粒细胞显著增高,肺野大片浓密炎性阴影中有脓腔及液平面的X线征象,可作出诊断。血、痰培养,包括厌氧菌培养,分离细菌,有助于作出病原诊断。

2. 实验室检查

(1) 生化检查

①周围血常规血液白细胞计数及中性粒细胞均显著增加,总数可达2万~3万/mm³,中性粒细胞在80%~90%以上。慢性肺脓肿患者的白细胞无明显改变,但可有轻度贫血。

②痰和血的病原体检查痰液涂片革兰染色检查、痰液培养、包括厌氧菌培养和细菌药物敏感试验,有助于确定病原体和选择有效的抗生素治疗。血源性肺脓肿患者的血培养可发现致病菌。

(2) X线检查:肺脓肿的X线表现根据类型、病期、支气管的引流是否通畅以及有无胸膜并发症而有所不同。侧位X线检查,可明确脓肿在肺脏中的部位及其范围大小,有助于作体位引流或外科治疗。

(3) 胸部CT扫描:多呈类圆形的厚壁脓腔,脓腔内可有液平面出现,脓腔内壁常表现为不规则状,周围有模糊炎性影。

(4) 纤维支气管镜检查:有助于发现病因,若为支气管肿瘤,可摘取做活检。如见到异物可摘出,使引流恢复通畅。亦可借助纤维支气管镜防污染毛刷采样细菌培养以及吸引脓液和病变部注入抗生素,促进支气管引流和脓腔的愈合。

【鉴别诊断】

1. 细菌性肺炎

早期肺脓肿与细菌性肺炎在症状及X线表现上很相似。细菌性肺炎中肺炎球菌肺炎最常见,常有口唇疱疹、铁锈色痰而无大量黄脓痰。胸部X线片示肺叶或段实变或呈片状淡薄炎性病变,边缘模糊不清,但无脓腔形成。其他有化脓性倾向的葡萄球菌、肺炎杆菌肺炎等。痰或血的细菌分离可作出鉴别。

2. 空洞性肺结核

发病缓慢,病程长,常伴有结核毒性症状,如午后低热、乏力、盗汗、长期咳嗽、咯血等。胸部X线片示空洞壁较厚,其周围可见结核浸润病灶,或伴有斑点、结节状病变,空洞内一般无液平面,有时伴有同侧或对侧的结核播散病灶。痰中可找到结核杆菌。继发感染时,亦可有多量黄脓痰,应结合过去史,在治疗继发感染的同时,反复查痰可确诊。

3. 支气管肺癌

肿瘤阻塞支气管引起远端肺部阻塞性炎症,呈肺叶、段分布。癌灶坏死液化形成癌性空洞。发病较慢,常无或仅有低度毒性症状。胸部X线片示空洞常呈偏心、壁较厚、内壁凹凸不平,一般无液平面,空洞周围无炎症反应。由于癌肿经常发生转移,故常见到肺门淋巴结肿大。通过X线体层摄片、胸部CT扫描、痰脱落细胞检查和纤维支气管镜检查可确诊。

4. 肺囊肿

继发感染肺囊肿呈圆形、腔壁薄而光滑,常伴有液平面,周围无炎性反应。患者常无明显的毒性症状或咳嗽。若有感染前的X线片相比较,则更易鉴别。

【治疗和预防】

治疗原则为抗炎和引流。

1. 抗生素治疗

急性肺脓肿的感染细菌包括绝大多数的厌氧菌都对青霉素敏感,疗效较佳。

2. 痰液引流

祛痰药如氯化铵 0.3g、沐舒痰 30mg、化痰片 500mg、祛痰药 10ml,每日 3 次口服,可使痰液易咳出。痰浓稠者,可用气道湿化如蒸气吸入、超声雾化吸入等以利痰液的引流。患者一般情况较好,发热不高者,体位引流可助脓液的排出。使脓肿部位处于高位,在患部轻拍,2~3 次/d,每次 10~15 分钟。有明显痰液阻塞征象,可经纤维支气管镜冲洗并吸引。

3. 外科治疗

支气管阻塞疑为支气管癌者;慢性肺脓肿经内科治疗 3 个月,脓腔仍不缩小,感染不能控制;或并发支气管扩张、脓胸、支气管胸膜瘘;大咯血有危及生命之虞时,需作外科治疗。

第五节 支气管内膜结核并发症

一、支气管内膜结核

【概述】

支气管结核是发生在气管、支气管内膜或黏膜下层的结核病,因此也称支气管内膜结核。

支气管结核女性多于男性,男女比例为 1∶4.2,各年龄组均可发生。多数支气管结核继发于肺结核,以 20~29 岁年龄组占多数,少数继发于支气管淋巴结结核,以儿童及青年患者为多。近年由于肺结核患病趋向老年化,老年患支气管结核有增加的趋势。

【诊断与鉴别诊断】

1. 临床表现

(1)咳嗽:几乎所有的支气管结核病人都有不同程度的咳嗽。典型的支气管结核的咳嗽是剧烈的阵发性干咳。镇咳药物不易制止。

(2)喘鸣:支气管结核时,黏膜可发生充血、水肿、肥厚等改变,常造成局部的管腔狭窄,气流通过狭窄部时,便会发生喘鸣。发生于小支气管狭窄所致的喘鸣,只有用听诊器才能听到,发生于较大支气管的喘鸣,病人自己就能听到。

(3)咯血:气管支气管黏膜有丰富的血管供血。支气管结核时,黏膜充血,毛细血管扩张,通透性增加。患者剧烈咳嗽时,常有痰中带血或少量咯血,溃疡型支气管结核或支气管淋巴疾病人可因黏膜上的小血管破溃而发生少量或中等量咯血,个别病人发生大咯血。

(4)阵发性呼吸困难:呼吸困难程度因病情而异。有支气管狭窄的病人,如有黏稠痰液阻塞了狭窄的管腔,病人可发生一时性的呼吸困难。当痰液咯出后,支气管又通畅,呼吸困难即可解除。淋巴结内干酪物质突然大量破入气管内腔时,可导致严重呼吸困难,甚至可发生窒息。

2. 实验室检查

(1)纤维支气管镜检查:纤维支气管镜检查是诊断支气管结核的主要方法。支气管镜不但能直接窥视支气管黏膜的各种病理改变，而且通过活检、刷检、灌洗等检查手段，可获得病因学诊断的依据。

(2) X线检查

①直接影像：胸部透视或X线平片不易显示气管、支气管结核。断层摄影可能显示支气管内有肉芽、息肉、管腔狭窄等改变。支气管造影术不但可以清晰显示上述改变，有时还可显示溃疡性病变及淋巴结支气管疾病。

②间接影像：胸部X线检查发现张力性空洞，肺不张，局限性阻塞性肺气肿，不规则支气管播散病变，提示可能有支气管结核。

(3) 化验室检查：由于大多数支气管结核继发于肺结核，因此这种病人痰中结核菌阳性对支气管结核的诊断无重要意义。肺内无明显结核病变，而痰菌多次阳性者，如有支气管结核的临床症状及X线表现，对支气管结核的诊断非常有帮助。据报道，Ⅰ型、Ⅱ型支气管结核菌阳性率较高，分别为43%和53%；Ⅲ型、Ⅳ型支气管结核菌阳性率低，仅分别为10%左右。

单纯支气管结核病人多数是不排菌的，因此痰菌检查阴性并不能排除支气管结核。

3. 诊断要点

(1) 根据病史、症状、体征、X线胸片及痰结核菌检查，多数病人可以确诊支气管结核。对于尚不能确诊的病例，可做纤维支气管镜检查，必要时通过活检、刷检及支气管灌洗等检查进一步明确诊断。

(2) 凡是原因不明的咯血、咳嗽持续两周以上或胸部经常出现局限性或一侧性哮鸣音，或胸片上出现肺不张、肺门浸润、肺门肿块影、肺门附近张力性空洞或不规则支气管播散病灶者，应做痰涂片检查和进一步的选择性X线检查，除外支气管结核。

(3) 原因不明的下列患者则应作纤维支气管镜检查以了解有无支气管结核存在：

①剧烈干咳或伴有少量黏稠痰超过1个月，胸片上无活动性病灶，抗生素、平喘药治疗无效者。

②反复咯血超过1个月，尤其是肺门有钙化灶者。

③经常出现局限性或一侧性哮鸣音者。

④反复在肺部同一部位发生炎症者。

⑤肺不张者。

【治疗和预防】

1. 全身抗结核治疗

无论是单纯的或并发于肺结核的气管，支气管结核均应进行有效、合理的全身抗结核药物治疗。

2. 局部治疗

由于支气管黏膜有丰富的血运供应，因此全身治疗时，支气管黏膜多能达到有效的药物浓度，因此局部治疗并不是必需的。但如经一定时期的常规抗结核药物治疗而效果不够理想，病变仍较严重，或临床症状明显时，可并用下述局部治疗。

(1) 雾化吸入：可选用局部刺激性较小的药物，如异烟肼0.2g和链霉素0.25~0.5g溶于生理盐水3~5ml，进行雾化吸入，每日1~2次，疗程1~2个月。

(2) 支气管镜下治疗：对深而广泛的溃疡型和肉芽肿型支气管结核，可在全身化疗的同时，配合纤维支气管镜下局部给药治疗，每周1次。纤维支气管镜下可用活检钳或刮匙分次清除局部干酪坏死物质和部分肉芽组织，然后在局部病灶黏膜下注入利福霉素125mg，5~12次一疗程。

3. 手术疗法

支气管结核因诊断延误，治疗不当，或病变严重，虽经化疗仍可造成器质性气管狭窄和阻塞，或同时伴有远端肺不张，张力性空洞或支气管扩张等并发症，均适于手术治疗，将狭窄阻塞的支气管连同病肺一起切除。近年来，对于瘢痕狭窄型支气管内膜结核，国内开展安置镍钛合金支气管支架的治疗方法，对于缓解阻塞性炎症及肺不张，改善肺功能有一定疗效。

二、常见并发症

（一）肺不张

【概述】

肺不张不是一个独立疾病，而是某些胸部疾病特别是肺结核的并发症。肺结核支气管淋巴结核或支气管内膜结核，是肺不张常见原因之一。肺不张是肺内的部分或完全无气，因而不能膨胀，肺容积缩小。可发生在一侧肺、一肺叶或一肺段。早期大部分是可逆的，治疗及时肺可以扩张。若持续时间较久，大量显微组织增生，广泛的纤维化，使肺体积缩小，形成肺萎陷则呈不可逆性。

【诊断与鉴别诊断】

临床上需要与其他原因引起的肺不张，特别是恶性肿瘤所致肺不张进行鉴别诊断，以防误诊和误治。

【治疗】

(1) 肺不张的治疗应消除造成肺不张的病因。若为机械性阻塞，咳嗽，吸引或24小时积极的呼吸和物理治疗措施（包括PEEP或CPAP）可缓解病情。如上述措施无效，或病人不能配合上述治疗措施，即应做纤维支气管镜检查。

(2) 如果确定为支气管阻塞，应针对阻塞和通常伴有的感染进行处理。通常可借支气管镜清除黏液栓或稠厚分泌物，使不张的肺得以重新充气。

【预防】

肺不张是可以预防的。采取增强支气管清除措施，包括鼓励咳嗽和深呼吸，吸入气雾支气管舒张剂，雾化吸入水或生理盐水使分泌物液化并易于排除，必要时作支气管吸引。

（二）阻塞性肺炎

【概述】

肿块在气道内生长，阻塞远端分泌物排出不畅继发感染，导致相应部位阻塞性炎症。

【诊断与鉴别诊断】

根据症状、体征和影像学表现，局部斑片状或符合肺叶肺段的实变影。

【治疗和预防】

基本治疗是治疗原发病以解除气道，并选用适当的抗感染治疗。

第三章

肺部感染性疾病并发症

第一节 细菌性肺炎并发症

一、细菌性肺炎

【概述】

细菌性肺炎是指受累肺组织实变的肺实质炎症,肺泡腔内填充了血小板和纤维素,细菌性肺炎的肺泡内气体被富含蛋白炎症渗出物所代替。

细菌性肺炎根据病因、解剖及流行病学有不同的分类。根据解剖,细菌性肺炎分为大叶性肺炎、支气管肺炎。根据病原分为肺炎链球菌肺炎、金黄色葡萄球菌、肺炎克雷伯肺炎、军团菌肺炎、厌氧菌肺炎等、根据其流行病学分为社区获得性肺炎和医院获得性肺炎。

社区获得性肺炎(community-acquired pneumonia,CAP)是指首发症状后2周内未住院治疗或者在留观病房居住者。医院获得性肺炎(Hospital acquierd pneumonian,HAP)是指住院后48小时后发生的肺炎。其特殊形式是呼吸机相关性肺炎(Ventilator-associated pneumonia,VAP)指的是机械通气患者在气管插管(或气管切开)后48小时后发生的肺炎。

【病因】

未经治疗的细菌性肺炎患者病理上分为充血期、红色肝变期、灰色肝变期、吸收期四期。大叶性肺炎的初始反应表现为急性充血和水肿,其持续时间大约24小时。随着上呼吸道感染、鼻咽部分泌物增加。随着防御机制的损害,细菌随着吸入的分泌物进入肺泡,肺泡腔内充填了含有多核中性粒细胞的嗜酸性水肿液,这些水肿液通过Kohn孔在肺泡间填充。

大约在2~4天,红色肝变期出现。肺泡内聚集了大量多形核细胞、淋巴细胞和巨噬细胞。肺泡渗出液含大量渗出的红细胞和网状纤维物质。肺呈红色、硬质、无气体状态。红色肝变与部分肺组织水肿和出血相一致。在4~8天,出现灰色肝变期,表现为纤维渗出性胸膜炎。在显微镜下,肺泡腔扩张,并且被富含多核中性粒细胞的纤维网状物质所充填。灰色肝变期表明红细胞和白细胞被破坏并重度实变,肺呈灰色或褐色,固体状。吸收期发生在8~10天,当细菌被清除,巨噬细胞进入并替代粒细胞、纤维溶解酶使渗出液呈水样并利于吸收从而保存本就存在的肺泡壁结构。

【诊断与鉴别诊断】

1. 临床表现

(1)为急性起病,伴有寒战的高热;深吸气时有胸膜痛;含有斑点血的痰(铁锈痰)。有些患者表现为呼吸困难,上呼吸道症状及咯血。

(2)非呼吸道症状相对少见,包括恶心、呕吐、腹泻、意识障碍、皮疹及腹痛。

(3)体检较常见的体征为发热、呼吸过速、心动过速、胸部体征的异常。少见的体征有低血压、意识障碍、疱疹等。

2. 实验室检查

(1)痰检:是快速、简单获取病原诊断的方法。当合格的痰标本获取后,革兰染色确定肺炎链球菌的特异性超过80%。肺炎链球菌和流感嗜血杆菌生长条件苛求,因此这些细菌的痰培养敏感性低于痰涂片。相反,铜绿假单胞菌和革兰阴性菌容易在痰中及转运中生长,因此,当痰涂片阴性,而痰培养提示铜绿假单胞菌或革兰阴性菌时,解释结果需要谨慎。

对机械通气患者,气管内痰合格的标准为痰培养定量大于100 000cfu/ml,否则视为定植。一些特殊的病菌不能用传统的培养基培养,如军团菌需要特殊的活性炭、酵母渗出物琼脂来分离。

(2)血和胸腔积液培养:敏感性低、特异性高。虽然住院的CAP患者血培养阳性率不到20%,但阳性的血培养或胸腔积液可以明确诊断。

(3)抗原检测:目前一些商业的PCR试剂盒来检测衣原体、支原体,然而其真正的价值还有争议。

(4)血液检查:白细胞减少见于肺炎链球菌及革兰阴性菌。CRP及ESR增高多提示感染。

3. 诊断要点

(1)胸片是确认存在肺炎的必要手段。即使没有病史资料,体检发现或实验室结果,也可根据胸片确诊肺炎。然而胸片也有其局限性,在感染早期,严重脱水、粒细胞减少症、肺气肿、肺大疱、肥胖的患者,有时不易发现肺炎。螺旋CT比胸片有更高的敏感性发现肺炎。

(2)虽然一些放射学表现提示某些确定的病原菌,但其特异性差,如支气管通气征或叶段实变多提示典型肺炎。同时有肺泡及间质浸润提示非典型肺炎,肺脓肿、空洞、坏死,多提示厌氧菌、金黄色葡萄球菌或革兰阴性菌。

【治疗和预防】

1. 肺炎链球菌肺炎

(1)抗菌药物治疗:青霉素是治疗肺炎链球菌肺炎的首选药物,用药途径及剂量视病情轻重及有无并发症而定。对青霉素过敏、耐青霉素者,可选用红霉素、阿奇霉素、克林霉素、喹诺酮类或头孢菌素类,对多重耐药菌株感染者可用万古霉素。抗菌药物标准疗程通常为14天,或在退热后3天停药或由静脉用药改为口服,维持数日。

(2)支持疗法:患者卧床休息,注意补充足够蛋白质、热量及维生素。注意监测患者的生命体征、神志及尿量等,酌情给予对症处理,包括吸氧、镇静、止痛、镇咳、补液等。

2. 葡萄球菌肺炎

(1)经验性治疗:社区获得性肺炎考虑为葡萄球菌感染时,不宜选用青霉素,应选用苯唑西林和头孢唑林等第一代头孢菌素;若效果不好,在进行病原学检查的同时可试用糖肽类抗生素。若医院获得性肺炎疑葡萄球菌感染时,首选糖肽类抗生素。

(2)针对性治疗:培养确定为葡萄球菌感染时,应根据药敏结果选择药物。如为MSSA感染,则耐β-内酰胺酶的半合成青霉素或含酶抑制剂的复合制剂有效,阿米卡星与青霉素类、头孢菌素类联合用药常可获得协同作用。如为MRSA感染,则应首选万古霉素。

3. 肺炎克雷伯杆菌肺炎

肺炎克雷伯杆菌肺炎的治疗包括抗感染治疗和支持治疗。新一代广谱青霉素如哌拉西林、替卡西林以及与酶抑制剂混合的复合制剂对肺炎克雷白杆菌肺炎有较好的治疗效果。对重症感染多采用β-内酰胺类抗生素与氨基糖甙类合并用药,或单用第三代头孢菌素包括头孢噻肟、头孢哌酮、头孢曲松和头孢他啶等,如疗效欠佳,应考虑到超广谱β-内酰胺酶(ESBLs)菌株感染的可能性,尽可能明确病原菌,调整抗生素。如为ESBLs菌株感染,可试用泰能或氟喹诺酮类的环丙沙星、氧氟沙星。肺炎克雷伯杆菌肺炎的抗感染疗程一般为10~14天,病变广泛特别是出现多发性小脓肿时,则至少3周。支持治疗包括保持气道通畅、给氧、纠正水、电解质和酸碱失衡、补充营养等。

4. 军团菌性肺炎

军团菌肺炎抗生素治疗以红霉素为首选。据报道新大环内酯类如克拉霉素、落红霉素,氟喹诺酮类如环丙沙星、氧氟沙星等均具有较好的抗菌活性。支持治疗包括保持气道通畅,改善低氧血症,纠正水电解质酸碱失衡等。

二、常见并发症

(一)胸腔积液

【概述】

胸腔积液常为细菌性肺炎累及胸膜所致,任何引起肺部感染的细菌均可产生胸腔积液,肺炎链球菌、溶血性链球菌、金黄色葡萄球菌为常见原因。其病理上主要分为渗出阶段、纤维脓性阶段、机化阶段三个阶段,这三个阶段并不十分明确,可逐渐出现渗出阶段的特征是无菌性胸液,主要表现为白细胞低,乳酸脱氢酶低,葡萄糖水平和酸碱度正常。纤维脓性阶段以大量胸液为特征,胸液中有许多多形核细胞、细菌和细胞碎屑。纤维蛋白沉积在被累及的脏层和壁层胸膜。此阶段易形成包裹和限制膜。胸液pH和葡萄糖水平下降,LDH水平增高。当成纤维细胞从脏层和壁层胸膜表面向积液处生长,产生无弹性的胸膜皮,影响肺的膨胀。

【诊断与鉴别诊断】

1. 临床表现

其临床表现为胸腔积液体征和肺炎的临床表现,如肺炎在抗生素治疗48小时以上仍发热,提示复杂性肺炎伴胸腔积液。

(1)胸腔积液渗出阶段:pH>7.30,葡萄糖>3.3mmol/L,LDH<500IU/L,以多形

核细胞为主。

(2)纤维脓性阶段：pH<7.10,葡萄糖<2.2mmol/L,LDH>1000IU/L,中性粒细胞>10×10^{9}以上,胸腔积液涂片革兰染色或细菌培养可阳性。

2. 诊断要点

(1)少量胸腔积液临床不易诊断,胸部超声可发现很少量胸腔积液,敏感性及特异性最高。

(2)胸部X线可发现300ml以上的胸腔积液。

(3)更多的胸腔积液可出现患侧语颤低,叩浊音,呼吸音减低。

(4)胸腔穿刺术抽出胸水可确诊。

【治疗和预防】

1. 抗生素治疗

社区获得性肺炎病情轻者,推荐的抗生素是第二代或第三代头孢菌素,或β-内酰胺类抗生素/β-内酰胺酶抑制剂加上大环内酯类抗生素。严重的社区获得性肺炎可用大环内酯类加上具有抗假单胞菌活性的第三代头孢菌素。

2. 胸腔引流

根据胸腔积液的性质决定是否行胸腔引流。少量胸腔积液,渗出阶段时,可不作过多处理,只要全身给予抗生素,加强支持和对症治疗,即可治愈。中等以上的积液须给予胸穿抽液,加快积液的吸收。若应用抗生素后,临床症状未缓解,胸液量逐渐增多,涂片或培养有细菌,需及早行胸腔闭式引流。

(二)肺脓肿

【概述】

肺脓肿(lung abscess)是指各种微生物感染引起肺组织坏死形成的脓腔,病原体包括金黄色葡萄球菌、肺炎克雷伯杆菌、铜绿假单胞菌、真菌和寄生虫等。吸入性肺炎也可致肺脓肿,但是一种周围性肺炎,中心区坏死的局灶性炎症疾病,常见于特殊病原菌肺炎未及时治疗后发生。这些特殊病原菌肺炎包括肺炎克雷伯肺炎、金黄色葡萄球菌肺炎、放线菌肺炎、β-溶血性链球菌肺炎及溶组织阿米巴菌肺炎。

【诊断与鉴别诊断】

1. 临床表现

(1)临床表现可以为抗感染后高热不退、乏力、厌食、咳嗽、咳脓痰,厌氧菌感染可表现为脓臭痰。

(2)体检可在肺炎局部区叩浊音。消耗引起贫血者可表现为面色苍白。晚期可表现为杵状指。急性起病有寒战、高热,咳脓痰,可有咯血,炎症累及壁层胸膜可引起胸痛,并且与呼吸有关,肺脓肿破溃到胸膜腔可出现脓气胸。

(3)体征患侧可闻及湿性啰音,病变发展,出现实变体征,可闻及支气管呼吸音,肺脓腔增大可出现空瓮音,出现气胸时呼吸音消失或降低。

2. 实验室检查

(1)影像学检查：早期为人片浓密模糊阴影,边缘不清,或为团片状浓密阴影,可出现不规则的成行空洞伴气液平面。

(2)病原学检查：痰涂片革兰染色、培养和药敏试验,必要时可行纤支镜采取标本。

(3)血常规：白细胞总数增高和中性粒细胞增多,核左移。

3. 诊断要点

(1)可根据典型的临床表现,咳嗽咳脓臭痰,疑诊肺脓肿。

(2)早期肺脓肿不易诊断,随着病情变化,胸部X线表现为实变病灶转化为空洞性病灶的演变可增加诊断的准确性。

（3）单纯的肺空洞需与肺结核、肺癌鉴别。经有效抗感染，患者症状消失，空洞闭合消失可确诊肺脓肿。

（4）肺脓肿病原学诊断依赖于痰培养及血培养。

【治疗和预防】

见相关章节。

（三）脓毒血症

【概述】

细菌通过肺血管进入血液表现为菌血症。细菌及毒素等产物可引起全身炎症反应综合征伴休克表现为脓毒败血症。肺炎感染灶中的微生物及其毒素，胞壁产物进入血循环可产生感染性休克。

【诊断与鉴别诊断】

患者有全身炎症反应综合征（system inflammatory response syndrome，SIRS）的表现及菌血症的表现。

全身炎症反应综合征的诊断必须具备以下两项：①体温＞38℃；②心率＞90次/min；③呼吸频率＞20次/min 或过度通气，$PaCO_2$＜32mmHg；④血白细胞计数＞12×10^9（或＜4×10^9/L，或未成熟杆状核细胞），中性粒细胞比例＞10％。

【治疗和预防】

脓毒血症的治疗见相关章节。

（四）肺纤维化

【概述】

肺纤维化为肺炎康复后的一种终末结果。当一些特殊病原菌影响肺泡毛细血管壁，以及肺泡亚型细胞及巨噬细胞的增加，均可引起肺泡壁的破坏，当组织修复过程中，过量成纤维细胞增生，使病变肺组织内形成网状纤维，与中性粒细胞及红细胞一起产生机化，反复慢性炎症。肺纤维化可表现为蜂窝状改变。

【诊断与鉴别诊断】

（1）轻度胸部 CT 可诊断，严重者胸片可见纤维条索影。

（2）确诊赖于肺活检，病理检查可确诊。

（3）肺功能提示限制性通气功能障碍。

【治疗和预防】

（1）对肺纤维化，尤其是 X 线胸片上有明显块影的应以手术治疗为宜，对经各种检查仍不能排除肺癌者，更应尽早开胸活检。

（2）对 X 线胸片仅为条索状，密度较淡的肺纤维化，可行抗炎治疗并随诊。

（五）感染性休克

【概述】

感染性休克（septic shock）是指病原微生物感染而引起的休克，或称脓毒性休克，包括败血症休克和内毒素休克。感染性休克可并发弥漫性血管内凝血；肺炎引起的全身炎性反应综合征（systemic inflammatory response syndrome，SIRS）并发组织灌注不足及多器官功能障碍综合征（MODS）导致感染性休克，它的诊断标准包括 SIRS＋休克引发的多器官功能不全。

SIRS 的诊断标准为：①体温＞38℃ 或＜36℃；②心率＞90次/mim；③呼吸＞20次/min 或 $PaCO_2$＜32mmHg；④白细胞计数＞12×10^9/L 或＜4×10^9/L，或未成熟白细胞

≥0.1%。

感染灶的病原微生物进入血并释放出各种外毒素和内毒素,刺激细胞(单核或巨噬细胞、内皮细胞和中性粒细胞等)和血浆生成内源性介质,包括细胞因子,如肿瘤坏死因子、白细胞介素1、血小板活化因子等;花生四烯酸代谢产物,如前列腺素;纤维蛋白降解产物;心肌抑制因子;溶酶体酶和氧自由基。这些内源性介质,通过对心-血管系统的趋化作用,对毛细血管通透性的作用,和对靶细胞的活化作用和损伤作用,引起败血症各种临床表现。

感染性休克可分为高动力型休克和低动力型休克。高动力型休克的血流动力学特点是外周阻力降低,心输出量增加,又称高排低阻型休克;低动力型休克的血流动力学特点是外周阻力增高,心输出量减少,又称低排高阻型休克。

【诊断与鉴别诊断】

1. 临床表现

(1)早期呈兴奋状态、烦躁不安;晚期重症表情淡漠、精神萎靡、反应迟钝、意识模糊甚至昏迷。

(2)感染性休克的早期可表现为血容量不足,出现黏膜干燥、皮肤湿冷、苍白、肢端发绀。脉搏细弱,频率增快至120~140次/min或更多。初期血压仅表现为舒张压略增高收缩压稍降低,故脉压减低,以后收缩压可降至90~70mmHg。尿量减少。

2. 实验室检查

(1)病原学检查:痰培养和血培养出同一种病原菌。

(2)白细胞总数及中性粒细胞:增高,提示细菌性感染;如为病毒感染则可正常或减少;发生DIC时,血小板和纤维蛋白原减少,凝血酶原时间延长。

(3)动脉血乳酸测定和胃肠黏膜内pH(pHi)监测:动脉血乳酸正常值为1mmol/L;pH正常值超过7.320~7.350。感染性休克时均下降。

【治疗和预防】

1. 补充血容量

积极的液体复苏是治疗感染性休克的基石。一般给予低分子右旋糖酐或平衡盐液以维持有效的血容量,减低血液黏滞度,防止弥散性血管内凝血。复苏目标为中心静脉压(CVP)8~12cmH$_2$O,平均动脉压≥65mmHg,尿量≥0.5ml/(kg·h),中心静脉或混合静脉血氧饱和度≥0.70。

2. 血管活性药物及强心药的应用

常用的血管活性药物包括多巴胺、阿拉明、去甲肾上腺素、多巴酚丁胺、肾上腺素和去氧肾上腺素。原则是将平均动脉压提升至65~75mmHg以上来迅速恢复组织灌注,增加心肌收缩力,改善组织供氧。垂体后叶素是最近提出用于治疗感染性休克的血管活性药物,剂量在0.01~0.04U/min时可改善肾功能增加尿量,降低肺血管阻力。

3. 控制感染

感染明确者,可加大青霉素的剂量或应用头孢菌素。积极行病原学的检查,根据微生物培养结果和临床反应评估疗效,选择敏感性的抗生素治疗。

4. 糖皮质激素的应用

对已经足够的液体复苏仍需升压药来维持血压的患者,推荐静脉使用糖皮质激素,氢化可的松200~300mg/d,分3~4次或持续使用,连续7天。

5. 纠正水电解质和酸碱紊乱

输液不宜过快,以免发生心力衰竭或肺水肿。监测电解质和酸碱情况,注意及时纠正。

6. 深静脉血栓预防

使用小剂量肝素或低分子肝素预防深静脉血栓。有肝素使用禁忌证(血小板减少、重度凝血病、活动性出血、近期脑出血),推荐使用物理性的预防措施(弹力袜、间歇压缩装置)。若同时存在外周血管病变则物理性预防措施为禁忌证。

(六)肺不张

【概述】

肺不张(atelectasis)是指一个或多个肺段或肺叶的容量或含气量减少。肺炎时因肺实变或痰栓引起的支气管阻塞而引起肺不张。

【诊断与鉴别诊断】

1. 临床表现

(1)症状轻重不一,取决于肺不张部位和范围。轻症仅有肺炎的表现,若起病急,为一侧大叶性肺不张,可有胸闷、气急、呼吸困难和干咳等。

(2)范围较大时,病变区叩诊浊音、语音震颤和呼吸音减弱或消失,可闻及少许干湿啰音。可有明显的发绀和呼吸困难。

2. X线检查

X线表现一侧肺不张患侧肺野密度均匀增高,体积缩小,纵隔向患侧移位,健侧代偿性肺气肿;右上叶肺不张自肺门至肺尖呈致密的扇形阴影;左上叶肺不张左上、中肺野呈大片状阴影,左肺门上移;右中叶肺不张右侧肺门下部与心影间有密度增高影,右心缘不清楚;右下叶肺不张可见尖端指向肺门呈三角形阴影;左下叶肺不张可完全隐蔽在心影之后,上叶呈代偿性肺气肿表现;盘状肺不张是在肺内呈横行条索状致密影。

【治疗和预防】

及时清除呼吸道内的分泌物,必要时行纤维支气管镜检查,并积极控制感染。

(七)急性心包炎

【概述】

急性心包炎(acute pericarditis)为心包脏层和壁层的急性炎症,是细菌性肺炎的并发症,由胸内感染直接蔓延或血行细菌播散等所致。

根据病理变化,急性心包炎可以分为纤维蛋白性或渗出性两种。在急性期,心包壁层和脏层上有纤维蛋白、白细胞及少许内皮细胞的渗出。早期无明显的积液,为纤维蛋白性心包炎,随着积液的增多,则转变为渗出性心包炎,多为脓性。

【诊断】

1. 纤维蛋白性心包炎

心前区疼痛为主要症状,疼痛性质可尖锐,与呼吸运动有关,可因咳嗽、深呼吸或体位变化时加重;可放射到颈部、左尖、左臂及左肩胛骨,也可到上腹部;疼痛也可呈压榨性,位于胸骨后。心包摩擦音是纤维蛋白性心包炎的典型体征,多位于心前区,以胸骨左缘第3、4肋间最为明显;心包摩擦音可持续数小时或数天、数周;当积液增多将第二层心包分开时,摩擦音即消失,若有部分心包粘连仍可以闻及心包摩擦音。心前区听到心包摩擦音就可作出心包炎的诊断。

2. 渗出性心包炎

呼吸困难是最突出的症状,严重时可有发绀,可有干咳、声音嘶哑及吞咽困难,还可以有心前区或上腹部闷胀、乏力、烦躁等。心脏叩诊浊音界向两侧增大,皆为绝对浊音区;

心尖搏动减弱,位于心脏浊音界的内侧或不能扪及;心音低而遥远;大量积液时,可在左肩胛骨下出现支气管呼吸音,收缩压降低,脉压变小,脉搏正常、减弱或出现奇脉,颈静脉怒张、肝大、皮下水肿及腹水等。

3. 实验室检查

(1)化验检查:常有白细胞增高,血沉增快等炎症反应。

(2)X线检查:对于纤维蛋白性心包炎的诊断价值不大,化脓性心包炎时可见心脏阴影向两侧增大,心脏搏动减弱或消失。

(3)心电图:主要表现为 ST 段抬高,见于除 aVR 导联以外的所有常规导联中,呈弓背向下型,aVR 导联中 ST 段压低;一至数日后,ST 段回到基线,出现 T 波低平及倒置,持续数周至数月后 T 波逐渐恢复正常;有 QRS 低电压;无病理性 Q 波,无 QT 间期延长;常有窦性心动过速。

(4)超声心动图:对诊断心包积液简单易行,发现液性暗区以确定诊断,可动态观察积液量的变化。

(5)心包穿刺:抽取液体行生化、细胞分类、生物学、培养等检查明确诊断,还可以缓解患者受压迫的症状。心包穿刺的主要指征是心脏压塞和未能明确病因的化脓性心包炎。

(6)心包活检:有助于明确诊断。

【鉴别诊断】

1. 结核性心包炎

原有结核中毒症状,心包积液有时可找到结核分枝杆菌,抗结核治疗有效。

2. 急性心肌梗死

心前区剧烈疼痛,伴有休克、心律失常、心衰等表现,心肌酶学和心电图可以鉴别。

【治疗和预防】

(1)积极控制感染,可以心包穿刺心包内注入抗菌药物,必要时心包切开引流以及加强支持治疗。

(2)若发展到缩窄性心包炎时应早期行心包切除术。

(八)脓胸

【概述】

脓胸(pyothorax)是指胸膜腔化脓性感染而造成的积脓。肺部感染的小脓肿破裂,或化脓性病变直接侵入胸膜造成的,若合并胸膜腔积气则称为脓气胸。脓气胸可由金黄色葡萄球菌、肺炎克雷伯杆菌、铜绿假单胞菌等肺炎引起。

【诊断与鉴别诊断】

1. 临床表现

多起病急骤,寒战、高热、胸痛、咳嗽、咳痰、呼吸困难,为胸腔积液的体征。有脓气胸时上胸部叩诊鼓音,下胸部为浊音。

2. 影像学检查

胸腔积液的表现,脓气胸时可见液平。

3. 胸腔穿刺抽脓检查

金黄色葡萄球菌呈稠厚带黄色,绿脓杆菌呈淡绿色,大肠杆菌有腐败的恶臭味。渗出液白细胞可高达$(10\sim15)\times10^9/L$或以上,以中性粒细胞为主,镜下可见大量脓细胞。本症需与其他渗出性胸膜炎相鉴别。

【治疗和预防】

(1)应用抗生素。

(2)排除脓液。胸腔穿刺抽脓,胸腔闭式引流,开窗引流和电视辅助胸腔镜。

(3)脓气胸时还需积极抽气治疗。

(4) 手术治疗。
(5) 支持治疗。

(九) 脑膜炎

【概述】

化脓性脑膜炎 (purulent meningitis) 是由化脓性细菌引起的中枢神经系统急性感染性疾病，多数是由肺炎致病菌 (肺炎链球菌、流感嗜血杆菌等) 通过血行播散所致。病毒性脑膜炎是由各种病毒感染引起的中枢神经系统感染性疾病。

【诊断】

1. 临床表现

(1) 多数为亚急性起病，高热、头痛、肌肉关节疼痛、精神萎靡等。

(2) 神经系统表现：①脑膜刺激征：颈强、Brudzinski 征和 Kernig 征阳性；②颅内压增高：头痛，喷射性呕吐，视神经乳头水肿。

(3) 病毒性脑膜炎除一般脑膜炎症状外，全身感染症状不重。

2. 实验室检查

(1) 脑脊液检查：典型化脓性脑膜炎的脑积液压力增高，外观混浊，白细胞总数显著增多，大于 $1000\times10^6/L$，以中性粒细胞为主；糖含量显著降低。常小于 1.1mmol/L，甚至测不出；蛋白含量增高，多在 1000mm/L 以上。脑脊液涂片革兰染色及培养是诊断依据。病毒性脑膜炎脑脊液外观清亮，细胞数少，以淋巴细胞为主，糖及蛋白质含量多正常，细菌学检查阴性。

(2) 脑脊液特殊检查：对流免疫电泳法、乳胶颗粒凝集法等。

(3) 头颅 CT。

(4) 其他化验检查：化脓性脑膜炎白细胞总数明显增高，中性粒细胞为主；感染严重时，白细胞总数有时减少；血培养有时可阳性。

【鉴别诊断】

本症需与结核性脑膜炎相鉴别。

结核性脑膜炎多有结核中毒症状，脑脊液外观呈毛玻璃状，细胞数多少于 500 个，以淋巴细胞为主，糖含量减少，蛋白含量增高，抗酸染色可阳性。

【治疗和预防】

(1) 需积极抗感染治疗，加强其他对症支持治疗，包括镇静退热、降低颅内压、纠正水电解质失衡以及营养支持。

(2) 病毒性脑膜炎可给予抗病毒治疗及支持对症治疗。

(十) 化脓性关节炎

【概述】

化脓性关节炎 (suppurative arthritis) 是由化脓性细菌引起的关节内化脓性感染，好发于髋、膝关节，由肺炎致病菌通过血源性播散所致。

化脓性关节炎的病变发展可以分为浆液性渗出期 (病理改变为可逆性)、浆液纤维素性渗出期 (部分病理改变不可逆)、脓性渗出期 (病理改变不可逆，后遗有重度关节功能障碍) 三个阶段。

【诊断】

1. 临床表现

(1) 全身症状重，起病急骤，寒战高热，甚至出现谵妄与昏迷。

(2) 病变关节迅速出现疼痛与功能障碍，浅表关节局部出现红、肿、热、痛，常处于半屈曲位；深部关节常处于屈曲、外旋、外展位。

(3)关节腔内积液在膝部最为明显,可见髌上囊明显隆起,浮髌试验可为阳性。

2. 实验室检查

(1)X线检查:早期可见关节周围软组织肿胀的阴影,逐渐出现骨质疏松,关节间隙进行性变窄,骨面毛糙,出现虫蚀状骨质破坏。后期出现关节挛缩变形,关节间隙狭窄,甚至骨性强直。

(2)关节积液检查:外观可为浆液性、浆液纤维素性或脓性,细胞计数、涂片革兰染色和培养有助于诊断。

(3)其他化验检查:白细胞总数增高,中性粒细胞为主。寒战时血培养可以阳性。

【鉴别诊断】

1. 关节结核

起病比较缓慢,有结核中毒症状,局部红肿热痛表现不明显。

2. 风湿性关节炎

常为多发性、游走性、对称性关节肿痛,可有高热,往往伴有心脏病变,关节抽出液澄清,无细菌,愈后不留有关节功能障碍。

【治疗和预防】

早期足量全身使用抗生素及外科治疗包括关节腔内注射抗生素,关节腔灌洗,关节切开引流等。

第二节 病毒性肺炎并发症

一、病毒性肺炎

【概述】

病毒性肺炎(viral pneumonia)是由上呼吸道病毒感染,向下蔓延所致的肺部感染。本病多发生于冬春季节,爆发或散发流行。可发生在免疫功能正常或损害的人群中,婴幼儿、老人、妊娠妇女或原有慢性心肺疾病者,病情较重。

引起成人肺炎的常见病毒为甲、乙型流感病毒、腺病毒、副流感病毒、呼吸道核胞病毒等。免疫抑制宿主为疱疹病毒和麻疹病毒的易感者,器官移植易感染疱疹病毒和巨细胞病毒。呼吸道病毒可通过飞沫与直接接触传播。病毒性肺炎多为吸入性感染,常有气管-支气管炎,可播及肺间质与肺泡而导致肺炎。

【诊断】

1. 临床表现

病毒性肺炎好发于病毒疾病流行季节,临床症状通常较轻,但起病急,发热、头痛、全身酸痛、倦怠等较明显,常在急性流感症状同时即出现咳嗽,少痰,或白色黏液痰、咽痛、气急、胸痛等。小儿或老人病情重,表现为持续的高热、剧烈咳嗽、血痰、心悸、气促、呼吸困难和发绀等。无显著的胸部体征,病重者有呼吸浅速、心率增快、发绀、肺部干湿啰音。

2. 实验室检查

(1)影像学检查:胸部X线检查可见肺纹理增多,小片状浸润或广泛浸润,病重者显示双肺弥漫性结节性浸润,大叶实变及胸腔积液少见。不同的致病菌,表现特征不同。呼吸道合胞病毒肺炎常有肺门阴影扩大,肺纹理增粗,在支气管周围有小片状阴影,或有间质病变,肺气肿明显。腺病毒肺炎局部有小点状、不规则网状阴影,可融合成片状浸润灶。

（2）病原学检查:包括病毒分离、血清学检查以及病毒和病毒抗原的检测。

（3）其他化验检查:血白细胞计数正常、稍高或偏低,血沉通常在正常范围,痰涂片白细胞以单核细胞居多,痰培养常无致病菌生长。

【鉴别诊断】

主要是与细菌性肺炎、支原体、衣原体等肺炎相鉴别。

值得注意的是,在呼吸道病毒感染的基础上,呼吸道自身的防御功能及全身抵抗力均下降,易继发肺部的细菌感染。其中以肺炎链球菌、金黄色葡萄球菌、流感嗜血杆菌以及溶血性链球菌最为多见。

二、常见并发症

急性呼吸窘迫综合征

【概述】

急性呼吸窘迫综合征(acute respiratory distress syndrome,ARDS)多发生于原心肺功能正常的患者,由于肺外或肺内的严重疾病引起毛细血管炎症性损伤,通透性增加,继发急性高通透性肺水肿和进行性缺氧性呼吸衰竭。呼吸窘迫的发生机制主要有低氧血症刺激颈动脉体和主动脉体化学感受器,反射性刺激呼吸中枢,产生过度通气;肺充血、水肿刺激毛细血管旁J感受器,反射性使呼吸加深、加快,导致呼吸窘迫。急性呼吸窘迫综合征的主要病理特征为由肺微血管通透性增高而导致的肺泡渗出液中富含蛋白质的肺水肿及透明膜形成,并伴有肺间质纤维化。

【诊断】

1. 临床表现

除原有肺炎的症状和体征外,最早出现的症状是呼吸加快,进行性加重的呼吸困难、发绀,伴有烦躁、焦虑、出汗等,其呼吸窘迫的特点是呼吸深快、用力,伴明显的发绀,不能用通常的吸氧疗法改善,亦不能用原发肺炎解释。肺炎可有湿性啰音,随着病情的发展,湿性啰音逐渐增多。

2. 实验室检查

（1）影像学检查

①X线胸片早期呈原有肺炎的改变,继之出现大片状以至融合成大片的浸润阴影,可见支气管充气征,后期可出现肺纤维化的改变。

②ARDS肺部的CT分为5种基本改变:

毛玻璃样改变:云雾状高密度区,期间血管和支气管壁清晰;

实变:以肺实质密度显著增加为特征。肺血管纹理显示不清,尚有支气管气相;

网状改变:水肿或纤维化引起的小叶间隔增厚;

线状影:病损区增厚的小叶间隔或线条索状影;

肺纹扭曲:表现为肺纹扭曲或支气管扩张,即所谓牵引性支气管扩张。

（2）动脉血气分析:典型的改变为PaO_2降低,$PaCO_2$正常,pH值升高。根据动脉血分析和吸入氧浓度,可以计算肺氧合功能指标,如氧合指数(PaO_2/FiO_2)、肺泡-动脉氧分压差($P(A-a)O_2$)肺内静动脉血分流(Qs/Qt)呼吸指数($P(A-a)O_2/PaO_2$)等指标,对建立诊断、严重性分级和疗效评价等均有重要意义。

（3）床边肺功能监测:ARDS时+肺顺应

性降低,死腔通气量比例增加,但无呼气流受限。

(4) 血流动力学监测:肺动脉楔压(PAWP),一般小于 12mmHg。

3. 诊断标准

(1) 严重肺炎。

(2) 急性起病、呼吸频数和(或)呼吸窘迫。

(3) 低氧血症,氧合指数(PaO_2/FiO_2)≤200。

(4) 胸部 X 线检查显示两肺浸润阴影。

(5) PAWP≤18mmHg 或临床上能除外心源性肺水肿。

【鉴别诊断】

1. 心源性肺水肿

心源性肺水肿见于各种原因引起的急性左心功能不全,如瓣膜性、高血压性、冠状动脉粥样硬化性心脏病等。患者咳粉红色泡沫样痰,双肺大量湿性啰音和哮鸣音,胸片双肺蝶翼样阴影,强心、利尿、血管扩张剂治疗效果好。

2. 急性肺栓塞

急性肺栓塞起病急,呼吸困难、胸痛、咯血等症状,患者多有深静脉血栓形成、肿瘤、羊水栓塞等病史。X 线胸片可见典型的楔形或圆形阴影,心电图常有 $SIQ_{Ⅲ}T_{Ⅲ}$ 改变,选择性肺动脉造影和胸片结合肺核素扫描,呈现被阻塞的肺动脉血管供血区放射性分布稀少或缺如。

【治疗和预防】

1. 原发病的治疗

采用以对症治疗为主的综合疗法。

2. 急性呼吸窘迫综合征的治疗

(1) 控制感染,积极治疗原发病。

(2) 纠正缺氧。一般高浓度给氧,使 PaO_2≥60mmHg 或 SaO_2≥90%。

(3) 机械通气。

(4) 维持适当的液体平衡。

(5) 营养支持与监护。

第三节　真菌性肺炎并发症

一、真菌性肺炎

【概述】

肺部真菌感染是最常见的深部真菌感染。近年来由于广谱抗生素、糖皮质激素、细胞毒性药物及免疫抑制剂的广泛使用,艾滋病增多,肺部真菌感染有上升的趋势。真菌多在土壤中生长,孢子飞扬于空气中,可能被吸入肺部引起肺真菌感染(外源性),如曲菌、隐球菌、荚膜组织胞浆菌等。有些真菌为寄生菌,当机体的免疫力下降时可引起感染,例如念珠菌为口腔、皮肤、肠道及阴道的寄生菌;放线菌为口腔龋齿寄生菌。体内其他部位的真菌感染可以通过血液或淋巴到肺部,称为继发性肺部真菌感染。真菌感染的发生是机体与真菌互相作用的结果,其最终结局取决于真菌的致病性、机体的免疫状态及环境条件对机体与真菌之间关系的影响。真菌致病的决定因素是真菌的毒力、数量及侵入途径。病理改变可有过敏、化脓性炎症反应或慢性肉芽肿形成。X 线表现无特征性,可为支气管肺炎、大叶性肺炎、弥漫性小结节,乃至肿块性阴影和空洞。

肺念珠菌病（pulmonary candidiasis）是由白色念珠菌或其他念珠菌所引起的急性、亚急性或慢性肺部感染。肺念珠菌的感染途径主要为吸入，其次为血源性播散。念珠菌有黏附黏膜组织的特性，侵入肺组织后由酵母相转为菌丝相，毒力增强，大量生长繁殖，并夹杂有芽生孢子，引起以多核细胞浸润为主的急性炎症反应，或伴多发小脓肿形成。慢性感染则出现纤维组织增生和肉芽肿病变。肺曲霉菌病（pulmonary aspergillosis）主要由烟曲霉引起，该菌常寄生在上呼吸道，慢性病患者免疫力低下时才出现侵袭性曲霉病。曲霉菌广泛存在于自然界，空气中到处有其孢子。吸入大量的曲霉孢子可致病。曲霉的内毒素使组织坏死，病灶可为浸润、实变、空洞、支气管周围炎或粟粒状弥漫性病变。

【诊断与鉴别诊断】

1. 临床表现

畏寒、高热，咳白色泡沫黏痰，有酵臭味，或有由菌丝及真菌碎片组成的胶冻样小块状物，偶带血丝。体征甚少，严重者可闻及湿啰音。侵袭性曲霉菌以干咳、胸痛常见，部分患者有咯血，病变广泛时出现气急和呼吸困难，甚至呼吸衰竭；曲霉球常继发于支气管囊肿、支气管扩张、肺脓肿和肺结核空洞。有刺激性咳嗽，常反复咯血，甚至大咯血；变应性曲霉病主要症状有喘息、咳血、黏脓痰、发热、胸痛和咳棕色痰栓。

2. 实验室检查

（1）影像学检查：支气管炎型在X线上多无异常表现。肺炎型则呈大量小片状或大片状阴影，常波及整个肺叶，或有小片状阴影的大片融合，甚至脓肿形成。侵袭性肺曲霉病X线特征性表现为以胸膜为基底的多发的楔形阴影或空洞；胸部CT早期为晕轮征，即肺结节影（水肿或出血）周围环绕低密度影（缺血），后期为新月体征。曲霉病X线表现为肺空洞或胸膜腔内圆形致密阴影，其边缘有透光晕影，若空腔较大，可见球形阴影有蒂与洞壁相连，形如钟摆，球形阴影可随体位变化而改变形态。变应性肺曲霉病的X线表现典型为上叶短暂性实变或不张，可发生于双侧。中央支气管囊状扩张和壁增厚征象如"戒指征"和"轨道征"。

（2）病原学检查：诊断肺真菌病，要求连续3次以上痰培养有真菌生长，涂片见菌丝，或经动物接种证明有致病力。痰标本需排除寄生于咽喉部的念珠菌污染。血清曲霉抗体测定和血、尿、脑脊液及肺泡灌洗液曲霉半乳甘露聚糖测定和PCR测定血中曲霉DNA等。

（3）血清念珠菌特异性IgE抗体检测：通常在感染14天后血清中出现血清沉淀素，是一种比较敏感的检测方法。

二、常见并发症

（一）中心性支气管扩张

【概述】

长期反复的真菌感染，可导致中心支气管扩张，受累的段或亚段支气管呈囊状扩张，而远端正常。

【诊断与鉴别诊断】

（1）致病真菌分为两大类：①原发病原菌：如组织胞浆菌、新型隐球菌、芽生菌等。②条件致病菌：如念珠菌、曲霉菌、毛霉菌等。

（2）深部真菌病常为继发感染，多在糖尿病、血液病、恶性肿瘤、大面积烧伤、严重营养不良或其他慢性消耗性疾病的基础上发病。或长期应用抗生素、糖皮质激素、免疫抑制剂、使机体内菌群失调或抑制了机体的免疫反应而诱发。

(3) 根据致病菌类型不同,影像学表现各异,需要结合下呼吸道分泌物、G 试验、血液、尿液、脑脊液或肺组织病检等以便明确诊断。

【治疗和预防】

1. 一般治疗

首先是治疗原发病及去除诱发因素。加强支持疗法,增强机体免疫功能。

2. 药物治疗

若念珠菌、毛霉菌、隐球菌、组织胞浆菌等感染,药物治疗可用两性霉素 B、伊曲康唑、伏立康唑等,也可联合 5-氟胞嘧啶、酮康唑等。曲霉菌病还可使用激素治疗,抑制变态反应、减少痰液,使支气管管腔不利于曲霉种植。

3. 手术治疗

若形成曲霉球和毛霉菌球时,考虑手术切除治疗。

(二) 胸腔积液

【概述】

真菌感染早期急性炎症反应可产生少量胸腔积液。

【诊断与鉴别诊断】

进行胸腔积液常规性质、细胞学检查及胸水培养。

【治疗和预防】

积极行抗真菌治疗,早诊断、早治疗。

(三) 肺脓肿

【概述】

真菌毒力强、大量繁殖对细胞产生毒性和炎症反应,肺部损伤以化脓性炎症伴脓肿形成为主。

【诊断与鉴别诊断】

肺脓肿应与下列疾病相鉴别。

1. 细菌性肺炎

早期肺脓肿与细菌性肺炎在症状和胸部X线表现上很相似,细菌性肺炎中肺炎球菌肺炎最常见,常有口唇疱疹、咳铁锈色痰而无大量脓性痰。胸部 X 线显示肺叶或肺段炎变或片状淡薄性阴影,边缘模糊不清,但无脓腔形成。如细菌性肺炎经正规的抗生素治疗后高热不退、咳嗽加剧、并咳出大量脓痰时,应考虑肺脓肿的可能。

2. 空洞型肺结核

空洞型肺结核是一慢性病,起病缓慢,病程长,常有午后低热、乏力、盗汗、长期咳嗽、食欲减退或反复咯血等症状。胸部 X 线检查示空洞壁较厚,一般无液平面,其周围的炎性病变较少,可有不规则条索状斑点结节状病灶和钙化斑点,有时可伴有同侧或对侧结核播散灶。痰中可找到结核杆菌。继发感染时,亦可有急性感染症状和大量黄脓痰。应结合过去史,在治疗继发感染的同时,反复查痰则可确诊。

3. 支气管肺癌

支气管肺癌阻塞支气管可引起阻塞性肺炎及肺化脓性感染,形成肺脓肿,其病程相对较长,脓痰量较少。由于支气管引流不畅,阻塞性感染引起的炎症及发热多不易控制。因此对于 40 岁以上的、出现肺局部反复感染且抗生素疗效差的患者,要考虑有支气管肺癌所致阻塞性肺癌的可能。应常规作纤维支气管镜检查以明确诊断。支气管肺癌病变本身可发生坏死液化,形成空洞,即"癌性空洞",但一般无急性感染症状,胸部 X 线片显示空洞壁较厚,多呈偏心空洞,残留的肿瘤组织使空洞内壁凹凸不平,空洞周围亦较少炎症浸润,可有肺门淋巴结肿大。故不难与肺脓肿鉴别,经纤维支气管镜肺组织活检或痰中找到癌细胞,则可确定诊断。

4. 肺囊肿继发感染

肺囊肿继发感染时,其周围组织可有炎症浸润,囊肿内可见液平面,但炎症反应相对较轻,肺囊肿呈圆形,囊壁较薄而光滑,常无明显感染中毒症状和咳嗽较轻、咳脓痰较少。感染控制,炎症吸收后,可呈现光滑整洁的囊肿壁。若有感染前胸部 X 线片作比较,则更易确定诊断。

【治疗和预防】

首先注重基础疾病的治疗。

轻症患者消除诱因(如广谱抗生素、糖皮质激素、免疫抑制剂等),病情可逐渐好转。重症患者需及时应用抗真菌药物,如咪唑类、三唑类和两性霉素 B 等。

第四章

放射性肺炎并发症

一、放射性肺炎

【概述】

放射性肺炎系由于肺癌、乳腺癌、食管癌、恶性淋巴瘤或其他纵隔、胸壁的恶性肿瘤经放射治疗后,肺组织受到损伤引起的肺部炎症反应。肺部损伤的严重程度与放射剂量、肺部的照射面积以及照射速度密切相关。病理变化表现为急性期的渗出性炎症反应和慢性期的广泛肺组织纤维化。临床表现变化大,轻症者可无症状,重症者因广泛的肺纤维化病变而致呼吸功能障碍甚至死亡。肾上腺糖皮质激素对急性期炎症有一定的控制作用。

【诊断】

1. 临床表现

(1)轻者无症状,多数于放射治疗后2～3个月出现症状。个别于停止放射治疗后半年始出现症状。常见的症状有刺激性干咳;气促,活动后加剧;胸痛;伴或不伴有发热,以低热为多;引起放射性食管炎时可有吞咽困难;重症者可出现严重呼吸困难、发绀。

(2)胸部放射局部可见皮肤萎缩变硬。

(3)检查肺部多数无阳性体征。当出现广泛肺纤维化时,肺泡呼吸音普遍减弱,可闻及捻发音(Velcro啰音)。如继发细菌感染,可闻及干、湿性啰音。偶有胸膜摩擦音。伴发肺心病时,可有右心衰竭体征。

2. 诊断要点

(1)放射治疗史。

(2)干性呛咳、进行性气急及肺部的Velcro啰音具有特征性。

(3)胸部X线检查可见肺部炎症或纤维化表现。多于停止放射治疗1个月后出现。急性期表现为在照射肺野出现片状或溶合成大片、致密的模糊阴影,其间隐约可见网状阴影,与支气管肺炎或肺水肿极为相似。慢性期表现为肺纤维化,呈网状、条索状或团块状收缩阴影,主要分布于肺门或纵隔两侧及其他放射肺野。由于肺纤维收缩,气管、心脏向患侧移位,同侧横膈抬高,正常肺组织产生代偿性肺气肿。发生肺动脉高压时,表现为肺动脉段突出或右心肥大。常有胸腔积液征。

(4)放射性肺炎的辅助检查

①肺功能改变:肺放射性肺炎和纤维化都引起限制性通气功能障碍,肺顺应性减低,伴通气/血流比例降低和弥散功能减低,导致缺氧。有时胸片尚未发现异常,而肺功能检查已显示变化。

②X线表现:多数于停止放疗1个月后,肺部出阴影。急性期在照射的肺野上出现弥漫性片状模糊阴影,其间隐约可见网状影,酷似支气管肺炎或肺水肿。病变的范围与胸廓表面照射野一致。慢性发生肺纤维化,呈条索状或团块状收缩或局限性肺不张。纵隔胸膜和心包有大量粘连,纵隔向患侧移位,同侧横膈升高和胸廓塌陷。

【鉴别诊断】

急性放射性肺炎应与下列疾病相鉴别,要点是结合病因、病史、临床表现、多项检查等综合判断。

1. 非放射性肺炎

非放射性肺炎包括肺炎支原体肺炎、肺炎球菌性肺炎、葡萄球菌肺炎、克雷白杆菌肺炎以及某些抗癌药物如博莱霉素等所致药物性间质性肺炎等。

2. 肺结核

本症需与肺结核鉴别。

3. 肺部肿瘤

肺部肿瘤包括原发性支气管肺癌和肺部转移性肿瘤。

【治疗和预防】

1. 治疗原则

(1)肾上腺皮质激素控制炎症。

(2)抗凝疗法对防止小血管栓塞有效。

(3)高浓度氧疗以改善低氧血症。

(4)适当应用抗生素以预防继发感染。

2. 用药原则

(1)一般放射性肺炎患者可选用口服泼尼松或地塞米松;重症者静滴地塞米松;合并肺部感染时,加用抗生素。

(2)放射性肺炎的防治关键在于防。防的关键在于以下三点:

①严格掌握放射剂量:一般在5周内放射量为2500rad的常规剂量较为安全。

②控制放射野,放射野越大,发生率越高。

③选择适当的照射速度,以每周剂量800~1000rad为宜。一旦发现本病,应尽早开始治疗,阻断病程的进展。如已发生广泛肺纤维化,则预后不良。

3. 放射性肺炎家庭护理

(1)积极给予心理疏导,使患者能够保持良好的精神状态,树立战胜疾病的信心。家人需多陪伴病人,给予生活上的照顾。

(2)要注意观察病人的呼吸次数及深浅情况,如病人出现口唇发绀,呼吸困难时应取半卧位,给予氧气吸入,有条件可静滴泼尼松或地塞米松等,以缓解症状。

(3)每天观察体温变化,轻度发热可予以30%酒精或温水擦浴。推拿涌泉穴、合谷穴、曲池穴等,重者可用激素、抗生素静滴。中药降温可用柴胡注射液、穿琥宁、清开灵注射液等。

(4)注意病人咳嗽的变化和伴随症状,对有痰不易咳出者,可轻拍背部,由下往上帮助排痰。口服甘草合剂、必嗽平。如病人干咳不能入睡时,可口服可待因0.3g。

(5)保持室内清洁,空气新鲜,室内温度一般在18~20℃为宜,湿度以60%~65%为佳。

(6)注意定时更换衣服、床单、被褥。保持口腔清洁,增加抗病能力,预防交叉感染。

吸烟者一定要戒烟。

二、常见并发症

(一)支气管肺炎

【概述】

支气管肺炎是由感染、物理化学刺激或过敏引起的气管-支气管黏膜的急性炎症,临床主要症状有咳嗽和咳痰。常见于寒冷季节或气候突变之时诱发。

病毒和(或)细菌是引起本病的常见原因。病毒为常见病原微生物,腺病毒、呼吸道合胞病毒、流感病毒是最常见病毒。常见的致病细菌为肺炎球菌、流感嗜血杆菌和葡萄球菌,常在病毒感染的基础上继发细菌感染。物理与化学刺激如过冷空气、粉尘、某些刺激性气体等,均可引起此病。过敏也可发病。寄生虫如钩虫、蛔虫等幼虫在肺脏移行时,也可以引起支气管炎。

【诊断与鉴别诊断】

1. 临床特点

(1)一般症状:起病急骤或迟缓。骤发的有发热、拒食或呕吐、嗜睡或烦躁、喘憋等症状。发病前可先有轻度的上呼吸道感染数日。早期体温多在38～39℃,亦可高达40℃左右,大多为弛张热或规则发热。

弱小婴儿大多起病迟缓,发热不高,咳嗽和肺部体征均不明显。常见拒食、呛奶、呕吐或呼吸困难。

(2)呼吸系统的症状及体征:咳嗽及咽部痰声,一般早期就很明显。呼吸增快,每分钟可达40～80次,使呼吸和脉搏的比例自1∶4上升为1∶2左右。常见呼吸困难,严重者呼气时有呻吟声,鼻翼扇动、三凹征、口周四肢、指甲青紫。有些患儿头向后仰,以使呼吸通畅。若患儿被动地向前屈颈时,抵抗很明显。这种现象应和颈肌强直区别。

(3)胸部体征早期常不明显,或仅有呼吸音变粗或稍减低。以后可听到中、粗湿啰音,有轻微的叩诊浊音。数天后,可闻细湿啰音或捻发音。病灶融合扩大时,可听到管状呼吸音,并有叩诊浊音。如果发现一侧肺有叩诊实音或(和)呼吸音消失,则应考虑有无合并胸腔积液或脓胸。

2. 辅助检查

(1)血常规:细菌性肺炎白细胞总数大多增高,一般可达$(15～30)×10^9/L$,偶可高达$50×10^9/L$。粒性白细胞达0.60～0.90。但在重症金黄色葡萄球菌或革兰阴性杆菌肺炎,白细胞可不高或降低。病毒性肺炎时,白细胞数多数低下或正常。

(2)细菌检查:要做出准确反映肺部病变的细菌病原诊断是比较困难的。肺穿刺细菌学检查最可靠而被认为是金标准,但很难被医师及患者接受。

咽培养结果一般不能反映下呼吸道病情。痰培养,尤其通过纤维支气管镜取分泌物作培养较为可靠,但也可能污染。细菌性肺炎菌血症只是一过性的,加之国内严重存在滥用抗生素的情况和培养方法上存在一些问题,血培养最多只有10%的阳性结果。抗体检测只是回顾性的,且有个体差异。细菌抗原检测用于肺炎病原学诊断近年来发展较快,作为快速简便的诊断方法,有一定推广价值。血和尿抗原阳性虽然不能肯定地说病原菌成分一定来自肺部,但毕竟表示体内有相应细菌感染。

(3)其他病原学检查:病毒学检查以病毒分离最为可靠、重复性好、特异性强,但需时间长、操作繁琐,需一定技术和设备条件。血清学检查特异性抗体有诊断意义。RSV感染可采用中和试验和酶联吸附试验(ELISA);腺病毒感染一般采用补体结合试验、中和试验、免疫荧光技术和 ELISA 等方法诊断,目前较多采用微量血凝抑制试验、操作较为简单;流感病毒感染采用血凝抑制试验,鼻病毒和冠状病毒感染时可用中和试验。凡恢复期血清抗体比急性期高 4 倍或 4 倍以上有诊断价值。病毒的特异性快速诊断方法目前应用较多的是免疫荧光技术、电子显微镜技术和免疫酶技术。电镜技术复杂、费用较高、难以推广;免疫酶技术常用 ELISA、酶联荧光免疫酶染色法等。此外还有用同位素标记抗体的放射免疫法。近几年有用多聚酶链反应(PCR)方法检测标本中的病毒 DNA 达到早期快速诊断。支原体病学诊断中冷凝集试验是非特异性的,只可作为参考;特异性诊断方法为支原体培养和血清抗体测定和 PCR 检测。

(4)血气分析、血乳酸盐和阴离子间隙(AG)测定。对重症肺炎有呼吸衰竭者,可以依此了解缺氧与否和严重程度、电解质与酸碱失衡的类型和程度,有助于诊断治疗和判断预后。

【治疗】

治疗原则为采取综合措施。积极控制感染,对症治疗,同时保证休息、加强营养,注意液体入量。

1. 抗感染治疗

抗感染治疗是决定支气管肺炎预后的关键。一经疑似诊断则应开始使用抗生素治疗,可根据感染来源(社区还是医院)和本地近期药敏资料经验性选择抗生素,在查清病原菌后再做调整。

针对不同的病原体正确合理的选用抗生素。头孢菌素类药物发展很快,应根据病情、细菌敏感情况、病人的经济状况合理选用。

抗感染治疗 2～3 天后,病情仍无改善甚或恶化,应调换抗生素。如对于社区获得性感染,可选用二代头孢,β-内酰胺类/β-内酰胺酶抑制剂,新一代氟喹诺酮以及大环内酯类等。对于院内感染,可采用二代、三代头孢菌,β-内酰胺类/β-内酰胺酶抑制剂,必要时联合使用治疗。如考虑病毒性或其他非典型病原体感染,则针对相应病原体治疗。抗生素应使用到体温恢复正常后 5～7 天。停药过早不能完全控制感染;不可滥用抗生素,否则易引起体内菌群失调,造成致病菌耐药和真菌感染。

2. 对症支持治疗

(1)全身支持疗法包括充足的热量、营养、蛋白的摄入,维持体内水电解质的平衡。

(2)治疗原发疾病及提高免疫力。

(3)充分休息、吸氧、排痰、退热等。

【预防】

(1)避免物理化学刺激以及与过敏原的接触。

(2)避免着凉,防止过度疲劳。

(3)进行适当的体育锻炼,增加抵抗力。

(4)早期就诊,以免病情加重。

(二)肺气肿

【概述】

肺气肿是指终末细支气管远端(呼吸细支气管、肺泡管、肺泡囊和肺泡)的气道弹性减退,过度膨胀、充气和肺容积增大或同时伴有气道壁破坏的病理状态。按其发病原因肺气肿有老年性肺气肿、代偿性肺气肿、间质性肺气肿、灶性肺气肿、旁间隔性肺气肿、阻塞性肺气肿几种类型。

【诊断】

根据病史、体检、X 射线检查和肺功能测

定可以诊断。

1. X 射线检查

表现为胸腔前后径增大,胸骨前突,胸骨后间隙增宽,横膈低平,肺纹理减少,肺野透光度增加,悬垂型心脏,肺动脉及主要分支增宽,外周血管细小。

2. 肺功能测定

表现为残气、肺总量增加、残气/肺总量比值增高、1 秒率显著降低、弥散功能减低。

【鉴别诊断】

应注意与肺结核、肺部肿瘤和职业性肺病的鉴别诊断。

此外慢性支气管炎、支气管哮喘和阻塞性肺气肿均属慢性阻塞性肺病,且慢性支气管炎和支气管哮喘均可并发阻塞性肺气肿。但三者既有联系,又有区别,不可等同。

慢性支气管炎在并发肺气肿前病变主要限于支气管,可有阻塞性通气障碍,但程度较轻,弥散功能一般正常。支气管哮喘发作期表现为阻塞性通气障碍和肺过度充气,气体分布可严重不匀。但上述变化可逆性较大,对吸入支气管扩张剂反应较好。弥散功能障碍也不明显。而且支气管哮喘气道反应性明显增高,肺功能昼夜波动也大,为其特点。

【治疗】

(1)适当应用支气管舒张药物,如茶碱类、β_2-受体激动剂等。

(2)根据病原菌或经验有效使用抗生素。

(3)呼吸肌功能锻炼:腹式呼吸和缩唇呼气,加强呼吸肌活动,增加膈肌活动能力。

(4)氧疗:每天坚持给氧能提高生活质量并延长寿命。

(5)物理治疗,如气功、太极拳、呼吸操或登梯练习。

【预防】

首先是戒烟。注意保暖,避免受凉,预防感冒。避免烟雾粉尘和刺激性气体等有害气体对呼吸道的影响。

(三)右心衰竭

【概述】

心力衰竭不是一个独立的疾病,是指各种病因致心脏病的严重阶段。发病率高,5年存活率与恶性肿瘤相似。心力衰竭是由于初始的心肌损害和应力作用,包括收缩期或舒张期心室负荷过重和(或)心肌细胞数量和质量的变化(节段性如心肌梗死,弥漫性如心肌炎),引起心室和(或心房肥大和扩大)心室重塑,继以心室舒缩功能低下,逐渐发展而成。心瓣膜疾病、冠状动脉硬化、高血压、内分泌疾患、细菌毒素、急性肺梗塞、肺气肿或其他慢性肺脏疾患等均可引起心脏病而产生心力衰竭的表现。妊娠、劳累、静脉内迅速大量补液等均可加重有病心脏的负担,而诱发心力衰竭。单纯右心衰竭较少见,主要表现为体循环静脉淤血。

【诊断与鉴别诊断】

1. 症状

胃肠道及肝淤血和呼吸困难。

2. 体征

(1)水肿是右心衰的典型体征,首先发生在身体下垂部位;颈静脉征、肝大和压痛。

(2)心脏体征包括右心室和(或)右心房肥大,可闻及右室舒张期奔马律。右心衰竭主要表现为下肢水肿,颈静脉怒张,食欲不振,恶心呕吐,尿少,夜尿,饮水与排尿分离现象等。肺部单纯右心衰无异常,并左心衰时可有颈静脉怒张(+),肝肿大。

3. 实验室检查

X线检查以左心室或左心房增大为主。实验室检查则左心衰竭有臂舌时间延长,飘浮导管测定肺动脉毛细血管楔嵌压增高;右心衰竭有臂肺时间延长、静脉压明显增高。

【治疗和预防】

心力衰竭病因治疗包括基本心脏疾病的治疗及其诱发因素的预防和控制。心力衰竭本身症状的一般治疗要从减轻心脏负荷、增加心排血量、控制体内的钠和水等方面考虑。

1. 按心脏病护理常规护理

低盐、易消化、高维生素饮食,休息、吸氧,避免情绪激动,保持大便通畅。

2. 治疗病因

除去诱因。

3. 洋地黄制剂

洋地黄制剂给药方法一般分两阶段,即先在短期内服负荷量,而后给维持量保持疗效。根据病情及洋地黄在体内蓄积情况,负荷量有以下两种给药法。

(1)速给法:凡病情危急,从未用过洋地黄制剂或停药已2周以上者,首次可用洋地黄的1/2负荷量,即毛花甙丙0.4mg,加10%葡萄糖液20ml静脉缓注,2~4小时后可再注射0.2~0.4mg,以后改口服地高辛维持。或用毒毛花甙K 0.125~0.25mg,以葡萄糖液稀释后静注,必要时1~2小时后重复1次(总剂量0.5mg),以后改口服地高辛维持。或立即口服地高辛0.5mg,而后0.25mg/(6~8)h,共2~3次,后续用维持量。

(2)缓给法:适用于一般心力衰竭患者。可用地高辛0.25mg/(6~8)h口服,或3次/d;或用洋地黄毒甙0.1mg,3次/d,一般用药2天后改为维持量。在易中毒或病情不很急的患者,可采用地高辛0.25mg/d,2~6天后亦能达到负荷量。地高辛维持量一般为0.125~0.25mg/d,老年患者、肾功能衰竭患者要减量。

用药过程中,应密切观察病情,注意心律、心率(宜在70~80次/min)、细脉、尿量,有无毒性反应(如呕吐、黄视、频发早搏、二联律及心动过缓等)。在心肌炎、心肌缺氧(如心肌极度肥厚、冠状动脉狭窄、肺源性心脏病及甲状腺功能减退等)及电解质紊乱时易产生毒性反应,剂量宜酌情减少。对疑有毒性反应者,可测定血清地高辛浓度。如有毒性反应发生,除立即停用洋地黄类制剂及利尿剂外,要纠正电解质紊乱(尤应注意纠正低钾和低镁血症),对早搏及快速心律失常可用氯化钾(肾功能不全、高钾血症及高度房室传导阻滞者忌用)静滴,或用苯妥英钠100~200mg以生理盐水稀释后静注;或用利多卡因50mg稀释后缓慢静注,继而以1~4mg/min静滴维持。若上述药物无效可试用硫酸镁2g稀释后静脉缓注,继而用2%硫酸镁500ml,6~12小时内静滴。如中毒表现为心动过缓,心室率小于50次/min时,可用阿托品;高度或完全性房室传导阻滞者,可安装临时人工心脏起搏器。重度地高辛中毒者,有条件时可用地高辛抗体对抗治疗。

4. 利尿剂

可选用氢氯噻嗪、呋塞米、丁脲胺、利尿酸钠、氨苯喋啶、螺内酯(安替舒通)等交替使用。用时注意毒性反应及副作用(如低钠血症、低氯血症、低钾血症等)。

5. 血管扩张剂

常用硝酸异山梨醇酯(消心痛)5mg,3次/d;或硝酸甘油0.3~0.6mg,3次/d;肼屈嗪(肼苯达嗪)10~50mg,3次/d。静脉常用酚妥拉明10~20mg+5%葡萄糖液500ml静滴,或硝普钠25mg+5%葡萄糖液500ml静滴,1次/d。用药过程中注意血压变化。

6. 转换酶抑制剂

常用卡托普利6.25～25mg，3次/d；或依拉普利5～10mg，1次/d。

7. 心衰伴心率增快或快速型心律失常者

选用阿替洛尔（氨酰心安）可降低心率，有助于改善心功能。用法为12.5～25mg，3次/d。

第五章

肺结核并发症

一、肺结核

【概述】

肺结核是由结核杆菌感染引起的慢性疾病,可累及全身多个器官,但以肺结核最为常见。病理特点是结核结节及干酪样坏死,易形成空洞。临床多慢性起病,少数可急起发病。常有低热、盗汗、乏力等全身症状和咳嗽、咯血等呼吸系统症状。肺结核分为原发性和继发性。初次感染多为原发性（Ⅰ型），原发性感染后遗留的病灶,在人体抵抗力下降时,可能再次感染,通过血液循环播散或直接蔓延所致继发感染（Ⅱ型～Ⅳ型）。

【诊断】

1. 症状

（1）咳嗽、咳痰、咯血:一般为首要症状,咳嗽二周以上不愈,且痰中带血者,应考虑肺结核可能性极大。

（2）全身中毒症状

①发热:发热往往表示病人活动性病变。中等发热多见于浸润型肺结核、亚急性或慢性血行播散型肺结核以及肺结核合并感染的患者。高热多见于急性粟粒型肺结核,浸润型肺结核病变呈大量干酪坏死,结核性胸膜炎、结核性脑膜炎、空洞或毁损肺结核以及并发其他感染等,是由于身体抵抗力极度低下,结核菌毒力很强而出现的中毒症状。

②盗汗:夜间盗汗是结核病患者中毒症状之一。

③疲乏无力:约有50％的结核病患者感到疲乏无力。疲乏无力对结核病而言,虽无特异性,但长时间疲乏无力,以至影响工作时,常促使病人求医,应予以重视。

④体重减轻:症状较轻者由于食欲不振,加之发热消耗等致体重下降,重症者由于长期厌食,发热等慢性消耗,以致极度消瘦,呈一种"干瘦型"结核病体质。

⑤血液系统异常:血液系统可发生继发性贫血,白细胞减少或增多,血小板减少,有的可出现类白血病样反应为弥散性血管内凝血,紫癜及罕见的骨髓纤维化。

⑥内分泌功能紊乱:由于结核菌代谢产物的作用,可致内分泌功能紊乱,在女性表现最为突出的是月经失调和闭经。

⑦失眠:肺结核病人常发生失眠现象,主要是由于焦虑、恐惧、失望等心理上的障碍所引起,常发生于未婚男女青年、初治肺结核者及重症结核病患者。

⑧全身过敏反应:由结核变态反应引起的全身过敏症有滤泡性结膜角膜炎(这是结核菌感染后最早出现的过敏现象)、皮块的结节性红斑(表现为突然发病、高热头痛,3~4日后于两下肢小腿伸侧出现大小不等之红色斑块,腿部疼痛,体温下降后红斑变苍白,后遗留淡褐色斑块)、白塞病(主要是指复发性的口腔溃疡、阴部溃疡和眼色素膜炎的三联症)。

⑨咽喉疼痛(咳嗽声嘶咽喉疼痛,常是肺结核患者累及咽喉的重要临床表现,长期咳嗽伴声嘶及咽喉疼痛者应做胸部X线检查及结核菌检查,可早期诊断肺结核并喉结核)。

2. 体征

肺结核的体征常为非特异性,根据其病变性质、范围及是否有并发症而不同。

(1)视诊:当有胸膜肥厚粘连时,可见一侧胸部塌陷,同时伴有肋间隙缩窄,导致胸部不对称。干性胸膜炎或渗出性胸膜炎早期,由于胸痛而不敢做较深的呼吸,故可见呼吸运动受限。大量胸腔积液或结核并发自发性气胸积气时,可见一侧胸部饱满。肺结核患者合并肺气肿时,胸部呈桶状,肋间隙增宽。由于肺部慢性纤维化改变,可出现胸部不对称及心尖搏动位置变化。

(2)触诊:由于气管受肺纤维化及胸膜肥厚的影响,触诊时,常可触到气管左右移位,胸膜炎时,语颤减弱。如发生高压性气胸,或纵隔气肿引流致皮下肿时,触诊可有握雪感。

(3)叩诊:大量干酪坏死呈干酪性肺炎或肺不张时叩诊浊音,大量积液时叩诊实音。肺结核合并肺气肿时,呈过清音。自发性气胸巨大空洞,叩诊呈过清音,甚至呈鼓音。高度肺气肿及自发性气胸者心界不清,上界下移。

(4)听诊:轻度肺结核时,肺部听诊可无改变,或仅有呼吸音粗糙。病变范围较广时,可听到干湿啰音,合并支气管扩张或感染时,可听到水泡和固定湿啰音。

3. 各型肺结核的临床表现

(1)原发型肺结核:结核菌初次侵入人体,引起病理改变,且有临床表现者,称为原发型肺结核(Ⅰ型)。原发型肺结核多见于儿童,青年约占20%,成人仅占8%~10%。多无症状,有时表现为发热、盗汗、疲乏无力和食欲减退,咳嗽,胸痛和咽痛等。原发型肺结核患者病灶范围较小,全身反应不严重时,可无明显体征。

(2)血行播散型肺结核(Ⅱ型):血行播散型结核是结核菌进入血流后,广泛散布到肺或各器官而引起的肺结核。根据结核菌进入血流中的数量、次数、间隔时间和机体反应性的不同,而分为急性、亚急性及慢性三种。急性血行播散型肺结核多见于婴幼儿和青少年,尤其是营养不良、罹患传染病及长期使用免疫抑制剂的患儿,多伴有原发性肺结核。亚急性、慢性血行播散型肺结核起病较缓,症状较轻,胸片上呈双上、中肺野为主的大小密度不等、分布不均的粟粒样或结节状阴影。慢性血行播散型肺结核多无明显中毒症状。

(3)继发性肺结核(Ⅲ型):继发性肺结核病多发生于成人,故有人称之为成人型结核病。常见的临床类型有以下几种。

①浸润性肺结核:浸润性肺结核是继发性肺结核最常见类型。病人临床症状轻重不一,甚至无任何症状,重者可高热、咳嗽、咯

痰、咯血、呼吸困难，病情不易控制。浸润性肺结核的胸部X线表现也多样，轻者仅于一侧或双侧肺炎部呈现少数纤维化，重者则可有空洞形成。大叶性或小叶性干酪性肺炎。

②空洞性肺结核：若经有效抗结核药物治疗后，机体修复能力强，空洞内干酪坏死物质排空，类性肉芽组织消退，空洞由纤维组织或上皮组织覆盖，该空洞引流支气管通畅，空洞不能闭合而呈开放性愈合，称为净化空洞。另外有些空洞残存一些特异性或非特异性肉芽组织，甚至干酪坏死层，但长期痰菌阴性，临床上称之为"开放菌阴综合征"，由于两者的病理基础不同，因此，净化空洞与开放菌阴综合征的预后也不一致，前者除了有效继发感染可能性，预后良好，后者则仍有再发的可能性。

③结核球：其形成的途径有干酪渗出性病变逐渐吸收，局限性周边围以完整的纤维包膜；邻近的结核性肉芽中干酪坏死相互融合，继之病变逐渐局限，纤维色膜形成；干酪性空洞阻塞性愈合而成。结核球内的干酪坏死组织可浓缩或经引流支气管部分排出，而逐渐缩小，也可由干酪坏死组织液化，排出而形成空洞，病变扩大并播散。

④干酪样肺炎：多发生于机体免疫功能低下和体质衰弱，又受到大量结核杆菌感染的患者。肺部漫出性病变迅速发展，干酪坏死，相互融合成大叶性干酪性或小叶性干酪性肺炎，胸片的表现为大叶性或小叶性密度增高影，部分融合，其间尚有不规则溶解。支气管淋巴炎，淋巴结内大量液化的干酪物质经支气管吸入常导致大叶性干酪性肺炎及支气管播散。

(4) 慢性纤维空洞性肺结核（Ⅳ型）：此型是继发性肺结核的晚期类型，多由于不同类型的肺结核未获积极彻底的治疗，而长期反复恶化、好转，肺组织破坏与修复交替发生所致。常具有久治不患的纤维原壁空洞，反复发生的新旧不一的支气管播散化，肺及胸膜广泛纤维增生，膈肌上抬；胸部塌陷，心脏、气管向患侧移位。支气管扩张、肺不张、代偿性肺气肿、自发性气胸、脓胸、慢性肥厚性心脏病及呼吸衰竭等为常见的并发症。本型预后差，由于长期排菌，又是难以控制的慢性传染源。亦有少数病人由于积极治疗，机体修复力强病变得到控制，病菌阴转，空洞可闭合成开放性愈合，但其广泛纤维性病变及其所导致的继发性改变，如肺组织萎陷，支气管扩张，肺大泡，代偿性肺气肿，则成为不可逆转的病理改变，在过去十大分类法中，则称之为肺硬变。

【鉴别诊断】

肺结核的临床症状与胸片表现多种多样，缺乏特异性，易于其他疾病混淆，需与以下疾病进行鉴别。

1. 肺癌

中心型肺癌肺门、纵隔淋巴结肿大，需与肺门纵隔淋巴结结核鉴别；周围型肺癌可见肺周围有结节影或小片状影，需与结核球或结核浸润性病灶鉴别。肺癌多见于40岁以上，既往有长期吸烟史，多无明显结核中毒性症状，可有刺激性咳嗽，胸痛及进行性消瘦。有淋巴结转移者，锁骨上可触及淋巴结肿大。胸部X线可见结节影，边缘有分叶毛刺，一般无钙化，可有空泡征；外周型可见胸膜内陷征。而结核球周围可有卫星灶，可有病灶钙化。胸部CT扫描对鉴别两者亦有帮助，中央型肺癌CT可见支气管内软组织密度块影，轮廓不规则，压迫肺段或肺叶支气管可出现不规则狭窄，纵隔淋巴结肿大等。支气管镜检有助于诊断，刷片、活检肺癌可找到癌细胞，结核可找到结核杆菌。结素试验肺癌往往阴性而结核可为强阳性。

2. 肺炎

进展较快的浸润型肺结核累及到整个肺叶形成干酪样肺炎时,易被误诊为肺炎球菌肺炎。后者起病急骤,有寒战高热,伴或不伴胸痛,典型者可出现咳铁锈色痰。胸部 X 线常局限于一侧肺叶,抗生素治疗有效。干酪样肺炎多有结核中毒症状,起病较慢,咳黏液痰,可出现痰中带血,胸部 X 线病灶多位于上叶,呈云絮状密度不均,亦可出现虫蚀样空洞,抗结核治疗有效,痰中可找到结核杆菌。而早期浸润型肺结核易于支原体肺炎、病毒性肺炎或过敏性肺炎相混淆。支原体肺炎常在短时间内(2~3 周)可自行消散;过敏性肺炎的肺内浸润影常呈游走性,血中嗜酸性粒细胞可增多。

3. 肺脓肿

浸润型肺结核如出现空洞则需与肺脓肿相鉴别,尤其是下叶尖段的结核空洞需与急性肺脓肿相鉴别,慢性纤维空洞型肺结核需与慢性肺脓肿鉴别。结核菌试验在结核患者为阳性,而肺脓肿阴性。肺脓肿起病较急,白细胞与中性粒细胞均升高,抗生素治疗有效。

4. 支气管扩张

患者可出现咳嗽、咳脓痰、间断咯血,易与慢性纤维空洞型肺结核相混,典型支气管扩张病人胸部 X 线及 CT 可见肺纹理粗乱或卷发影。

5. 其他出现发热的疾病

急性粟粒型肺结核可有高热、肝脾大、白细胞减少或类白血病样反应,与伤寒、败血症、白血病等表现相似,需要根据各自特点仔细鉴别。成人支气管淋巴结核多有发热、肺门淋巴结肿大,与纵隔淋巴瘤、结节病相鉴别,可行结核菌素试验、ACE、Kveim 试验、支气管活检等方法鉴别,必要时可行诊断性抗结核治疗观察。结核与肿瘤鉴别时宜先用抗结核药,如需运用激素应在应用抗结核药之后,以免干扰诊断和造成播散。

【治疗】

肺结核的化学治疗不仅是治疗和控制疾病的有力手段,而且也是结核病防治规划的重要组成部分。

1. 治疗原则

一个合理正规的化疗方案包括两种或两种以上的杀菌药,并且必须遵循:早期、联合、适量、规律、全程五个原则,才能确保查出必治、治必彻底。

(1)早期:早诊断、早治疗,以免病情延误,组织破坏,造成修复困难。早期,肺泡内炎性细胞浸润和纤维素渗出,肺泡结构尚完整,可逆性大。此时细菌繁殖旺盛,体内巨噬细胞活跃,抗结核药物对代谢活跃,生长繁殖旺盛的细菌最能发挥杀菌或抑菌的作用。早期治疗还有利于病变吸收消散不留痕迹。

(2)联合:务必联合两种或两种以上杀菌药物治疗,这样可避免或延缓耐药产生,还可提高杀菌效果,同时可以缩短疗程,减少不必要的经济浪费。

(3)适量:几乎所有的抗结核药物都有毒副作用,如剂量过大,血药浓度过高,对神经系统、消化系统、泌尿系统,尤其是对肝肾可产生毒副反应;剂量不足,血药浓度偏低,则达不到抑菌、杀菌的目的,产生耐药。

(4)规律:为了维持有效的血药浓度,规律用药是十分必要的。并且不同的抗结核药对结核菌素的延缓生长期作用不一,有些药物则无此作用。如果用药不当,症状缓解就自行停用,必然导致耐药发生,造成治疗失败。

(5)全程:全程用药就是医生根据患者的病情判定化疗方案,制定所需时间,因人而异,一个疗程 3 个月。全疗程一年或一年半。

2. 常用抗结核药物

(1) 基本抗结核药物：异烟肼(H,INH)、利福平(R,RFP)、吡嗪酰胺(Z,PZA)、乙胺丁醇(E,EMB)、链霉素(S,SM)

(2) 次要抗结核药物：对氨基水杨酸(P,PAS)、丁胺卡那霉素(AK)、卷曲霉素(CP,CPM)、乙硫异烟胺(ETH)、丙硫异烟胺(PTH)、环丝氨酸(CS)等。

(3) 短程化疗：联用 INH、RFP 等两个以上杀菌药，具有较强杀菌和灭菌效果，疗程 6～9 个月，INH、RFP、PZA 和 SM 为短程化疗的主药。

A. 2HRZ/4HR
B. 2HRZSE/4-6HRE
C. 2HRZE/4HR
D. 2H3R3Z3E3/4H3R3
E. 2H3R3Z3S3E3/6H3R3E3

A、B、C 为每日用药方案

A：强化期：异烟肼＋利福平＋吡嗪酰胺，1次/日，2个月。巩固期：异烟肼＋利福平，1次/日，4个月(初治痰涂阴肺结核治疗方案)。

B：强化期：异烟肼＋利福平＋吡嗪酰胺＋链霉素和乙胺丁醇，1次/日，2个月。巩固期：异烟肼＋利福平＋乙胺丁醇，1次/日，4～6个月。巩固期治疗4个月后，痰菌未转阴，可延长治疗2个月(复治痰涂阳肺结核治疗方案)。

C：强化期：异烟肼＋吡嗪酰胺＋乙胺丁醇，顿服，2个月。巩固期：异烟肼＋利福平，顿服，4个月(初治痰涂阳肺结核治疗方案)。

D、E 为间隔用药方案

D：强化期：异烟肼＋利福平＋吡嗪酰胺＋乙胺丁醇，隔日1次或每周3次，2个月。巩固期：异烟肼＋利福平，隔日1次或每周3次，4个月(初治痰涂阳肺结核治疗方案)。

E：强化期：异烟肼＋利福平＋吡嗪酰胺＋链霉素＋乙胺丁醇，隔日1次或每周3次，2个月。巩固期：异烟肼＋利福平＋乙胺丁醇，隔日1次或每周3次，6个月(复治痰涂阳肺结核治疗方案)。

【预防】

结核控制的任务是控制传染源，减少发病、死亡和传播。因此控制结核病的技术策略是以控制传染源为重点，充分发挥化疗的作用，认真执行直接监视下的短疗程治疗。

(1) 卡介苗接种；

(2) 改变不良生活习惯，增强人体抵抗力；

(3) 预防与结核相关的疾病发生，如糖尿病可使结核病发生几率增加4倍，艾滋病可使结核发生几率增加30倍，其他如矽肺、肿瘤、器官移植、长期使用糖皮质激素等均可增加结核发生几率。

(4) 应尽量减少与肺结核病人，特别是活动性肺结核病人的接触。

(5) 对肺结核应有正确的认识。目前抗结核有特效药且疗效满意。肺结核不再是不治之症，如患有肺结核应有乐观精神和积极态度，做到早期、联合、规律、全程、适量用药，否则容易复发。

二、常见并发症

(一) 继发性支气管扩张

【概述】

当局部病灶被纤维组织机化后，支气管壁正常结构被破坏、弹性消失，从而形成局限性支气管扩张，重者可继发感染或咯血。

【诊断与治疗】

详见气管、支气管结核并发症章节。

（二）咯血

【概述】

多因病灶肺组织结构破坏、炎症浸润、血管破损而导致咯血。病灶钙化、钙化破坏血管也可诱发咯血。咯血量的多少与损伤血管的大小有关。轻度出现痰中带血，重度可大口咯血，甚至发生窒息等严重不良后果，是结核病死亡的重要原因之一。

【诊断与鉴别诊断】

肺结核出现咯血症状比较常见，部分以咯血为首发症状，出血量不一；病变多位于双上肺野，该处可听见湿啰音，胸片可见病灶。每口咯血 500ml 以上称为致死性大咯血，可发生休克，表现为面色苍白、脉搏细速、四肢发凉、全身冷汗、血压下降。需与其他引起咯血疾病相鉴别。

1. 支气管扩张

支气管扩张常表现为长期咳嗽、咳脓痰、反复咯血，多有杵状指，病变多位于双肺下野，可闻及固定湿啰音。部分患者无咳嗽咳痰，仅表现为反复咯血。

2. 支气管肺癌

多见于 40 岁以上，早期症状表现为咳嗽咳痰，胸痛和咯血。咯血持续或间断性，晨起较多，胸片、支气管镜、细胞学等有助于诊断。

3. 肺部感染

各种肺炎也可引起咯血。一般量较少，有典型的临床表现，如畏寒发热、咳嗽咳痰、胸痛等，胸片有助于鉴别。

【治疗和预防】

咯血的最大危险并不是低血容量休克，而是窒息。年老体弱、久病无力、肺功能差和咳痰困难者窒息的发生率和死亡率更高，需及时采取防治措施。

1. 一般处理

安慰患者、消除其紧张和恐惧心理。卧床休息，让患者取患侧卧位。频繁咳嗽者可用适量镇咳剂，但禁用吗啡。加强护理、观察和记录咯血量。为防治感染可用适当的抗生素。

2. 内科治疗

（1）首选氨甲环酸，也可选用氨甲苯酸、氨己酸、酚磺乙胺、维生素 K_1、鱼精蛋白等静脉给药，云南白药口服或中医中药辨证施治也有一定疗效。

（2）垂体后叶素：常在一般止血药无效或中等量以上咯血时使用，5～10U 加入 10% 葡萄糖液 40ml 中缓慢静脉注射（10～15min），或 30U 加入 10% 葡萄糖溶液 100～250ml 静脉滴注，1～2 小时滴完，每 6～8 小时 1 次。如止血有效，应按时用药持续 3 天，以免咯血复发。老年、高血压、冠心病患者慎用。

3. 经纤维支气管镜气囊堵塞治疗

此法操作需谨慎，由纤支镜插管经验丰富的医师进行。首先根据需要选择合适的气囊导管，经纤维支气管镜将导管送至出血的肺段或亚段支气管，经导管注入气体或生理盐水使气囊膨胀将出血支气管堵塞。24 小时后放松气囊，观察数小时无出血即拔管，也可在外科手术治疗时再放松气囊和拔管。

4. 支气管动脉栓塞术

如果咯血量大，内科保守和药物治疗不能止血，患者病情不允许手术或拒绝手术时，均可做支气管动脉栓塞术，因为肺组织由支气管动脉和肺动脉双重供血，并有非支气管动脉的侧支循环存在，故支气管动脉栓塞后支气管和肺组织不会坏死，而肺内血压降低有利止血。栓塞前必须先进行选择性支气管动脉造影(有条件者行数字减影检查),在明确病变和出血部位后利用该导管注入栓塞剂(如明胶海绵栓塞剂,聚四氟乙烯栓塞剂或抗癌药微囊等),栓塞治疗的有效率达85%以上。以后咯血复发的原因为栓子脱落,咯血复发者仍可重复栓塞疗法。如支气管动脉造影显示脊髓前动脉者,不宜做栓塞治疗,以免栓塞剂进入脊髓引起截瘫。

5. 手术治疗

若肺结核局限又无心肺功能障碍,在大咯血不止时可进行紧急外科手术。术前需明确出血部位,如条件允许应尽量进行肺叶切除术,以达切除肺结核病变和止血双重目的。

(三)肺气肿

【概述】

当病变肺组织受到破坏后其功能也随之下降,继而健康的肺进行代偿,当代偿超过限度时,可形成代偿性肺气肿;肺组织受病菌侵袭发生组织破坏、纤维化、钙化、肺大泡形成等,也可导致肺气肿的发生。

【诊断与鉴别诊断】

1. 临床表现

肺气肿的固有症状是呼吸困难。呼吸困难的程度随着肺气肿的严重程度而有所不同。局限性肺气肿病人可无症状,即所谓亚临床肺气肿,因为肺气肿最主要的原因是慢性支气管炎,所以后者的症状,即咳嗽、咳痰也常与肺气肿并存。如果支气管炎频繁发作,还可诱发喘息、发热等症状。

肺结核并发肺气肿时症状常不很突出,因肺气肿症状常被原有肺结核症状,如低热、疲乏、盗汗、咳嗽、咳痰等所掩盖。早期肺气肿可以没有任何症状,只有当肺气肿所造成的通气及换气功能障碍发展至一定的严重程度时,才会出现气短、咳嗽及发绀等症状。

2. 体征

肺结核并发肺气肿的体征,可因肺结核或肺气肿的程度轻重、病变范围及部位不同而异。由于肺结核病变牵拉和胸膜增厚,可见局部胸廓塌陷,其他部位因肺气肿而稍膨隆,呼吸运动减弱,语颤减弱。叩诊结核病变区呈浊音,气肿区呈鼓音,肺胸浊音界下降,心浊音界缩小或不清。如合并支气管扩张或继发感染时,局部可听到干、湿啰音。心率增快,心音轻远,肺动脉第二音亢进。并发肺心病、心力衰竭时,出现颈静脉怒张,肝肿大和下肢浮肿。

3. 诊断要点

肺气肿时,除体格检查有以上各种表现有助于诊断外,询问病史时应注意以下几点:

(1)询问病人既往有无慢性支气管炎、支气管哮喘、支气管扩张、尘肺、肺结核、肺化脓症及肺纤维性变等容易造成阻塞性肺气肿的既往病史。肺结核并发肺气肿者重点追问结核病史。

(2)在个人史中应询问病人是否有尘肺(如硅肺、煤肺、石棉肺等),接触化学或刺激性气体,以致造成肺气肿的职业史。

(3)详细询问病人,是否有气短、呼吸困难、咳嗽及咳痰等症状,各症状的出现时间、性质及程度等。

(4)注意询问病人有无发绀、心悸、严重呼吸困难、水肿等肺源性心脏病的症状。

4. X线检查

肺结核并发肺气肿病人除肺结核病变或空洞的X线表现外,肺气肿本身的表现如下:

(1)局限性阻塞性肺气肿:部分肺野透明度增高,肺纹理稀疏,有时在肺边缘部分可见圆形或椭圆形壁很薄的肺大泡。少数病人若干相邻肺大泡破裂成为巨型大泡,颇似局限性自发性气胸,应注意鉴别。

(2)弥漫性阻塞性肺气肿:轻度肺气肿病人X线征象常不显著。重度病人常可见肋骨呈水平位,肋间隙增宽,胸廓前后径增加,横膈降低而平坦,肋膈角变钝,胸廓及横膈呼吸幅度减退,肺野透明度增高,肺门影像增深,肺纹理增强,肺中带纹理变细而缩短。心影常呈垂直狭长,侧位片显示胸骨后透明间隙增宽,严重者心影前缘离开胸骨。

此外,断层胸片、X线密度计测量及CT检查有助于肺气肿、尤其是局限性肺气肿的诊断。

5. 肺功能检查

常规肺功能检查中无一项对肺气肿是特异的,因此必须结合临床以及各项检查结果加以分析判断。

【治疗】

肺气肿在不同的发展阶段,有不同的病理特点。因此,治疗方法须按功能障碍发展的不同阶段而异。主要为消除炎症、缓解支气管的痉挛、加强患者的呼吸机能。主要的治疗方法可分为三个部分。

1. 仅有通气障碍而无代偿不全者

(1)消除病因及炎症:应彻底戒烟,隔绝粉尘或化学气体的吸入,以解除呼吸道的刺激。尽快治疗支气管和肺部慢性疾病。肺结核并发肺气肿的关键在早期发现,并进行及时合理的治疗,尽量防止肺气肿进一步恶化。

(2)止咳及促进痰液的排出:咳嗽较多且较剧烈的患者,应设法减少咳嗽,免使肺泡内压力长期过分增高。

(3)控制肺部感染:因肺部感染常能加重肺气肿,降低肺功能,甚至发生呼吸衰竭和心力衰竭,故应积极控制肺部感染。可根据痰的细菌培养和药物敏感试验,选用有效抗生素控制感染。

(4)解除支气管痉挛,减低气道阻力:氨茶碱、肾上腺素或异丙基肾上腺素为常用的药物。

(5)加强患者的呼吸生理功能:对代偿机能尚佳的患者进行医疗体育治疗,内容主要为呼吸体操,同时辅以气功(以内养功为主,强调腹式呼吸)。目的在于增强膈肌活动度,减低呼吸次数,加强肺泡有效通气量,使肺功能得到一定改善。

(6)加强锻炼,增强体质:肺气肿病人要注意坚持适当的体育锻炼,如广播操、太极拳、散步等。可用冷水洗脸洗鼻,进行耐寒锻炼,可由夏天开始,以后长年坚持。

2. 外科治疗

肺结核并发肺气肿,结核病变较局限并有孤立性大泡者,可施行手术切除,以解除它的压迫,从而改善呼吸困难。同时,肺活量和最大通气量也有所改进。

肺减容手术(LVRS)对一些有选择性的晚期肺气肿患者能明显改善生活质量,提高各项肺功能检测指标,减少氧耗量。手术的并发症和死亡率也是比较低的。

3. 中医中药

采用益肺、健脾、补肾等中药治疗,扶正固本。

【预防】

预防本病应采取两方面措施。

1. 防止肺气肿的发生

必须防止并积极治疗慢性支气管炎和其他慢性肺疾患,戒烟是预防肺气肿的有效措施。

2. 防止肺气肿的发展

如防止急性呼吸衰竭,增强膈肌运动,及时处理缺氧等。近年在弹性酶及其抑制因子失平衡理论的基础上,对预防肺气肿的研究取得了一些进展。

（四）自发性气胸

【概述】

慢性纤维空洞型肺结核与非慢纤空洞的硬结灶常可伴发肺大泡，大泡破裂可引起自发性气胸，如为干酪性空洞破溃则会引起脓气胸。

【诊断与鉴别诊断】

1. 症状

气胸病人的症状取决于气胸的类型、肺组织压缩的速度以及基础疾病导致肺功能受损程度的不同，差异很大，轻者可无症状，重者可因呼吸循环衰竭而死亡。

起病常急骤，突发胸痛(57%)，呈针刺或刀割样锐痛，继而呼吸困难(62%)，可表现为心前区疼痛，有向颈部放射或压迫感，易误诊为心肌梗死，亦可向腹部放射，误诊为胃穿孔等疾病。

胸痛常与呼吸困难相继出现或同时发生，青年患者原肺部无明显病变，肺功能良好，肺萎陷缓慢者，可有轻微呼吸困难，有的即使肺萎陷面积较大，亦可无明显呼吸困难。但老年肺结核患者，即使压缩面积很小，也能引起明显呼吸困难、呼吸频速、缺氧等，应予注意。急性粟粒型肺结核并发气胸患者，90%以上均有此症状。少数病人伴少量咯血。自发性气胸与原发病症状往往交织在一起。

2. 体征

依基础疾病及积气量和积液量多少而异。少量积气时仅在积气部位呼吸音减低不易发现。积气量大可有典型的胸腔积气体征，患侧胸廓饱满，呼吸运动减弱，肋间隙增宽，语颤低弱，叩诊呈鼓音，呼吸音减弱或消失。体格检查要双侧对比、上下对比进行，有利于阳性特征的发现。大量积气可有气管和纵隔向健侧移位，如气胸在左侧尚可有心浊音界，叩诊不清或消失，心音减弱或消失，语颤低弱。在右侧可发现肝浊音界下移。左侧少量积气，可闻及与心跳一致的劈啪声(Hamman综合征)。合并胸腔积液时摇动胸部可闻及振水音。皮下气肿时有握雪感及捻发音。

3. X 线检查

X线检查为确诊手段，情况允许均应做X线多轴透视及X线胸片(呼气位)检查。可见积气部位肺纹理消失，透光度增强，肺萎陷，萎陷的肺组织与气腔交界处可见气胸线即萎陷的肺边缘呈毛线状阴影，大量积气可见纵隔移向健侧，健侧肺纹理增粗。如有积液可见液平面，如有胸膜粘连，可见条索阴影或多房性气腔影。左侧心影旁见透亮带时应考虑纵隔气肿。

肺压缩程度的判定目前多采用百分比法判定，以肺门中心为起点向第二前肋(上)、平行(中)、肋膈角(下)各画一条线，测出胸廓(内缘)与气胸线交点的位置，再测出此点到胸廓(内缘)的距离占全线长的百分数，即为肺压缩的百分数。

【治疗】

自发性气胸若未及时处理往往会影响日常生活和工作，尤其是持续性或复发性气胸患者治疗不及时或不恰当，常损害肺功能甚至威胁生命。

1. 对症治疗

应绝对卧床休息，给予吸氧，镇痛、止咳，伴发感染时给予抗生素治疗。研究证实高浓度吸氧有助于肺复张，其效果高于低浓度吸氧，但要注意防止氧中毒的发生，避免持续吸入高浓度氧。

2. 胸腔减压

适用于呼吸困难明显、肺压缩程度较重的患者，尤其是张力性气胸。

(1)闭合性气胸，肺压缩小于20%者，保守治疗即可自行吸收，肺压缩大于20%症状明显者应予以胸腔穿刺抽气1次/(1~2)d，每次600~800ml为宜。

(2)开放性气胸，应用胸腔闭式引流排气，肺仍不能复张者，可加用负压持续吸引。

(3)张力性气胸，病情较危急须尽快排气减压，同时准备立即行胸腔闭式引流或负压持续吸引。

3. 手术治疗

对内科积极治疗肺仍不能复张者，需考虑手术治疗。目前运用较多的是胸膜粘连术。

（五）肺癌

【概述】

肺结核并发肺癌的可能原因有：①结核性瘢痕组织阻碍淋巴回流，易引起致癌物质或癌物质的积聚，诱发癌症；②结核病灶的慢性刺激促使病灶与邻近组织上皮细胞异常增生；③结核病灶周围支气管扩张，引流不畅，有利于致癌物在呼吸道潴留；④癌肿可使机体免疫功能减退，增加了结核病与肺癌同时发生的机会。曾有报道肺结核瘢痕组织发生癌变，但两者的因果关系尚无确切循证学证据。近年来，老年肺结核发病率有所增加，而肺癌也多发生于中年以后，故两者并发的机会较多。肺癌可侵蚀干酪灶的包膜使肺结核重新活动，故对怀疑为肺癌的患者，痰中查出结核菌时，应进一步详细检查，不宜立即放弃诊断肺癌。

【诊断及治疗】

详见肺癌章节。

（六）肺部感染

【概述】

肺结核纤维空洞、胸膜肥厚、结核纤维病变引起的支气管扩张、肺不张、支气管结核所致的气道阻塞等，这些都是肺结核继发细菌感染的病理基础。细菌感染常以混合感染多见。部分患者由于长期使用广谱抗生素及免疫抑制剂，可以继发真菌感染，约有25%~30%病人出现霉菌寄生。

【诊断】

1. 临床特点

(1)一般症状：起病急骤或迟缓。骤发的有发热、呕吐、嗜睡、食欲减低等症状。发病前可先有轻度的上呼吸道感染数日。早期体温多在38~39℃，亦可高达40℃左右，大多为弛张热或规则发热。

(2)呼吸系统的症状及体征：咳嗽咳痰，呼吸增快，严重者可出现呼吸困难，可达40次/min。出现鼻翼扇动、三凹征、口周、四肢、指甲发绀。

(3)肺部体征：早期常不明显，或仅有呼吸音变粗或稍减低。随病程进展，可闻及湿啰音，有轻微的叩诊浊音。数天后，可闻细湿啰音或捻发音。病灶融合扩大时，可听到管状呼吸音，并伴有叩诊浊音。如果发现一侧肺有叩诊实音或呼吸音消失，则应考虑有胸腔积液或脓胸。

2. 辅助检查

(1)血常规：细菌性肺炎白细胞总数大多增高，以中性粒细胞升高为主。但在重症金黄色葡萄球菌、病毒性肺炎或革兰阴性杆菌肺炎，白细胞可不高或降低。

(2)细菌检查：咽培养结果一般不能反映下呼吸道病情。痰培养，尤其是支气管镜取分泌物作培养较为可靠,但也可能污染。细菌性肺炎菌血症只是一过性的,加之国内严重存在滥用抗生素的情况和培养方法上存在一些问题,血培养最多只有10%的阳性结果。抗体检测只是回顾性的,且有个体差异。血抗原阳性虽然不能肯定地说病原菌成分一定来自肺部,但毕竟表示体内有相应细菌感染。

(3)其他病原学检查:病毒学检查以病毒分离最为可靠、重复性好、特异性强,但需时间长、操作繁琐,需一定技术和设备条件。血清学检查特异性抗体有诊断意义。RSV感染可采用中和试验和酶联吸附试验;腺病毒感染一般采用补体结合试验、中和试验、免疫荧光技术和ELISA等方法诊断,目前较多采用微量血凝抑制试验、操作较为简单;流感病毒感染采用血凝抑制试验,鼻病毒和冠状病毒感染时可用中和试验。凡恢复期血清抗体比急性期高4倍或4倍以上有诊断价值。病毒的特异性快速诊断方法目前应用较多的是免疫荧光技术、电子显微镜技术和免疫酶技术。支原体病学诊断中冷凝集试验是非特异性的,只可作为参考;特异性诊断方法为支原体培养和血清抗体测定和PCR检测。

(4)血气分析+电解质:对重症肺炎有呼吸衰竭者,可以依此了解缺氧与否和严重程度、电解质与酸碱失衡的类型和程度,有助于诊断治疗和判断预后。

(5)胸部X线显示肺段或肺叶实变,或呈小叶间浸润。

【鉴别诊断】

需与其他病原体,如伤寒、布氏菌病和某些病毒感染所致发热及某些疾病,如感染性心内膜炎、疟疾等相鉴别。可多次采血,进行分离培养或进行血液中原虫滴度的直接检查,抗体滴度的升高可诊断很多传染病。另外需与其他引起咳嗽、咳痰的疾病相鉴别。

【治疗】

1. 一般治疗

(1)呼吸道隔离,护理:保持室内空气新鲜,供给易消化、营养丰富的食物及足够的液体。保持口腔卫生及呼吸道通畅,经常给患者翻身、拍背、变换体位,促进分泌物排出,必要时可适当吸痰,清除黏稠分泌物。

(2)氧疗:对于病情严重有缺氧表现者,或气道梗阻现象严重者,应及时给予氧疗。目的在于提高动脉血氧分压,改善因低氧血症造成的组织缺氧。给氧方法与一般肺炎相同。

2. 对症处理

(1)祛痰:目的在于使痰液变稀薄,易于排出,否则易增加细菌感染机会。除加强拍背翻身、雾化吸痰外,可选用祛痰剂。适当给予镇静剂,酌情给予小剂量可待因镇咳,但次数及量不宜过多。

(2)平喘:对喘憋严重者,可选用支气管扩张剂,如氨茶碱。

3. 抗生素的应用

根据痰培养病原学或经验性选择抗生素。

【预防】

(1)避免物理化学刺激以及与过敏源的接触。

(2)避免着凉,防止过度疲劳。

(3)进行适当的体育锻炼,增加抵抗力。

(4)早期就诊,以免病情加重。

第六章

气管、支气管结核并发症

一、气管、支气管结核

【概述】

支气管结核是发生在气管、支气管黏膜或黏膜下层的结核病,因此也称支气管内膜结核。

支气管结核女性多于男性,男女比例为1∶4.2,各年龄组均可发生。多数支气管结核继发于肺结核,以20～29岁年龄组占多数,少数继发于支气管淋巴结结核,以儿童及青年患者为多。近年由于肺结核患病趋向老年化,老年患支气管结核有增加的趋势。

【诊断】

1. 临床表现

支气管结核患者的临床症状视病变范围、程度及部位有所不同。

(1)咳嗽:几乎所有的支气管结核病人都有不同程度的咳嗽。典型的支气管结核的咳嗽是剧烈的阵发性干咳。镇咳药物不易制止。

(2)喘鸣:支气管结核时,黏膜可发生充血、水肿、肥厚等改变,常造成局部的管腔狭窄,气流通过狭窄部时,便会发生喘鸣。发生于小支气管狭窄所致的喘鸣,只有用听诊器才能听到,发生于较大支气管的喘鸣,病人自己就能听到。

(3)咯血:气管、支气管黏膜有丰富的血管供血。支气管结核时,黏膜充血,毛细血管扩张,通透性增加。患者剧烈咳嗽时,常有痰中带血或少量咯血。溃疡型支气管结核或支气管淋巴瘘病人可因黏膜上的小血管破溃而发生少量或中等量咯血,个别病人发生大咯血。

(4)阵发性呼吸困难:呼吸困难程度因病情而异。有支气管狭窄的病人,如有黏稠痰液阻塞了狭窄的管腔,病人可发生一时性的呼吸困难。当痰液咯出后,支气管又通畅,呼吸困难即可解除。淋巴结内干酪物质突然大量涌入气管内腔时,可导致严重呼吸困难,甚至可发生窒息。

2. 实验室检查

(1) 纤维支气管镜检查：纤维支气管镜检查是诊断支气管结核的主要方法。支气管镜不但能直接窥视支气管内膜的各种病理改变，而且通过活检、刷检、灌洗等检查手段，可获得病因学诊断的依据。

(2) X线检查

①直接影像：胸部透视或X线平片不易显示气管、支气管结核。断层摄影可能显示支气管内有肉芽、息肉、管腔狭窄等改变。支气管造影术不但可以清晰显示上述改变，有时还可显示溃疡性病变及淋巴结支气管疾病。

②间接影像：胸部X线检查发现张力性空洞、肺不张、局限性阻塞性肺气肿、不规则支气管播散病变，提示可能有支气管结核。

(3) 化验室检查

由于大多数支气管结核继发于肺结核，因此这种病人痰中结核菌阳性对支气管结核的诊断无重要意义。肺内无明显结核病变，而痰菌多次阳性者，如有支气管结核的临床症状及X线表现，对支气管结核的诊断非常有帮助。单纯支气管结核病人多数是不排菌的，因此痰菌检查阴性并不能排除支气管结核。

3. 诊断要点

根据病史、症状、体征、X线胸片及痰结核菌检查，多数病人可以确诊支气管结核。对于尚不能确诊的病例，可做纤维支气管镜检查，必要时通过活检、刷检及支气管灌洗等检查进一步明确诊断。

凡是原因不明的咯血、咳嗽持续两周以上或胸部经常出现局限性或一侧性哮鸣音，或胸片上出现肺不张、肺门浸润、肺门肿块影、肺门附近张力性空洞或不规则支气管播散病灶者，应做痰涂片检查和进一步的选择性X线检查，除外支气管结核。

原因不明的下列患者则应作纤维支气管镜检查以了解有无支气管结核存在：

(1) 剧烈干咳或伴有少量黏稠痰超过1个月，胸片上无活动性病灶，抗生素、平喘药治疗无效者。

(2) 反复咯血超过1个月，尤其是肺门有钙化灶者。

(3) 经常出现局限性或一侧性哮鸣音者。

(4) 反复在肺部同一部位发生炎症者。

(5) 肺不张者。

【鉴别诊断】

继发于活动性肺结核的支气管结核，诊断多无困难，但肺内无活动性结核病变的支气管结核常需与管内生长的中心型肺癌相鉴别。

老年病人尤需注意两者的鉴别，应反复检查痰癌细胞和结核菌，最后确诊有赖于纤维支气管镜检查和组织学检查。

【治疗】

1. 全身抗结核治疗

无论是单纯的或并发于肺结核的气管、支气管结核均应进行有效、合理的全身抗结核药物治疗。

2. 局部治疗

由于支气管黏膜有丰富的血运供应，因此全身治疗时，支气管黏膜多能达到有效的药物浓度，因此局部治疗并不是必需的。但如经一定时期的常规抗结核药物治疗而效果不够理想，病变仍较严重，或临床症状明显时，可并用下述局部治疗。

(1) 雾化吸入：可选用局部刺激性较小的药物，如异烟肼0.2g和链霉素0.25~0.5g溶于生理盐水3~5ml，进行雾化吸入，每日1~2次，疗程1~2个月。

(2) 支气管镜下治疗：对深而广泛的溃疡

型和肉芽肿型支气管结核,可在全身化疗的同时,配合纤维支气管镜下局部给药治疗,每周1次。纤维支气管镜下可用活检钳或刮匙分次清除局部干酪坏死物质和部分肉芽组织,然后在局部病灶黏膜下注入利福霉素125mg,5~12次一疗程。

3. 手术疗法

支气管结核因诊断延误,治疗不当,或病变严重,虽经化疗仍可造成器质性气管狭窄和阻塞,或同时伴有远端肺不张,张力性空洞或支气管扩张等并发症,均适于手术治疗,将狭窄阻塞的支气管连同病肺一起切除。

近年来,对于瘢痕狭窄型支气管内膜结核,国内开展安置镍钛合金支气管支架的治疗方法,对于缓解阻塞性炎症及肺不张,改善肺功能有一定疗效。

二、常见并发症

(一)继发性支气管扩张

【病因】

继发性支气管扩张的最基本的发病原因是支气管-肺脏的感染和气道阻塞(即气道感染和阻塞),二者互为因果,长期相互影响,久而久之则形成支气管扩张。具体病因分为以下几个方面。

1. 病理形态

支气管扩张的病理形态分为圆柱状、囊状和混合型三型,其中圆柱状最常见(占60%),混合型约占25%,囊状占10%。

2. 发生部位

支气管扩张发生于肺下叶者多于上叶,左肺多于右肺,右中叶单发性者也不少见。一般左侧约占2/5,右侧约占1/3,其中以左肺下叶及舌叶为最多见,其次为右肺下及中叶。双肺上叶尖枝、后枝的支气管扩张较少见,此部位的支气管扩张多为结核性支气管扩张。

3. 病理生理变化

(1)气道动力学改变:由于扩张的支气管壁薄弱,弹性削弱,咳嗽时支气管壁的回缩能力差,远端支气管阻塞,使咳嗽的效能降低,分泌物潴留在支气管管腔而不易排出,进而使炎症进一步加重。

(2)支气管黏膜的黏液纤毛运载系统能力降低:其原因一则是纤毛上皮被破坏,二则由于潴留的分泌物内M硫键和DNA增加,使其内聚力增加,清除力降低,反应力降低,故很易感染。

(3)阻塞性肺功能异常:有些小气道功能异常,气体在肺内分布不均匀,生理死腔增大,出现低氧血症,久之则导致肺动脉高压和肺心病。

【诊断与鉴别诊断】

1. 临床表现

(1)症状

①原发疾病的病史:如麻疹、百日咳、肺炎、支气管炎、异物吸入等病史。

②支气管扩张的症状:支气管扩张的主要症状为慢性咳嗽(约占50%~90%)。咳大量脓痰(约占50%~90%)、反复咯血、反复发生的肺部感染、间歇发热。

支气管扩张的进一步发展可引起周围肺组织化脓性炎症和纤维化,并发阻塞性肺气肿,乃至肺心病。

(2)体征

①胸部体征:局限性的干啰音或多数水泡音(即在病变部位可听到固定性、经久不散的湿性啰音)。

②杵状指:为低氧血症的表现,多出现于青紫型心脏病患者及慢性呼吸道疾病,而支

气管扩张出现杵状指多见于病变范围在三个肺叶以上者,其发生频度约占支气管扩张的58%左右。Ogilive认为杵状指的出现与疾病性质有关,支气管扩张病人中伴脓性腐败性痰者杵状指发生率为83.3%;脓性非腐败性痰者为52.6%;黏液性痰者为37.5%;而无痰的干性支气管扩张病人杵状指发生率仅为25%。

2. 实验室检查

支气管扩张的诊断除靠病史、临床症状和体征外,X线检查有重要意义。

(1)胸部平片:胸部平片上的异常阴影可归纳为以下两个方面:

①原发性异常阴影:包括支气管扩张阴影、肺实质炎症阴影和肺不张三个方面的阴影。

支气管扩张的阴影:蜂窝状阴影,多见于囊状支气管扩张;轨道样阴影,轨道征-圆柱状扩张即在增多的纹理中有管状透亮区即两条平行阴影,此为管壁增厚的支气管阴影;环状阴影,在密度减低区周围有密度较高的网状或纤维条索状阴影(肺大泡和支气管周围组织纤维化)。

肺实质炎症:即支气管周围肺组织或肺间质炎症有大气管周围肺组织炎症(增殖性的索条状阴影,由肺门伸向肺野)、肺间质肺实质炎症(大片浸润性阴影,两肺下部反复出现的小叶或肺单叶的炎症)、斑点状阴影(终末细支气管炎的表现)等几种表现。

肺不张:当气道阻塞或肺萎陷,尤其是儿童的肺不张可作为支气管扩张的诊断依据。小儿肺不张发生率高,常见于双肺下叶(左下多于右下),其次是左上叶、后叶和右肺中叶。

②继发性异常阴影

肺纹理增强:为长期气道感染的结果,文献报道约占74%～100%。

胸膜增厚或胸廓变形,心脏纵隔移位。

(2)胸部断层摄影:胸部断层摄影能显示扩张的支气管腔及支气管壁周围组织增生的阴影,它比平片的诊断价值大。对不能进行支气管造影者是一重要依据,但是很多轻微、局限的支气管扩张在断层片上不能显示,因此断层摄影阴性者并不能排除支气管扩张,它更不能代替支气管造影。支气管扩张在断层片上的征象主要如下:①在浓密的病变阴影中有与支气管行走方向一致的索条状透亮带;②在清晰的肺野中有与支气管行走方向一致的双轨状平行的线条阴影;③局部肺野有蜂窝状薄壁的大小略相同的环状透亮区。

(3)支气管造影:支气管造影是确诊支气管扩张最主要的方法,它可以确定支气管扩张的存在,病变的部位、范围、程度和类型等,对考虑手术治疗有极为重要的价值,是考虑手术与决定手术范围的不可缺少的资料。但它也有一定的局限性,首先是支气管造影术有一定的适应证、禁忌证和技术条件的限制。如果临床诊断支气管扩张已较明确且估计为双侧的范围较广泛的扩张就不必进行支气管造影。

(4)胸部CT检查:胸部CT扫描可显示柱状扩张管壁增厚,并延伸至肺的周边,囊状扩张表现为支气管显著扩张,成串或成簇的囊样病变,可含气液面。此外,超薄肺CT扫描是诊断支气管扩张尤其是囊状支气管扩张的一项较敏感的检查方法,亦可明确病变范围。

(5)支气管镜检查:支气管镜检查有助于支气管扩张的诊断和治疗,可帮助发现支气管肿瘤、支气管内异物等病变而及时进行相应的有效治疗,亦可用于术前了解支气管炎症的范围,或用于引流、吸痰治疗。

(6)化验检查:痰液静置数小时后分为三层,下层为脓性物或坏死细胞,镜检可见弹力纤维、脓细胞和大量细胞碎片。

痰细菌培养及药敏试验可为抗感染治疗提供资料。

【治疗】

支气管扩张症的治疗原则是去除病原,引流通畅,控制感染,必要时切除。

1. 病原治疗

根治引起支气管扩张症的某些疾病,如副鼻窦炎、扁桃体炎、慢性齿龈炎、齿龈脓肿等,对儿童时期的肺炎、麻疹、百日咳等要积极治疗,预防并发肺炎,治疗肺结核应早期彻底。

2. 控制感染

急性发作期应积极控制感染,首先应做痰的细菌学检查、痰培养及敏感试验,以选用相应有效的抗菌药物,积极控制其感染。慢性支气管扩张患者主要是加强引流,促进排痰,辅以有效的抗生素治疗或雾化吸入。

3. 加强支气管引流

(1) 应用祛痰药:促进痰液的排出,如碘化钾、6%氯化铵棕色合剂、澳己新、稀化动素等,但效果均不如体位引流。

(2) 体位引流:良好的体位引流是促进痰液排出控制感染的一个重要措施。

4. 一般支持疗法

加强营养,纠正贫血,积极改善症状,如治疗咯血等都为很重要的措施。

5. 外科治疗

临床症状不严重的轻度支气管扩张无需手术治疗,而双侧广泛支气管扩张或年老体弱、心肺功能不全者则不宜手术治疗。

(二) 肺不张

【概述】

肺不张(atelectasis)又称肺萎陷(collapse),不是一个独立的疾病,而是支气管肺、胸膜疾病常见的并发症,多由于支气管内阻塞或管外压迫或各种原因导致的胸内压增高造成对肺组织的直接压迫,使一侧或一叶或一段肺组织含气量减少,体积缩小。有人主张当肺萎陷不完全时可称之为肺膨胀不全,由于肺内含气量减少,还有学者称之为无气肺。

【诊断与鉴别诊断】

1. 临床表现

肺不张的临床表现轻重不一,主要取决于其原发病的性质与轻重、肺不张发生的快慢、肺不张累及的范围以及有无并发症等因素。例如支气管哮喘急性发作时,患者已有剧烈的咳嗽、咳痰、气憋等症状,一旦因黏液栓堵塞引起大面积肺不张,患者缺氧症状则进一步加重,呼吸窘迫、发绀、心动过速,乃至呼吸循环衰竭。又如大咯血时,可因凝血块堵塞而引起全肺或全叶不张,此时咯血可突然中断,而胸闷及呼吸困难加重,甚至窒息威胁生命。其他如异物误吸、重症患者的黏稠痰液以及干酪样物质可导致支气管阻塞,均可引起肺不张且起病突然,呈急性经过。而中心性肺癌、支气管结核或支气管肿大淋巴结的压迫导致的肺不张起病多隐匿、缓慢,呈渐进性过程,患者在原有症状基础上呼吸道症状有所加重,而不易被发现。还有些患者则因发热、咳嗽、咳痰等继发感染症状而检查发现肺不张,难以明确发病时间。

2. 体征

除了原发病的体征外,起病缓慢、范围较小的肺不张,尤其已有健肺代偿性膨胀时,可无阳性体征。当肿瘤、血块、干酪样物质、异物误吸引起支气管不完全堵塞时,可出现局限性哮鸣音,而管腔完全堵塞时则局部叩浊,呼吸音完全消失,气管、心脏向患侧移位。非支气管阻塞性肺不张则局部可闻管状呼吸音；如由于大量胸水压迫所致肺不张，则局部可闻减弱的管状呼吸音；如已合并支气管扩张，或肺不张累及区内有空洞，或合并感染时局部可闻湿性啰音。

3. X线表现

肺不张的基本病理改变是患区肺叶、肺段无气或含气量减少以及肺体积缩小，故其基本的X线表现为：①患区肺叶或肺段由于无气或气体减少，局部显示密度增高影伴体积缩小；②局部肺血管影聚拢；③叶间裂向患区移位；④患侧横膈上抬；⑤肺门向患区移位；⑥相应部位的胸廓、肋间隙变窄；⑦纵隔阴影向患侧移位；⑧心脏转位；⑨邻近肺组织代偿性过度充气，血管纹理稀疏；四支气管阴影重排。

【治疗】

一旦发现肺不张需要尽快去除基础疾病。确诊为肺不张的病人应采取头低脚高、患侧向上，以有利于体位引流，鼓励翻身、咳嗽、深呼吸，并进行适当物理治疗。怀疑为梗阻所致，在吸痰、24小时呼吸治疗与物理治疗仍不能缓解时，应考虑行支气管镜检查，吸出黏液栓或浓缩的分泌物甚至是异物。若肺不张发生于医院外以及怀疑有感染，则开始时即经验性给予广谱抗生素治疗。如为住院患者，且病情严重，则应根据本医院常见病原菌和药敏给予抗生素。同时给氧，CPAP或加PEEP的机械通气，辅以补液营养和抗生素治疗。采用肺表面活性物质治疗等。

（三）肺气肿

【概述】

肺气肿是一种肺的病理状态，肺组织失去弹性，远端气道（包括呼吸性细支气管、肺泡管、肺泡囊和肺泡）有不同程度的扩张，肺体积增大，开胸后肺仍保持膨胀；镜下见肺泡壁或末端支气管壁变薄或破坏，而无肺泡壁的破坏，则称为肺过度充气。临床症状是呼吸困难；肺功能呈阻塞性通气障碍，残气量增加，肺内气体分布不匀，换气功能减低；晚期可发生低氧血症和二氧化碳潴留，再后可出现右心衰竭征象。

肺气肿在呼吸系统疾病中已成为相当严重的一个问题。肺气肿的发病率逐渐增加，并不是偶然的。首先，由于抗生素广泛地应用，许多肺部急性炎症在很大程度上得到控制，但另一部分病例，因耐药性的关系，演变成慢性疾患，导致阻塞性通气障碍，造成肺气肿。其次，随着工业的发达，矿尘吸入引起的职业病逐渐增多，其中以肺气肿占极大的比例。第三，吸烟及城市中大气污染对呼吸道的长期刺激，亦助长了肺气肿的发生。肺气肿是引起肺功能降低、劳动能力减退的重要原因，可能导致肺源性心脏病及呼吸衰竭等严重后果。

【病因】

肺气肿的发病机理至今尚未完全清楚，其发生可能与下列因素有关。

1. 年龄、性别与代谢

肺气肿发病率随年龄增长而增加，但究竟是由于年龄本身的因素，或是因长期吸入大气污染物质所致，尚无定论。

2. 吸烟

据国外流行病学调查，吸烟者死于慢性支气管炎与肺气肿要比不吸烟者多10倍，吸烟量愈大，则死亡率愈高。吸烟引起的肺气肿主要原因是由于肺的弹性纤维网被破坏。

3. 反复呼吸道感染

呼吸道病毒支原体与细菌感染对肺气肿的发生有一定关系。肺部感染时，引起溶体蛋白酶的释放，与形成肺气肿有关。呼吸道慢性反复感染的疾病,如慢性支气管炎、气管哮喘、肺结核、肺脓肿、矽肺、支气管扩张症等均可引发肺气肿。

肺结核时,由于肺内纤维组织增生,肺组织硬化或胸膜粘连,肺组织的弹性减低,频繁的咳嗽又常造成肺泡内压力的增加,因而也促使肺泡经常过度充气而致弹性减低;肺结核病变广泛时,由于肺内大量纤维组织增生及胸膜增厚等原因,又常使呼吸运动减弱。此外,由于多种原因,如支气管内膜结核或痰液的经常刺激和细菌感染,常导致气管黏膜增厚以及肺内纤维组织收缩而使小支气管管腔内径减小,因此吸气时已经进入肺内的气体不能完全呼出,有一部分积蓄在肺泡内,造成肺气肿。这种阻塞常常并不是管腔内真正的机械性阻塞,而是由于管腔内径变小而造成支气管通道内阻力增加,压力也不很高,因此成为慢性肺气肿。

肺结核病变在好转过程中,除了病变吸收以外,常常表现为纤维组织增生,因此肺组织常发生纤维性收缩而体积缩小,由于肺体积缩小而造成的胸膜腔内负压增高,促使其邻近肺组织呈代偿性扩张,以填充缩小的空腔,这样就造成代偿性肺气肿,只有面积较大的代偿性肺气肿才有临床意义。由于肺结核病变多发生于两肺上部,因而代偿性肺气肿常发生在两肺下部。有时因一侧肺脏高度收缩而造成纵隔严重移位,以致对侧发生代偿性肺气肿。其他如肺切除术后也常造成邻近未切除肺的代偿性肺气肿。

另外还有 α_1-抗胰蛋白酶缺乏或减低对肺弹性胰蛋白的影响。

【病理生理】

肺气肿由于支气管黏膜增厚,肺泡破裂和肺血管损害可引起如下的病理生理变化。

1. 肺气肿时肺通气的机械性特征

(1)肺应变性(pulmonary compliance)减低。

(2)最大通气量和时间肺活量减少。

(3)残气量和功能残气量增加:这种容量的增加,说明肺脏经常处于膨胀状态。肺气肿时,肺总量也往往增加,但残气量增加的幅度更大,所以残气量占肺总量的百分比亦增大,正常时为25%～30%,肺气肿严重者可达60%～70%。

2. 肺内气体分布情况

肺气肿时既然残气量增加,又有通气障碍,加之肺脏各部分弹性又不一致,所以进入肺内的气体就不会均匀地分布于肺泡。这种情况可借病人呼气中氮浓度的测定而推知。肺内气体分布不均匀是肺气肿时肺功能改变的重要指标之一。

【诊断与鉴别诊断】

1. 临床表现

肺气肿的固有症状是呼吸困难,呼吸困难的程度随着肺气肿的严重程度而有所不同。局限性肺气肿病人可无症状,即所谓亚临床肺气肿,因为肺气肿最主要的原因是慢性支气管炎,所以后者的症状,即咳嗽、咳痰也常与肺气肿并存。如果支气管炎频繁发作,还可诱发喘息、发热等症状。

肺结核并发肺气肿时症状常不很突出,因肺气肿症状常被原有肺结核症状,如低热、疲乏、盗汗、咳嗽、咳痰等所掩盖。早期肺气肿可以没有任何症状,只有当肺气肿所造成的通气及换气功能障碍发展至一定的严重程度时,才会出现气短、咳嗽及发绀等症状。

2. 体征

肺结核并发肺气肿的体征,可因肺结核或肺气肿的程度轻重、病变范围及部位不同而异。由于肺结核病变牵拉和胸膜增厚,可见局部胸廓塌陷,其他部位因肺气肿而稍膨隆,呼吸运动减弱,语颤减弱。叩诊结核病变区呈浊音,气肿区呈鼓音,肺胸浊音界下降,心浊音界缩小或不清。如合并支气管扩张或继发感染时,局部可听到干、湿啰音。心率增快,心音轻远,肺动脉第二音亢进。并发肺心病、心力衰竭时,出现颈静脉怒张,肝肿大和下肢浮肿。

3. 诊断要点

肺气肿时,除体格检查有以上各种表现有助于诊断外,询问病史时应注意以下几点:

(1)询问患者既往有无慢性支气管炎、支气管哮喘、支气管扩张、尘肺、肺结核、肺化脓症及肺纤维性变等容易造成阻塞性肺气肿的既往病史。肺结核并发肺气肿者重点追问结核病史。

(2)在个人史中应询问病人是否有尘肺(如硅肺、煤肺、石棉肺等),接触化学或刺激性气体,以致造成肺气肿的职业史。

(3)详细询问病人,是否有气短、呼吸困难、咳嗽及咳痰等症状,各症状的出现时间、性质及程度等。

(4)注意询问患者有无发绀、心悸、严重呼吸困难、水肿等肺源性心脏病的症状。

4. X线检查

肺结核并发肺气肿病人除肺结核病变或空洞的X线表现外,肺气肿本身的表现如下:

(1)局限性阻塞性肺气肿:部分肺野透明度增高,肺纹理稀疏,有时在肺边缘部分可见圆形或椭圆形壁很薄的肺大泡。少数病人若干相邻肺大泡破裂成为巨型大泡,颇似局限性自发性气胸,应注意鉴别。

(2)弥漫性阻塞性肺气肿:轻度肺气肿病人X线征象常不显著。重度病人常可见肋骨呈水平位,肋间隙增宽,胸廓前后径增加,横膈降低而平坦,肋膈角变钝,胸廓及横膈呼吸幅度减退,肺野透明度增高,肺门影像增深,肺纹理增强,肺中带纹理变细而缩短。心影常呈垂直狭长,侧位片显示胸骨后透明间隙增宽,严重者心影前缘离开胸骨。

此外,断层胸片、X线密度计测量及CT检查有助于肺气肿、尤其是局限性肺气肿的诊断。

5. 肺功能检查

常规肺功能检查中无一项对肺气肿是特异的,因此必须结合各项检查结果加以分析判断。

【治疗】

肺气肿在不同的发展阶段,有不同的病理特点。因此,治疗方法须按功能障碍发展的不同阶段而异。主要为消除炎症、缓解支气管的痉挛、加强患者的呼吸机能。主要的治疗方法可分为三个部分。

1. 仅有通气障碍而无代偿不全者

(1)消除病因及炎症:应彻底戒烟,隔绝粉尘或化学气体的吸入,以解除呼吸道的刺激。尽快治疗支气管和肺部慢性疾病。肺结核并发肺气肿的关键在早期发现,并进行及时合理的治疗,尽量防止肺气肿进一步恶化。

(2)止咳及促进痰液的排出:咳嗽较多且较剧烈的患者,应设法减少咳嗽,免使肺泡内压力长期过分增高。

(3)控制肺部感染:因肺部感染常能加重肺气肿,降低肺功能,甚至发生呼吸衰竭和心力衰竭,故应积极控制肺部感染。可根据痰的细菌培养和药物敏感试验,选用有效抗生素控制感染。

(4)解除支气管痉挛,减低气道阻力:氨茶碱、肾上腺素或异丙基肾上腺素为常用的药物。

(5)加强患者的呼吸生理功能:对代偿机能尚佳的患者进行医疗体育治疗,内容主要为呼吸体操,同时辅以气功(以内养功为主,强调腹式呼吸)。目的在于增强膈肌活动度,减低呼吸次数,加强肺泡有效通气量,使肺功能得到一定改善。

(6)加强锻炼,增强体质:肺气肿病人要注意坚持适当的体育锻炼,如广播操、太极拳、散步等。可用冷水洗脸洗鼻,进行耐寒锻炼,可由夏天开始,以后长年坚持。

2. 外科治疗

肺结核并发肺气肿,结核病变较局限并有孤立性大泡者,可施行手术切除,以解除它的压迫,从而改善呼吸困难。同时,肺活量和最大通气量也有所改进。

肺减容手术(LVRS)对一些有选择性的晚期肺气肿患者能明显改善生活质量,提高各项肺功能检测指标,减少氧耗量。手术的并发症和死亡率也是比较低的。

3. 中医中药

采用益肺、健脾、补肾等中药治疗,扶正固本。

【预防】

预防本病应采取两方面措施。

1. 防止肺气肿的发生

必须防止并积极治疗慢性支气管炎和其他慢性肺疾患,戒烟是预防肺气肿的有效措施。

2. 防止肺气肿的发展

如防止急性呼吸衰竭,增强膈肌运动,及时处理缺氧等。近年在弹性酶及其抑制因子失平衡理论的基础上,对预防肺气肿的研究取得了一些进展。

(四)自发性气胸

【概述】

肺组织及其脏层胸膜病变,在无外界因素作用情况下,自发性破向胸膜腔,空气通过支气管、肺进入胸腔,造成胸腔积气,肺组织萎陷,引起不同程度的呼吸功能减损和循环功能障碍以及相应的病理生理改变,称自发性气胸。

【诊断与鉴别诊断】

1. 症状

气胸病人的症状取决于气胸的类型、肺组织压缩的速度以及基础疾病导致肺功能受损程度的不同,差异很大,轻者可无症状,重者可因呼吸循环衰竭而死亡。

起病常急骤,突发胸痛(57%),呈针刺或刀割样锐痛,继而呼吸困难(62%),可表现为心前区疼痛,有向颈部放射或压迫感,易误诊为心肌梗死,亦可向腹部放射,误诊为胃穿孔等疾病。

胸痛常与呼吸困难相继出现或同时发生,青年患者原肺部无明显病变,肺功能良好,肺萎陷缓慢者,可有轻微呼吸困难,有的即使肺萎陷面积较大,亦可无明显呼吸困难。但老年患者,原有慢性阻塞性疾病,肺功能已有减损,尤其是肺结核患者,即使压缩面积很小,也能引起明显呼吸困难、呼吸频速、缺氧等,应予注意。

矽肺并发气胸患者常以呼吸困难、缺氧(发绀)为主要表现,咳嗽是气胸病人常见症状,尤其是急性粟粒型肺结核并发气胸患者,90%以上均有此症状。少数病人伴少量咯血。

张力性气胸患者,呼吸困难明显,出现紫绀,病人常有恐惧、烦躁、心悸、大汗淋漓、四肢厥冷、血压下降、意识障碍等休克症状,抢救不及时可危及生命。

自发性气胸与原发病症状往往交织在一起。

2. 体征

依基础疾病及积气量和积液量多少而异。少量积气时仅在积气部位呼吸音减低不易发现。积气量大可有典型的胸腔积气体征，患侧胸廓饱满，呼吸运动减弱，肋间隙增宽，语颤低弱，叩诊呈鼓音，呼吸音减弱或消失。体格检查要双侧对比、上下对比进行，有利于阳性特征的发现。大量积气可有气管和纵隔向健侧移位，如气胸在左侧尚可有心浊音界、叩诊不清或消失，心音减弱或消失，语颤低弱。在右侧可发现肝浊音界下移。左侧少量积气，可闻及与心跳一致的劈啪声（Hamman综合征）。合并胸腔积液时摇动胸部可闻及振水音。皮下气肿时有握雪感及捻发音。

3. X线检查

X线检查为确诊手段，情况允许均应做X线多轴透视及X线胸片（呼气位）检查。可见积气部位肺纹理消失，透光度增强，肺萎陷，萎陷的肺组织与气腔交界处可见气胸线即萎陷的肺边缘呈毛线状阴影，大量积气可见纵隔移向健侧，健侧肺纹理增粗。如有积液可见液平面，如有胸膜粘连，可见条索阴影或多房性气腔影。左侧心影旁见透亮带时应考虑纵隔气肿。

肺压缩程度的判定目前多采用百分比法判定，以肺门中心为起点向第二前肋（上）、平行（中）、肋膈角（下）各画一条线，测出胸廓（内缘）与气胸线交点的位置，再测出此点到胸廓（内缘）的距离占全线长的百分数，即为肺压缩的百分数。

【治疗】

自发性气胸若未及时处理往往会影响日常生活和工作，尤其是持续性或复发性气胸患者治疗不及时或不恰当，常损害肺功能甚至威胁生命。

1. 对症治疗

应绝对卧床休息，给予吸氧，镇痛、止咳，伴发感染时给予抗生素治疗。研究证实高浓度吸氧有助于肺复张，其效果高于低浓度吸氧，但要注意防止氧中毒的发生，避免持续吸入高浓度氧。

2. 胸腔减压

适用于呼吸困难明显、肺压缩程度较重的患者，尤其是张力性气胸。

(1) 闭合性气胸，肺压缩小于20%者，保守治疗即可自行吸收，肺压缩大于20%症状明显者应予以胸腔穿刺抽气1次/(1～2)d，每次600～800ml为宜。

(2) 开放性气胸，应用胸腔闭式引流排气，肺仍不能复张者，可加用负压持续吸引。

(3) 张力性气胸，病情较危急须尽快排气减压，同时准备立即行胸腔闭式引流或负压持续吸引。

3. 手术治疗

对内科积极治疗肺仍不能复张者，需考虑手术治疗。目前运用较多的是胸膜粘连术。

第七章

肺间质性疾病并发症

一、肺间质性疾病

【概述】

弥散性肺间质疾病（diffuse intersticial lung disease）是一组不同类型的非特异性的，侵犯肺泡壁及肺泡周围组织的疾病，有百余种，大多数病因不明，发病机制不清，发病隐袭，呈慢性过程，偶可见急性发病。

【病因】

本组疾病的病变主要发生于肺间质，不仅限于肺泡壁，还包含肺泡上皮细胞、肺泡毛细血管内皮细胞，亦波及细支气管。其主要病理改变为肺间质纤维化，使肺顺应性降低，肺容量减少，呈限制性通气和弥散功能障碍。还因细支气管的炎变，以及肺小血管的闭塞，引起通气与血流比例失调所致的换气功能障碍性缺氧，患者出现慢性进行性呼吸困难，最终发生呼吸衰竭。

肺实质是指各级支气管和肺泡结构，病理变化主要在肺泡和支气管内，如炎症、肺水肿等。肺间质是疏松结缔组织，位于气道与血管的外围，包绕静脉和淋巴管，并位于毛细血管与肺泡上皮之间。

根据其病因是否明确主要分以下几类：

1. 原因不明者

特发性肺间质纤维化、脱屑性间质性肺炎、慢性粒细胞性肺炎、组织细胞增多症X、肺泡蛋白沉着症、结节病等。

2. 原因明确者

①药物诱发；②吸入有机尘埃；③吸入有害气体；④感染性；⑤放射性损害。

3. 全身系统性疾病

(1)结缔组织疾病；

(2)其他：如类肉瘤病、嗜酸性肉芽肿、多发性神经纤维瘤、肺-肾出血综合征等。

【诊断与鉴别诊断】

1. 临床表现

(1)症状：进行性加重的呼吸困难是其最突出的症状。活动后加重，呼吸频率和心率加快可出现在疾病早期。大多数病人同时有不同程度的咳嗽，以干咳为主，常呈刺激性，晚期加重，可因劳累或深吸气诱发。有时咯少量白黏痰，如伴继发感染时痰量加多并变黄色。很少咯血，偶尔痰中带血或小量咯血，不会大出血。部分患者有胸痛、盗汗、食欲减退、体重减轻、消瘦、无力等。易发生反复出现的自发性气胸。绝大多数病程持续发展，最终死于呼吸衰竭。极个别可自动缓解或长期稳定不变。

(2) 体征：慢性型杵状指、趾的出现较早，约占40%～80%。晚期出现发绀，体检两肺对称性缩小，胸廓扁平，膈肌上抬，如原患肺气肿则此征不明显。多数患者于中下肺部听到细捻发音，少数为粗捻发音。有时肺部病变虽严重而呼吸音正常。

2. 实验室检查

虽间质性肺病的诊断技术近十年来有长足的进步，仍应结合临床病史等作综合性的各项诊断检查。

(1) 胸部影像学检查：早期肺泡炎在X线胸片为磨玻璃样阴影，但常易被忽略。病变进一步发展，呈现广泛散在斑点、结节状阴影，有的为网状和网状结节状阴影，严重者出现蜂窝肺。近年来高分辨率和放大CT影像，对于早期的肺纤维化以及蜂窝肺的诊断很有价值。

(2) 呼吸功能检查：间质性肺疾患常为限制性通气功能障碍，如肺活量和肺总量减少，残气量随病情进展而减低。第1秒用力呼气量与用力肺活量之比值升高，流量容积曲线呈限制性描图，说明无气道阻塞。间质纤维组织增生，弥散距离增加，弥散功能降低，肺顺应性差，中晚期出现通气与血流比例失调，因而出现低氧血症，并引起通气代偿性增加所致的低碳酸血症。多数学者证实间质性肺病在X线影像未出现异常之前，即弥散功能降低和运动负荷时发生低氧血症。肺功能检查对评价呼吸功能损害的性质和程度，以及治疗效果有帮助。

(3) 血液检查：许多患者血沉增快、血清免疫球蛋白增高，与肺纤维化病变无密切关联。对血清免疫复合体的检查，如血清血管紧张素转化酶的检查对某些疾病诊断可提供参考。

(4) 支气管肺泡灌洗：一般应用纤支镜对右肺中叶或左肺舌叶进行生理盐水局部灌洗，收集下呼吸道及肺泡表面液层及内含效应细胞、释放递质或其他与肺泡炎有关物质，可对局部炎症和免疫情况做出判断，为诊断、鉴别诊断和治疗提供有价值的参考资料。间质性肺病患者的效应细胞总数可达正常的2～3倍，细胞类型的比例亦根据病种不同而异，如结节病时T淋巴细胞增加；特发性肺纤维化则中性粒细胞占多数。液性成分变化对研究局部炎症发生机理及致纤维化有一定意义。

(5) 肺活检：近年来采用经纤支镜肺活检法摘取肺组织标本进行病理检查，可获得诊断。不能确诊时，可作局部性开胸，在直视下有选择地摘取较大的肺组织，对病理诊断更有帮助。如有淋巴结或其他脏器受累，亦可进行淋巴结活检，以验证肺活检的诊断或提供病因诊断。

(6) 放射性核素扫描：用 ^{67}Ga 核素技术检查。^{67}Ga 聚集于慢性炎性组织，其敏感性可达90%，但特异性较低。本方法系无创伤性，结合其他检查，如肺活检和支气管肺泡灌洗，对肺泡炎的发现及疗效考核有一定价值。

3. 诊断要点

(1) 根据进行性加重的呼吸困难、咳嗽为主的症状，杵状指和两肺特征性啰音的体征，以及肺部有弥漫性肺间质病变阴影、限制性通气功能障碍、弥散功能下降，结合支气管肺泡灌洗、^{67}Ga 核素扫描等资料，在除外继发性因素后即可诊断。

（2）最可靠的诊断方法为经纤维支气管镜肺活检获组织学证实，如为阴性可反复重复3次，仍难确诊者可做局限性开胸肺活检。

【治疗和预防】

肺间质疾病是一种持续发展的疾病，治疗原则主要在于积极控制肺泡炎并使之逆转，进而防止发展为不可逆的肺纤维化，但迄今尚无特效疗法。

1. 传统的激素与免疫抑制剂治疗

肺间质纤维化传统的治疗包括肾上腺糖皮质激素（简称激素）治疗、免疫抑制剂和抗纤维化制剂单独或与激素联合治疗。

（1）激素治疗：目前的资料显示有10%~30%激素治疗的肺间质纤维化病人病情得到改善，仅有少数病人治愈。激素治疗对其他肺间质疾病，如DIP、NSIP、RBILD、LIP、BOOP等疗效较好，对AIP反应差。激素治疗可参照ATS和ERS推荐的治疗方案。治疗应该个体化，以治疗反应和病人对治疗的耐受性为基础，只有在病情进一步改善或稳定的情况下才考虑继续治疗。有人用大剂量甲泼尼龙冲击治疗，但与口服激素比，还未证实有好的疗效。

（2）免疫抑制剂治疗：免疫抑制剂适用于对激素治疗无反应者、激素治疗有严重副作用者和高危并发症病人（如年龄高于70岁、控制不良的糖尿病或高血压、骨质疏松或消化性溃疡）。有15%~50%的IPF对免疫抑制剂有良好反应。

常用的免疫抑制剂有硫唑嘌呤和环磷酰胺。其用法可参照ATS和ERS推荐的治疗方案。大剂量环磷酰胺冲击用于治疗难治性肺间质纤维化，结果不能令人满意，环磷酰胺冲击治疗反应不佳的原因可能与开始治疗时已在病程的末期有关。毒性作用仍是常规用免疫抑制剂治疗肺间质纤维化的障碍。其他免疫抑制剂有环孢霉素、甲氨蝶呤和苯丁酸氮芥等，因毒性作用大，而且治疗肺间质纤维化缺乏依据，目前不推用这些免疫抑制剂治疗肺间质纤维化。

2. 抗纤维化药物治疗

目前，包括激素治疗在内的治疗措施对肺间质纤维化疗效甚微，国内外的研究热点是寻找新的抗纤维化药物，并尽可能在疾病的早期进行干预治疗。下列药物过去或现在正用于治疗其他疾病，但发现有抗纤维化的新用途，在体外试验或动物实验中发现有抗肺纤维化作用，目前正在用于临床观察，小规模用于治疗肺纤维化。

（1）秋水仙碱和D_2青霉胺：在体外实验和动物实验中，秋水仙碱能够抑制胶原合成，抑制结节病或肺间质纤维化病人AM来源的生长因子和纤维连接素。秋水仙碱的疗效有可能与激素相似，副作用却比激素少得多。对激素耐药的肺间质纤维化病人，秋水仙碱可作为一线药物治疗，单独应用或与免疫抑制剂合用。偶有报道D_2青霉胺治疗肺间质纤维化的肺纤维化有效，但缺乏对照研究。

（2）血管紧张素转化酶抑制剂（ACEI）：ACEI（如卡托普利）在大鼠模型中能够抑制成纤维细胞的增殖，减轻肺纤维化。由于这类药物已经在治疗其他疾病中广泛应用，而且可以口服，因此非常有必要评价其在肺纤维化中的治疗作用。

（3）大环内酯类抗生素：以红霉素为代表的大环内酯类抗生素具有抗感染作用和免疫调节作用。用红霉素治疗博莱霉素致肺纤维化模型，发现红霉素抑制了AM的$NF2\kappa B$活性，抑制了肺组织$IL21\beta$和$TGF2\beta mRNA$表达，减轻了肺泡炎和纤维化。红霉素对肺纤维化病人的治疗作用有待于进一步评价。

（4）抗氧化剂：牛磺酸、烟酸和N_2乙酰半胱氨酸等抗氧化剂在肺纤维化动物模型和IPF的试验治疗中,都有抗纤维化作用。

(5)其他药物:甲苯吡啶酮是一种抗纤维化制剂,能够改善博莱霉素诱导的鼠肺纤维化,抑制 TGF2β 刺激的胶原合成,抑制 PDGF 的促有丝分裂效应,在一项 IPF 治疗的期临床研究中取得了令人鼓舞的治疗效果。松弛肽能够抑制 TGF2β 诱导的人成纤维细胞胶原和纤维连接蛋白生成,增加金属蛋白酶 21 的表达,减少金属蛋白酶组织抑制剂的产生,有抗纤维化作用。

3. 细胞因子治疗

近年来,随着分子生物学技术的发展,通过多种途径可以抑制细胞因子的活性,使通过干预细胞因子的作用治疗肺纤维化成为可能,如细胞因子抗体、细胞因子拮抗剂、受体抗体、可溶性受体及补充抗纤维化细胞因子等。细胞因子治疗包括 TGF2β 的单克隆抗体治疗、IL21 受体拮抗剂治疗、干扰素(IFN)治疗、角化生长因子(KGF)治疗、人可溶性 TNF 受体融合蛋白及 IL210 治疗,其中 IFN 是广受注意的治疗选择,目前已试用于临床治疗。

4. 基因治疗

基因治疗是指运用 DNA 重组技术设法修复或调节细胞中有缺陷的基因,使细胞恢复正常功能,以达到治疗疾病的目的。目前,利用反义寡核苷酸进行基因封闭已试用于肺纤维化治疗。在肺纤维化动物模型中,利用反义寡核苷酸封闭 TNF2α、TGF2β 等细胞因子高表达,抑制了肺纤维化。

5. 对症治疗

如出现继发感染时应根据细菌类型选择抗生素;低氧血症可给予低流量氧吸入。

6. 中医治疗

弥漫性肺间质纤维化从肺泡炎演变为蜂窝肺及肺纤维化的各期病理变化可以相互重叠,因此不论确诊时为早期还是晚期,都应立即进行治疗,使新出现的肺泡炎吸收好转,部分纤维化亦可得以改善并可阻止其发展。早期应用皮质激素治疗是降低病死率的有效方法。而在治疗过程中应用中医润燥养阴、活血化瘀、软坚消痰、培补脾肾等治疗原则,亦有不可低估的防治作用。

7. 肺移植手术治疗

间质性肺疾病中特发性肺纤维化的治疗效果差,被称为致命性疾病,可采用肺移植手术治疗。一般做单侧肺移植。

二、常见并发症

(一)肺部感染

【概述】

肺间质性疾病常合并肺部感染而导致呼吸衰竭,肺部感染的发生与皮质激素或细胞毒药物的应用相关。患者也常合并肺气肿、细支气管扩张。

【诊断】

1. 临床特点

(1)一般症状:起病急骤或迟缓。骤发的有发热、呕吐、嗜睡、食欲减低等症状。发病前可先有轻度的上呼吸道感染数日。早期体温多在38~39℃,亦可高达40℃左右,大多为弛张热或规则发热。

(2)呼吸系统的症状及体征:咳嗽咳痰,呼吸增快,严重者可出现呼吸困难,可达40次/min。出现鼻翼扇动、三凹征、口周、四肢、指甲发绀。

(3)肺部体征:早期常不明显,或仅有呼吸音变粗或稍减低。随病程进展,可闻及湿啰音,有轻微的叩诊浊音。数天后,可闻细湿啰音或捻发音。病灶融合扩大时,可听到管状呼吸音,并伴有叩诊浊音。如果发现一侧肺有叩诊实音或呼吸音消失,则应考虑有胸腔积液或脓胸。

2. 辅助检查

(1)血常规:细菌性肺炎白细胞总数大多增高,以中性粒细胞升高为主。但在重症金黄色葡萄球菌、病毒性肺炎或革兰阴性杆菌肺炎,白细胞可不高或降低。

(2)细菌检查:咽培养结果一般不能反映下呼吸道病情。痰培养,尤其是支气管镜取分泌物作培养较为可靠,但也可能污染。细菌性肺炎菌血症只是一过性的,加之国内严重存在滥用抗生素的情况和培养方法上存在一些问题,血培养最多只有10%的阳性结果。抗体检测只是回顾性的,且有个体差异。血抗原阳性虽然不能肯定地说病原菌成分一定来自肺部,但毕竟表示体内有相应细菌感染。

(3)其他病原学检查:病毒学检查以病毒分离最为可靠、重复性好、特异性强,但需时间长、操作繁琐,需一定技术和设备条件。血清学检查特异性抗体有诊断意义。RSV感染可采用中和试验和酶联吸附试验;腺病毒感染一般采用补体结合试验、中和试验、免疫荧光技术和ELISA等方法诊断,目前较多采用微量血凝抑制试验、操作较为简单;流感病毒感染采用血凝抑制试验,鼻病毒和冠状病毒感染时可用中和试验。凡恢复期血清抗体比急性期高4倍或4倍以上有诊断价值。病毒的特异性快速诊断方法目前应用较多的是免疫荧光技术、电子显微镜技术和免疫酶技术。支原体病学诊断中冷凝集试验是非特异性的,只可作为参考;特异性诊断方法为支原体培养和血清抗体测定和PCR检测。

(4)血气分析+电解质:对重症肺炎有呼吸衰竭者,可以依此了解缺氧与否和严重程度、电解质与酸碱失衡的类型和程度,有助于诊断治疗和判断预后。

(5)胸部X线显示肺段或肺叶实变,或呈小叶间浸润。

【鉴别诊断】

需与其他病原体,如伤寒、布氏菌病和某些病毒感染所致发热及某些疾病,如感染性心内膜炎、疟疾等相鉴别。可多次采血,进行分离培养或进行血液中原虫滴度的直接检查,抗体滴度的升高可诊断很多传染病。另外需与其他引起咳嗽、咳痰的疾病相鉴别。

【治疗】

1. 一般治疗

(1)呼吸道隔离,护理:保持室内空气新鲜,供给易消化、营养丰富的食物及足够的液体。保持口腔卫生及呼吸道通畅,经常给患者翻身、拍背、变换体位,促进分泌物排出、必要时可适当吸痰,清除黏稠分泌物。

(2)氧疗:对于病情严重有缺氧表现者,或气道梗阻现象严重者,应及时给予氧疗。目的在于提高动脉血氧分压,改善因低氧血症造成的组织缺氧。给氧方法与一般肺炎相同。

2. 对症处理

(1)祛痰:目的在于使痰液变稀薄,易于排出,否则易增加细菌感染机会。除加强拍背翻身、雾化吸痰外,可选用祛痰剂。适当给予镇静剂,酌情给予小剂量可待因镇咳,但次数及量不宜过多。

(2)平喘:对喘憋严重者,可选用支气管扩张剂,如氨茶碱。

3. 抗生素的应用

根据痰培养病原学或经验性选择抗生素。

【预防】

(1) 避免物理化学刺激以及与过敏源的接触。
(2) 避免着凉，防止过度疲劳。
(3) 进行适当的体育锻炼，增加抵抗力。
(4) 早期就诊，以免病情加重。

（二）心血管系统并发症

【概述】

因慢性缺氧、进行性肺动脉高压合并右心室肥厚和肺源性心脏病。左心室衰竭也常见，常与缺血性心脏疾病有关。

【诊断】

本病进展较缓慢，临床上除原有间质性肺病的症状和体征外，主要是逐渐出现的心肺功能不全征象。按其功能的代偿期与失代偿期分述。

1. 心肺功能代偿期（包括缓解期）

此期主要是慢阻肺的临床表现。慢性咳嗽、咳痰、气促，活动后心悸、呼吸困难、乏力和劳动能力下降。查体可有明显肺气肿体征，听诊多有呼吸音减弱，偶可闻及干、湿啰音，下肢浮肿，下午明显，次晨消失。心浊音界不易叩出。心音遥远，肺动脉瓣区可有第二心音亢进，提示有肺动脉高压。三尖瓣区可有收缩期杂音或剑突下心脏搏动，提示有右心肥厚扩大。部分病例因肺气肿使胸膜腔内压升高，可见颈静脉充盈。又因为膈下降，使肝上界及下缘明显下移，此时应与右心衰竭的肝淤血征相鉴别。

2. 心肺功能失代偿期（包括急性加重期）

主要表现以呼吸衰竭为主，伴有或无心力衰竭。以右心衰竭为主，也可出现心律失常。当伴有左心衰时，患者常常突然发作呼吸困难，咳嗽，咯白色或粉红色泡沫痰，口唇及肢端发绀，大汗、烦躁不安、心悸、乏力等。体征包括双肺广泛水泡音和(或)哮鸣音，心率增快，心尖区奔马律及收缩期杂音，心界向左扩大，可有心律失常和交替脉。

【鉴别诊断】

(1) 其他原因所致右心功能不全
① 右室心肌损害：大面积右室梗死，都有心血管基础疾病。
② 右室后负荷增高：大片肺梗死，有相关肺部基础疾病。
③ 右室前负荷增高：如大量快速静脉输血、输液等。
(2) 其他原因所致左心功能不全。
(3) 冠心病：肺心病与冠心病均多见于老年人，且两病常有共存。冠心病有典型的心绞痛、心肌梗死病史或心电图表现，若有左心衰竭的发作史，高血压病、高脂血症、糖尿病史等更有助于鉴别。体检、X线及心电图检查呈左心室肥厚为主的征象，可鉴别。肺心病合并冠心病时鉴别较困难，应详细询问病史，体格检查和行有关心、肺功能的检查以鉴别。

【治疗】

(1) 按心功能不全给予一般处理和护理。
(2) 应用强心药物。一般可静脉注入毛花甙丙 0.4mg，必要时 4~6 小时重复 0.2~0.4mg。心率未超过 110 次/min 时，可静脉滴入异丙基肾上腺素。
(3) 因心脏负荷重引起的心功能不全、中心静脉压升高者，应使用利尿剂，若同时伴有周围血管阻力增高者可使用血管扩张剂。

【预防】

积极治疗原发病,提高自身体抗力,预防感冒、适量活动、清淡少盐饮食。戒烟、戒酒,保持心态平衡,保证充足的睡眠。早期发现,一旦发现有心功能不全表现,立即予以处理。

(三)肺栓塞

【概述】

间质性肺疾病病程中临床表现的恶化有时与肺栓塞有关,突然出现的呼吸困难、不能解释的动脉血气恶化,如不能用肺部感染解释,应考虑肺栓塞,必要时应做肺通气-灌注扫描或肺动脉造影。

【诊断】

1. 临床表现

肺栓塞的临床表现可从无症状到突然死亡。常见的症状为呼吸困难和胸痛,发生率均达 80% 以上。胸膜性疼痛为邻近的胸膜纤维素炎症所致,突发者常提示肺梗死。膈胸膜受累可向肩或腹部放射,如有胸骨后疼痛,颇似心肌梗死。慢性肺梗塞可有咯血,多在梗死后 24 小时内发生。其他症状还有焦虑,可能与疼痛或低氧血症有关。晕厥常也是肺梗塞的常见症状之一。

2. 体征

约 40% 患者可有低至中等度发热,少数患者早期有高热。70% 患者有呼吸频率增快、发绀、肺部湿啰音或哮鸣音,肺血管杂音,胸膜摩擦音以及胸腔积液体征。循环系统主要是急慢性肺动脉高压和右心功能不全的表现,如心动过速、P2 亢进、休克以及肝脏增大,肝颈静脉反流征和下肢浮肿。

3. 实验室检查

肺栓塞尚无敏感特异性实验室指标。白细胞增多,血沉增快,D-Dimer 升高。血气提示低氧血症。心电图随着栓塞肺动脉管径的大小和累及范围不同而不同。轻者无异常,多数患者出现窦性心动过速、肺性 P 波、重者出现肺心病相应表现。部分患者可出现不完全性右束支传导阻滞。常规胸片常不能确定诊断,大约 10% 肺栓塞的患者有阳性表现,但缺乏特异性。经食管超声心动图对大面积梗塞病例有 92% 的敏感性和接近 100% 特异性,但有 1/3 的肺栓塞患者表现为正常,另外表现异常为右心室扩大,肺动脉高压、室间隔向左心室移位。

4. 肺动脉造影

它是肺栓塞诊断的"金标准",也是诊断的唯一可靠方法。栓塞发生 72 小时内,肺动脉造影对诊断有极高的敏感性,特异性和准确性。常见征象有肺动脉及其分支充盈缺损,肺动脉截断,肺野无血流灌注,栓塞区出现"剪枝征",肺动脉分支充盈和排空延迟等。但对老年人,特别是危重病人有一定的危险性,一般不提倡该项检查。

【鉴别诊断】

肺栓塞的临床类型不一,需与其鉴别的疾病也不相同。以肺部表现为主的常被误诊为其他肺部疾病,以肺动脉高压和心脏病为主的需与其他心脏病相鉴别。

1. 肺静脉闭塞性疾病

本病大多数在 20 岁以前发病,临床表现为肺水肿表现,并伴有低氧血症、红细胞增多、肺动脉高压、肺心病和右心衰竭等表现。胸部 X 线可见 Kerley B 线征,有中心肺动脉扩张和右心肥大。肺血管造影显示肺动脉及分支正常,而静脉填充延迟。

2. 气胸

病人突感一侧胸痛,呼吸困难,体格检查可发现患侧呼吸音降低或消失。胸片显示气管向健侧移位,胸部有积气体征,并可显示肺受压程度,肺内病变情况以及有无胸膜粘连、胸腔积液及纵隔移位等。

3. 急性心肌梗死

急性心肌梗死多发生于中年以上患者,既往多有心血管基础疾病。临床表现为持久的胸骨后剧烈疼痛,急性循环功能障碍,心律失常,严重者可出现心力衰竭,多无呼吸系统症状,可伴有发热,白细胞计数和血清心肌酶谱升高,心电图心梗改变。

4. 主动脉夹层

患者多有高血压病史,疼痛部位广泛,与呼吸无关,发绀不明显,超声心电图可鉴别。

【治疗和预防】

一旦确诊,应积极治疗。治疗目的在于使患者渡过危机期,缓解栓塞引起的心肺功能紊乱和防止再发;改善血栓前状态或高凝状态,防止血栓扩大及新血栓形成。溶解血栓,重建血流通道,尽可能恢复相关组织、器官供血及功能。

1. 急救措施

发病前2天最危险,应连续监测生命体征,镇静、止痛,积极治疗基础疾病,缓解迷走神经张力过高引起的血管痉挛,可静脉注射阿托品。抗休克,改善呼吸等。

2. 溶栓抗凝治疗

越早越好,溶栓时间限在14天以内,予以尿激酶。抗凝多运用肝素,通常运用5~7天。

3. 对症治疗

包括止痛、纠正器官功能衰竭等。

4. 手术治疗

肺动脉血栓摘除术、导管破碎肺栓塞。

(四)恶性疾病

【概述】

晚期特发性肺间质纤维化患者中,肺泡细胞癌、燕麦细胞癌、肺腺癌的发生率较高。

【诊断】

肺癌的早期诊断包括两方面的重要因素。其一是患者对肺癌的防治知识应得到普及,对任何可疑的肺症状及时进一步检查;其二是医务人员对肺癌的早期征象提高警惕,避免漏诊、误诊。

对肺癌有高危因素的人群宜定期或有征象时进行防癌或排除癌肿的有关检查。特别对40岁以上长期重度吸烟(吸烟指数多于400支/年)有下列情况者作为可疑肺癌进行有关排癌检查:无明显诱因的刺激性咳嗽持续2~3周,治疗无效;或原有慢性呼吸道疾病、咳嗽性质改变者;持续或反复在短期内痰中带血而无其他原因可解释者;反复发作的同一部位的肺炎;原因不明的肺脓肿,无中毒症状,无大量脓痰,无异物吸入史,抗感染治疗效果不明显者;原因不明的四肢关节疼痛及杵状指(趾);X线的局限性肺气肿或段、叶性肺不张,圆形病灶和单侧性肺门阴影增大者;原有肺结核病灶已稳定,而形态或性质发生改变者;无中毒症状的胸腔积液,尤以血性、进行性增加者;尚有一些上述的肺外表现的症状,若有怀疑时,需进行必要的辅助检查。

影像学是发现肺癌征象的常用而有价值的方法,细胞学和病理学检查是肺癌确诊的必要手段(详见肺癌章节)。

【鉴别诊断】

因为肺癌常与某些肺部疾病共存,或其

影像学形态表现与某些疾病相类似,故常易误诊或漏诊,必须及时进行鉴别,以利早期诊断。

1. 肺结核

(1)肺结核球:好发于年轻患者,一般无明显症状,多位于结核好发部位上叶后段和下叶背段。病灶边界清,可有包膜,内容密度高,可能含有钙化点,周围有纤维结核灶,在一般观察中多无明显改变。如有空洞形成,多为中心性空洞,洞壁规则,较薄,常需与周围型肺癌相鉴别。

(2)肺门淋巴结结核:易与中央型肺癌相混淆,应当加以区分。肺门淋巴结结核一般常见于儿童或老年人,多有发热、咳嗽、咳血、胸闷、气急等结核症状,结核真菌试验多呈强阳性。抗结核药物治疗一般有效。中央型肺癌其特殊的X线征象,可通过体层摄片、CT、MRI和纤支镜检查等加以鉴别。

(3)急性粟粒性肺结核:应与弥漫性肺泡癌相鉴别。粟粒性肺结核发病年龄多见于年轻人,有发热、咳嗽、咳血、体重下降等全身中毒症状。进行X光诊断时在X片上会发现病灶为大小一致、分布均匀、密度较淡的粟粒结节。而肺泡癌两肺多有大小不等的结节状播散病灶,边缘清晰,密度较深,进行性发展和扩散,常伴有进行性呼吸困难,胸闷气促。根据临床、实验室等资料进行综合判断可鉴别。

2. 肺炎

肺炎发病比较急,一般是先寒战、高热、全身酸痛等毒血症状,然后出现呼吸道症状,抗菌药物治疗效果很明显,病灶吸收迅速而完全。而癌性阻塞性肺炎炎症吸收较缓慢,或炎症吸收后出现块状阴影,且多为中央型肺癌表现。纤支镜检查、细胞学检查等有助于鉴别。癌性阻塞性肺炎应与肺炎相鉴别。

3. 肺脓肿

肺脓肿应与癌性空洞继发感染相鉴别。原发性肺脓肿发病比较急,中毒症状很明显,常有寒战、高热、咳嗽、咽喉肿痛、咳大量脓臭痰,周围血常规白细胞总数和中性粒细胞分类计数较高。X线诊断胸片上空洞壁薄,内有液平,周围有炎症改变。癌性空洞常先有咳嗽、咯血、身体无力等肿瘤症状,然后出现咳脓痰、发热等继发感染的症状。胸片可见癌肿块影有偏心空洞,壁厚,内壁较凹凸不平。结合纤支镜检查和痰脱落细胞检查可以鉴别。

4. 结核性渗出性胸膜炎

胸腔积液以渗出性胸膜炎最为常见,一般发生于中青年患者,以结核症状最为常见。中老年胸腔积液,尤其是血性胸液,要慎重考虑恶性病变与恶性肿瘤向胸膜或纵隔淋巴结转移,可引起胸腔积液。结核性胸膜炎常有发热、咳嗽、咽部不适等全身症状,抗结核药物效果比较明显。恶性肿瘤胸腔积液为胸液多成血性,大量,增长迅速,常有肺癌、乳腺癌转移至胸膜所致。

【治疗和预防】

对于多数早期小细胞肺癌(SCLC)和非小细胞肺癌(NSCLC)通过综合治疗可提高病人的治愈率和生活质量;对中晚期病人也有相当部分可以延长生存期和改善生活质量。目前常用的综合治疗模式有以下几种:

(1)手术后放化疗:此为较传统的方法,可根据病人的手术情况予以适当的辅助治疗。在SCLC已有肯定疗效,在NSCLC尚有争议。

(2)术前化疗:在SCLC和NSCLC均有比较肯定的疗效。通过化疗使不能手术的病人变为可手术。

(3)放化疗同时进行。

(4)放化疗与生物反应调节剂联合使用。

(5)生物基因治疗。对肿瘤负荷小的残存或复发的病人有效,最好和顺铂贯序使用。

(五)治疗的并发症

【概述】

长期大剂量的皮质激素的治疗容易导致肌病、消化性溃疡、体液/电解质异常、白内障、骨质疏松和易伴发感染。细胞毒性药物的应用易增加感染的易发性、导致骨髓抑制、诱发肝炎和出血性膀胱炎等。

【诊断】

1. 继发性感染

皮质激素对机体免疫反应的多个环节均有抑制作用,故可削弱机体的抵抗力,容易诱发病毒、细菌、真菌等感染或使体内隐性感染的病灶扩大和播散,如结核病病灶的复燃和扩散。故在使用皮质激素的过程中应密切观察病情,警惕感染发生,一旦出现感染,应立即检查感染性质,选择敏感药物进行治疗,达到迅速控制的目的,并同时减少皮质激素用量。

2. 消化道症状

皮质激素能促进胃酸分泌和胃蛋白酶的生成、抑制黏液分泌、阻碍组织修复,因而容易诱发或加剧胃及十二指肠溃疡发生,引起出血甚至穿孔。此外,少数尚可发生皮质激素性胰腺炎、脂肪肝等,故大剂量长期使用皮质激素的过程中应注意胃肠道症状的发生,及时给予预防性处理,如口服胃黏膜保护剂、抗酸或解痉剂等。

3. 心血管系统症状

由于大剂量皮质激素能促进肾小管对钠的重吸收引起水钠潴留,从而导致水肿和高血压的发生;同时还可促进钾的排泄增多,引起低钾血症,故使用皮质激素的病人应监测血钠、血钾浓度,限制钠摄入,并补充钾。皮质激素还可引起高脂血症、加速动脉粥样硬化、诱发冠心病的发生,故应限制高脂饮食,警惕冠心病的发生。

4. 类库欣综合征

长期使用糖皮质激素引起脂肪和水盐代谢紊乱,表现为向心性肥胖、满月脸、水牛背、皮肤菲薄有紫纹、痤疮多毛、浮肿、低血钾、高血压、糖尿病等,停药后可自行消退。

5. 神经精神症状

小剂量皮质激素可引起欣快感,而大剂量则出现兴奋、烦躁不安、多语、失眠、注意力不集中和易激动等精神症状,少数尚可出现幻觉、幻想谵妄、昏睡等症状,甚至有企图自杀者,故应特别注意。如出现前述症状,除尽量减少用药量外,还可使用镇静剂。

6. 骨关节并发症

皮质激素能促进骨基质蛋白分解、增加钙磷的排泄和吸收障碍、抑制成骨细胞活力,使骨基质形成障碍,造成骨质疏松。故在用药期间应给予高蛋白饮食、补充钙磷、并可使用同化激素进行预防。皮质激素还可引起高脂血症,使脂质沉积于骨血管的血管壁上,造成管腔狭窄、脂肪栓塞、常导致股骨头无菌性坏死。

7. 皮质激素诱发眼病

长期口服皮质激素可诱发白内障、青光眼、眼球突出、眼睑水肿、眼结膜充血水肿和眼球运动障碍等。如出现上述症状应立即减量及对症处理。

长期服用细胞毒性药物易增加感染的易发性、导致骨髓抑制、诱发肝炎和出血性膀胱炎等。

【治疗和预防】

出现上述症状应予以立即减量及对症处理。

第八章

肺部肿瘤并发症

第一节 原发性气管肿瘤并发症

一、原发性气管肿瘤

【概述】

原发性气管肿瘤较之支气管、肺肿瘤和喉部肿瘤均远为少见。原发性气管肿瘤种类甚多,恶性居多数,最常见的是鳞状上皮细胞癌,次之为囊性腺样癌,此外尚有少见的类癌、黏液上皮样癌、癌肉瘤、软骨肉瘤等。原发性气管良性肿瘤则有错构瘤、乳头状瘤、平滑肌瘤、软骨瘤、纤维瘤、血管瘤等。喉、支气管、肺、甲状腺、食管、纵隔等处原发恶性肿瘤亦可侵入气管形成继发性气管肿瘤。

原发性气管恶性肿瘤大多生长于软骨环与膜部交界处。鳞状上皮细胞癌可呈现为突入气管腔的肿块或溃破形成溃疡,有时癌变可浸润长段气管。晚期病例常有纵隔淋巴结转移或扩散入肺组织,并可直接侵犯食管、喉返神经和喉部。囊性腺样癌一般生长较为缓慢,较晚发生转移,有时呈现长段黏膜下浸润或向纵隔内生长。有的肿瘤呈哑铃状,小部分突入气管腔,大部分位于纵隔内,晚期病例可侵入纵隔和支气管。

原发性气管良性肿瘤种类多,形态不一。在多数肿瘤生长缓慢。表面光滑,黏膜完整,常有瘤蒂,不发生转移。但如切除不彻底易复发。乳头状瘤多发生于气管膜部,突入气管腔底部,常有细蒂,大小自数毫米至2cm。有时为多发性,表面呈疣状,质软而脆易脱落,破裂时出血。气管肿瘤的临床症状按肿瘤的部位大小和性质而异。常见的早期症状为刺激性咳嗽、痰少或无痰,有时可带有血丝。肿瘤长大逐渐阻塞气管腔50%以上时,则出现气短、呼吸困难、喘鸣等,常被误诊为支气管哮喘而延误治疗。气管恶性肿瘤晚期病例可呈现声音嘶哑，吞咽困难，气管食管瘘，纵隔器官组织受压迫，颈部淋巴结转移和肺部化脓性感染等症状。

【病因及发病机制】

1. 病因

气管肿瘤按分化程度可分为恶性、低度恶性和良性3种。恶性的有鳞状上皮细胞癌、腺癌和分化不良型癌，其中以鳞状上皮细胞癌最为常见，约占原发性气管肿瘤的50%；低度恶性肿瘤有腺样囊性癌、黏液表皮样癌和类癌，其中以腺样囊性癌最为多见，约占原发性气管肿瘤的30%；气管良性肿瘤有平滑肌瘤、错构瘤、乳头状瘤、神经纤维瘤、涎腺混合瘤、血管瘤等；还有一些少见的肿瘤，如癌肉瘤、软骨肉瘤、软骨瘤等。

原发性气管、支气管肿瘤起源于黏膜上皮的有鳞状上皮细胞癌、腺癌、乳头状瘤；起源于黏膜腺体或黏膜下腺体的有腺样囊性癌、黏液表皮样癌；起源于黏膜上皮嗜银的Kulchitsky细胞的有分化不良型癌和类癌；起源于间质组织的有平滑肌瘤、血管瘤、软骨瘤、神经纤维瘤、错构瘤、癌肉瘤等。气管支气管的原发性肿瘤，无论良性、恶性，多起自气管支气管后壁的膜状部与软骨环交界处的两个后角。

2. 发病机制

原发性气管和支气管肿瘤虽同属上呼吸道肿瘤，但因病变位置关系，二者的临床症状可完全不同；而气管或支气管的良性肿瘤与恶性肿瘤相比较，二者的临床症状却有共同之处。在病变早期，痰中可带少量血丝，不易引起病人注意，一般临床检查也不易发现此类腔内病变，诊断往往被延误。

【诊断与鉴别诊断】

1. 临床表现

原发性气管恶性肿瘤大多生长于软骨环与膜部交界处。鳞状上皮细胞癌可呈现为突入气管腔的肿块或溃破形成溃疡，有时癌变可浸润长段气管。晚期病例常有纵隔淋巴结转移或扩散入肺组织，并可直接侵犯食管、喉返神经和喉部。囊性腺样癌一般生长较为缓慢，较晚发生转移，有时呈现长段黏膜下浸润或向纵隔内生长。有的肿瘤呈哑铃状，小部分突入气管腔，大部分位于纵隔内，晚期病例可侵入纵隔和支气管。

原发性气管良性肿瘤种类多，形态不一，在多数肿瘤生长缓慢。表面光滑，黏膜完整，常有瘤蒂，不发生转移，但如切除不彻底易复发。乳头状瘤多发生于气管黏膜部，突入气管腔底部，常有细蒂，大小自数毫米至2cm。有时为多发性，表面呈疣状，质软而脆易脱落，破裂时出血。

气管肿瘤的临床症状按肿瘤的部位大小和性质而异。常见的早期症状为刺激性咳嗽、痰少或无痰，有时可带有血丝。肿瘤长大逐渐阻塞气管腔50%以上时，则出现气短、呼吸困难、喘鸣等，常被误诊为支气管哮喘而延误治疗。气管恶性肿瘤晚期病例可呈现声音嘶哑、吞咽困难、气管食管瘘、纵隔器官组织受压迫、颈部淋巴结转移和肺部化脓性感染等症状。

2. 影像学表现

(1) X线表现

①直接征象：较小的气管肿瘤在正、侧位片上可无任何异常，较大的肿瘤则在气管腔内出现软组织影，在斜位片、断层或支气管造影时显示更清楚。良性肿瘤，其边缘较光滑，与气管壁接触面多呈锐角；恶性肿瘤边缘多不规整，以宽基底与气管壁相连。但单凭X线检查较难确定恶性肿瘤是起源于气管壁，还是起源于气管外的肿瘤侵犯气管并突向气管腔。

②间接征象：由于气管被不同程度阻塞，

两肺可有不同程度的肺气肿和继发感染。

(2) CT、MRI 表现：CT、MRI 能准确显示气管肿瘤的位置、范围以及是否向气管外的纵隔侵犯。良性的气管肿瘤多位于气管黏膜表面，气管壁完整。肿瘤在气管内形成软组织密度或信号影，多为圆形，肿瘤较小，直径 2cm 以下者多见。气管壁无明显增厚。从肿瘤的 CT 密度或 MRI 信号上来鉴别良性肿瘤的类型尚较难，但有些肿瘤具有特征性，如脂肪瘤的密度低，CT 值一般在 -70Hu~-90Hu 的范围，MRI 则在 T_1、T_2 加权图像上肿瘤均呈高信号；富含纤维、软骨成分的肿瘤在 T_2 加权图像呈低信号强度影。

气管恶性肿瘤多发生在气管下 1/3 处，以鳞癌多见，CT 和 MRI 亦很容易显示纵隔内肿瘤，如食管瘤、淋巴瘤、恶性畸胎瘤等对气管的压迫或侵犯所造成的气管狭窄、变形和阻塞。其 CT、MRI 表现包括以下方面。

①气管壁内软组织影，形态多不规则，边缘欠规则。

②管壁明显增厚，肿瘤可沿气管壁环形生长，或累及一侧气管壁，多见于后壁。MRI 的冠状面或矢状面扫描能直接显示肿瘤的上、下侵犯范围。

③气管呈不规则狭窄。

④可直接显示肿瘤向气管外侵犯，推挤或包绕邻近结构。

⑤纵隔和肺门淋巴结转移、肿大。

⑥继发的肺气肿、肺炎和肺不张。

⑦如胸膜转移则有胸腔积液。

3. 诊断要点

根据临床常见的干咳、气短、哮喘、喘鸣、呼吸困难、发绀等症状，结合 X 线 CT、MRI、气管造影可明确诊断。在上述方法均不能得到明确诊断时，可以采取开胸探查，直接切开气管、支气管观察病变的特点和侵犯范围，并取组织进行病理冷冻切片检查，而明确诊断。

【鉴别诊断】

气管肿瘤早期出现喘憋极易误诊为支气管哮喘，因为肺和胸部的 X 线检查难以观察到气管腔内的病变，直至病人出现喘鸣、呼吸困难、发绀等症状才明确诊断。可行 CT 或 MRI 和气管镜检查。

【治疗和预防】

1. 手术治疗

(1) 治疗气管肿瘤要求彻底切除肿瘤，防止复发和消除气管梗阻。晚期病例肿瘤已不可能彻底切除者，亦应减轻或解除气道梗阻，改善通气功能。

(2) 体积小的气管良性肿瘤，特别是根部有细蒂者，可在内镜下作电灼切除。或施行切开气管切除肿瘤，或切除肿瘤时连同切除一部分气管壁，再缝合气管缺损。

(3) 气管恶性肿瘤或较大的良性肿瘤，则需切除病变段气管和作气管重建术。

2. 放化疗

晚期恶性气管肿瘤未能切除或切除不彻底者，可按病理类型进行局部放疗或化疗。

3. 其他治疗

(1) 对合并感染者应抗感染治疗。

(2) 对症支持治疗。

二、常见并发症

(一) 肺不张

【概述】

肺不张指全肺或部分肺呈收缩和无气状态。肺不张可分为急性和慢性，在慢性肺不张病变部位往往合并存在肺无气、感染、支气管扩张、组织破坏和纤维化。肺不张的主要原因是支气管阻塞，常见原因为黏稠支气管分泌液形成黏液栓，肿瘤，肉芽肿或异物。肺不张亦可由于支气管狭窄或扭曲，或由于肿大的淋巴结，肿瘤或血管瘤等外源性压迫支气管，或液体和气体（如胸腔积液和气胸）等外源性压迫肺组织而引起。

【诊断】

肺不张诊断主要依靠病因、胸部影像学检查并结合病史。

1. 临床症状

大面积的肺脏萎陷特别是合并感染时，患侧可有明显的胸痛。患者可出现突发性呼吸困难、发绀，甚至出现血压下降、心动过速、发热，严重时可引起休克。慢性肺不张可无症状或只有轻微症状。中叶综合征多无症状，但常有剧烈的刺激性干咳。

2. 体征

阻塞性肺不张的典型体征有触觉语颤减弱、膈肌上抬、纵隔移位、叩浊、语音震颤和呼吸音减弱或消失。如果有少量的气体进入萎陷的区域，可闻及湿啰音。明显的发绀和呼吸困难。如果受累区域较小，或周围肺组织充分有效地代偿，此时肺不张的体征可能不典型。非阻塞性肺不张的支气管通畅，故语音震颤常有增强，呼吸音存在。上叶不张因其邻近气管，可在肺尖部闻及支气管呼吸音。下叶不张的体征则与胸腔积液的体征相似。

3. X线表现

(1) 肺不张的直接X线征象：不张的肺组织透亮度降低，均匀性密度增高，恢复期或伴有支气管扩张时可出现密度不均（囊状透亮区）。叶段性肺不张一般呈钝三角形，宽而纯的面朝向肋隔胸膜面，尖端指向肺门，有扇形、三角形、带状、圆形等。

(2) 肺不张的间接X线征象：叶间裂向不张的肺侧移位，如右肺横裂叶间胸膜移位，两侧的斜裂叶间胸膜移位等；由于肺体积缩小，病变区的支气管与血管纹理聚拢，而邻近肺血管纹理稀疏，并向不张的肺叶弓形移位；肺门阴影向不张的肺叶移位；肺门阴影缩小和消失；纵隔、心脏、气管向患侧移位，特别是全肺不张时较明显；横膈肌升高，胸廓缩小，肋间隙变窄。

【鉴别诊断】

明确是否肺不张后，还需对肺不张的范围、管腔堵塞部位及其病因做出鉴别。

相当多的肺不张患者因诊断性或治疗性目的最终需要作气管镜或剖胸手术。由支气管肺癌、支气管狭窄、慢性炎症伴肺皱缩、局限性支气管炎以及外源性压迫所致的肺不张中也有部分病例需剖胸探查方能确诊。

【治疗和预防】

1. 一般处理

(1) 头低脚高位，患侧向上；

(2) 适当物理治疗；

(3) 鼓励翻身咳嗽、深呼吸；

(4) 氧疗。

(5) 如合并有感染应当使用广谱抗生素。

(6) 住院患者应根据病原学资料和药敏试验选择针对性强的抗生素。

2. 急性肺不张

尽快去除基础病因。如果怀疑肺不张由阻塞所致，而咳嗽、吸痰仍不能缓解时，应考虑行支气管镜检查，可吸出黏液栓或浓缩的分泌物而使肺脏得以复张。如果怀疑异物吸入，应立即用支气管镜检查并取出。

3. 慢性肺不张

结核性肺不张通过抗结核治疗也可使肺复张。如出现以下情况应考虑手术切除：

(1) 缓慢形成或时间较久的肺不张，常继发慢性炎症使肺组织机化挛缩或机化；

(2) 由于肺不张引起频繁感染和咯血。如系肿瘤阻塞所致肺不张，应根据细胞学类型肿瘤的范围与患者的全身情况，决定是否进行手术治疗或放化疗以及手术的方式等。

(二) 气管狭窄

【概述】

气管狭窄是气道梗阻所致的呼吸困难，体力活动和呼吸道内分泌物增多时加重，常伴有喘鸣。原发性气管肿瘤是气管狭窄的常见原因之一。X 片可以显示狭窄的部位、程度、长度和形态改变。

【诊断】

1. 临床表现

不同程度呼吸困难，以吸气性或呼气性为主，也可两者均有，伴有气促、喘鸣、咳嗽、咳痰、体力活动和呼吸道内分泌物增多时加重。

2. 体征

患者患侧胸廓呼吸动度减低，语颤减弱或消失，叩之浊音，听诊呼吸音降低或消失，可闻及干、湿啰音。

3. 辅助检查

X 线可发现气管狭窄，支气管镜检查可以有效地发现狭窄的气管和支气管病变。

【鉴别诊断】

主要是与原发疾病相鉴别，这对正确的治疗本病具有重要意义。病史、X 线和支气管镜检查有助于诊断，气管狭窄的原发性疾病有以下几种情况：

(1) 结核、外伤等引起的瘢痕病变。

(2) 气管切开术后引起的气管狭窄。

(3) 恶性肿瘤引起的气管狭窄。

【治疗和预防】

手术治疗是首选方法。由于临床表现缺乏特异性，往往在获得诊断时已失去手术机会。

1. 气管肿瘤手术

治疗气管肿瘤要求彻底切除病变，防止复发和消除气管梗阻，晚期病例肿瘤已不可能彻底切除者，亦应减轻或解除气道梗阻，改善通气功能。气管良性肿瘤体积小，特别是根部有细蒂者可在内镜下做电灼切除。或施行外科手术，切开气管，切除肿瘤，或切除肿瘤以及一部分气管壁，再缝补气管缺损。气管恶性肿瘤和体积较大的良性肿瘤，则需切除病变段气管和作气管重建术。气管恶性肿瘤特别是囊性腺样癌，手术时切除的标本应作冰冻切片检查，了解气管切端是否尚有黏膜下癌浸润病变。晚期恶性气管肿瘤未能切除或切除不彻底者，可按肿瘤的病理学类型考虑局部放疗及(或)化疗。

既往原发性气管肿瘤的首选治疗方法为手术切除。Regnard 等报道一组多中心回顾性研究结果，原发性气管肿瘤 5 年、10 年生存率分别为 3% 和 57%。气管腺样囊性癌可侵犯管壁全层，但临床进展较慢，常沿黏膜下和神经鞘膜生长，手术难以彻底切除，在间隔相当长的一段时间后，有复发或转移的倾向，术后配合放疗，可明显延长生存率。但对超过 3cm 的肿瘤，手术切除后需行气管移植，由于供体及技术所限，临床尚难广泛开展。因此，气管癌的微创治疗在临床上发挥越来越重要的作用。

2. 消融治疗

临床发现，80% 以上的气管癌患者确诊时已处于病情晚期，不适合手术治疗。消融治疗可部分替代手术治疗，若与其他治疗结合应用，可达到与手术相似的效果。

3. 冷冻治疗

(1)恶性肿瘤:冷冻治疗效果较慢,通常在第一次冷冻治疗后8～10天,进行气管镜复查,并评估组织的破坏情况,取出坏死组织。如果需要的话,再进行第二次冷冻治疗。若单次治疗即通畅气道,有引起气道管壁或动脉壁穿孔的危险。治疗的间歇时间分别为2周、4周和8周,根据患者的治疗反应和临床情况决定。经冷冻治疗后,患者的支气管阻塞症状可以减轻,生活质量显著改善。

(2)良性肿瘤、炎症或手术后的瘢痕狭窄、肉芽肿性病变,经支气管镜冷冻疗法可达根治目的。良性病变,尤其是肉芽肿组织,应用冷冻治疗有很好的效果,治疗后常数月甚至数年都没有复发。低度或中度恶性肿瘤较少见,但已有文献报道对这些肿瘤进行冷冻治疗取得了良好效果,这些患者均是不能进行外科手术者。

(3)冷冻治疗与化学治疗的联合应用:已有研究显示,在冷冻治疗后接着进行化学治疗是比较有效的,且在冷冻治疗后,抗癌药物可迅速集聚在肿瘤部位。

(4)冷冻治疗与放射治疗的联合应用:专家提示,冷冻治疗和放射治疗具有协同作用。在局限性的支气管癌,当不能手术治疗时,常选用放射治疗,但用此法治疗的患者平均生存时间仅20个月。只有35%的患者其局部肿瘤经放疗后消失。在肿瘤阻塞引起肺不张患者,如果没有进行局部治疗而仅用放疗,只有21%的患者在放疗后肺可以复张。放射治疗在冷冻治疗后2周开始实施。

4. 热疗

对肿瘤较大,呼吸困难较明显者,应首选热疗,先减轻管腔阻塞程度,然后配合放疗、光动力治疗和局部化疗等。必要时可配合气管内支架治疗。

(1)微波治疗:能有效地杀伤支气管腔内的肿瘤组织,减轻管壁癌浸润程度,减少瘤负荷,解除气道阻塞,使肺复张,促进炎症吸收,减轻临床症状,提高患者生存质量;其中对腔内肿块型及肿块伴浸润型的中央型肺癌患者疗效明显优于管壁浸润型患者。可使部分气道良性肿瘤患者避免手术,而且几乎可达到甚至优于外科手术的治疗效果。

(2)高频电刀治疗:即通过气管镜伸入针状或圈状电极对腔内肿瘤组织进行热凝切的一种方法,属接触式治疗。微小的探头如同一个激活的电极,热量通过微小的探头集中在接触组织表面上的一个点状区域,从而导致组织的凝固或汽化。一种简单、相对安全、性价比更高的治疗设备——非接触式的氩等离子体凝固术(APC)近年来已在气管镜介入治疗中发挥越来越重要的作用。

(3)激光烧灼治疗:用于软式气管镜的激光主要是 Nd·YAG 激光,它瞬间能产生200～1000℃的高温,将组织烧灼破坏、炭化及汽化。良性肿瘤的激光治疗可以替代手术治疗,局部病灶可很快去除,恢复通气功能。

恶性肿瘤亦可用激光消除,缓解气道梗阻症状,但术后3～6个月内易复发,可重复用激光治疗,亦可配合放疗、化疗、光动力治疗等以取得更好的效果。另外,对那些化疗、放疗不敏感的低度恶性肿瘤,如支气管类癌、腺样囊性癌等,激光治疗也能取得较好效果。尤其是类癌甚至可获得与手术相同的效果。

5. 放射治疗

作为原发性气管癌手术后补充治疗或根治性治疗具有一定的地位,但单纯放射治疗疗效比手术治疗效果差。应用于软式气管镜腔内近距离放疗有两种方法:一种为腔内后装放疗,就是先将盛有同位素的施源器或导源管送到合适的病变部位,经X线核实位置,再经治疗计划系统计算及优化剂量分布,获得满意结果后进行治疗。治疗结束后,放射源可自动回到储源器内。后装近距离放射治疗的优点是患者可得到精确的治疗,且医务人员隔室遥控操作,非常安全。

还有一种为放射粒子植入,通常是将放射性粒子捆绑在内支架上,既对狭窄的气管起支撑作用,又对肿瘤进行近距离放疗,控制肿瘤的进一步生长。亦可在支气管镜直视下将 ^{125}I 粒子直接植入到无法手术切除的大气管肿瘤内,以解除大气管内肿瘤所致的气道堵塞和阻塞性肺炎等临床症状,肿瘤局部控制率可达85%。

6. 动脉介入化疗

经动脉灌注化疗术(TACI)是采用介入方法,将导管经血管送达肿瘤供血的支气管动脉,注入化疗药物,能明显提高肿瘤局部药物浓度(较同等剂量静脉用药高数十倍),直接杀灭肿瘤细胞,而减少全身化疗的不良反应。

7. 缓释化疗药

这是将抗癌药包埋于可降解或不可降解的赋形剂制备成药物缓释系统,植入肿瘤组织后,可在较长时间内以一定的速率持续地释放,在植入部位形成高药物浓度,并在浓度梯度作用下向周围逐渐、缓慢地扩散,然后经血液和淋巴系统参与全身循环。这样局部的肿瘤细胞被高浓度的药物杀死,血液和淋巴系统中的肿瘤细胞也会被化疗药物所抑制,从而起到局部持久化疗的目的,降低了不良反应,起到了类似靶点给药的目的。目前应用于临床的缓释化疗药有顺铂、丝裂霉素、氟尿嘧啶、紫杉醇等。现已研制成特殊穿刺针,将缓释化疗药经气管镜植入到气管壁瘤体内。亦可将缓释化疗药绑附或黏附在气管内支架外壁上,使内支架起到支撑作用和化疗作用,有效控制肿瘤生长。

对明确为恶性气管内肿瘤者,可配合冷冻、热疗,瘤体内注射化疗药,起到协同治疗作用。

8. 光动力治疗(PDT)

PDT是先将光敏剂注入人体,光敏剂在进入机体后,会特异性地聚集于肿瘤部位并与肿瘤细胞结合,当用特定波长的激光照射后,会产生光化学反应(称为光敏反应),由此产生的光毒性物质,会破坏肿瘤细胞和血管,从而抑制肿瘤生长。PDT疗法对早期气管-支气管癌可达根治效果,对晚期肿瘤则发挥姑息治疗手段。对于气管腔内较大的肿瘤光动力治疗前,可采用高功率激光切除病灶,减少病灶厚度,再行PDT,常可提高疗效。对于经超声检查确认为浅层损害的癌灶,采用支气管镜下PDT可能达到完全治愈。对于无法实施外科切除的中晚期梗阻性病变,采用支气管内镜下PDT,必要时辅以放疗或内支架治疗,可以达到缓解梗阻、消除或减轻吞咽困难、控制病情、延长生命的目的,是一种较好的姑息疗法。

9. 内支架置入

气管内支架置入适于气管、食管、纵隔恶性肿瘤侵犯或压迫所致的气管狭窄;高位食管-气管瘘不能置入食管支架者,可置入气管支架。

内支架的放置很简单,可在X线透视下或气管镜引导下,将导丝送达预定部位,然后将内支架输送器沿导丝超过病变部位,再按一定的深度释放内支架,以确保内支架撑开整个病变部位。如患者条件许可,最好在内支架置入前先行氩气刀治疗或光动力治疗,以利于肿瘤的控制。

【预防】

气管肿瘤由于医者对本病的忽视及认识不足常被误诊。如出现刺激性咳嗽、无痰或白色泡沫状痰常被误诊为感冒。当咳嗽加剧、血痰时,被误诊为肺结核、支气管炎、支气管扩张等。当肿瘤长大已阻塞气管腔50%以上，出现气急、呼吸困难、喘鸣等较典型症状时，又常被误诊为支气管哮喘。因此，临床工作者应提高对本病的警惕，对刺激性干咳，或伴白色泡沫痰、痰中带血点、血丝者，气短、呼吸困难、喘鸣用抗哮喘药物不能缓解者，均应考虑有本病的可能。必须给予进一步检查，以确诊或排除。

气管造影对诊断气管肿瘤也很有价值，但有加重气管梗阻的危险，仅通用于梗阻程度较轻的病例。

第二节 原发性支气管肺癌并发症

一、原发性支气管肺癌

【概述】

原发性支气管肺癌（primary bronchogenic carcinoma）简称肺癌（lung cancer），是最常见的肺部原发性恶性肿瘤。世界上至少有35个国家的男性肺癌为各癌种死因中第一位，女性仅次于乳腺癌的死亡人数。本病多在40岁以上发病，发病年龄高峰在60～79岁之间。男女患病率为2.3∶1。种族、家族史与吸烟对肺癌的发病均有影响。在我国肿瘤死亡，肺癌在男性占常见恶性肿瘤的第四位，在女性中占第五位。病因迄今尚未明确。

【临床表现】

肺癌的临床表现与其部位、大小、类型、发展的阶段、有无并发症或转移有密切关系。有5%～15%的患者于发现肺癌时无症状，主要症状包括以下几方面。

1. 由原发肿瘤引起的症状

（1）咳嗽：为常见的早期症状，肿瘤在气管内可有刺激性干咳或少量黏液痰。肺泡癌可有大量黏液痰。肿瘤引起远端支气管狭窄，咳嗽加重，多为持续性，且呈高音调金属音，是一种特征性的阻塞性咳嗽。当有继发感染时，痰量增加，且呈黏液脓性。

（2）咯血：由于癌组织血管丰富常引起咯血。以中央型肺癌多见，多为痰中带血或间断血痰，常不引起患者重视而延误早期诊断。如侵蚀大血管，可引起大咯血。

（3）喘鸣：由于肿瘤引起支气管部分阻塞，约有2%的患者，可引起局限性喘鸣。

（4）胸闷、气急：肿瘤引起支气管狭窄，特别是中央型肺癌；或肿瘤转移到肺门淋巴结，肿大的淋巴结压迫主支气管或隆突；或转移至胸膜，发生大量胸腔积液；或转移至心包，发生心包积液；或有膈肌麻痹、上腔静脉阻塞以及肺部广泛受累，均可影响肺功能，发生胸闷、气促。如果原有慢性阻塞性肺疾病，或合并有自发性气胸、胸闷、气促更为严重。

（5）体重下降：消瘦为肿瘤的常见症状之一。肿瘤发展到晚期，由于肿瘤毒素和消耗的原因，抗生素药物治疗疗效不佳。

（6）发热：一般肿瘤可因坏死引起发热，多数发热的原因是由于肿瘤引起的继发性肺炎所致，抗生素药物治疗疗效不佳。

2. 肿瘤局部扩展引起的症状

（1）胸痛：约有30%的肿瘤直接侵犯胸膜、肋骨和胸壁，可引起程度不同的胸痛。若肿瘤位于胸膜附近时，则产生不规则的钝痛或隐痛，疼痛于呼吸、咳嗽时加重。肋骨、脊柱受侵犯时,则有压痛感,而与呼吸、咳嗽无关。肿瘤压迫肋间神经,胸痛可累及其分布区。

(2)呼吸困难:肿瘤压迫大气道,可出现吸气性呼吸困难。

(3)咽下困难:癌侵犯或压迫食管可引起咽下困难,尚可引起支气管-食管瘘,导致肺部感染。

(4)声音嘶哑:癌直接压迫或转移至纵隔淋巴结肿大后压迫喉返神经(多见左侧),可发生声音嘶哑。

(5)上腔静脉压迫综合征:癌侵犯纵隔,压迫上腔静脉时,上腔静脉回流受阻,产生头面部、颈部和上肢水肿以及胸前部淤血和静脉曲张,可引起头痛、头昏和眩晕。

(6)Horner综合征:位于肺上部的肺癌称上沟癌(Pancoast癌)可压迫颈部交感神经,引起并侧眼睑下垂、瞳孔缩小、眼球内陷,侧额部和胸壁无汗或少汗。也常有肿瘤压迫臂丛造成以腋下为主、向上肢内侧分设的火灼样疼痛,在夜间尤甚。

3. 由癌远处转移引起的症状

(1)肺癌转移至脑、中枢神经系统时,可发生头痛、呕吐、眩晕、复视、共济失调、脑神经麻痹、一侧肢体无力甚至半身不遂等神经系统症状。严重时可出现颅内高压的症状。

(2)转移至骨骼,特别是肋骨、脊柱骨、骨盆时,则有局部疼痛和压痛。

(3)转移至肝时,可有厌食、肝区疼痛、肝大、黄疸和腹水等。

(4)肺癌转移至淋巴结:锁骨上淋巴结常是肺癌转移的部位,可以毫无症状,患者自己发现而来就诊。典型的多位于前斜角肌区,固定而坚硬,逐渐增大、增多,可以融合。淋巴结大小不一定反映病程的早晚。多无痛感。皮下转移时可触及皮下结节。

4. 癌作用于其他系统引起的肺外表现

包括内分泌、神经肌肉、结缔组织、血液系统和血管的异常改变,又称副癌综合征,有下列几种表现。

(1)肥大性肺性骨关节病:常见于肺癌,也见于胸膜局限性间皮瘤和肺转移癌(胸腺、子宫、前列腺的转移)。多侵犯上下肢长骨远端,发生杵状指(趾)和肥大性骨关节病。前者具有发生快、指端疼痛、甲床着为环绕红晕的特点。两者常同时存在,多见于鳞癌。切除肺癌后,症状可减轻或消失,肿瘤复发又可出现。

(2)分泌促性激素:引起男性乳房发育,常伴有肥大性肺性骨关节病。

(3)分泌促肾上腺皮质激素样物:可引起Cushing综合征,表现为肌力减弱、浮肿、高血压、尿糖增高等。

(4)分泌抗利尿激素:引起稀释性低钠血症,表现为食欲不佳、恶心、呕吐、乏力、嗜睡、定向障碍等水中毒症状的称抗利尿激素分泌失调综合征(SIADHS)。

(5)神经肌肉综合征:包括小脑皮质变性、脊髓小脑变性、周围神经病变、重症肌无力和肌病等,发生原因不明显。这些症状与肿瘤的部位有无转移无关,它可以发生于肿瘤出现前数年,也可作为一症状与肿瘤同时发生;在手术切除后尚可发生,或原有症状无改变,它可发生于各型肺癌,但多见于小细胞未分化癌。

(6)高钙血症:肺癌可因转移而致骨骼破坏,或由异生性甲状旁腺样激素引起。高血钙可与呕吐、恶心、嗜睡、烦渴、多尿和精神紊乱等症状同时发生,多见于鳞癌。肺癌手术切除,血钙可恢复正常,肿瘤复发又可引起血钙增高。

此外在燕麦细胞癌和腺癌中还可见到因5-羟色胺分泌过多造成的类癌综合征,表现为哮鸣样支气管痉挛、阵发展形成心动过速、水样腹泻、皮肤潮红等。还可有黑色棘皮症及皮肌炎、掌跖皮肤过度角化症、硬皮症,以及栓塞性静脉炎、非细菌性栓塞性心内膜炎、血小板减少性紫癜、毛细血管病性渗血性贫血等肺外表现。

【诊断】

1. 诊断要点

肺癌的治疗效果取决于肺癌的早期明确诊断,一般依靠详细的病史询问、体格检查和有关的辅助检查,进行综合判断,约80%~90%的患者可以得到确诊。

肺癌的早期诊断包括两方面的重要因素。其一是患者对肺癌的防治知识应得到普及,对任何可疑的肺症状及时进一步检查;其二是医务人员对肺癌的早期征象提高警惕,避免漏诊、误诊。

对肺癌有高危因素的人群宜定期或有征象时进行防癌或排除癌肿的有关检查。特别对40岁以上长期重度吸烟(吸烟指数多于400支/年)有下列情况者作为可疑肺癌进行有关排癌检查:无明显诱因的刺激性咳嗽持续2~3周,治疗无效;或原有慢性呼吸道疾病、咳嗽性质改变者;持续或反复在短期内痰中带血而无其他原因可解释者;反复发作的同一部位的肺炎;原因不明的肺脓肿,无中毒症状,无大量脓痰,无异物吸入史,抗感染治疗效果不明显者;原因不明的四肢关节疼痛及杵状指(趾);X线的局限性肺气肿或段、叶性肺不张,圆形病灶和单侧性肺门阴影增大者;原有肺结核病灶已稳定,而形态或性质发生改变者;无中毒症状的胸腔积液,尤以血性、进行性增加者;尚有一些上述的肺外表现的症状,若有怀疑时,需进行必要的辅助检查。

影像学是发现肺癌征象的常用而有价值的方法,细胞学和病理学检查是肺癌确诊的必要手段。

2. 胸部X线检查

本项检查是发现肿瘤最重要的一种方法。可通过X线透视,正、侧位胸部X线摄片,发现块影或可疑肿块阴影。进一步选用高电压摄片、体层摄片、CT、磁共振显像(MRI)、支气管或血管造影等检查,以明确肿块的形态、部位范围及与心脏大血管的关系,了解肺门的纵隔淋巴结的肿大情况,支气管阻塞、变形的程度以及肺癌有无转移性病灶,以提供诊断和治疗的依据。肺癌的胸部X线检查表现有如下几种主要形式。

(1)中央型肺癌:多为一侧肺门类圆形阴影,边缘多毛糙,有时有分叶表现;或为单侧性不规则的肺门部肿块,癌与肺门或纵隔淋巴结融合而成的表现;也可以肺不张或阻塞性肺炎并存,形成所谓"S"型的典型肺癌的X线征象。肺不张、阻塞性肺炎、预先性肺气肿皆由于癌对气管完全阻塞或部分阻塞引起的间接征象。在体层摄片、支气管造影可见到支气管部分不规则增厚、狭窄、中断或腔内肿物;视支气管阻塞的不同程度可见杯口状况或者截平状中断。肿瘤发展至晚期侵犯邻近器官和转移淋巴结肿大,可见的有关肺门淋巴结肿大、纵隔块状影和气管向健侧移位;隆凸下淋巴结肿大可引起左右支气管的压迹、气管分叉的高度变钝和增宽以及食管中段局部受压等;压迫膈神经引起膈麻痹,可出现膈高位和矛盾运动;侵犯心包时,可引起心包积液等晚期征象。

(2)周围型肺癌:常呈预先性小斑片状阴影,边缘不清,密度较淡,易误诊为炎症或结核。如动态观察肿块增大呈圆形或类圆形时,密度增高,边缘清楚常呈分叶状,有切迹或毛刺,尤其是细毛刺或长短不等的毛刺。如癌向肺门淋巴结蔓延,可见其间的引流淋巴干增粗呈套索状,仍可引起肺门淋巴结肿大。如发生癌性空洞,其特点为多偏心,内壁不规则,凹凸不平,也可伴有液平面。易侵犯胸膜,引起胸腔积液,也易侵犯肋骨,引起骨质破坏。

(3)细支气管-肺泡癌:有两种类型的表现,结节型与周围型肺癌的圆型病灶不易区别。弥漫型者为两肺大小不等的结节状播散病灶,边界清楚,密度较深,随病情发展增多和增大。常伴有增深和网织状阴影。表现颇似血行播散型肺结核,应予鉴别。

3. X线机体层显像(CT)

CT的优点在于能发现X线不能显示的解剖结果,特别对于位于在心脏后、脊柱旁沟和在肺尖、近膈面下及肋骨头部位极有帮助。还可辨认有无肺门和纵隔淋巴结肿大。如纵隔淋巴结直径大于20mm,肿瘤侵入最大脂肪间隙或包绕大血管,则基本不能手术。CT还能鉴别肿瘤有无直接侵犯邻近器官。螺旋CT对病灶大于3mm者多能发现,它对转移癌的发现率比普通断层高。

4. 磁共振显像(MRI)

MRI在肺癌的诊断价值基本与CT相似,在某些方面优于CT,但有些方面又不如CT。如MRI在明确肿瘤与大血管之间关系明显优于CT,在发现小病灶($<5mm$)方面远不如螺旋CT。在钙化灶显示方面也很困难,且MRI易受呼吸伪影干扰,一些维持生命的设施如氧气瓶、呼吸机等不能代入磁场。因此,病情危重或严重呼吸困难者,一般不宜选用MRI检查。有心脏起搏器者为绝对禁忌证。因此,MRI只适用于如下几种情况:临床上确诊为肺癌,需进一步了解肿瘤部位、范围,特别是了解肺癌与心脏大血管、支气管胸壁的关系,评估手术切除可能性者;疑为肺癌而胸片及CT均为阴性者;了解肺癌放疗后肿瘤复发与肺纤维化的情况。

5. 放射性核素扫描检查

利用肿瘤细胞摄取放射性核素的数量与正常组织之间的差异,进行肿瘤的定位、定性诊断,方法简便、无创伤。目前应用的方法有两种,一种是放射性核素肿瘤阳性显像,另一种是分设免疫肿瘤显像。前者以肿瘤的标记化合物作为显像剂进行肿瘤显像,虽性能稳定,但特异性差。后者以放射性核素标记肿瘤抗原或其抗原制备的特异抗体为显像剂进行肿瘤定位诊断,它的特异性高,但制备过程复杂,影响因素多,稳定性不如前者。近年发展了正电子发射计算机体层扫描技术(PET),采用^{18}C乙酸等可以较准确地对小于1cm的肺癌及肺癌最大淋巴结有无转移进行诊断。

6. 痰脱落细胞检查

当怀疑肺癌时,胸部X线检查之后的下一个诊断步骤,为获取组织标本进行组织学检查,痰细胞学检查的阳性率取决于标本是否符合要求、细胞学家的水平高低、肿瘤类型以及送标本的次数(以3~4次为宜)等因素。非小细胞癌的阳性率较小细胞肺癌的阳性率高,一般在70%~80%左右。

7. 纤维支气管镜检查

对明确肿瘤的存在和获取组织供组织学诊断均具有重要意义。对位于近端气道内的肿瘤经纤支镜刷检结合钳夹活检阳性率为90%~93%。对位于远端气道内而不能直接窥视的病变,可在荧光屏透视指导下经纤支镜肺活检。对于直径小于2cm的肿瘤组织学阳性诊断率为25%,对于较大肿瘤阳性率为65%。对外周病灶可在多面荧光屏透视或CT引导下采用经胸壁穿刺进行吸引,成功率可达90%。此外还可用血卟啉衍化物结合激光或用亚甲蓝支气管内膜染色后活检,以提高早期诊断的阳性率。有肺动脉高压、低氧血症伴有CO_2潴留和出血体制者应列为肺活检禁忌证。纵隔镜下进行组织活检的应用,增加了肺癌的诊断率。

8. 开胸肺活检

若经痰细胞学检查、支气管镜检查和针刺活检均未确立细胞学诊断,则考虑开胸肺活检,但必须根据患者年龄、肺功能、手术并发症等仔细权衡利弊后决定。

此外在某些情况下,组织学诊断可对转移病灶施行活检而作出,如肝、淋巴结、骨骼或骨髓等。肿瘤累及胸膜时胸腔穿刺结合胸膜活检诊断率可高达90%。

9. 其他检查

癌相关抗原,如癌胚抗原、神经肽类和神经元类等检查对于发现肺癌均缺乏特异性,对判断转移或复发均无肯定的应用价值。

【鉴别诊断】

肺癌的鉴别诊断是将肺癌与某些肺部相关疾病加以区分,以便更好的诊断肺癌,取得最佳的治疗方法。因为肺癌常与某些肺部疾病共存,或其影像学形态表现与某些疾病相类似,故常易误诊或漏诊,必须及时进行鉴别,以利早期诊断。

1. 肺结核

(1)肺结核球:好发于年轻患者,一般无明显症状,多位于结核好发部位上叶后段和下叶背段。病灶边界清,可有包膜,内容密度高,可能含有钙化点,周围有纤维结核灶,在一般观察中多无明显改变。如有空洞形成,多为中心性空洞,洞壁规则,较薄,常需与周围型肺癌相鉴别。

(2)肺门淋巴结结核:易与中央型肺癌相混淆,应当加以区分。肺门淋巴结结核一般常见于儿童或老年人,多有发热、咳嗽、咳血、胸闷、气急等结核症状,结核真菌试验多呈强阳性。抗结核药物治疗一般有效。中央型肺癌其特殊的X线征象,可通过体层摄片、CT、MRI和纤支镜检查等加以鉴别。

(3)急性粟粒性肺结核:应与弥漫性肺泡癌相鉴别。粟粒性肺结核发病年龄多见于年轻人,有发热、咳嗽、咳血、体重下降等全身中毒症状。进行X光诊断时在X片上会发现病灶为大小一致、分布均匀、密度较淡的粟粒结节。而肺泡癌两肺多有大小不等的结节状播散病灶,边缘清晰,密度较深,进行性发展和扩散,常伴有进行性呼吸困难,胸闷气促。根据临床、实验室等资料进行综合判断可以鉴别。

2. 肺炎

肺炎发病比较急,一般是先寒战、高热、全身酸痛等毒血症状,然后出现呼吸道症状,抗菌药物治疗效果很明显,病灶吸收迅速而完全。而癌性阻塞性肺炎炎症吸收较缓慢,或炎症吸收后出现块状阴影,且多为中央型肺癌表现。纤支镜检查、细胞学检查等有助于鉴别。癌性阻塞性肺炎应与肺炎相鉴别。

3. 肺脓肿

肺脓肿应与癌性空洞继发感染相鉴别。原发性肺脓肿发病比较急,中毒症状很明显,常有寒战、高热、咳嗽、咽喉肿痛、咳大量脓臭痰,周围血常规白细胞总数和中性粒细胞分类计数较高。X线诊断胸片上空洞壁薄,内有液平,周围有炎症改变。癌性空洞常先有咳嗽、咯血、身体无力等肿瘤症状,然后出现咳脓痰、发热等继发感染的症状。胸片可见癌肿块影有偏心空洞,壁厚,内壁较凹凸不平。结合纤支镜检查和痰脱落细胞检查可以鉴别。

4. 结核性渗出性胸膜炎

胸腔积液以渗出性胸膜炎最为常见,一般发生于中青年患者,以结核症状最为常见。中老年胸腔积液,尤其是血性胸液,要慎重考虑恶性病变与恶性肿瘤向胸膜或纵隔淋巴结转移,可引起胸腔积液。结核性胸膜炎常有发热、咳嗽、咽部不适等全身症状,抗结核药物效果比较明显。恶性肿瘤胸腔积液为胸液多成血性,大量,增长迅速,常有肺癌、乳腺癌转移至胸膜所致。

【治疗】

手术治疗仍是首选方法。对于多数早期小细胞肺癌(SCLC)和非小细胞肺癌(NSCLC)通过综合治疗可提高病人的治愈率和生活质量;对中晚期病人也有相当部分可以延长生存期和改善生活质量。目前常用的综合治疗模式有以下几种:

(1)手术后放化疗:此为较传统的方法,可根据病人的手术情况予以适当的辅助治疗。在 SCLC 已有肯定疗效,在 NSCLC 尚有争议。

(2)术前化疗:在 SCLC 和 NSCLC 均有比较肯定的疗效。通过化疗使不能手术的病人变为可手术。

(3)放化疗同时进行。

(4)放化疗与生物反应调节剂联合使用。

(5)生物基因治疗。对肿瘤负荷小的残存或复发的病人有效,最好和顺铂贯序使用。

【预后】

肺癌的预后取决于早期发现,及早治疗。隐蔽形成肺癌早期治疗可获痊愈。一般认为鳞癌预备后较好,腺癌次之,小细胞未分化癌较差。

近年来采用综合治疗后小细胞未分化癌的预后有很大改善。

二、常见并发症

(一)阻塞性肺炎

【概述】

中央型肺癌导致气道阻塞,可引起阻塞性肺炎,同时梗阻区的肺泡支气管分泌物不能排出,阻滞在梗阻的肺内,梗阻远端肺组织内气体被吸收、肺泡萎陷导致阻塞性肺不张。肺不张和阻塞肺炎常同时合并出现,如果梗阻不解除,这种阻塞炎症一般抗感染治疗很难控制。

【诊断与鉴别诊断】

1. 症状

阻塞性肺炎的症状与细菌感染通常是一致的,可表现为咳嗽、咳痰、胸痛、发热,如合并较大面积的肺不张还可出现胸闷、呼吸困难。

2. 胸片

可能显示慢性、复发性或消散缓慢的肺部浸润影及肺容积缩小、叶间裂移位等肺不张表现。

3. 胸部 CT

不但能更清楚地显示炎症范围,还有助于了解有无气道内异物。

4. 纤支镜检

因研究提示,约 25% 的中叶综合征与肺癌有关,所以对延迟消散的肺炎患者应行纤支镜检。

【治疗和预防】

1. 针对原发肿瘤的治疗

只有通过对癌肿的综合治疗,使癌肿得以根治或病灶缩小,才能使后续的治疗更加有效。

2. 抗感染治疗

明确感染的病原菌,选择有效的抗生素治疗。

(二)恶性肺脓肿

【概述】

NSCLC,特别是鳞癌,可以表现为模糊

的空洞样影,空洞是由于肿瘤的快速生长,血供不足导致广泛的中央坏死而出现。如合并感染则为恶性肺脓肿。

【诊断与鉴别诊断】

1. 典型症状

如发热、寒战、咳大量带血的痰。某些临床线索可能提示肿瘤的存在,如持续性咯血,相对地缺少发热与白细胞增多等急性细菌性感染征象,胸片上位于非下坠部位,周围炎症性改变很少等。

2. 胸部 X 线

表现为空洞可发生于任何部位,内壁凸凹不平,空洞以位于中心性的居多,洞周边可见切迹、毛刺。

另外,与通常的厌氧菌肺脓肿在胸片上不易区别。

【治疗和预防】

(1)针对原发肿瘤的治疗。
(2)选择有效的抗生素治疗。
(3)经皮或经气管镜行脓肿引流。
(4)必要时行姑息性手术治疗。

(三)咯血

【概述】

肺癌病人有 25%～40% 有咯血,咯血者大部分为中央型肺癌。

咯血病理为肿瘤组织直接侵犯肺血管;或因为放疗或化疗,肿瘤组织坏死、感染和溃疡形成,导致较广泛渗血;癌组织毛细血管丰富,因炎症等损伤血管;因肿瘤压迫致使远端血管充血膨胀,压力增高,破裂出血;化疗药物导致骨抑制,血小板减少和凝血障碍。

【诊断与鉴别诊断】

(1)大多数为痰中带血丝,大咯血较少见。除非晚期肺癌侵犯了肺组织较大的血管,才会出现较大量的咯血。每口咯血 500ml 以上称为致死性大咯血,可发生休克,表现为面色苍白、脉搏细速、四肢发凉、全身冷汗、血压下降。

(2)胸片上可表现为瘤组织坏死中央出现空洞,常与受损害的支气管相连。

【治疗和预防】

咯血的最大危险并不是低血容量休克,而是窒息。年老体弱、久病无力、肺功能差和咳痰困难者窒息的发生率和死亡率更高,需及时采取防治措施。

1. 一般处理

安慰患者、消除其紧张和恐惧心理。卧床休息,让患者取患侧卧位。频繁咳嗽者可用适量镇咳剂,但禁用吗啡。加强护理、观察和记录咯血量。为防治感染可用适当的抗生素。

2. 内科治疗

(1)首选氨甲环酸,也可选用氨甲苯酸、氨己酸、酚磺乙胺、维生素 K_1、鱼精蛋白等静脉给药,云南白药口服或中医中药辨证施治也有一定疗效。

(2)垂体后叶素:常在一般止血药无效或中等量以上咯血时使用,5～10U 加入 10% 葡萄糖液 40ml 中缓慢静脉注射(10～15min),或 30U 加入 10% 葡萄糖溶液 100～250ml 静脉滴注,1～2 小时滴完,每 6～8 小时 1 次。如止血有效,应按时用药持续 3 天,以免咯血复发。老年、高血压、冠心病患者慎用。

3. 经纤维支气管镜气囊堵塞治疗

此法操作需谨慎,由纤支镜插管经验丰富的医师进行。首先根据需要选择合适的气囊导管,经纤维支气管镜将导管送至出血的肺段或亚段支气管,经导管注入气体或生理盐水使气囊膨胀将出血支气管堵塞。24小时后放松气囊,观察数小时无出血即拔管,也可在外科手术治疗时再放松气囊和拔管。

4. 支气管动脉栓塞术

如果咯血量大,内科保守和药物治疗不能止血,或因晚期肺癌侵及纵隔和大血管,患者病情不允许手术或拒绝手术时,均可做支气管动脉栓塞术。因为肺组织由支气管动脉和肺动脉双重供血,并有非支气管动脉的侧支循环存在,故支气管动脉栓塞后支气管和肺组织不会坏死,而肺内血压降低有利止血。栓塞前必须先进行选择性支气管动脉造影(有条件者行数字减影检查),在明确病变和出血部位后即利用该导管注入栓塞剂(如明胶海绵栓塞剂,聚四氟乙烯栓塞剂或抗癌药微囊等),栓塞治疗的有效率达85%以上。以后咯血复发的原因为栓子脱落或肺癌侵蚀新的血管、咯血复发者仍可重复栓塞疗法。如支气管动脉造影显示脊髓前动脉者,不宜做栓塞治疗,以免栓塞剂进入脊髓引起截瘫。

5. 手术治疗

若肺癌病变尚局限又无心肺功能障碍,在大咯血不止时可进行紧急外科手术。术前需明确出血部位,如条件允许应尽量进行肺叶切除术,以达切除肺癌病变和止血双重目的。

(四)Pancoast's 综合征

【概述】

Pancoast's 综合征是一种以上臂和肩膀疼痛、伴或不伴 Horner 征及手部小肌肉萎缩为特征的临床综合征,是由位于肺尖部的肿瘤局部侵袭所致,这种位于肺尖部的肿瘤称为肺上沟瘤。肺上沟瘤绝大部分是非小细胞癌,但小细胞癌、肺外肿瘤转移,甚至某些炎症过程也可引起相同的临床表现。

【诊断与鉴别诊断】

Pancoast's 综合征最常见的初始症状是肩痛,为肿瘤侵及臂丛神经、壁层胸膜、胸内筋膜、椎体及第1、2、3肋引起。疼痛最初局限于肩臂部,后来沿尺侧向手部放射,提示侵犯了 C_8 和 T_1 神经根。疼痛十分严重,为火灼样,夜间尤甚,无法缓解。

有时肺部无明显症状和体征,而前臂肌无力表明背丛神经受累。当肿瘤压迫颈部交感神经时,可出现 Horner 综合征,表现为病侧眼睑下垂、瞳孔缩小、眼球内陷,同侧额部与胸壁无汗或少汗。大多数病人直到疾病晚期才出现全部症状和体征。最初仅5%的病人肿瘤向椎间孔扩展,而在疾病晚期25%病例出现脊髓受压,并可能导致瘫痪。

胸片可能提示肺尖部明显的肿块影,但通常情况下仅显示肺尖部密度增高,因而容易漏诊。核磁共振在检查肺上沟瘤方面有独到之处,因其能对病灶进行冠状面和矢状面的重构,并能较好地显示血管结构,在确定肿瘤是否侵及血管、神经结构、椎体和脊髓受累方面更有价值。经胸腔针吸活检是一种安全而有效的诊断肺上沟瘤的方法。

【治疗和预防】

通常是肿瘤的整块切除。一般是肺叶切除,包括胸壁切除,也可能包括受累的椎旁交感链、星状神经节及臂丛神经下干。在某些病例还包括有锁骨下动脉和部分胸椎。

手术治疗的禁忌证包括臂丛神经和脊髓旁区的广泛受累,特别是椎间孔、椎体和椎间盘的受累。

(五)上腔静脉综合征(SVCS)

【概述】

在上腔静脉综合征患者中至少有65%~

90%患有肺癌，接近85%的原发瘤发生在右侧，主要是右侧上叶和右主支气管。肺癌细胞类型以小细胞癌占大多数，其次是鳞癌。

上腔静脉与奇静脉吻合处，四周为淋巴结链所围绕，最易受肿大的淋巴结压迫，也可直接受到肿瘤的侵袭。压迫上腔静脉起初为隐匿性进行，因肺癌不同病理类型的恶性程度不同影响了淋巴结增大的快慢，使上腔静脉回心血受阻和其侧支循环建立的程度各异，随之而出现急性或亚急性的轻重不同的上腔静脉综合征。又由于静脉压增高和淋巴引流受阻，约20%～26%的患者可伴有胸腔积液，还可因上腔静脉受压时间的延长和受压程度的加重发生不可恢复的上腔静脉血栓形成。

【诊断与鉴别诊断】

1. 临床表现

(1) 典型症状：面、颈部肿胀或并呼吸困难、咳嗽、胸痛、吞咽困难、声带麻痹、Horner综合征等。还可因脑静脉压增高和颅内压增高，出现结合膜水肿、眼球突出以及各种中枢神经系统症状如头痛、视力障碍和意识障碍等。

(2) 体检：发现面部水肿，颈静脉充盈，前胸壁和上腹部侧支循环怒张。侧支循环形成程度反应了上腔静脉阻塞持续的时间及阻塞的解剖位置。

2. 胸片

可表现有上纵隔增宽、右肺门肿块、胸腔积液、肺部弥漫性浸润、前纵隔肿块、心影扩大。CT增强扫描能显示肿块、栓子和侧支循环的有无。数字减影技术对了解病情、选择手术有很大帮助。

此外，因上腔静脉血回心受阻，导致脑静脉压增高和颅内压增高，偶可并发下颈部和上胸部脊髓压迫症状。所以对有上腔静脉阻塞和背痛者，需进行X线脊髓造影检查以明确。

3. 诊断要点

除肺癌外，淋巴瘤和其他恶性肿瘤，以及引起上腔静脉梗阻的良性病变，包括纤维素性纵隔炎、血栓形成、炎性淋巴结病、放疗后纤维化性动脉瘤也可导致上腔静脉综合征。如果没有明显的由上腔静脉梗阻引起死亡的直接原因，如气道阻塞、颅内压明显升高，那么治疗前需有明确的诊断。因为可能有多种病因，所以明确诊断是极其重要的。支气管镜和淋巴结活检、纵隔镜检查甚至开胸探查全都可以安全有效的施行以明确肺癌的诊断。

【治疗和预防】

大多数肺癌引起上腔静脉综合征患者在接受放疗或化疗后，症状可缓解。

1. 一般治疗

处置包括吸氧，卧床头稍高。

2. 药物治疗

(1) 糖皮质激素：可减轻非特异性炎症和水肿改善静脉阻塞，但同时它可降低肺癌患者生存率，不赞成常规使用。如遇到少见的由化疗或放疗引起的小细胞肺癌上腔静脉综合征、因有效治疗而出现的水肿加重导致的症状暂时恶化，皮质激素治疗将是非常有效的，可以短期应用。

(2) 利尿剂：可较快缓解水肿等临床症状，但只是短暂有效，除非同时应用抗癌药。

(3) 肝素抗凝治疗：对腔静脉内血栓形成的上腔静脉综合征有成功报道，但尚无足够证据来进行推广。

3. 化疗

肺小细胞癌并发上腔静脉综合征患者经化疗，症状几乎可全部缓解。非小细胞肺癌并发上腔静脉综合征经化疗的疗效不如小细胞肺癌,但仍使大多数患者的症状得到减轻,为下一步治疗打下基础。

4. 放疗

放射野必须包括原发灶、纵隔肺门和邻近其他肺部实质性病灶,如为肺上叶癌灶或有上纵隔淋巴结肿大,则锁骨上区也应放疗。放疗总量以5～7周内应用50～65Gy为宜。

5. 手术治疗

手术治疗上腔静脉综合征包括分流移植术和根治切除并静脉移植术,但因有深部静脉充血易导致大出血的危险,手术死亡率和并发症发生率均高,因此,一般不轻易进行手术治疗。

6. 其他疗法

一种替代手术的方法是置入腔静脉支架,已在世界各国的一些研究机构中进行了试验性的研究。

肺癌引起的上腔静脉综合征过去的预后很差,经治疗后仅约1/3可获得短暂缓解;不少患者于3个月内死亡,大部分患者的生存期约1年左右。近20多年来通过开展综合治疗,生存2年以上者已明显增加,有些患者已生存6～14年以上。因此,深入研究将可进一步提高患者的生存率和生活质量。

(六)恶性胸腔积液

【概述】

大约25%肺癌患者在疾病发展中会发生恶性胸水。肿瘤细胞可以直接侵犯血管,阻塞小静脉或淋巴管,也可因种植于胸腔产生炎症反应导致胸水的形成。当肿瘤细胞种植于间皮表面时,胸水中有大量肿瘤细胞,而浆膜下受累,仅有少量恶性细胞脱落至胸腔内。有些肺癌患者发生的胸腔积液,如肿瘤导致的肺不张、肺栓塞,纵隔淋巴结肿大、上腔静脉阻塞、低蛋白血症等都可以导致胸腔积液,甚至肿瘤放疗之后也可出现少量胸腔积液。所有这些情况的胸腔积液都与肿瘤有关,但并不是肿瘤直接扩散到胸腔的结果,这种现象称为似恶性胸腔积液。

【诊断与鉴别诊断】

1. 临床表现

通常的主要表现为呼吸困难、咳嗽加重和胸痛。症状严重程度与胸液增长的速度比胸液量多少的关系更密切。呼吸困难源于肺脏受压;胸部持续性隐痛是壁层胸膜转移的后果,膈膜受侵时疼痛可放射至同侧肩部;咳嗽为胸液压迫支气管壁所致,常干咳无痰。体征表现为呼吸急促,胸壁扩张受限,肋间饱满,叩诊浊音,语颤降低,膈肌移动性浊音不明显,单侧大量胸腔积液可出现气管移位。

2. 胸片

直立后前位胸片少量胸水(300～500ml)表现为肋膈角变钝。中等量的胸水表现为患侧下胸部可见密度较高的均匀阴影,上缘斜凹,从纵隔引向腋部,外高内低。大量胸腔积液X线检查除肺尖部可见含气的肺组织外,患侧胸部大部分呈均匀的致密阴影,纵隔器官移向健侧,膈肌下降,患侧肋间隙增宽。B型超声检查常用于测定胸液部位和量的多少,确定穿刺点,有利于胸腔穿刺和减少并发症,并可鉴别胸腔积液和胸膜增厚。CT检查可以发现胸膜下病变和少量胸液并可用于胸腔积液、肺实质浸润、肿块或纵隔肿大淋巴结的鉴别。

3. 细胞学检查

明确简捷的确定恶性胸水方法是通过细胞学检查。反复穿刺能增加诊断阳性率,从第一次的约50%,至第二次的65%,到第三次的70%。而恶性胸水传统认为是蛋白>30g/L,密度>1.015,胸液蛋白/血清蛋白>0.5,胸液乳酸脱氢酶LDH/血清LDH>

0.6，胸液中间皮细胞增多。胸液CEA测定有利于恶性胸液的诊断，在腺癌患者中大于20mg/ml其敏感性为91%，特异性为92%；肺腺癌患者的恶性胸液CEA大于胸水正常值2倍以上者在90%以上，有辅助诊断价值。

4. 穿刺活检

胸膜穿刺活检也是一种常用的诊断手段，一般在可疑恶性胸液经多次细胞学检查阴性时采用。胸膜穿刺活检必须在抽胸液前进行，以免损伤肺部。如在CT或B超引导下对可疑处胸膜活检较为安全，亦较易成功。因为肺癌患者常可见高发病率的脏层胸膜转移，胸腔镜检查对未确诊的可疑恶性胸液多次细胞学检查阴性者常可得到93%~96%的确诊率。通常所需检查时间约为15~20分钟，应予充分止痛，并发症包括皮下气肿、气胸、出血、检查处肿瘤接种及脓胸等。开胸胸膜活检，只用于少数未确诊经多种检查阴性的可疑恶性胸液患者，这类患者即使开胸后仍可有不少患者未能确诊为恶性肿瘤。

【治疗和预防】

恶性胸水的治疗取决于原发灶是否能被治疗。对SCLC引起的胸水患者，尽管治疗性胸穿能减轻症状，仍需全身治疗才能控制胸水。如果不能采取有效的全身治疗，对胸水的治疗通常是姑息性的。

1. 胸穿

治疗性胸穿可改善病人症状，减轻呼吸困难。如果胸穿能缓解症状，胸水产生缓慢，并且病人的预期生存时间很短，反复胸穿是合理的。然而单独胸穿不是能阻止复发的有效手段，积液再次蓄积的平均时间最短为4天，但98%的患者复发是39天。

2. 胸腔闭式引流

目前控制恶性积液费用-效益比最高的方法是胸腔闭式引流加胸腔内注入化疗药来进行胸膜粘连，从而控制胸水的形成。传统的治疗方法主要是用带大孔的胸腔闭式引流管进行持续性胸腔吸引，但病人需要住院、费用昂贵、限制病人活动并且能引起明显的不适症状。最近开展了用小孔导管引流和胸腔镜下注入滑石粉，取得了较好的疗效，从而改善了患者的生活质量并节约了整体治疗的费用。

3. 外科手术治疗

手术治疗包括胸膜剥离切除术和胸腹腔分流术，其应用有较大局限性，并且疗效也需待进一步证明。

另外还需强调的一点就是对于肺癌患者要认真鉴别恶性胸腔积液和似恶性胸腔积液。因为对于为后者的肺癌患者是有可能进行根治性肺切除手术的，也有可能选择积极的多方式联合治疗方案。

（七）恶性心包积液

【概述】

肺癌是最常见的导致恶性心包积液的恶性肿瘤，如出现心包填塞症即属急症。

正常心包腔内液体量约为30ml，作为润滑剂以减少摩擦。恶性肿瘤患者心包内液体超过50ml即考虑恶性心包积液。

恶性心包积液者中约15%发展成心包填塞症，约70%患者可在生前表现心脏方面的症状。

【诊断】

1. 临床表现

心包积液的症状主要为咳嗽、呼吸困难、心前区闷痛、心悸、腹胀、浮肿等。当出现心包填塞时可以出现休克。症状的轻重又与起病的急缓有密切关系，急性者心包积液量较少（＜250ml）的即可出现较重的症状，而慢性者即使心包积液量较大（＞1000ml）其症状仍可较轻。

体征上表现有发绀、心浊音界增大、心尖搏动减弱或消失、奇脉、胸腔积液、肝脾肿大、腹水、双下肢水肿等。

2. 胸部 X 线检查

心包积液少于 250ml 时，胸片常难于发现异常；积液量大于 300ml 时，心影呈普遍性尤其向两侧增大，上腔静脉明显，心膈角呈锐角；大量积液时，心影呈烧瓶状或梨形。

心电图显示心动过速、早搏、QRS 低电压和心电交替。心电交替可在 2/3 癌性心包炎并大量心包积液的患者中发生，并考虑为预后不良的征象。当大量心包积液抽出小量即使是 50ml 心包液体时，心电交替即可消失。

3. 超声波检查

超声心动图为最简便、有效诊断心包积液的检查方法。如超声显示心包壁层及心外膜层增厚（＞3mm），回声明显增强；两层间有较低或强弱不等的回声即可明确心包积液的存在。二尖瓣前叶活动不正常可为诊断心脏填塞症的依据，罕见假阳性；如不是心包积液，则可能为肿瘤浸润心脏所致。

4. CT 或 MRI 检查

均为最灵敏检查，不仅可发现其他检查难于明确的心包积液，还可发现转移灶部位。

5. 诊断性心包穿刺术

恶性心包积液常为渗出性或血性，恶性细胞阳性率较高，尤其肺癌患者可达 80%～90%，但阴性并不能排除恶性心包积液。但心包穿刺术的危险不容忽视，可并发冠状动脉、心房、心室或内乳动脉穿刺针损伤而造成的心包积血、室性心动过速、室颤、虚脱、气胸和（或）胸腔感染、甚至张力性气胸，但危险性与积液量、穿刺点定位准确性密切相关。

【鉴别诊断】

肺癌经纵隔放射治疗的患者、出现血性但细胞学检查阴性的心包积液为转移灶还是放疗引起的鉴别常较困难。放射性心包炎可发生在心脏承受 3500～4000cGy 分割治疗后，心包损伤可表现为急性心包炎。可出现在放疗期间，也可在放疗后几周或几个月，甚至 20 年后。

急性放射性心包炎常为自限性、并能好转而不留缩窄；慢性放射性心包炎可导致缩窄或心包填塞症。

【治疗和预防】

恶性心包积液的治疗不决定于心包积液量的多少，而决定于其临床表现。如出现心包填塞症，在准备作急症心包穿刺时应即开始支持治疗，如建立静脉通道，静滴液体或血浆增容剂，必要时加用升压药；对呼吸困难或周围型发绀者给予吸氧，但不予加压人工呼吸，因其可引起胸腔压和心包压力升高，减少静脉回流；心包穿刺为挽救生命的措施，应尽快进行。

1. 心包穿刺和导管引流术

心包心穿刺的适应证为发绀、呼吸困难或休克；出现意识障碍；周围静脉压升高至 13mmH$_2$O（1.27kPa）；脉压下降至 20mmH$_2$O（2.67kPa）以下；测定奇脉压改变已超过脉压 50% 以上。在抽出 50～100ml 心包积液后，奇脉、心电交替和周围静脉压应有所改善，其临床症状的进一步改善有待心包积液的进一步排除。保守治疗（即反复心包抽液或短期导管引流）对一些患者可得暂时疗效，但心包填塞症常可在 48～72 小时内复发，除非延长使用心包导管引流，或可有 3% 患者能较长期缓解，因此须综合使用其他治疗手段。

2. 化疗

对化疗敏感的肺小细胞癌且心包积液发展缓慢者,全身化疗一定时间后即可缓解恶性心包积液的临床症状。

3. 放疗

可使约半数恶性心包积液得到控制,61%患者的中位缓解期为4个月。

4. 硬化剂治疗

心包内注入硬化剂,目的在于使心包壁层与脏层粘连,常用的药物有四环霉素(500mg)、博莱霉素(40mg)、氮芥(10～20mg)等,约有半数患者可明显减少心包积液的产生。其副作用有恶心、轻度胸痛及短暂发热。

5. 外科治疗

外科治疗为恶性心包积液经常采用的方法,但因并发症和死亡率较高,术后多须住院,因此长期以来先选用非手术治疗。许多人仍认为以首选保守的心包穿刺放液、心包内和全身性化疗为妥。手术治疗宜用于放射治疗引起的重症缩窄性心包炎,心包积液增长过快,心包穿刺不能控制的恶性心包积液,以及一般非手术治疗无效、诊断难于明确的心包积液患者。

(八)肺癌左心房转移

【概述】

人类首先认识到肺癌可以侵犯左心房,是通过尸解发现的。早在1965年,波兰病理医师Szostak首先在对一例死于肺癌的患者进行尸解时,观察到右肺下叶中心型肺癌在左心房腔内形成一约1.0cm大小的癌栓。随着其他各国陆续报道的肺癌侵犯左心房病例的增加,人们对肺癌的这一少见并发症的认识也逐渐深入。

肺癌侵犯左心房属晚期肺癌,其病理生理改变取决于:

(1)肺癌除侵犯左心房外,有无远处转移;

(2)肺癌侵犯左心房后有无癌性心包积液;

(3)肿瘤侵入左心房后,是否在左心房腔内形成大的癌栓,并影响左心房的血液回流;

(4)肿瘤除侵犯左心房外,是否同时侵犯心脏传导系统等因素有关。

【诊断与鉴别诊断】

1. 临床表现

(1)临床上主要表现为不明原因的室上性心律紊乱,如窦性心动过速、房性心动过速、心房扑动和心房纤颤,有的可侵犯左心房心脏传导系统,可产生房室传导阻滞,患者反复发作阿-司综合征导致死亡。当心包腔内形成广泛的心包种植转移时患者常很快出现癌性心包炎和癌性心包积液。

(2)肺癌沿肺静脉干侵入左心房腔内,在左心房腔内形成大的癌栓可以影响肺静脉血回流,可产生类似于二尖瓣狭窄、二尖瓣关闭不全和左心房黏液瘤的血流动力学改变。临床上表现为急性左心衰、肺水肿的症状和体征,如呼吸困难、不能平卧、咳粉红色泡沫痰、双肺满布湿啰音等。肺癌侵犯左心房还可导致心房利钠肽水平增高,增加肾脏对钠和水的排泄,产生低钠血症、低血容量休克,患者出现频繁发作的晕厥和休克。

2. 实验室检查

肺癌侵犯左心房的诊断,除了有肺癌的病史还需进行心脏相关检查。

(1)超声心动图:肺癌侵犯左心房的超声心动图(UCG)征象有受累区左心房壁增厚;受侵肺静脉干内径变小;受侵肺静脉干左心房开口变窄,甚至消失;伴有左心房癌栓者,可见左心房腔内强回声团块,左心房腔内强回声团块能随左心室的舒张和收缩,经尖瓣口进入左心室和返回左心房腔内。

(2)CT:采用高精度CT增强扫描,也能较好的显示左心房受侵及癌栓形成的影像。胸部MRI不仅能清晰地显示肺癌侵犯左心房的部位、范围和类型,还能显示血液流空情况,对于诊断肺癌侵及左心房具有更高的临床价值,是外科医生决定手术指征和手术方式的主要依据。

【治疗和预防】

1. 内科治疗

对于出现肺水肿的患者应立即进行急救。

(1)将患者取坐位,双腿下垂,减少回心血量。

(2)高流量吸氧,必要时可用呼吸机面罩持续加压给氧。

(3)吗啡静脉注射。

(4)快速利尿。

(5)应用血管扩张剂,如硝普钠、硝酸甘油、酚妥拉明静滴。

(6)强心剂:洋地黄类药物。

(7)氨茶碱。

对肺癌侵犯左心房导致的心律失常、休克等症状应用抗心律失常药及血管活性药物。但上述心律失常或休克用抗心律失常药物或血管活性药物治疗效果不佳,仍会反复发作,而在行肺切除加部分左心房切除术后,上述症状可完全消失。

2. 外科治疗

过去肺癌侵犯左心房在外科手术中非常少见,被视为外科禁忌证。随着肺外科技术的进步和心血管外科技术在肺外科领域的应用,国内外医生相继开展了此项手术。

手术指征的选择应十分慎重,有关专家提出病例选择原则如下:

(1)术前临床检查、胸部CT、MRI、全身放射性核素骨扫描等检查,能确定肺癌局限于一侧胸腔,而无对侧胸腔和远处转移者。

(2)非小细胞肺癌者。

(3)无癌性心包积液、癌性胸膜腔积液者。

(4)内脏功能能耐受肺切除扩大部分左心房切除者。

(5)估计左心房的切除范围小于左心房容积的1/3者。

肺癌的胸内蔓延导致的并发症还包括纵隔淋巴结转移导致喉返神经麻痹、声音嘶哑、进食时呛咳、膈神经麻痹等并发症及食管受压时出现吞咽困难、并发食管气管瘘等情况。

(九)肺癌骨转移

【概述】

肺癌是亲骨性肿瘤之一,经常可发生骨转移。肺腺癌和小细胞癌发生骨转移多于鳞癌,这与肺腺癌、小细胞肺癌肿瘤生物学特点、恶性程度高、较早期发生远处转移等有关。骨转移瘤的发病部位以肋骨、脊椎、骨盆及颅骨多见,其以肱骨及股骨,肘及膝以下部位少见,但有转移至胫腓骨和尺桡骨,甚至手足骨。可以是单独的、孤立的,也可以是多发的。

【诊断与鉴别诊断】

1. 临床表现

临床上肺癌骨转移可以无任何症状。一旦出现不适,主要表现为进行性剧烈疼痛,其次为病理性骨折和神经系统症状,体检有局部压痛或骨质隆起。如脊柱转移引起截瘫及大、小便失禁等功能障碍,严重影响患者的生活质量,会加重病情导致死亡。

2. X线

表现极大多数肺癌骨转移为溶骨性改

变,如发生在骨的干骺端,开始在松质骨内出现较小的虫蚀样破坏区,随病变进展破坏区扩大或融合成大片状骨破坏区,边缘模糊,骨皮质常有破坏。病变发生在椎体常引起椎体广泛骨质破坏,椎体压缩呈楔形,并常累及椎弓根,而椎间隙无改变,当累及或压迫脊髓则出现截瘫。成骨性破坏少见,可见于肺的低分化癌和腺癌,其表现为斑点状致密增高阴影,边缘不整齐,其间骨小梁紊乱,增厚粗糙,椎体广泛转移可呈均匀性硬化似象牙质样。肺癌骨转移早期,直径小于1cm的病灶X线不能显示出来。ECT检查常较X线检查提前发现骨转移灶。虽然ECT检查有10%为假阳性浓集灶,但仍是筛选无症状或骨转移病损的最佳方法。

3. MRI检查

对骨转移的检出有重要的意义,不但能早于X线检查发现骨转移灶,并对鉴别是否系骨转移灶有很大帮助,也可了解病灶的范围与软组织的情况。有时为获取明确诊断可在CT引导下对病灶做穿刺活检。

【治疗和预防】

1. 双膦酸盐类药物治疗

该类药物是破坏骨细胞抑制剂,可抑制肿瘤细胞在骨组织中的生长,阻止肿瘤对骨的浸润,对治疗由于骨转移所引起的过度骨溶解性骨破坏、骨痛、高钙血症、骨质疏松症及预防病理性骨折有一定作用。

2. 放疗

对于绝大多数骨转移患者来说,放射治疗是很有效的治疗,有80%~90%的转移灶经放疗能取得明显疗效,能够缓解和控制骨疼痛,但很少能治愈,对预后影响很小,且只适用于非多发的病灶。

3. 同位素治疗

利用亲骨性、放射性核素治疗骨转移瘤,可达到控制发展、缓解骨痛的目的。

4. 手术治疗

孤立的骨转移灶可以考虑手术切除,手术能迅速减轻症状,恢复病人的行动。

5. 化疗

可选用对原发肿瘤敏感的药物,但疗效欠佳。

(十)肺癌肝转移

【概述】

肝脏是肺癌最常见的肺外转移部位之一,这是由于肝脏的血供特点以及肝窦上皮细胞间隙使肿瘤细胞易于进入肝实质。据国外尸体解剖统计的支气管肺癌肝脏转移率分别为小细胞肺癌74%,非小细胞肺癌26%,因此肝转移与肺癌的细胞类型有关。肺癌肝转移的途径主要为经肝动脉转移,以多发结节散在分布为多见。转移癌大多位于肝脏表面,组织学特征与肺癌原发灶相似。

【诊断与鉴别诊断】

1. 临床表现

肺癌的肝脏转移性癌常以肺部原发癌所引起的症状和体征为主要表现,在体检或手术前系统检查时,发现癌肿已转移至肝。有的病人在原发癌肿切除后若干年后才出现肝转移,亦有部分病人首先出现肝转移癌的症状,而临床仍未查出原发癌。肝脏转移癌的症状和体征与原发性肝癌很相似,但病程发展较原发性肝癌缓慢。病人可出现上腹闷胀不适或疼痛,食欲不振,乏力,体重减轻和发热等症状,体检时发现肝脏肿大,质地坚硬,表面结节,触痛,脾脏肿大。晚期病人,肝脏广泛转移可累及胆管出现黄疸和腹水等。与原发性肝癌不同的是,转移性肝癌很少合并肝硬化,也很少侵犯门静脉形成癌栓,此可为硬化的肝组织血循环障碍和结缔组织增生限制了癌肿的转移。

2. 肝功能检查

碱性磷酸酶升高对肝转移癌的诊断有较大价值。此外，肺癌肝转移时血清癌胚抗原可以升高。

3. 影像学检查

影像学检查已成为肝转移癌诊断的重要手段。当肝内多发肿块大小不等，与周围正常肝组织界限明显，常考虑肝转移癌。肝转移癌亦可单发，因而影像学表现可示不同征象。

B超对转移灶结构分辨率高，费用低，易于重复，其敏感性与肿瘤大小、数目、部位和癌组织学有关。CT敏感性一般高于超声检查，但对微小病灶、弥漫性小结节，B超、CT常易漏检。MRI能见到小于1cm的病灶，软组织对比度高，不需造影剂，但是费用较高。肝转移癌当原发灶不明时，可在B超导引下肝穿刺活检，作组织学检查，根据细胞形态，可分辨腺癌、鳞癌、未分化癌等，但判断原发肿瘤尚需结合临床。

【治疗和预防】

1. 手术治疗

传统概念有转移的肺癌患者是不能手术的，也是不能治愈的。但近年有个别学者指出当原发性非小细胞肺癌已根治并无复发，肝转移瘤为单个较小结节估计能予全部切除。经详细检查无全身其他部位移，全身情况良好者可考虑手术治疗。

2. 介入治疗

肝转移性肿瘤主要由肝动脉供血，应用选择性肝动脉栓塞治疗可缓解症状，延长生存期。鉴于全身化疗对转移性肝癌缓解率低，毒副作用大，有人采用肝动脉栓塞化疗（TACE），起到栓塞与化疗互相协同作用，疗效优于静脉给药，全身毒副反应较轻。故有文献认为转移性肝癌，如患者一般情况好，肝功能正常，无黄疸及门脉主干癌栓者可考虑行TACE治疗。

大多数肝转移病人预后差、生存期短，在确诊后生存期未有超过2年者。

（十一）肺癌脑转移

【概述】

肺癌为颅内转移瘤中最常见的原发性恶性肿瘤。肺癌颅内转移途径最多的是血循环转移，大多数经动脉转移，或经椎旁静脉系统、淋巴系统扩散到颅内。肺癌颅内转移的部位主要为脑实质，脑膜转移少见。

肺癌脑转移的发病率因病理类型不同约在19%～45%，以小细胞癌最高，腺癌次之，鳞癌最低。颅内压急剧增高可导致脑疝而死亡。如积极治疗可以得到长期缓解，为此应重视早期诊断和早期治疗。

【诊断与鉴别诊断】

1. 临床表现

多数为亚急性或慢性起病，呈进行性加重。临床部分病例常无自觉肺部症状或体征，因神经系统症状发现脑转移灶，然后再经过各种检查发现肺癌原发灶。由于转移癌使脑内对痛觉敏感的神经结构的牵拉，常有头痛、肢体软弱以及识别能力、习性和行为等改变。一旦出现头痛、视觉障碍、呕吐"三联症"，已为颅内压增高症的典型表现。癫痫样发作常预示颅内压急剧增加；如出现一侧瞳孔扩大，常为同侧颞叶钩回疝的临床表现；两侧瞳孔扩大常为小脑扁桃体疝的表现，进一步检查脑CT或磁共振（MRI），有利于诊断、病灶定位和治疗。

2. 影像学检查

脑实质转移的脑CT图像常为典型球状

体,周围有低密度水肿区,位于灰、白质连接处,90%以上病灶能因碘剂增强影像。MRI有利于鉴别脑出血、水肿、感染或脑坏死。腰椎穿刺是危险的,可诱发或加重脑疝。但可因患肺癌后经多种治疗,导致抵抗力下降,诱发其他脑内疾病或肺癌所致副癌综合征等可能性疾病。因此,应全面了解病情,避免误诊误治。

【治疗和预防】

若患者伴有生命体征的改变(血压增高、心率减慢、脉搏洪大、呼吸慢而深)和意识减退,则患者已处濒危状态需立即进行急救措施。一般及时采取内科急救性或紧急治疗措施,随后进行放射治疗或(和)手术治疗。

1. 内科治疗

糖皮质激素为治疗肺癌脑转移继发性脑水肿的极重要的有效的辅助药物,其临床疗效出现较快,可使60%~80%患者的临床症状缓解。应用渗透性利尿剂可以减少脑细胞外液量,从而降低颅内压,改善脑血流。常用药物有甘露醇、山梨醇和甘油,须静脉注入或快速静脉滴入。一般在用药后15~30分钟内可改善症状和体征,2小时左右作用最强,如不作其他治疗,4~6小时后颅内压不仅可再次增高,而且可出现"反跳",颅内压比治疗前更高,因此应根据病情,每6小时、8小时或12小时给药1次。

2. 放疗

放疗是脑转移癌非手术治疗中最有效的治疗。为巩固已取得颅内压增高症的疗效,常须加用放疗。由于尸检发现多发脑转移的发病率高,因此即使临床检查发现为单一脑转移灶,也应视作存在多发微小癌灶,所以放疗的放射野常是全脑。

放疗可使69%患者的头痛完全缓解,82%的头痛可达完全或部分缓解。近十余年来,由于立体定向放射技术的改进,以磁共振定位、γ刀机器人手术,对直径小于3.5cm的转移灶一次可完成多个脑转移癌的治疗,且安全性高,对放疗抗拒者仍可有效。

3. 化疗

以亚硝脲类对脑转移癌的疗效较好,可根据肺癌的不同病理类型选择不同的化疗方案。

4. 外科治疗

对孤立性或局限性多发转移癌争取手术切除,以减低脑压和获得病理诊断。对脑室阻塞、预测或小脑转移癌已失去代偿功能,对渗透疗法未能缓解、对放疗抗拒、手术后复发或有转移癌并发症(出血、感染或脑脊液滞留)对患者生命有威胁者,一般均需外科紧急减压,包括脑室穿刺引流、分流术、开颅减压、放置减压装置、切除肿瘤或(和)清除血块及止血。

5. 综合治疗

高度恶性肿瘤脑转移治疗后生存2年以上是较少的,其中大多数进行手术为主并用放疗、激素和化疗等多种治疗;一些选择性手术并综合治疗者的5年生存率可达2.5%~13.0%。

肺癌脑转移以早期发现、转移癌直径小于3.5cm、孤立病灶或病灶不在要害部位、无或轻的症状和(或)体征、离发现原发病灶的间隔时间较长、无其他脏器转移灶发现者,其预后可较好。

(十二)脊髓压迫症

【概述】

脊髓压迫症指脊髓或马尾受压后出现的一系列临床症状,是常见的肿瘤并发症。脊髓压迫症中肺癌占16%,为恶性肿瘤中发病数最多者。

脊髓压迫症95%以上为髓外转移瘤，常由转移灶先侵犯脊柱的椎体或椎弓根，多数情况为椎体癌灶压迫硬膜腔前面，肿瘤进展扩大向后压迫脊髓或马尾以致神经受损，偶有转移癌灶未侵犯骨质而直接侵犯硬膜外腔。

【诊断与鉴别诊断】

1. 临床表现

脊髓压迫症约有8%～47%为癌症患者的首发症状。在肺癌确诊前出现上肢、下肢或腰部疼痛以及轻瘫者可占5.3%，其中以首发症状出现者占1.5%。由于90%以上患者首先出现疼痛并局限在受侵犯椎体部位，或放射至相应的脊椎神经分布区，常可因活动腰背部着力点影响病灶处而疼痛加剧。如不治疗，多数患者疼痛可持续数天、数周甚至数月，继而出现肢体软弱，上升性感觉减退和麻木，但大小便自主功能障碍常较迟出现。

脊髓压迫的体征包括叩诊受损脊突的敏感疼痛，屈颈或直腿上抬试验，可发生受损椎体或其神经根分布区疼痛；同时可伴有关肢体肌力减退、肌肉痉挛或腱反射异常；感觉丧失区域的脊髓节段低于受损脊髓部位；自主功能障碍时可触及尿潴留所致胀大的膀胱和肛门括约肌松弛。一旦感觉、运动或自主神经功能症状或体征出现，病情常可急剧进展，如不及时有效治疗予以解决，几小时或几日后即可成为瘫痪。许多临床经验表明，一旦出现瘫痪经治疗恢复的可能性将明显减小。

2. 影像学检查

脊髓压迫症患者约2/3以上伴有脊椎X线平片异常，可表现为椎间盘虫蚀改变或缺失，部分或全部椎体坍陷及椎旁软组织肿块。椎管选择性造影曾广泛运用，然而腰椎穿刺可带给14%的完全性椎管阻塞患者神经损伤性并发症，故已少用。CT检查影像常欠清晰。MRI为三位成像，软组织显示清晰，更有利于硬膜内外或髓内外病灶的确诊。

【治疗和预防】

脊髓压迫症的治疗目的为缓解疼痛，恢复或保留神经功能，控制局部转移癌灶，保持脊椎的稳定性。由于全身性癌症的影响，彻底治愈至少在绝大多数患者不现实，因此主要还属姑息性治疗，其疗效与治疗前神经功能状况密切相关。

1. 糖皮质激素治疗

脊髓压迫症一旦诊断确立，地塞米松就应立刻使用，10mg静注，以后4～5mg每6小时一次，可快速缓解疼痛并改善神经功能。在放疗或手术使症状好转后可逐渐减量至停用糖皮质激素，以避免皮质激素的严重并发症。

2. 放疗

由于脊髓压迫症的预后差，诊断一旦确定，即用大剂量地塞米松并在30分钟至2小时内开始放疗。肺癌各细胞类型对放疗疗效不等，以小细胞型疗效最好，鳞型、大细胞型次之，腺型较差。

3. 外科治疗

国内外目前已开展的手术治疗脊髓压迫症的方法有两种，即椎板切除术和椎体切除术。椎板切除术对硬膜外转移癌位于椎管侧面或后面的椎板或椎弓切除有效率约30%～39%，但对椎体转移癌的疗效则较差。对于硬膜外转移癌来自椎体的患者，行病变椎体切除疗效更佳，但手术死亡率为7%～8%，另约10%可出现非致命性并发症，故风险较大，须慎重考虑。

4. 化疗

可适用于对化疗敏感的肺癌并脊髓压迫症患者。

（十三）肾上腺皮质功能减退或衰竭

【概述】

过去由于对肺癌合并慢性肾上腺皮质功能减退时认识不足，遇到各种诱因如感染、手术、胃肠道功能紊乱等急性应激情况，故发生危象时也未能及时采取正确有效救治措施。近些年来，皮质激素水平测定的普遍开展、CT扫描、磁共振（MRI）等先进诊断技术的应用，使该症生前诊断的可能性大大提高。

肺癌患者发生肾上腺皮质功能减退或衰竭的原因有以下两方面。

（1）肿瘤转移侵蚀和破坏肾上腺皮质组织。研究表明，原发性肺癌转移到肾上腺经常发生，但多数情况下这些转移的表现是隐性和缓慢进行的，几乎没有被识别。

（2）医源性肾上腺皮质功能减退，在肺癌患者也很常见。因化疗、放疗或肺部症状较长时间的大剂量应用糖皮质激素，导致脑垂体-肾上腺轴的抑制，突然而不是逐渐地停止激素治疗可引起肾上腺皮质功能衰竭。应用某些药物如邻氯苯对氯苯二氯乙烷和激素合成抑制剂如氨基乙哌啶酮也能产生剂量依赖性的肾上腺皮质功能减退。

【诊断与鉴别诊断】

1. 临床表现

肾上腺皮质功能减退的典型症状和体征有软弱无力、烦躁不安、食欲不振、恶心、呕吐、腹痛腹泻、体重减轻、皮肤和黏膜素沉着、低血压等，几乎所有患者均有以上一种或多种表现。危象发生时患者可出现昏迷、严重循环衰竭或休克、失水、酸中毒，病情进展迅速。

2. 实验室检查

主要有低血糖和（或）低血钠，血钾及尿素氮升高，血浆皮质醇降低。肺癌患者在评价胸部情况的同时都应进行肾上腺CT检查，如CT发现肾上腺腺体增大，边缘隆起，肿块的大小大于1cm应考虑有转移。MRI和ACTH试验对该症的诊断具有重要价值。

【治疗和预防】

1. 基础替代治疗

补充日常生理所需剂量的糖皮质激素，如醋酸可的松或氢化可的松。根据人体激素自然分泌的昼夜周期性规律，早晨用全日量的2/3，下午用1/3；如可的松早晨用25mg，下午用12.5mg；氢化可的松早晨用20mg，下午用10mg；泼尼松上午用5mg，下午用2.5mg。遇到应急情况，如手术或感染，可以增加剂量到2~3倍。但若钠摄入不足或排出过多不能保持钠代谢平衡时，还需有储钠激素替代，可每日清晨口服氟氢可的松0.05~0.15mg，或醋酸去氧皮质酮油剂，每日或隔日肌注2.5~5mg。

2. 危象的治疗

早期主要危险是休克和高钾血症，应立即补充药理剂量的糖皮质激素，输液，控制感染及对其他诱因的适当治疗。开始时给琥珀酸氢化可的松100mg静脉注射，接着每6~8小时静滴100mg，头24小时内可给300~600mg，危象控制后激素逐渐减量，如第2日用第1日的2/3，第3日用1/2，逐渐减至维持量。通常输液用葡萄糖生理盐水，在头24小时内输液量可达4L，按患者失水、失钠程度适当调整。治疗过程中有发生低血钾的倾向，应注意及时监测，出现低血钾时应及时补充钾。

(十四)肺癌肠转移

【概述】

肺癌转移到肠系膜和肠壁上可导致肠扭转和局部缺血。

【诊断与鉴别诊断】

肺癌患者突然发生腹部绞痛伴有恶心、呕吐、发热、血样便，体格检查有心动过速、腹部压痛，时常提示发生了肠梗阻。如高热不退、腹肌紧张、有压痛及反跳痛、腹水征阳性，甚至发生休克，则提示发生了肠坏死，可考虑手术治疗。

接受化疗和糖皮质激素治疗的病人，由于药物可能掩盖部分症状，其肠梗阻的症状可不严重，对这种病人在采取内科治疗前最好征求外科医生的意见。

【治疗】

手术可使肠梗阻患者症状减轻，如病人因身体状况较差不可能进行旁路、使改道或肠切除术，可应用胃造瘘和空肠造瘘术，症状可得以缓解。小细胞肺癌由于其对化疗敏感，手术和化疗同步进行，可能延长手术的缓解时间。

肺癌肠转移病人预后很差，中位生存期约为6个月。

(十五)眼部转移

【概述】

肺癌可并发眼部转移，葡萄膜尤其是后脉络膜为最常见的受累部位，而视网膜浸润非常少见。

【诊断与鉴别诊断】

肺癌眼部转移一般无症状，并发青光眼者可致眼痛。少数病人可并发无痛性失明。

眼底镜检查表现为后脉络膜略有隆起的黄泡样病变。视网膜上皮可出现异常，在视网膜表面形成棕黄色色素斑。感光视网膜脱离是常见的临床表现，其发生率约为眼转移中的75%。

【治疗和预防】

肺癌眼部转移预后不良。

治疗可行眼部放疗或化疗。对小的转移癌可给予氩激光光凝治疗。

(十六)皮肤转移

【诊断与鉴别诊断】

皮肤转移病灶呈单发或多发、无痛性光滑的圆顶样、直径1.5cm大小的皮肤或皮下结节。发生部位以躯干、四肢多见。

【治疗和预防】

对化疗不敏感，预后不良，约50%的病人死于半年以内。

(十七)伴癌综合征

【概述】

不是由肿瘤直接侵袭、阻塞或转移所引起的并发症概括称为伴癌综合征，是由肺癌或对肺癌的反应所产生的各种因子介导的一组疾病所组成。

【诊断与鉴别诊断】

这些综合征数量很多，发生于10%~20%的肺癌患者，包括内分泌、神经、心血管、骨和皮肤表现。

（十八）内分泌伴癌综合征

【概述】

内分泌伴癌综合征（SIADH）是由于抗利尿激素（ADH，血管加压素）分泌不当所致，几乎仅见于 SCLC。

SCLC 大约占肿瘤相关的 SIADH 的 75%。ADH 分泌增多加强了肾远曲小管和集合管对水的重吸收，减少了水的排出；同时当细胞外液容量扩张到一定程度，醛固酮的分泌受到抑制，心房利钠肽释放增加，从而减少肾小管对 Na^+ 的重吸收，增加 Na^+ 的排出。

【诊断与鉴别诊断】

1. 临床表现

主要为水中毒和低钠血症的表现，并且临床表现取决于低钠血症的严重程度和发生的速度。大多数病人症状轻微，当血清钠低于 120mmol/L 时，患者有厌食、恶心、呕吐、头痛和精神状态的轻度改变。当血清钠低于 110mmol/L 或发展迅速的低钠血症时，患者出现肌力减退、腱反射减弱或消失，同时由于血浆渗透压明显降低，较多的水从细胞外液进入细胞内，病人可以表现为脑水肿的症状，导致意识错乱、易激惹、癫痫发作、昏迷，最后发生呼吸骤停。患者一般不会出现水肿，因为此症主要为血浆渗透压明显降低，导致细胞内的水肿。

2. 实验室检查

低渗性低钠血症（血清钠常低于 130mmol/L）；尿浓缩不当（尿渗透压升高超过 30mmol/L）；血浆渗透压降低（常低于 270mOsm/L），尿渗透压超过血浆渗透压；血浆 ADH 增高；肾、肾上腺和甲状腺功能正常；发现肺癌病灶。

3. 其他诱因

有时肺癌患者出现 SIADH 的相应表现，但尚无 X 线发现，则需进一步检查或动态观察并排除 SIADH 的其他原因，如肺部感染、中枢神经系统疾病（如头部创伤，占位性病变和脑血管意外）和药物（最常见氯磺丙脲、卡马西平、三环抗抑郁药、噻嗪类利尿药、吗啡、环磷酰胺和长春新碱）所致。

【治疗和预防】

1. 化疗

对伴有 SIADH 的肺癌，化疗后可以使其改善疗状。80% 的病例血清钠在化疗开始一周内恢复正常，该指标早于其他反应指标。就其对化疗的反应上，SIADH 没有被认为是预后不良的因素。

2. 限水

对轻度患者，除了积极治疗原发病外，经过限制水的摄入（500ml/d）后，症状即可好转。

3. 静脉补钠

存较严重或致命性低钠血症病例（血清钠水平<115mmol/L），治疗上应采用 0.9% 生理盐水（罕见情况下可用高渗盐水）静脉输入。钠的纠正速度最好控制在 $1\sim2$mmol/(L·h) 或最多 20mmol/(L·d)，使血钠达到 $120\sim130$mmol/L 为止。过快的纠正容易引起中枢性脱髓鞘病发生，表现为面瘫、吞咽困难和发音障碍。

4. 利尿

有严重水中毒者可以使用呋塞米这样的袢利尿剂，以排出水分。但同时需注意因利尿引起的其他电解质的丧失。

5. 抗利尿激素分泌抑制或（和）活性拮抗药物

这类药物可拮抗利尿激素的作用，引起等渗性或低渗性利尿，改善低钠血症和水中毒。

（十九）异位性促肾上腺皮质激素综合征

【概述】

肺癌患者中出现异位性促肾上腺皮质激素综合征的60%为SCLC。这类肺癌患者的肿瘤组织可以产生ACTH，刺激肾上腺皮质增生，分泌过量的皮质类固醇，并且不受垂体分泌的ACTH释放素（CRH）调节，由此可产生一系列临床表现。

【诊断与鉴别诊断】

1. 临床表现

肺癌病人的库欣综合征常常没有典型改变，可能是由于恶性肿瘤的快速增长，相对高水平的ACTH，导致恶性肿瘤病人不能活到出现综合征的典型特征出现。

肌病伴乏力和肌肉消瘦是最常见表现，大多数病人有低钾性碱中毒、高血糖。肺癌病人常伴有皮肤色素沉着，但库欣病无此现象，这是由于肿瘤组织分泌β-MSH等物质所致。

2. 实验室检查

低钾血症、碱中毒；尿17羟、尿17酮升高；血浆、尿皮质醇升高；血浆ACTH明显升高，常超过200pg/ml；地塞米松抑制试验阴性。

【治疗和预防】

(1)针对原发肿瘤的治疗：如手术、放疗、化疗。

(2)应用肾上腺皮质激素合成抑制剂：例如美替拉酮、氨鲁米特或酮康唑等药物。

有该类综合征患者与无该类综合征患者相比较生存期较短，这可能是由于长期暴露于异位ACTH分泌导致的高水平糖皮质激素环境中产生的并发症（感染、胃肠溃疡）所致。

（二十）异位甲状旁腺激素升高

【概述】

主要发生于鳞癌和大细胞癌，而腺癌和小细胞癌较少见。甲状旁腺激素（PTH）使骨钙溶解释放入血，促进肠道钙的重吸收，并抑制肾小管对磷的重吸收导致高钙、低磷血症。肺癌可以分泌一种蛋白质，称为PTH相关蛋白（PTHrP）。这种蛋白可与PTH受体结合，产生与PTH相似的作用。但是血清PTH常降低或不能测出。

【诊断与鉴别诊断】

1. 临床表现

临床症状常与血清钙的浓度及其升高的速度有关。轻度高钙血症常无症状。较严重的高钙血症表现为神经系统、胃肠道和肾的症状。神经肌肉系统症状表现为倦怠、四肢无力，以近端肌肉为甚，抑郁、嗜睡；当血清钙超过3mmol/L时，可出现明显精神症状如幻觉、狂躁，甚至昏迷；胃肠道症状包括便秘、恶心、呕吐、厌食和消化道溃疡。长期高钙血症可引起肾小管浓缩功能减退，出现多尿、夜尿、口渴等，还可导致肾结石；心血管系统表现有心悸，严重者可表现心脏停搏。Q-T间期缩短，T波宽大，心脏传导阻滞，室性心律不齐和心脏停搏。个别病人可合并所有不同程度的上述症状和体征。

2. 实验室检查

高钙、低磷血症；血清PTH常降低或不能测出；心电图表现为Q-T间期缩短，T波宽大，心脏传导阻滞，室性心律不齐和心脏停搏。

3. 鉴别诊断

由肺癌导致的甲状旁腺激素升高还需排出其他引其高钙血症的疾病，如原发性甲状旁腺功能亢进症、结节病、维生素D过量及肿瘤骨转移导致的骨破坏等。

【治疗和预防】

1. 治疗原发肿瘤

高钙血症可在有效治疗原发病之后得以完全恢复。应该指出高钙血症本身并不是治愈性治疗的禁忌证，如有手术指征存在亦可手术治疗。不进一步治疗其基础恶性疾病的高钙血症患者的预后极差，中位生存期为30～45天。

2. 一般措施

改善患者一般状况，限制摄入钙量，增加尿钙排泄。停用任何可增高血钙的药物，如噻嗪类利尿剂（必要时改用呋塞米），维生素D等。停用大剂量维生素A、H_2受体拮抗剂（西咪替丁、雷尼替丁）和非激素类抗炎药等具有促进高钙血症或降低肾血流量影响排钙的药物。

3. 纠正脱水

静脉补液速度取决于脱水程度，心肾功能。如心肾功能正常，可补充生理盐水每小时300～400ml，持续3～4小时后重新估量病情，同时监测血钙、肌酐、电解质和尿量。每日可输入3L等渗盐水，但需注意如果出现液体负荷增加的症状和体征时，需调整液体的输入速度。

4. 增加肾脏对钙的排泄

加用袢利尿剂，例如呋塞米，以加速钙经肾脏排泄。最初治疗通常对血钙的影响较小，血钙平均下降仅为1.0mg/dl。

5. 抑制骨的吸收

二磷酸盐是骨吸收的潜在抑制剂，它已经使高钙血症的治疗方法有了明显改变。该化合物胃肠道吸收差，最好经静脉给药。该治疗可使90%病人血钙在3天后恢复正常，且此药耐受良好，临床上唯一可检测到的不良反应是20%病例出现的一过性发热。降钙素主要通过抑制骨吸收和增加肾脏对钙的排泄使血钙降低。大约30%高钙血症患者用药后血钙恢复正常，该药起效迅速，对高钙血症的效应在用药后几小时内出现，在12～24小时内血钙降至最低点，但对钙浓度的影响轻微、短暂，因此钙降素本身并不能治疗严重的高钙血症。降钙素无毒性也无严重副作用，但血循环中半衰期短，药品较昂贵。然而，在极其严重病例，降钙素可与晚期起效的二磷酸盐合用，效果良好。

6. 透析疗法

治疗急性高钙血症，尤其是并发严重肾功衰竭时，可采用腹膜或血液透析疗法。透析时可同时丢失磷酸盐，应适当补充。

（二十一）类癌综合征

【概述】

肺癌的特殊类型燕麦细胞癌和腺癌可产生肽类及胺类物质，如五羟色胺（5HT）及一系列代谢产物并由此引起一系列症状及体征，称为类癌综合征。

五羟色胺对周围血管、肺血管、食管及支气管有很强的收缩能力，同时对胃肠道节前迷走神经及神经节细胞有刺激作用，使其活动增强，分泌增多。同时类癌还能产生组织胺、儿茶酚胺、5-羟色胺酸迟缓激肽及肾上腺皮质激素等，这些物质导致类癌综合征的发生。

【诊断与鉴别诊断】

1. 临床表现

临床主要表现为皮肤阵发性潮红、哮鸣

样支气管痉挛、阵发性心动过速、进食后腹部绞痛、水样腹泻、皮肤潮红等。

其他如绒毛膜促性腺激素（可出现男子女性型乳房，多见于大细胞癌）、肾素（可出现高血压等，小细胞癌多见）以及降钙素等增高，可出现相应临床症状。

2. 实验室检查

血清素（五羟色胺）增高，尿中 5-羟吲哚醋酸明显增高。

【治疗和预防】

1. 手术

切除原发病灶是最有效的治疗方法。

2. 化疗

阿霉素或氟尿嘧啶均各有 20% 左右的有效率。

3. 内科治疗

主要针对类癌瘤所释放的不同血管活性物质以及对症处理和支持疗法。

(1) 支持治疗：补充维生素和蛋白质，但应避免可诱发皮肤潮红和腹泻的食物，如牛奶制品、蛋类、柑橘等。

(2) 抑制血清素合成：5-氟色氨酸能抑制色氨酸羟化酶活力，阻断血清素合成，临床效果较好；甲基多巴能抑制芳香族 L-氨基酸脱羧酶活力，从而阻断血清素合成，对减轻腹痛、腹泻和胃的类癌综合征有效，但应注意血压降低；盐酸 4-脱氧吡哆醇具有同样作用，也可试用。

(3) 血清素对抗剂：二甲麦角新碱对哮喘和腹泻的疗效较好，但可并发水液潴留和腹膜后纤维化。赛庚啶对控制皮肤潮红较好。此外，甲哌氯丙嗪、氯丙嗪、苯苄胺等对皮肤潮红均有效。

(4) 对症治疗：腹泻，可口服复方苯乙哌啶、氯苯哌酰或复方樟脑酊。皮肤潮红，可用肾上腺皮质激素，如泼尼松。气道痉挛，可口服喘定或氨茶碱等药，必要时可肌注前者，后者可静脉缓注，但不宜用肾上腺素类药物。

近年来有报道使用 α-干扰素治疗，可以缓解类癌综合征的症状。

（二十二）神经系统伴癌综合征

【概述】

神经系统伴癌综合征多见于 SCLC 患者，包括感觉神经、感觉运动神经、自主神经病变、脑脊髓炎以及视网膜病变。该综合征的出现是由于抗肿瘤抗体与神经组织中的抗原作用引起的交叉反应。目前研究较多的为核相关 HuD 蛋白，在正常情况下，该抗原仅在神经组织中存在，SCLC 也可表达该抗原，这一特点也反映了 SCLC 的神经内分泌起源。

【诊断与鉴别诊断】

症状在肺癌诊断前几个月内即可以出现，也可是肿瘤复发的主要表现。神经系统症状的严重程度与肿瘤大小无关，有些患者出现有神经系统瘫痪症状，但原发肿瘤在死前仍不能检出。

常见的神经系统伴癌综合征有如下几种。

1. Lambert-Eaton 肌无力综合征

Lambert-Eaton 肌无力综合征是神经系统伴癌综合征中最常见的一种，据报道在 SCLC 的发生率高达 6%。该综合征的出现可能由于自身抗体介导的突触前神经元的钙通道活性下降，使神经刺激诱导的乙酰胆碱释放受到抑制。

临床上该综合征的特征性表现为肌肉无力、反射减弱和自主神经功能障碍。患者大多表现为骨盆带和大腿肌肉的活动障碍，如不能爬楼梯或从浴缸内出来困难、蹲下起立困难。其他症状,如发音困难、吞咽困难、复视和眼睑下垂也可出现。这些表现可以在 SCLC 诊断前 2~4 年出现。很多病人不是由于肺癌症状,而是出于运动功能障碍变得极其衰弱。

与重症肌无力的鉴别点在于该病不累及或很少累及球状肌或眼外肌群。

标准肌电图的典型改变显示复合肌群起始诱发电位波幅明显减小,在反复最大限度的神经刺激或肌肉最大自主收缩之后 10~15 秒,肌肉的动作电位显示快波出现并有波幅递增。普通的肌无力患者中动作波幅是稳定减小的。

2. 亚急性感觉神经病变

亚急性感觉神经病变是一种迅速发病的严重病变,病人可以失去所有的感觉,常见于四肢。神经系统症状出现可以在 SCLC 诊断前几个月内。

患者感觉丧失非常严重,常出现于肢体远端并向近端扩展,以至于病人不能行走、运用双手或协调运动,面部或躯干部也可以有感觉丧失。

电诊试验显示缺乏感觉电位,运动神经传导和 F 波可以完全正常。神经病理检查可见脊神经后根神经节中神经元的脱失现象、T 细胞为主的炎性浸润以及在其余感觉神经元表面和细胞核内的抗-Hu 抗体。

该病在临床上与顺铂导致的感觉神经病变可以鉴别,因为顺铂导致的神经病变可以引起本位感觉的丧失但保留疼痛和温度感觉。

3. 其他神经系统综合征

(1)亚急性小脑皮质变性:出现对称性小脑共济失调,伴说话构音不清,步履困难,但眼球震颤轻微,可伴痴呆。

(2)边缘性大脑病变:典型改变为记忆丧失和行为改变,包括痴呆,这些症状常在癌症确诊之前出现。

(3)坏死性脊髓病变:是一种罕见的神经系统伴癌综合征,特征性表现为发病比较急剧、迅速上行性截瘫,暴发者快速恶化和死亡。

(4)小肠管腔假性阻塞:是一种确定的孤立性自主神经综合征,病人可有体重减轻、顽固性便秘和腹胀。检查发现肠系膜神经丛神经元丧失,伴炎性浸润。在 SCLC 病人中已检测到抗空肠和胃的肠系膜和黏膜下神经丛的抗体。

(5)肿瘤相关视网膜病(CAR 综合征):是一种罕见的独特病种,其临床特点为无痛性、快速进行性双目失明。眼底镜检查见眼底视网膜动脉变细,视盘轻度苍白。病理组织学证实,患者的视网膜感光器严重受损。

【治疗和预防】

1. 针对原发病的治疗

经过化疗、放疗缓解的 SCLC 患者,肌无力症状可减轻或缓解,一旦肺癌复发,肌无力症状也会加重。

2. 乙酰胆碱酯酶抑制剂

3,4-二氨基吡啶能增强乙酰胆碱的释放,已经有效地应用在治疗该综合征中的运动神经和自主神经缺陷症状。溴化吡啶斯的明可以强化 3,4-二氨基吡啶的作用,两药可以合用。

3. 免疫抑制剂治疗

有一定效果,但通常是迟发和不完全的。另外,血浆置换治疗已有成功报道。

(二十三)骨及关节的伴癌综合征

【概述】

杵状指(趾)和肥大性骨关节病是最主要

的肺相关伴癌综合征,几乎仅在 NSLC 中发生。

【诊断与鉴别诊断】

杵状指(趾)的临床特征为对称性指甲下软组织肥厚,最常累及指甲,呈球形改变。常常是肺癌早期的唯一症状。

肥大性肺性骨关节病(HPO)与杵状指相比略少见,是由于长期骨膜的增生所致。其特征性表现为对称性疼痛、多发关节炎,常累及踝、腕和膝关节。放射性核素骨扫描的典型改变为受累长骨远端核素摄取增强,并可由骨平片上显示的新骨形成的证据而得以证实。椎骨常不受累。

【治疗和预防】

肥大性肺性骨关节病(HPO)一旦发生通常意味着肺癌已无法切除,但不是绝对指征。该综合征常随癌症的缓解消退。对 HPO 尚无有效的治疗手段。药物包括阿司匹林和非类固醇抗炎药。

(二十四)皮肌炎

【概述】

皮肌炎虽然很少见,但却是肺癌的致残性并发症。

【诊断与鉴别诊断】

1. 临床表现

皮肌炎临床特征是既有皮肤的表现又有肌肉的症状。病人表现为肌力减弱和特征性皮疹,有时也可表现为心或肺疾病。肌力减弱常常逐渐地、进性行地发展。尽管不会在所有病人发生,但是肌肉触痛和疼痛可能非常明显。在身体的暴露部位,尤其是眼睑、手背等处有红斑样、紫蓝色皮疹。皮疹表面可有脱屑并瘙痒。发生于眼睑的皮损呈典型紫红色;手指关节表面的改变为发红和肌肉萎缩。

2. 实验室检查

肌酸磷酸激酶和肌酸水平升高。肌肉活检典型改变是肌纤维化、肌纤维退行性变、嗜碱细胞增多、肌纤维间和血管周围有一种圆形细胞浸润。

【治疗和预防】

尽管多数病人最初对皮质类固醇药物敏感,但在有类固醇毒性或耐药情况下仍需加用细胞毒性药物。

皮肌炎可随肺癌的有效治疗后缓解,也可见到自然消退。

(二十五)黑棘皮症

【概述】

这些疾病在肺癌病人极少见。

【诊断与鉴别诊断】

临床特点是颈项、会阴、大腿内侧及手、足背部有对称分布的过度色素沉着。病变部位有乳头状增生和过度角化,可伴有强烈瘙痒。

【治疗和预防】

治疗主要依赖化疗。治疗有效后可缓解症状。

(二十六)深静脉血栓和肺动脉栓塞

【概述】

深静脉血栓和肺动脉血栓栓塞与恶性肿瘤关系密切,且可早于肺癌诊断之前发生。

尸检表明20%的肺癌患者有肺动脉栓塞,25%患有急性肺动脉栓塞的成年病人可能在5年内发生肺癌,反复发作的深静脉血栓形成与肺癌关系更为密切。这是由于肿瘤细胞激活了凝血机制,导致了机体的高凝状态。

【诊断与鉴别诊断】

(1)深静脉血栓:患肢出现肿胀、发热,可有沿静脉走向的压痛。有些患者可无局部改变,而以肺动脉栓塞为首发症状。

(2)肺动脉栓塞:临床表现取决于血管阻塞的多少、发生速度和心肺的基础状态。典型的表现为呼吸困难、胸痛、咯血,有的患者以晕厥为唯一或首发症状。

(3)实验室检查:深静脉、肺动脉造影;放射性核素肺通气/灌注扫描、螺旋CT、MRI等。

【治疗和预防】

通常这些病人对抗凝剂不敏感,长期皮下注射肝素或口服抗血小板药物可能是最有效的治疗。

(二十七)非细菌性血栓性心内膜炎

【概述】

非细菌性血栓性心内膜炎(NBTE)也称为赘疣性血栓性心内膜炎,在所有类型的肺癌中NBTE的发病率为7%,最多见于细支气管肺泡癌和肺腺癌,考虑为肿瘤使患者血液凝固性增高所致。此病特点为患者心脏瓣膜或心肌壁上附着含有纤细蛋白和血小板的赘生物,而无感染征象。病变最常累及二尖瓣。

【诊断与鉴别诊断】

临床上可引起中枢神经系统、肾脏和冠状动脉明显的栓塞,从而出现相应的临床症状。体检少数患者可有心脏杂音。超声心动图可了解赘生物的情况。

【治疗和预防】

对肺癌患者关键是预防此并发症的发生,对于已形成心瓣膜赘生物的患者可根据原发肿瘤等情况综合考虑是否行手术治疗。

(二十八)厌食及恶病质

【概述】

厌食及恶病质是癌症患者死亡的主要原因,致死率高达80%。该综合征的发病机理复杂,至今尚不十分清楚,估计与能量代谢出现异常;肿瘤本身产生的循环因子或宿主免疫系统释放的细胞因子;肿瘤长期、低度诱导宿主免疫系统激活,产生的全身炎症反应;瘦素和神经肽功能失调因素有关。

【诊断与鉴别诊断】

主要表现是厌食、组织消耗、体重减轻,并伴有肌肉和脂肪组织的减少、功能状态差。

【治疗和预防】

常用治疗药物如下。

(1)孕激素类药物:孕激素类药物是最早用于治疗恶病质的药物,并为目前恶病质的一线用药,这类药物可增加体重、刺激食欲,并具有剂量相关性。

(2)肾上腺皮质激素类药物可对厌食等症状产生短暂即几周的作用,但对体重未见有影响。因此仅用于晚期癌症患者。

(3)抗细胞因子的药物:沙利度胺和已酮可可碱是目前正在开发的两种恶病质治疗药物对肿瘤坏死因子α水平较高的患者有显著降低作用。

(二十九)发热

【概述】

其原因尚不清楚,可能与肿瘤毒素吸收、刺激体温调定点中枢阈值升高有关。

【诊断与鉴别诊断】

可见于无明显感染患者,多数为低热,极少数病人可出现弛张热。测得病人体温40℃,但病人并未感发热。

【治疗和预防】

见有关章节。

第三节 肺错构瘤并发症

一、肺错构瘤

【概述】

肺错构瘤是正常肺组织结构在胚胎发育过程中错乱组合过度生长形成的瘤样畸形,是常见的肺部良性肿瘤,生长缓慢极少恶变。

【病因】

肺错构瘤的来源和发病原因尚不十分清楚,比较容易被接受的假说认为,错构瘤是支气管的一片组织在胚胎发育时期倒转和脱落,被正常肺组织包绕,这一部分组织生长缓慢,也可能在一定时期内不生长,以后逐渐发展才形成瘤。错构瘤大多数在40岁以后发病这个事实支持这一假说。

错构瘤病理学特征是正常组织的不正常组合和排列,这种组织学的异常可能是器官组织在数量、结构或成熟程度上的错乱。错构瘤的主要组织成分包括软骨、脂肪、平滑肌、腺体、上皮细胞,有时还有骨组织或钙化。尚未见有错构瘤恶变的报道。

错构瘤一般为实质致密的球形、卵圆形,也可以是分叶状或结节状,大多数直径在3cm以下。

【诊断】

1. 临床表现

错构瘤的发病年龄多数在40岁以上,男性多于女性。绝大多数错构瘤(约80%以上)生长在肺的周边部,紧贴于肺的脏层胸膜之下,有时突出于肺表面,因此临床上一般没有症状,查体也没有阳性体征。只有当错构瘤发展到一定大小,足以刺激支气管或压迫支气管造成支气管狭窄或阻塞时,才出现咳嗽、胸痛、发热、气短、血痰,甚至咯血等临床症状,这时也可以出现相应临床体征,如哮鸣音或管性呼吸音。

2. 症状

多见于成人,一般无症状。肿瘤较大,生长在支气管旁或内时可有刺激性咳嗽、咳痰,气道阻塞引起的呼吸困难、阻塞性肺炎等症状。偶有咯血及发绀。

3. 体检

多无阳性体征,或有局限性呼吸音减弱及哮鸣音。有炎症感染或有阻塞性肺不张时,出现相应肺部体征。

4. 辅助检查

(1) X线胸部检查为主要手段,胸片呈大小不等、单个圆或椭圆形边缘光滑阴影,可有分叶,瘤体内有时可见钙化或低密度影。

(2) CT胸部扫描更有助于诊断。

(3) 经胸壁肺活检有助于肺周边肿瘤的确诊。

【鉴别诊断】

应与肺癌及其他良性肺肿瘤相区别。

【治疗和预防】

(1) 健康体检发现的肺错构瘤,由于没有动态观察,有时极难与肺内恶性肿瘤相鉴别,短期内迅速增大的肺错构瘤也难于确诊。因此当临床和X线不能排除恶性肿瘤时应尽早手术。即使是良性的错构瘤早期手术也可避免因瘤体增大而引起的肺炎、肺不张、支气管扩张等并发症,而使病情加重或复杂化。

(2) 手术在全麻下进行,开胸后可见肿瘤位于肺表面,质地较硬,表面不光滑,并可感到瘤体在肺组织内滑动。切开肺组织稍加分离即可将瘤体完整剔出。除支气管内型错构瘤或不能排除恶性肿瘤可能的,一般均行局部切除,或肺段切除。

(3) 虽从病因上来说本病并不是很明确,故无有效的预防措施,而目前更多的是要注意慎重的选择手术方式。对需要进行手术治疗的患者,尽量保存正常肺组织,避免手术过度,这也成为近年来外科治疗此类患者的原则。

二、常见并发症

关于本病的并发症极少见报道。

对于需要进行手术的病人,在慎重的选择手术方式,尽量保存正常肺组织,防止切除过度的原则下也可以很好地防止术中及术后并发症的发生。但若瘤体较大,对心脏大血管、肺组织产生了压迫症状,造成胸廓畸形的,也可能引起肺炎、肺不张、支气管扩张等并发症,而使病情加重或复杂化。故当临床和X线不能排除恶性肿瘤时应尽早手术。

第九章

肺循环疾病并发症

第一节 肺血管炎并发症

一、肺血管炎

【概述】

肺血管炎(vasculitis)是以血管壁的炎症性改变为主要病理表现的一组疾病,血管炎症可导致血管破坏,故有时又称坏死性血管炎。血管炎包括的疾病很广泛,既可以是原发性血管炎,也可以伴随或继发于其他疾病;侵犯的血管可以动脉为主,也可以同时累及动静脉和毛细血管;可以小血管为主要侵犯对象,也可以是以较大血管为主的疾病。

肺血管炎比较少见,诊断比较困难,应该引起临床足够重视。

【病因】

发病原因不清楚。

【发病机制】

肺血管炎病理特点是血管壁的炎症反应常常贯穿血管壁全层,且多以血管为病变中心,血管周围组织也可受到累及,但支气管中心性肉芽肿病是个例外。大中小动静脉均可受累,亦可出现毛细血管炎症,炎症常伴纤维素样坏死、内膜增生及血管周围纤维化,因此,肺血管炎可导致血管的堵塞而产生闭塞性血管病变。

炎症反应细胞有中性粒细胞正常或异常,淋巴细胞嗜酸细胞、单核细胞、巨噬细胞、组织细胞、浆细胞和多核巨细胞且为多种成分混合出现,如以中性粒细胞为主时,即表现为白细胞碎裂性血管炎;以淋巴细胞为主时则是肉芽肿性血管炎的主要表现,但不同血管炎不同病期浸润的炎细胞种类数目也会有变化,如在白细胞碎裂性血管炎急性期过后,也会出现大量淋巴细胞浸润；而在肉芽肿性血管炎晚期，炎症细胞可以单核细胞、组织细胞及多核巨细胞为主，而非淋巴细胞。

尽管肺血管炎临床病理表现可有不同，但都存在共同的免疫病理。近十几年的研究发现，抗中性粒细胞胞浆抗体（antineutrophil cytoplasmic antibodies，ANCA）在血管炎发病机制中起重要作用。

此外，一些研究表明，致病性免疫复合物的形成及沉积也是血管炎症的重要原因之一，其他一些机制，如内皮细胞直接受到感染，存在抗内皮细胞抗体以及 HLA-依赖性 T 细胞介导的内皮细胞损伤，也都参与血管炎的发病。由于内皮细胞反应类型差异，免疫病理机制不同，以及血管性状不一，从而引起临床不同的血管炎综合征。

【诊断】

1. 症状

肺血管炎的全身症状，包括发热、乏力、关节痛和皮损等，尤其是系统性血管炎和结缔组织病患者。肉芽肿性血管炎可出现呼吸困难及咳嗽等症状。Wegener 肉芽肿及淋巴瘤样肉芽肿，则可出现咯血，尤其是出现肺动脉瘤或弥漫性毛细血管炎患者，可出现大咯血。Churg-Strauss 综合征常伴有反复发作呼吸困难及哮喘病史。

2. 体征

体征和受累器官相关联。如白细胞碎裂性血管炎其皮疹及溃疡多较明显，关节变形提示存在类风湿关节炎。鼻及上呼吸道溃疡提示可能存在 wegener 肉芽肿或淋巴瘤样肉芽肿，前者还可出现上睑下垂及角膜炎、葡萄膜炎。白塞病多伴有口腔、会阴痛性溃疡及葡萄膜炎。结节性多动脉炎及 Churg-Strauss 综合征常出现外周神经受累，而巨细胞动脉炎早期可出现中枢神经受累体征。肺部的体征也因病变侵犯程度而异。

在所有血管炎中，均或多或少出现一些皮肤病变、全身及肌肉关节症状，实验室检查出现一些炎症反应指标异常，出现这些异常应该注意排除血管炎。血管炎的全身症状包括发热、厌食、体重下降、乏力等。肌肉关节症状包括风湿性多肌痛样症状、关节痛或关节炎、肌痛及外周神经病变。

3. 实验室检查

（1）血常规：常出现正细胞性贫血、血小板增多症、白蛋白水平降低、多克隆 γ 球蛋白增高、ESR 增快、CRP 增高以及肝酶异常，这些均提示炎症急性相反应。

（2）活检：一般来说，应对有症状且比较方便易取的部位进行活检，对无症状部位，如肌肉、睾丸或神经进行盲检阳性率较低。皮肤、肌肉、鼻黏膜及颞动脉活检耐受性好，容易获取。

若患者有神经病变临床表现或肌电图及神经传导速度测定异常，则进行腓肠神经活检很有帮助，但活检常有下肢远端局部感觉障碍后遗症。

对于诊断肺血管炎，经支气管镜肺活检阳性率不高，应行开胸活检或胸腔镜肺活检。

（3）血管造影：对于怀疑血管炎，却无合适的活检部位，应行血管造影。血管炎血管造影典型表现为节段性动脉狭窄，有时出现囊样动脉瘤样扩张及闭塞。一般采用腹腔血管造影，有时尽管并无腹部表现血管造影亦可出现异常，在肾脏、肝脏以及肠系膜血管均可出现异常。

血管造影出现囊样动脉瘤表现病情多较严重。有效的治疗可以逆转血管造影异常。但血管造影特异性不高，很多血管炎及继发性血管炎均可引起类似血管造影异常，如结节性多动脉炎、韦格纳肉芽肿、Churg-Strauss 综合征、类风湿性关节炎及系统性红斑狼疮血管炎以及白塞综合征等。

另外，其他一些疾病，如左房黏液瘤、细菌性心内膜炎、血栓性血小板减少性紫癜、腹部结核、动脉夹层、肿瘤、胰腺炎等均可引起血管造影异常。在巨细胞动脉炎、大动脉炎、Buerger病其血管造影有一定特点，受累血管分布不同且没有囊样动脉瘤表现。

4. 诊断要点

(1) 肺血管炎常出现正细胞性贫血、血小板增多、多克隆γ球蛋白增高、白蛋白水平降低、ESR增快、CRP增高以及肝酶异常，这些均提示炎症急性相反应。

(2) 血管造影显示：管腔不规则，管腔狭窄与闭塞，管腔呈瘤样扩张。心血管疾病的超声诊断外，影像学中亦能发现血管壁增厚，管腔狭窄等病变。

(3) 影像学中，X线体层检查亦能发现血管壁增厚、管腔狭窄等病变。影像学中磁共振检查亦能发现血管壁增厚、管腔狭窄等病变。

【鉴别诊断】

1. 感染性血管炎

许多不同病原感染均可引起血管炎样表现，包括细菌（如链球菌、葡萄球菌、沙门菌、耶尔森病、分枝杆菌、假单胞菌等）、真菌、立克次体、伯氏疏螺旋体以及病毒感染（如甲、乙、丙型肝炎病毒、巨细胞病毒、EB病毒、带状疱疹病毒、HIV病毒等），根据其临床表现以及相应实验室检查大多容易鉴别。感染性疾病引起的高敏性血管炎多以皮肤病变为主。

2. 肿瘤或结缔组织病继发血管炎

当患者出现血管炎样表现（尤其是以皮肤病变为主）时，如果同时伴有肝脾肿大、淋巴结肿大、细胞减少或外周血涂片异常时，应注意排除肿瘤继发血管炎的可能。淋巴瘤、白血病以及网状内皮系统增生不良性肿瘤容易出现这种表现，而实体瘤相对少见。此外，一些结缔组织病也可出现继发血管炎表现，常见的有类风湿性关节炎、干燥综合征以及系统性红斑狼疮，需注意加以鉴别。

【治疗】

肺血管炎的治疗绝大多数是相同的，无论其病因如何还是局限于肺内或作为系统性病的一部分，糖皮质激素和环磷酰胺仍然是治疗的主要药物。

1. 糖皮质激素

可用泼尼松口服，剂量 $1mg/(kg \cdot d)$，或静脉注射甲泼尼龙 $250 \sim 1000mg/d$，用 $3 \sim 5$ 天，然后改为以上剂量的泼尼松口服，以后根据治疗反应在 $2 \sim 6$ 个月内逐渐减量至停药。

2. 环磷酰胺

通常口服 $2mg/(kg \cdot d)$，持续 $6 \sim 12$ 个月，然后在几个月内逐渐停药。对因呼吸衰竭需机械通气的患者，环磷酰胺可静注，剂量 $1g/m^2$，$2 \sim 4$ 周后改为口服。在此治疗方案中约20%病人可发生卡氏肺孢子虫肺炎，因此建议预防性用药。磺胺甲噁唑/甲氧苄啶(SMZco)每周应用3天。延长环磷酰胺疗程往往其副作用发生率随之升高，如感染、出血性膀胱炎、膀胱肿瘤、骨髓抑制等。

3. 硫唑嘌呤和甲氨蝶呤

适用于不能耐受环磷酰胺者，但目前仅有少数资料显示其长期疗效。

4. 血浆置换

被推荐用于对细胞毒和免疫抑制药物无反应的患者。该方法对 Good-Pasture 综合征疗效肯定，尤其是伴有弥漫性肺泡出血者，但对系统性血管炎疗效不确定，尚需继续积累资料观察其疗效。

5. IVIG

被试用于典型WG患者，但结果不

一致。

6. 其他措施

如针对特异性淋巴细胞亚群的人，单克隆抗体被试用于对常规治疗无效或不耐受的WG患者。在1组含6例WG患者的治疗中，全部病例获得缓解，但停药后复发，再次用药仍见效迅速。

7. LYG激素和免疫抑制剂

可试用，往往反应不佳，局限性病灶可放疗或手术切除。

【预后】

肺血管炎预后与不同疾病类型有关。一般CSS、NSG、BG预后较好，WG经激素＋CTX治疗后存活明显延长，但LYG治疗有一定困难，预后差。

【预防】

长期使用免疫抑制剂，需警惕肺部感染。

二、常见并发症

（一）感染

【概述】

由于治疗中使用皮质激素和细胞毒性药物，机体免疫功能受到抑制易并发感染，可做病原学检查，并采取抗感染治疗。

【诊断】

根据相关的病史，如旅游、接触过某种物品或动物等、饮用不洁水等。

1. 临床特点

（1）一般症状：起病急骤或迟缓。骤发的有发热、呕吐、嗜睡、食欲减低等症状。发病前可先有轻度的上呼吸道感染数日。早期体温多在38～39℃，亦可高达40℃左右，大多为弛张热或规则发热。

（2）呼吸系统的症状及体征：咳嗽咳痰，呼吸增快，严重者可出现呼吸困难，可达40次/min。出现鼻翼扇动、三凹征、口周、四肢、指甲、发绀。

（3）肺部体征：早期常不明显，或仅有呼吸音变粗或稍减低。随病程进展，可闻及湿啰音，有轻微的叩诊浊音。数天后，可闻细湿啰音或捻发音。病灶融合扩大时，可听到管状呼吸音，并伴有叩诊浊音。如果发现一侧肺有叩诊实音或呼吸音消失，则应考虑有胸腔积液或脓胸。

2. 辅助检查

（1）血常规：细菌性肺炎白细胞总数大多增高，以中性粒细胞升高为主。但在重症金黄色葡萄球菌、病毒性肺炎或革兰阴性杆菌肺炎，白细胞可不高或降低。

（2）细菌检查：咽培养结果一般不能反映下呼吸道病情。痰培养，尤其是支气管镜取分泌物作培养较为可靠，但也可能污染。细菌性肺炎菌血症只是一过性的，加之国内严重存在滥用抗生素的情况和培养方法上存在一些问题，血培养最多只有10%的阳性结果。抗体检测只是回顾性的，且有个体差异。血抗原阳性虽然不能肯定地说病原菌成分一定来自肺部，但毕竟表示体内有相应细菌感染。

（3）其他病原学检查：病毒学检查以病毒分离最为可靠、重复性好、特异性强，但需时间长、操作繁琐，需一定技术和设备条件。血清学检查特异性抗体有诊断意义。RSV感染可采用中和试验和酶联吸附试验；腺病毒感染一般采用补体结合试验、中和试验、免疫荧光技术和ELISA等方法诊断，目前较多采用微量血凝抑制试验、操作较为简单；流感病毒感染采用血凝抑制试验，鼻病毒和冠状病毒感染时可用中和试验。凡恢复期血清抗体比急性期高4倍或4倍以上有诊断价值。病毒的特异性快速诊断方法目前应用较多的是免疫荧光技术、电子显微镜技术和免疫酶技术。支原体病学诊断中冷凝集试验是非特异性的,只可作为参考;特异性诊断方法为支原体培养和血清抗体测定和PCR检测。

(4)血气分析＋电解质:对重症肺炎有呼吸衰竭者,可以依此了解缺氧与否和严重程度、电解质与酸碱失衡的类型和程度,有助于诊断治疗和判断预后。

(5)胸部X线显示肺段或肺叶实变,或呈小叶间浸润。

【鉴别诊断】

需与其他病原体,如伤寒、布氏菌病和某些病毒感染所致发热及某些疾病,如感染性心内膜炎、疟疾等相鉴别。可多次采血,进行分离培养或进行血液中原虫滴度的直接检查,抗体滴度的升高可诊断很多传染病。另外需与其他引起咳嗽、咳痰的疾病相鉴别。少数周围性肺癌酷似肺部感染,但一般不发热或仅有低热,血白细胞不高,当伴发阻塞性肺炎时,经抗生素治疗后炎症消退,肿瘤阴影更趋明显。对于有效抗生素治疗炎症不吸收的,年龄较大的患者可行胸部CT、纤维支气管镜检查协助诊断。

【治疗和预防】

1. 一般治疗

(1)呼吸道隔离、护理:保持室内空气新鲜,供给易消化、营养丰富的食物及足够的液体。保持口腔卫生及呼吸道通畅,经常给患者翻身、拍背、变换体位,促进分泌物排出,必要时可适当吸痰,清除黏稠分泌物。

(2)氧疗:对于病情严重有缺氧表现者,或气道梗阻现象严重者,应及时给予氧疗。目的在于提高动脉血氧分压,改善因低氧血症造成的组织缺氧。给氧方法与一般肺炎相同。

2. 对症处理

(1)祛痰:目的在于使痰液变稀薄,易于排出,否则易增加细菌感染机会。除加强拍背翻身、雾化吸痰外,可选用祛痰剂。适当给予镇静剂,酌情给予小剂量可待因镇咳,但次数及量不宜过多。

(2)平喘:对喘憋严重者,可选用支气管扩张剂,如氨茶碱。

3. 抗生素的应用

根据痰培养病原学或经验性选择抗生素。长期使用广谱抗生素时注意继发二重感染。

4. 预防

(1)积极治疗原发病。

(2)避免着凉,防止过度疲劳。

(3)进行适当的体育锻炼,增加抵抗力。

(4)早期就诊,以免病情加重。

(二)肺出血

【概述】

肺血管炎可累及小动脉、小静脉及肺毛细血管,表现为弥漫性肺泡出血,血小板减少和凝血机制障碍也可能与之有关。白塞综合征肺动脉瘤破裂可以引起致命的大咯血。

【诊断】

1. 临床表现

(1)症状:绝大部分起病急,最主要的症状为咯血、呼吸困难。

(2)体征:患者常呈贫血貌,两肺能闻及弥漫性的爆裂音。

2. 实验室检查

(1)影像学检查:双肺呈磨玻璃样改变。

(2)支气管镜检查:早期应用气管镜进行支气管肺泡灌洗(BAL)检查有助于诊断。若回收液血性程度逐渐增加,则可肯定有肺泡出血。BAL标本还可进行染色和培养以排除各种感染。若肺泡出血为非急性期,BAL液中能找到具有特征性的含铁血黄素巨噬细胞。BAL可能导致呼吸功能进一步恶化,操作务必谨慎。

(3)血液检查应尽早,评估肾功能和小便常规以发现肾小球肾炎。红细胞沉降率虽然不能帮助鉴别诊断,但动态观察有助于评估疗效。

(4)肺活检仅适用于常规检查仍未明确病因,且病情相对稳定,能够耐受单侧肺萎陷的患者。严重肺出血和呼吸衰竭病人不宜开胸肺活检。肺活检术后可伴发感染和气胸。早期进行全血细胞计数以评估贫血严重程度,动态观察可了解病情进展。

【鉴别诊断】

1. 感染性疾病或在其他疾病基础上合并感染

时刻出现咯血及呼吸困难,可进行可疑病原体的检查,包括咽分泌物、痰、支气管肺泡灌洗液的培养、血培养以及血清学检查等。

2. 二尖瓣病变

肺淤血,肺内毛细血管压长期增高,血液外渗及出血,病人可出现咯血、呼吸困难,根据心脏病史结合心脏超声可诊断。

3. 特发性肺含铁血黄素沉着症

特发性肺含铁血黄素沉着症(idiopathic pulmonary hemosiderosis, IPH)为一种病因不明的罕见疾病,以反复发作性咳嗽、咯血、继发性缺铁性贫血及X线胸片双肺弥漫性浸润影为特点。

【治疗和预防】

(1)消除可能加重肺毛细血管出血的因素,如避免肺静脉高压。

(2)出血严重者,需行气管插管和呼气末正压辅助机械通气治疗,纠正低氧血症。循环血容量不足应输血或补液。

(3)早期明确诊断,积极治疗原发病。对确诊为免疫性疾病所致的肺泡出血应用皮质类固醇和免疫抑制剂如环磷酰胺治疗。目前主张开始治疗时使用甲泼尼龙冲击疗法,如起始剂量为1~2g,每日1次,静脉滴注,连用2~3天,然后根据临床表现在2~4周内逐步减量。伴有免疫复合物沉积的病人可进行血浆置换,对于伴有肾脏损害的病人可进行血液透析。应用皮质类固醇和免疫抑制剂治疗时,极易并发感染,导致病人死亡,因此治疗同时控制感染尤其重要,应根据不同病原给予有效的抗感染药物治疗。

(三)肺气肿和肺不张

【概述】

肺血管炎可导致支气管黏膜异常,支气管狭窄,肉芽肿可侵入支气管,细支气管使气道出现不可逆的阻塞或闭塞,从而出现肺气肿和肺不张的临床表现。

【诊断】

肺气肿是指终末细支气管远端(呼吸性细支气管、肺泡管、肺泡囊和肺泡)的气道弹性减退,过度膨胀、充气和肺容积增大或同时伴有气道壁破坏的病理状态。

1. 肺气肿的诊断特点

(1)早期症状不明显,诊断较不易或在劳累时感觉呼吸困难,随着病情发展,呼吸困难逐渐加重,以致难以胜任原来的工作。

(2)轻度肺气肿体征多无异常。肺气肿加重时出现桶状胸,呼吸运动减弱,呼气延长,语颤音减弱或消失,呼吸音减弱,叩诊呈过清音,心浊音界缩小或消失,肝浊音界下降,心音遥远,肺动脉第二心音亢进。重度肺气肿患者,即使在静息时,也会出现呼吸浅快,几乎听不到呼吸音。

(3)X射线检查表现为胸腔前后径增大,胸骨后间隙增宽,横膈低平,肺纹理减少,肺野透光度增加,肺动脉主干及主要分支增宽,外周血管纤细,悬垂型心脏。肺功能测定表现为残气、肺总量增加,残气/肺总量比值增高超过35%、1秒率显著降低(<60%)、弥散功能减低。经支气管扩张剂治疗,肺功能无明显改善者,即可诊断。

2. 肺不张诊断主要依靠病因、胸部影像学检查并结合病史

(1)临床症状:大面积的肺脏萎陷特别是合并感染时,患侧可有明显的胸痛。患者可出现突发性呼吸困难、发绀,甚至出现血压下降、心动过速、发热,严重时可引起休克。慢性肺不张可无症状或只有轻微症状。中叶综合征多无症状,但常有剧烈的刺激性干咳。

(2)体征:阻塞性肺不张的典型体征有触觉语颤减弱、膈肌上抬、纵隔移位,叩诊浊音、语音震颤和呼吸音减弱或消失。如果有少量的气体进入萎陷的区域,可闻及湿啰音。明显的发绀和呼吸困难。如果受累区域较小,或周围肺组织充分有效地代偿,此时肺不张的体征可能不典型。非阻塞性肺不张的支气管通畅,故语音震颤常有增强,呼吸音存在。上叶不张因其邻近气管,可在肺尖部闻及支气管呼吸音。下叶不张的体征则与胸腔积液的体征相似。

(3)X线表现

①肺不张的直接X线征象:不张的肺组织透亮度降低,均匀性密度增高,恢复期或伴有支气管扩张时可出现密度不均(囊状透亮区)。叶段性肺不张一般呈钝三角形,宽而纯的面朝向肋膈胸膜面,尖端指向肺门,有扇形、三角形、带状、圆形等。

②肺不张的间接X线征象:叶间裂向不张的肺侧移位,如右肺横裂叶间胸膜移位,两侧的斜裂叶间胸膜移位等;由于肺体积缩小,病变区的支气管与血管纹理聚拢,而邻近肺血管纹理稀疏,并向不张的肺叶弓形移位;肺门阴影向不张的肺叶移位;肺门阴影缩小和消失;纵隔、心脏、气管向患侧移位,特别是全肺不张时较明显;横膈肌升高,胸廓缩小,肋间隙变窄。

【鉴别诊断】

明确是否肺不张后,还需对肺不张的范围、管腔堵塞部位及其病因做出鉴别。相当多的肺不张患者因诊断性或治疗性目的最终需要作气管镜或剖胸手术。

由支气管肺癌、支气管狭窄、慢性炎症伴肺皱缩、局限性支气管炎以及外源性压迫所致的肺不张中也有部分病例需剖胸探查方能确诊。

【治疗】

(1)主要是病因的治疗。

(2)病人需要用药物来缓解临床症状,如支气管扩张剂(抗胆碱能药、茶碱、黏液溶解剂),当怀疑有细菌感染时,应使用抗生素。

(3)气管插管机械通气只适合于严重或病情急剧恶化、而且其症状是有可能恢复的病人。

(4)长期吸氧治疗的指征是有低氧血症的病人。通过治疗可以延长病人的生存时间,改善肺循环的血流动力学,减轻心脏的负荷,增强活动能力。

(5)终末期肺气肿病人均有蛋白能量性

营养不良，因此营养支持亦很重要。

(6) 急性肺不张应消除造成急性肺不张的病因。如怀疑为机械性阻塞，咳嗽，吸引或24小时积极的呼吸和物理治疗措施（包括PEEP或CPAP）可缓解病情。如上述措施无效，或病人不能配合上述治疗措施，即应作支气管镜检查。如果确定为支气管阻塞，应针对阻塞和通常伴有的感染进行处理。通常可借支气管镜清除黏液栓或稠厚分泌物，使不张的肺得以重新充气。不过前述积极的胸部理疗和其他措施仍需继续进行。如有可能，应去除肺损伤原因，持续给氧以及纠正其他引起病理生理改变的血液动力学和代谢紊乱。根据肺不张的严重程度，治疗常包括给氧，CPAP或PEEP的机械通气，辅以补液营养和抗生素治疗。

(7) 确诊为肺不张的病人应采取患侧处于高位，有利于体位引流；进行适当的物理治疗和鼓励咳嗽。鼓励病人翻身和作深呼吸。如果肺不张发生于医院外以及怀疑有感染，则开始时即应经验性给予广谱抗生素；如系住院病人，且病情严重，则应根据该医院常见病原菌和药敏检测给予抗生素治疗。对老年人以及严重肾脏或肝脏损害的病人，抗生素的剂量需加以调整。如果随后从痰液或支气管分泌液中分离出具体致病菌，则根据结果调整抗生素。

(8) 慢性肺不张：肺不张持续愈久，则发生破坏性、纤维性和支气管扩张病变的可能性愈大。因为不论何种原因造成的肺不张，往往均发生感染，故当痰量增多和变脓性时，均应给予广谱抗生素治疗。有反复严重呼吸道感染或反复咯血者应考虑对不张的肺叶或肺段作手术切除。

【预防】

首先是戒烟。注意保暖，避免受凉，预防感冒。改善环境卫生，做好个人劳动保护，消除及避免烟雾、粉尘和刺激性气体对呼吸道的影响。

（四）肺间质纤维化

【概述】

表现为进行性呼吸困难、咳嗽等，X线表现为肺部浸润影或结节影，或呈弥漫性间质改变。

【诊断】

临床症状主要为进行性呼吸困难和干咳。晚期可出现特征性体征，如杵状指（趾），双下肺可闻及爆裂性啰音。病人多死于呼吸衰竭。

1. 临床表现

(1) 症状：进行性呼吸困难为本病特征。刺激性干咳或伴少量黏痰，少数黄痰及血痰。浑身乏力、消瘦、关节疼痛、低热等。

(2) 体征：肺底及腋下区可闻及爆裂性啰音（称Velcro啰音），吸气末听到，表浅粗糙、调高。多数无湿啰音或捻发音，可有肺气肿及右心衰竭，50%以上病人有杵状指（趾）。

2. 辅助检查

(1) 患者可有低氧血症，丙种球蛋白增高。部分患者抗核抗体阳性，可发现有冷凝免疫球蛋白，类风湿因子阳性，血沉多增快，与肺纤维化病变无密切关联。对血清免疫复合体的检查，如血清血管紧张素转化酶的检查对某些疾病诊断可提供参考。

(2) 胸片：早期可正常。亚急性患者类似支气管炎的表现，以下肺野为重。后期患者两侧中、下肺有散在粗大网状结节影，有小囊形成。肺容量逐渐减少，膈位升高。间质纤维化周围可出现肺气肿、肺大泡、细支气管扩张等改变。

(3)胸部CT:特别是高分辨CT可观察肺小叶间隔和次级肺小叶内结构,可分为线状影,结节影,密度减低影(蜂窝和囊状)和玻璃样阴影,以下肺及胸膜下病变明显,单纯磨玻璃样改变者容易恢复。

(4)特殊检查:一般应用纤支镜对右肺中叶或左肺舌叶进行生理盐水局部灌洗,收集下呼吸道及肺泡表面液层及内含效应细胞、释放递质或其他与肺泡炎有关物质,可对局部炎症和免疫情况做出判断,为诊断、鉴别诊断和治疗提供有价值的参考资料。间质性肺病患者的效应细胞总数可达正常的2~3倍,细胞类型的比例亦根据病种不同而异。不能确诊时,可做局部性开胸,在直视下有选择地摘取较大的肺组织,对病理诊断更有帮助。如有淋巴结或其他脏器受累,亦可进行淋巴结活检,以验证肺活检的诊断或提供病因诊断。另外,还有放射性核素扫描——^{67}Ga核素技术检查。^{67}Ga聚集于慢性炎性组织,其敏感性可达90%,但特异性较低。本方法系无创伤性,结合其他检查,如肺活检和支气管肺泡灌洗,对肺泡炎的发现及疗效考核有一定价值。

【鉴别诊断】

1. 细支气管肺泡癌

早期临床症状无特殊或表现为胸痛、咳嗽、咯血等,炎症型细支气管肺泡癌常表现为咳嗽、发热、WBC升高等,中晚期咳大量泡沫样是其临床显著特点,胸部CT示病灶分布不均匀、不对称,以两中下肺野为著,结节大小不一,境界清或不清,密度偏高。

2. 血性播散性肺结核

临床中毒症状明显,胸部CT示病灶分布中上肺野为多,病灶界限不清,沿支气管播散时呈树芽征。

【治疗和预防】

(1)糖皮质激素为本病首选药。

(2)免疫抑制剂用于糖皮质激素效果不佳者或联合糖皮质激素进行治疗,但副作用较大。

(3)其他措施,如氧气疗法,抗生素治疗控制肺部感染等。

(4)肺移植。

(5)轻症者用糖皮质激素治疗,重症者加用免疫抑制剂硫唑嘌呤。

(6)重症或急性型者宜用大剂量氢化可的松作冲击疗法。

(7)联合中医中药可减轻、消除激素或免疫抑制剂的副作用。

(五)血栓形成和肺梗死

【概述】

累及大中动、静脉时,可引起血管内膜增厚,管壁狭窄,易导致血栓形成;肉芽肿侵入血管引起血管闭塞,导致肺梗死的发生。

【诊断】

1. 临床表现

可从无症状到突然死亡。常见的症状为呼吸困难和胸痛,发生率均达80%以上。胸膜性疼痛为邻近的胸膜纤维素炎症所致,突发者常提示肺梗塞。膈胸膜受累可向肩或腹部放射,如有胸骨后疼痛,颇似心肌梗死。慢性肺梗塞可有咯血,多在梗死后24小时内发生。其他症状还有焦虑,可能与疼痛或低氧血症有关。晕厥也是肺梗塞的常见症状之一。

2. 体征

约40%患者可有低至中等度发热,少数患者早期有高热。70%患者有呼吸频率增快、发绀、肺部湿啰音或哮鸣音,肺血管杂音,胸膜摩擦音以及胸腔积液体征。循环系统主要是急慢性肺动脉高压和右心功能不全的表现,如心动过速、P2 亢进、休克以及肝脏增大,肝颈静脉反流征和下肢浮肿。

3. 实验室检查

肺栓塞尚无敏感特异性实验室指标。白细胞增多,血沉增快,D-Dimer 升高。血气提示低氧血症。心电图随着栓塞肺动脉管径的大小和累及范围不同而不同。轻者无异常,多数患者出现窦性心动过速、肺性 P 波、重者出现肺心病相应表现。部分患者可出现不完全性右束支传导阻滞。常规胸片常不能确定诊断,大约 10% 肺栓塞的患者有阳性表现,但缺乏特异性。经食管超声心动图对大面积梗塞病例有 92% 的敏感性和接近 100% 特异性,但有 1/3 的肺栓塞患者表现为正常。另外表现异常为右心室扩大,肺动脉高压、室间隔向左心室移位。

4. 肺动脉造影

肺动脉造影是肺栓塞诊断的"金标准",也是诊断的唯一可靠方法。栓塞发生 72 小时内,肺动脉造影对诊断有极高的敏感性,特异性和准确性。常见征象有肺动脉及其分支充盈缺损,肺动脉截断,肺野无血流灌注,栓塞区出现"剪枝征",肺动脉分支充盈和排空延迟等。但对老年人,特别是危重病人有一定的危险性,一般不提倡该项检查。

【鉴别诊断】

肺栓塞的临床类型不一,需与其鉴别的疾病也不相同。以肺部表现为主的常被误诊为其他肺部疾病,以肺动脉高压和心脏病为主的需与其他心脏病相鉴别。

1. 肺静脉闭塞性疾病

本病大多数在 20 岁以前发病,临床表现为肺水肿表现,并伴有低氧血症、红细胞增多、肺动脉高压、肺心病和右心衰竭等表现。胸部 X 线可见 Kerley B 线征,有中心肺动脉扩张和右心肥大。肺血管造影显示肺动脉及分支正常,而静脉填充延迟。

2. 气胸

病人突感一侧胸痛,呼吸困难,体格检查可发现患侧呼吸音降低或消失。胸片显示气管向健侧移位,胸部有积气体征,并可显示肺受压程度,肺内病变情况以及有无胸膜粘连、胸腔积液及纵隔移位等。

3. 急性心肌梗死

急性心肌梗死多发生于中年以上患者,既往多有心血管基础疾病。临床表现为持久的胸骨后剧烈疼痛,急性循环功能障碍,心律失常,严重者可出现心力衰竭,多无呼吸系统症状,可伴有发热。白细胞计数和血清心肌酶谱升高,心电图心梗改变。

4. 主动脉夹层

患者多有高血压病史,疼痛部位广泛,与呼吸无关,发绀不明显,超声心电图可鉴别。

【治疗和预防】

一旦确诊,应积极治疗。治疗目的在于使患者渡过危机期,缓解栓塞引起的心肺功能紊乱和防止再发;改善血栓前状态或高凝状态,防止血栓扩大及新血栓形成。溶解血栓,重建血流通道,尽可能恢复相关组织、器官供血及功能。

1. 急救措施

发病前 2 天最危险,应连续监测生命体征,镇静、止痛,积极治疗基础疾病,缓解迷走神经张力过高引起的血管痉挛,可静脉注射阿托品。抗休克,改善呼吸等。

2. 溶栓抗凝治疗

越早越好,溶栓时间限在 14 天以内,予以尿激酶。抗凝多运用肝素,通常运用 5~7 天。

3. 对症治疗

包括止痛、纠正器官功能衰竭等。

4. 手术治疗

肺动脉血栓摘除术、导管破碎肺栓塞。

(六) 支气管扩张

【概述】

细支气管周围肺组织纤维化，牵拉管壁，可使支气管变形扩张；支气管阻塞致肺不张，由于失去肺泡弹性组织的缓冲，胸腔内负压直接的牵拉支气管管壁，导致支气管扩张，可表现为反复的感染。肺CT上可见局灶性囊柱状扩张。晚期可引起肺动脉高压，导致肺心病。

【诊断】

1. 病史

症状的严重度和特点很大程度上取决于病变范围，以及是否合并慢性感染及其感染的范围。最具特征性的表现是慢性咳嗽、咳大量脓痰、反复咯血及在某一肺段反复发生肺炎。

2. 体检

轻症者或干性支气管扩张体征不明显，重症者或继发感染时在病变部位听到固定而持久的局限性粗湿啰音，可闻及哮鸣音。重症者可因长期反复感染而有肺气肿、肺心病体征和杵状指(趾)。

3. 实验室检查

继发感染时血白细胞及中性粒细胞比例增高，血沉增快。痰培养有致病菌生长。

4. 影像学检查

胸部X线平片检查时，可表现为肺纹理增粗、紊乱，囊状支气管扩张可见显著的囊腔，呈蜂窝状(卷发状)阴影，腔内可见气液平面，可见"双轨征"或"环形阴影"。继发感染时病变区可有斑片状炎性阴影。病变多见于下叶。高分辨CT，柱状扩张支气管呈"印戒征"改变，囊状扩张支气管呈"葡萄串"样改变。

5. 其他检查

肺功能检查示阻塞性通气障碍，纤支镜检查可发现"弹坑样改变"。

【鉴别诊断】

1. 慢性支气管炎

多中年以上起病，冬春季节多发，咳嗽、咳痰为主，多为白黏痰。急性发作可咳黄脓痰，无反复咯血史。听诊双肺可闻及散在干湿性啰音。

2. 肺脓肿

急性起病，高热、寒战、咳嗽、咳大量脓臭痰，X线检查可见局部浓密炎症阴影，可见空腔液平。急性肺脓肿经有效抗生素治疗后，可完全吸收消退。慢性肺脓肿则既往多有急性肺脓肿的病史。

3. 先天性肺囊肿

X线检查表现为多个边界纤细的圆形或椭圆形阴影，壁薄，周围组织无炎症浸润。CT检查及支气管造影可助于诊断。

4. 弥漫性泛细支气管炎

慢性咳嗽、咳痰，活动后气促，常伴慢性鼻窦炎，胸片和胸部CT示弥漫分布的小结节影，大环内酯类抗生素治疗有效。

【治疗和预防】

1. 主要病因的治疗

治疗基础疾病。

2. 清除气道分泌物

使用化痰药物，振动、拍背及体位引流均有助于清除气道分泌物。引流时使病变支气管位于高位，每日2～4次，每次15分钟左右。可口服、静脉或雾化应用溴已新、氨溴索等化痰药物。

3. 控制感染

急性感染时需应用抗生素。开始时予经验性治疗,可选用青霉素类或二代、三代头孢类。条件允许再时再根据痰革兰染色及药敏试验指导抗生素的应用。铜绿假单胞菌感染时,可选用喹诺酮类、氨基糖苷类或者三代头孢菌素类抗生素,一般两种抗生素联合使用。

4. 改善气流受限

支气管舒张剂可以改善气流受限,并有助于清除分泌物。

5. 外科手术治疗

反复感染和大咯血,其病变范围局限不超过两叶,经充分内科治疗仍反复发作,且心肺功能无严重障碍者,可考虑外科手术切除病变肺组织。经所有治疗均无效且致残者,可考虑肺移植。

6. 咯血的处理

绝对卧床休息,消除紧张情绪,若经以上处理仍不止血者,可给予垂体后叶素注射,老年人、心血管疾病者慎用或禁用,咯血过多或反复不止者可输少量新鲜血浆,每次200～400ml,大咯血不止者,可行放射介入支气管动脉栓塞术止血,上述方法仍无效者,可考虑行肺叶、肺段切除术,有窒息征兆者,立即取头低脚高位,尽快挖出或吸出口、咽、喉、鼻部血块,必要时行气管插管或气管切开。

(七)肾脏损害

【概述】

多表现为镜下血尿,常伴有蛋白尿。肾功能受累常见,半数以上表现为急进性肾小球肾炎,受累血管主要为肾脏的微小动脉和小叶间动脉,可导致急性肾功能衰竭或慢性肾功能衰竭,往往需血液透析治疗。

【诊断】

1. 病史特点

肉眼血尿或镜下血尿及蛋白尿,高血压,进行性正色素性贫血。

2. 肾脏病理改变

可见坏死性改变、新月体形成、部分入球小动脉纤维素样坏死,毛细血管襻局灶节段性纤维素样坏死。Churg-Strauss 综合征同样属于 ANCA 相关的小血管炎,有类似的上述肾脏病理变化,但嗜酸性粒细胞浸润为其特点,即使未见嗜酸性粒细胞浸润,亦不能排除该诊断。ANCA 在发病机制中的作用尚不清楚。

【鉴别诊断】

1. 急性肾炎

急性肾炎系指一组病因及发病机理不一,但临床上表现为急性起病,以血尿、蛋白尿、水肿、高血压和肾小球滤过率下降为特点的肾小球疾病。

2. 急性肾小管坏死

常有明确的肾缺血、肾毒性药物或肾小管堵塞等诱因,临床上以肾小管损害为主,一般无急性肾炎综合征。

3. 急性过敏性间质性肾炎

常有用药史,可有过敏史,多有肾小管和肾间质损害的表现,如与肾功能下降不平行的贫血(贫血相对较重)、肾性糖尿、低血钾和酸中毒。肾活检可明确诊断。

【治疗和预防】

该类病及早治疗非常重要,因为一旦发生组织坏死,不可能有逆转的变化。疾病起始常出现急性肾功能衰竭,须及时进行透析治疗,如果病程尚短,应及时进行肾活检,根据肾活检的结果,采取免疫抑制剂治疗。

55%~90%的病人只要及时适当治疗,肾功能仍能部分甚至全部恢复。透析病人在开始治疗时用血浆置换可能有助于改善预后。有严重的肺出血或同时有抗UBM抗体肾炎而须透析者,则血浆置换对改善肾功能可能有很好效果。严重和威胁生命的急性肾功能衰竭病人,治疗开始时,应该用甲泼尼龙冲击1g/d,连续用3~5天。

非严重的病人或冲击治疗后,可以合用糖皮质激素与环磷酰胺治疗,如口服泼尼松0.5~1.0mg/(kg·d)。每日的糖皮质激素继续应用直到疾病得到控制,以后渐减量直至隔日维持10~15mg。病情缓解后,泼尼松可以停用,而用环磷酰胺维持,这是因为单用泼尼松的效果很小,复发率为56%~85%,有较高的死亡率。环磷酰胺一般口服剂量为2mg/(kg·d),持续3~6个月。或较短期间内用环磷酰胺0.2g,静脉隔日注射。每月的静脉环磷酰胺冲击治疗,类似于治疗狼疮,其作用尚未得到肯定。

治疗的延续时间长短和维持时间多久为最理想,很难硬性规定,一般缓解后2~3个月左右,肾上腺皮质激素可渐减,当病人半稳4个月后,可以停用。环磷酰胺一般在完全缓解后,须继续用12个月以上。为了减少毒性,也可中途换为口服硫唑嘌呤,代替环磷酰胺的缓解作用。新药晓悉可能代替环磷酰胺,但药价太贵。

(八)消化道血管炎

【概述】

胃肠道的小血管炎性病变表现为不易愈合的胃或十二指肠溃疡,表现为腹痛、呕血、黑便,严重者可发生肠穿孔导致腹膜炎和败血症。

【诊断】

(1)腹痛、腹泻、恶心、呕吐、消化道出血。

(2)钡剂检查可显示黏膜溃疡或水肿结肠活检有助于某些病变的诊断。

(3)如出现急腹症,宜手术探查。但许多患者因全身性疾病常使用激素而腹部体征可能被掩盖,因此必须密切随访临床、实验室及X线检查。

【鉴别诊断】

1. 消化性溃疡病

主要指发生在胃和十二指肠的慢性溃疡,即胃溃疡(GU)和十二指肠溃疡(DU),因溃疡形成与胃酸/胃蛋白酶的消化作用有关而得名。呈慢性病程,以周期性发作的节律性上腹疼痛为特点,确诊有赖胃镜检查。

2. 原发性腹膜炎

主要见于肝硬化腹水、肾病综合征等免疫功能减退的病人及婴幼儿,尤其是10岁以下的女童,发生于肝硬化腹水者的原发性腹膜炎,起病较缓,腹部体征中的"腹膜炎三联征(腹部压痛、腹肌紧张和反跳痛)"往往不甚明显;发生于婴幼儿的原发性腹膜炎,起病较急,"腹膜炎三联征"也多不明显。腹腔内无原发性感染病灶,腹腔穿刺,取腹水或腹腔渗液作细菌涂片与培养检查有助于鉴别。

【治疗和预防】

病因治疗,使用皮质类固醇激素。由于使用激素易并发应激性溃疡,使用质子泵抑制剂预防。

(九)中枢神经系统受累

【概述】

中枢神经系统受累可表现为多发性单神经炎或多神经炎、脑梗死、脑出血及癫痫等。

【诊断】

(1)经过全面的临床和实验室检查仍不

能解释的神经系统损害。

(2)必须有脑血管造影发现多个区域节段性血管狭窄和扩张或呈串珠样改变，也可以有小血管断流。

(3)脑活检发现中枢神经系统皮质、软脑膜的小血管炎，累及小动脉和小静脉，可表现为淋巴细胞、浆细胞、多核巨细胞浸润以及肉芽肿改变。

(4)必须除外系统性血管炎或血管造影及脑活检没有继发性血管炎的证据，如感染、肿瘤、药物及其他血管病。

【鉴别诊断】

1. 脑梗死

起病年龄较大，常伴脑梗死危险因素，有颅内相应动脉受累的症状和体征。

2. 偏头痛

多数患者有家族史，主要为一侧搏动性头痛反复发作，可伴恶心、呕吐、出汗、畏光等症状，常有诱因，少有神经功能缺损，如有则多与头痛相关。一般不出现智能改变、精神症状。

3. 中枢神经系统感染

急性或亚急性起病，病程较短，多有发热、头痛、神经功能受损和脑膜刺激征，脑脊液检查可有颅内感染的证据。

4. 多发性硬化

年龄多在20～40岁之间，女性多见，亚急性起病，呈复发-缓解的反复病程，表现为肢体无力、感觉异常、视力下降、共济失调精神症状等，MRI可显示皮质下白质多发性病变，并可累及脑干、视神经、脊髓等，脑脊液寡克隆带阳性。

【治疗和预防】

病因治疗。大剂量糖皮质激素对本病治疗有效，若效果不明显，可加用环磷酰胺。

(十) 累及心脏

【概述】

累及心脏表现为冠状动脉炎和心包炎、心肌病、各种心律失常、猝死。

【诊断】

1. 临床上出现不明原因的心力衰竭

应注意询问有无哮喘史及外周血嗜酸性粒细胞是否增高等，早期发现有赖于心肌活检。

2. 冠状动脉受累者

表现为心绞痛，严重者会发生心肌梗死，这类患者年轻且缺乏冠状动脉病变的高危因素，冠状动脉造影显示，冠状动脉存在多发的狭窄和多发的动脉瘤。

3. 心包和传导系统受累

可出现心包积液、心律失常等，确诊有赖于心肌活检。

【鉴别诊断】

冠状动脉硬化性心脏病具有冠状动脉病变的高危因素，根据心绞痛发作时的部位、性质、诱因、持续时间、缓解方式等特点和伴随症状及体征便可鉴别心绞痛和心肌梗死。

心电图是冠心病诊断中最早、最常用和最基本的诊断方法。冠状动脉造影是目前冠心病诊断的"金标准"，可以明确冠状动脉有无狭窄、狭窄的部位、程度、范围等，并可据此指导进一步治疗所应采取的措施。

【治疗和预防】

(1)针对病因治疗，激素加免疫抑制剂治疗为主，必要时应考虑激素冲击治疗。

(2)由于临床表现缺乏特异性，临床应提高警惕性，必要时心肌活检早期诊断。

(十一) 其他

【概述】

有报道,ANCN 相关小血管炎并发隐性甲状腺机能减退认为可能与 MPO 与 TPO(甲状腺过氧化物酶)在结构上有一定的同源性有关。

【诊断】

1. 临床出现

血尿、蛋白尿、贫血、发热,痰中带血或咯血、肺部阴影、皮疹、肌肉关节疼痛等表现,无典型甲状腺功能减退的症状和体征。

2. 实验室检查

血 FT3、FT4 正常,TSH 升高,血 p-ANCA 阳性。

【鉴别诊断】

1. 丙基硫氧嘧啶所致的 ANCA 相关小血管炎

服用丙基硫氧嘧啶的患者,本身无肾、肺疾病或其他自身免疫性疾病,在丙基硫氧嘧啶加量期,如出现血尿、蛋白尿、贫血、发热,痰中带血或咯血、肺部阴影、皮疹、肌肉关节疼痛等临床表现,血清 p-ANCA 阳性,且具有高滴度的抗髓过氧化物酶抗体,并可识别多种抗原成分,停用丙基硫氧嘧啶后,抗体滴度很快下降,且未服用过肼苯哒嗪、普鲁卡因胺、青霉胺等易致血管炎的药物,则可诊断为丙基硫氧嘧啶所致的 ANCA 相关小血管炎。肾穿活检可确诊,多表现为局灶节段纤维素样坏死性和(或)新月体性肾小球肾炎。其中,诊断的金标准是有关部位活检,血清学抗体检测。

2. 原发性甲状腺功能减退症

有地方性甲状腺肿、自身免疫性疾病、甲状腺手术、放射性碘治疗甲亢症,以及用抗甲状腺药物治疗史、甲状腺炎或下丘脑-垂体疾病史等。症状表现为无力、嗜睡、畏寒、少汗、反应迟钝、精神不振、记忆力减退、腹胀、便秘、发音低沉、体重增加,经血量多。体征为皮肤干燥、枯黄、粗厚、发凉,非凹陷性黏液性水肿、毛发干枯、稀少、易脱落,体温低、脉率慢、脉压差小,心脏扩大,可有浆膜腔积液,腱反射迟钝,掌心发黄。严重者可出现黏液性水肿昏迷。实验室检查时基础代谢率低于正常,血清 TT4<40ng/ml,血清 TT3<0.6ng/ml,甲状腺摄^{131}I 率低平(3 小时<10%,24 小时<15%)。血清 TSH 值升高(>10mU/L),血清 TSH 水平在 TRH 兴奋剂试验后,反应比正常人高。

【治疗和预防】

糖皮质激素联合免疫抑制剂环磷酰胺治疗。

第二节 肺栓塞并发症

一、肺栓塞

【概述】

肺栓塞(pulmonary embolism,PE)是以各种栓子阻塞肺动脉系统为其发病原因的一组疾病或临床综合征的总称,包括肺血栓栓塞症、脂肪栓塞综合征、羊水栓塞、空气栓塞等。而肺血栓栓塞症为来自静脉系统或右心的血栓阻塞肺动脉,或其分支所致疾病,以肺循环和呼吸功能障碍为其主要临床和病理生理特征。

肺血栓栓塞症是肺栓塞的最常见类型，占肺栓塞中的绝大多数。

【诊断与鉴别诊断】

肺栓塞的临床表现多种多样，主要取决于栓子的大小、堵塞的肺段数、发生的速度，以及患者基础的心肺功能储备状况。

1. 临床分型

(1) 大面积肺栓塞：临床上以休克和低血压为主要表现，即体循环动脉收缩压小于90mmHg，或较基础值下降幅度超过40mmHg，持续15分钟以上。须除外新发生的心律失常、低血容量或感染中毒症所致血压下降。

(2) 非大面积肺栓塞：不符合以上大面积肺栓塞标准的肺栓塞。此型患者中，一部分人有右心功能不全的表现或超声心动图表现，有右心室运动功能减弱，归为次大面积肺栓塞亚型。

2. 症状

(1) 呼吸困难：占84%~90%，为肺栓塞最常见的症状，表现为活动后呼吸困难，在肺栓塞面积较小时，活动后呼吸困难可能是肺栓塞的唯一症状。

(2) 胸痛：占65%~88%，为胸膜痛或心绞痛的表现。胸膜痛提示可能有肺梗塞存在。而当有较大的栓子栓塞时，可出现剧烈的胸骨后疼痛，向肩及胸部放散，酷似心绞痛发作。

(3) 咳嗽：约有50%左右的患者出现干咳，或有少量白痰，有时伴有喘息。

(4) 咯血：一般为小量的鲜红色血，数日后可变成暗红色，为肺梗塞的症状，多在梗塞后24小时内出现，发生率为25%~30%。

(5) 晕厥：占13%左右，系由大面积肺栓塞引起的脑供血不足，也可能是慢性栓塞性肺动脉高压的唯一或最早出现的症状，常伴有低血压、右心衰竭和低氧血症。

(6) 其他：约有半数患者出现惊恐，发生原因不明，可能与胸痛或低氧血症有关。巨大肺栓塞时可引起休克，常伴有烦躁、恶心、呕吐、出冷汗等。

3. 体征

(1) 一般体征：约半数患者出现发热，为肺梗塞或肺出血、血管炎引起，多为低热，可持续一周左右，如果合并肺部感染时也可以出现高热；90%的患者出现呼吸急促；由于肺内分流可以出现发绀；40%有心率增加；当有大块肺栓塞时可出现低血压。

(2) 呼吸系统：当出现一侧肺叶或全肺栓塞时，可出现气管向患侧移位，叩诊浊音，肺部可听到哮鸣音和干湿啰音以及肺血管杂音，发生肺梗塞时，部分患者可出现胸膜摩擦音，以及胸腔积液的相应体征。

(3) 心脏血管系统：可以出现肺动脉高压及右心功能不全的相应体征，如肺动脉瓣区第二音亢进($P2>A2$)；肺动脉瓣区及三尖瓣区可闻及收缩期反流性杂音，也可听到右心房性奔马律和室性奔马律。右心衰竭时可出现颈静脉充盈、搏动增强、第二心音变为正常或呈固定性分裂，肝脏增大、肝颈静脉回流征阳性和下肢水肿。

(4) 下肢深静脉血栓的检出对肺栓塞有重要的提示作用。双下肢检查常见单侧或双侧肿胀，多不对称，常伴有压痛、浅静脉曲张，病史长者可出现色素沉着。

4. 诊断要点

肺栓塞的诊断可分为临床疑诊、使用辅助检查手段进行确诊以及寻找肺栓塞的成因和危险因素三个阶段。

(1) 临床疑诊：根据临床症状、体征，特别是在高危病例出现不明原因的呼吸困难、胸痛、晕厥和休克，或伴有单侧或双侧不对称性下肢肿胀、疼痛等对诊断具有重要的提示意义。

如果结合心电图、X线胸片、动脉血气分析等基本检查，可以初步疑诊或排除其他疾病。另可常规行D-二聚体检测、超声心动图检查，据以做出可能的排除诊断。各项检查特点如下：

①心电图：心电图的常见表现为动态出现 $S_I Q_{III} T_{III}$ 征及 $V_1 \sim 2T$ 波倒置、肺性P波及完全或不完全性右束支传导阻滞。

②胸部X线检查：常见X线征象为栓塞区域的肺纹理减少及局限性透光度增加。可见楔形阴影，凸向肺门，底边朝向胸膜，也可呈带状、球状、半球状及肺不张影。另外可以出现肺动脉高压征，即右下肺动脉干增粗及残根现象。急性肺心病时可见右心增大征。

③血气检查：患者可出现低氧血症和低碳酸血症，肺泡动脉氧分压差($P(A-a)O_2$)增加，但血气正常也不能排除肺栓塞。

④D-二聚体(D-Dimer, DD)：为特异性的纤维蛋白降解产物。D-二聚体敏感性和特异性取决于所用的检测方法。用酶联免疫吸附法(ELISA)检测证明诊断肺栓塞的敏感性为97%，通常以500μg/L作为分界值，当DD低于此值时可以除外肺栓塞或深部静脉血栓(DVT)。但是，DD的检测存在假阳性结果，特异性仅45%，所以，当DD高于500μg/L时，不能认为存在肺栓塞或DVT。因此，DD只能用来作为除外肺栓塞的指标。

⑤超声心动图检查：位于主肺动脉或左右肺动脉内的血栓可被超声检出，对于存在左右肺动脉远端的血栓则无法显示。一般不能作为确诊方法，但对于提示PTE诊断和排除其他疾病具有重要价值。急性肺栓塞通常有以下发现：

Ⅰ．心腔内径及容量改变：右心增大尤以右心室增大显著，发生率在67%～100%。左心室减小，RV/LV的比值明显增大，该比值越高，提示肺血管床减少的面积越大。

Ⅱ．室壁运动异常：表现为左心室后壁的同向运动。

Ⅲ．三尖瓣环扩张伴少至中量的三尖瓣反流。

Ⅳ．肺动脉高压。

(2)确诊手段

①放射性核素肺扫描：是安全、无创的肺栓塞诊断方法。肺栓塞者肺灌注扫描的典型表现是呈肺段分布的灌注缺损。为提高肺栓塞的诊断率，可将肺通气扫描和灌注扫描结合分析，如果通气扫描正常而灌注扫描呈典型改变，可诊断肺栓塞，如肺扫描既无通气区，也无血流灌注，不能诊断肺栓塞，如需进一步明确肺梗塞诊断时，可行肺动脉造影检查。

②CTPA及MRPA检查：在诊断段或以上的肺动脉栓塞的敏感性为75%～100%，特异性为76%～100%。直接征象可见肺动脉半月形或环形充盈缺损或完全梗阻，间接征象包括主肺动脉扩张，或左右肺动脉扩张，血管断面细小缺支，肺梗塞灶或胸膜改变等。当CTPA检查有禁忌证时，MRPA检查可以作为替代方法。

③肺动脉造影：肺动脉造影检查适用于临床上高度怀疑肺栓塞，而灌注扫描不能明确做出诊断以及肺栓塞或肺血管其他病变需要鉴别者。肺动脉造影常见的征象有肺动脉及其分支充盈缺损；栓子堵塞造成的肺动脉截断现象；肺动脉堵塞引起的肺野无血流灌注，不对称的血管纹理减少，肺透亮度增强；栓塞部位出现"剪枝征"；栓子不完全堵塞时，可见肺动脉分支充盈和排空延迟。

5. 寻找肺栓塞成因及危险因素

下肢静脉造影是诊断下肢深静脉血栓的最可靠的方法，但需注意有引起栓子脱落的可能性，目前应用较少。多普勒超声血管检查、放射性核素静脉造影、肢体阻抗容积图等均是诊断深静脉血栓的常用方法，具有较高的敏感性和特异性。无论患者单独或同时存在肺栓塞与DVT，应针对该例情况尽可能地进行临床评估并安排相关检查以发现其危险因素，并据以采取相应的预防或治疗措施。

【治疗和预防】

肺栓塞治疗的目的是使患者度过危险期，缓解栓塞和防止再发，尽可能地恢复和维持足够的循环血量和组织供氧。

1. 一般处理

对高度疑诊或确诊PTE的患者，应进行严密监护，监测呼吸、心率、血压、静脉压、心电图及血气的变化，对大面积PTE可收入重症监护治疗病房(ICU)；为防止栓子再次脱落，要求绝对卧床，保持大便通畅，避免用力；对于有焦虑和惊恐症状的患者应予安慰并可适当使用镇静剂；胸痛者可予止痛剂；对于发热、咳嗽等症状可给予相应的对症治疗。

2. 呼吸循环支持治疗

对有低氧血症的患者，采用经鼻导管或面罩吸氧。当合并严重的呼吸衰竭时，可使用经鼻/面罩无创性机械通气或经气管插管行机械通气。应避免做气管切开，以免在抗凝或溶栓过程中局部大量出血。应用机械通气中需注意尽量减少正压通气对循环的不利影响。

对于出现右心功能不全，心排血量下降，但血压尚正常的病例，可予具有一定肺血管扩张作用和正性肌力作用的多巴酚丁胺和多巴胺；若出现血压下降，可增大剂量或使用其他血管加压药物，如肾上腺素等。对于液体负荷疗法需持审慎态度，因过大的液体负荷可能会加重右室扩张并进而影响心排出量，一般所予负荷量限于500ml之内。

3. 溶栓治疗

溶栓治疗是使用药物将纤维蛋白溶酶原转变为纤维蛋白溶酶，从而使血管腔内纤维蛋白溶解，达到缩小或消除血栓、恢复栓塞肺血管的血液循环的目的。

目前常用的溶栓药物有链激酶、尿激酶和重组组织型纤维蛋白溶酶原激活剂。

溶栓治疗主要适用于大面积肺栓塞病例，即出现因栓塞所致休克和(或)低血压的病例；对于次大面积PTE，即血压正常但超声心动图显示右室运动功能减退的病例，若无禁忌证可以进行溶栓；对于血压和右室运动均正常的病例不推荐进行溶栓。

溶栓治疗最主要的并发症是出血，出血最常发生于血管穿刺部位，另外也可能发生自发性出血，如消化道出血、腹膜后出血和颅内出血。溶栓治疗大出血的平均发生率为6.3%左右，而最致命性的大出血为颅内出血，发生率为1.2%。在溶栓治疗时，应该尽量减低出血的危险，避免静脉切开、动脉穿刺以及其他侵入性操作。一旦出血发生，应根据出血部位、严重程度和引起的原因进行处理。血管部位的出血通常能够用按压的方法控制，临床较严重的出血需要终止溶栓治疗，同时输血或新鲜的冰冻血浆并应用对氨基苄胺或6-氨基乙酸等治疗。

其他溶栓的并发症有发热、过敏反应和一些副作用，如恶心、呕吐、肌痛和头痛。这些反应通常为链激酶引起，可以使用对乙酰氨基酚、抗组胺药和氢化可的松进行治疗。

4. 抗凝治疗

使用抗凝治疗可以减少肺栓塞的复发率，延长患者寿命。常用抗凝药物有肝素、低分子肝素和华法林。

在溶栓治疗结束后，应测定APTT，如果APTT小于2.5倍正常值，则开始使用肝素治疗。如果开始APTT超过此上限,应每2~4小时重复测定一次,直到APTT达到治疗范围后开始肝素治疗。肝素治疗要给予足够剂量并维持足够时间。肝素应持续静点,负荷剂量为3000～5000IU,继之以18IU/(kg·h)维持,根据APTT调整剂量。肝素使用后第1~3天加用口服抗凝剂华法林治疗,华法林为维生素K的拮抗剂,改变凝血因子的前体蛋白质。成人首剂3.0～5.0mg,以后调整剂量,使凝血酶原时间延长到正常的1.5~2.5倍(约16~20秒),凝血酶原活动度维持在0%~30%之间,国际标准化比率维持在2.0~3.0。疗程3~6个月,停用抗凝剂应逐渐减量,以免发生反跳。

5. 外科手术治疗

(1)肺动脉血栓摘除术:对于临床表现为严重进行性呼吸困难、发绀、胸痛、心律不齐、休克、中心静脉压升高的急性大块肺栓塞,内科治疗失败或不宜内科治疗者,可急诊开胸取栓。但开胸取栓的危险性与死亡率都很高,同时还存在着病人年龄、禁忌证、是否具备手术条件等问题。对于慢性复发性肺栓塞,行外科手术取栓或肺血管成型术可能有一定好处。

(2)导管介入治疗肺栓塞:导管介入治疗常用于急重型大块肺栓塞,特别是出现昏迷、休克者。可以使用真空导管抽吸栓子,也可经导管溶栓或裂解栓子。从最近的报道看,导管内治疗具有简便、易行、比手术安全、创伤小、症状改善迅速而显著的特点,同时,使用导管治疗可与肺血管造影、下肢静脉放置滤网联合应用,具有一定的应用前景。

二、常见并发症

(一)急性肺心病

【概述】

突然发生呼吸困难,有濒死感,低血压,休克、发绀、肢端湿冷,右心衰竭。常见于急性大面积肺栓塞,主要由于肺动脉主干及其分支发生栓塞,伴发广泛肺小动脉痉挛,使肺循环阻力急剧增加,引起急性右心衰竭。

引起急性肺源性心脏病的肺动脉栓塞(pulmonary embolism)主要由右心或周围静脉内血栓脱落所形成。栓子可来自右心房(如有心力衰竭和(或)心房颤动时)、右心室(如心肌梗死波及到右心室心内膜下引起附壁血栓时)、肺动脉瓣或三尖瓣(如发生心内膜炎时)、周围静脉(绝大多数见于下肢和盆腔深静脉)。长期卧床、下肢静脉曲张、右心衰竭、静脉内插管、红细胞增多症、血小板增多症、抗凝血酶的缺乏、口服避孕药等引起的高凝状态所致血流淤滞;创伤、外科手术、静脉炎后等致静脉管壁损伤均易致血栓形成。其他栓子可造成肺动脉栓塞者包括脂肪栓、气栓、菌栓、瘤栓、羊水栓,以及寄生虫卵等。

一般小的栓子对血循环系统的影响不大,但多发的小栓子造成肺循环50%以上的阻塞时,或大的栓子突然阻塞肺动脉及其大分支时,可导致肺循环压力骤然升高,右心室扩张发生右心衰竭,同时左心室排血量突然降低,体循环压下降,而发生休克。

【诊断】

1. 临床表现

本病易被漏诊或误诊。根据突然发病、呼吸困难、窒息、心悸、发绀、剧烈胸痛、昏厥和休克，尤其是发生在长期卧床或手术后的患者，应考虑肺动脉大块栓塞引起急性肺源性心脏病的可能；如出现体温升高、心悸、胸痛和血性胸腔积液，则应考虑发生肺梗死的可能。

符合肺栓塞的诊断标准，患者突然出现发作性呼吸困难、发绀、剧烈咳嗽、心悸、咯血和胸痛、胸骨后疼痛等并伴有血压急剧下降、皮肤苍白、大汗淋漓、四肢厥冷，甚至休克、心力衰竭、心脏停搏或心室纤颤而猝死。

2. 诊断要点

(1) 有引起肺动脉栓塞的原发病史。

(2) 有突发性呼吸困难、发绀、咳嗽、咯血、胸痛等临床表现。

(3) 体检可有心界扩大、肺动脉瓣膜区第二心音亢进并有杂音，三尖瓣膜区也闻及收缩期杂音及奔马律；右心衰竭时可有颈静脉怒张、肝肿大及疼痛、压痛。

(4) 心电图可有电轴显著右偏，极度顺钟向转位和右束支传导阻滞；Ⅰ、avL 导联 S 波加深，Ⅱ、Ⅲ、avL、avF 导联 ST 段降低，右心前导联 T 波倒置。

(5) X 线检查早期可有肋膈角模糊，病侧肺门血管阴影加深；重者可出现肺动脉段扩大、突出及心影增大。

(6) 结合心电图、X 线检查、肺扫描，以及用多普勒超声或阻抗体积扫描检查下肢有否深部静脉血栓等结果可以帮助诊断，诊断仍不明确者，可行选择性肺动脉造影。

【鉴别诊断】

主要与其他原因引起急性肺心病相鉴别。

1. 急性心肌梗死

胸骨后呈压榨性或窒息性疼痛并放射至左肩、左臂，除肺水肿外，一般无咯血，心电图有心肌梗死特征性改变等。

2. 突发性气胸

有突发胸痛、呼吸困难，与肺栓塞相似，但气胸患侧叩诊呈鼓音，呼吸音消失，气管偏向健侧，X 线检查可见气胸改变，可助诊断。

3. 主动脉夹层动脉瘤

可有突发剧烈胸痛、呼吸困难及休克等症状，与肺栓塞相似，但夹层动脉瘤患者多有高血压、动脉硬化症、双上肢血压不等，X 线检查以及超声心动图可助诊断。

【治疗和预防】

急性肺心病治疗的目的是使患者渡过危急期，促进栓子溶解和防止再栓塞。患者应收入重症监护病房以加强监测。

1. 一般治疗

包括安静、保暖、吸氧、止痛及预防肺内感染。

2. 药物治疗

(1) 阿托品静脉注射：以解除迷走神经张力过高引起的肺血管和冠状血管痉挛，也可应用罂粟碱静注。

(2) 抗休克：宜补充液体，静脉滴注多巴胺、间羟胺及异丙基肾上腺素等。

(3) 急性右心功能不全时可慎用快速洋地黄制剂、利尿药等。

(4) 改善呼吸：应用支气管扩张药或黏液溶解药。

(5) 抗凝治疗：于诊断一旦明确即应开始。肝素治疗可采用连续静脉给药，也可用间歇静脉或皮下注射法给药，通常应用 7～10 天，肝素治疗 48 小时后给口服抗凝药（如人工合成香豆素类制剂华法林），疗程 3～6 个月。抗凝治疗过程中需监测血凝指标，以防出血。

3. 溶栓治疗

以早期或 5 天以内的肺栓塞效果较好。常用的药物有尿激酶、链激酶和组织型纤维蛋白溶酶原激活剂(t-PA),静脉或栓塞肺动脉局部给药,出血并发症较多。

4. 外科治疗

可行肺动脉血栓摘除术；为防止肺栓塞再发,可于下腔静脉植入滤过装置。下腔静脉结扎术已少应用。

慢性胸肺疾病急性发作的治疗基本与慢性肺心病相同。

(二)心脏骤停(猝死型)

【概述】

在发病后1小时内死亡,系有大块血栓堵塞肺动脉,使血液循环难以维持所致。

【诊断】

符合肺栓塞的诊断标准,患者突然出现昏迷；颈动脉、股动脉等大动脉搏动消失；呼吸暂停或抽搐样呼吸。贴近患者的鼻部无呼吸声、无呼吸气流；胸廓无起伏；瞳孔散大。但少数患者在心跳骤停后瞳孔根本不散大。心电图检查无心搏。

【鉴别诊断】

根据基础疾病和危险因素推断并排除其他原因,或事后尸检等进一步检查确定。

【治疗和预防】

1. 院前急救(第一期复苏)

(1)畅通气道:输氧。

(2)人工呼吸:如无自主呼吸,应立即进行口对口人工呼吸,如牙关紧闭时可改为口对鼻呼吸,立即准备好气管插管,安上人工呼吸机。

(3)胸外心脏按压:患者平卧硬板床,拳击胸骨中点一次,如未复跳应立即进行胸外心脏按压,80~100次/min。每次按压和放松时间相等。

2. 院内急救措施(第二期复苏)

(1)进一步维持有效循环,若胸外心脏按压效果不好必要时可考虑开胸按压。

(2)建立静脉滴注通道:滴注增加心排出量药物及碱性药物:如肾上腺素1mg静注,必要时每隔5~10分钟重复一次；多巴胺每分钟2~10μg/kg静滴；阿拉明每分钟静滴0.4mg；5％碳酸氢钠100ml静滴。

(3)心电图监测和心律失常的治疗:心律失常的治疗包括药物和电技术两方面。

①电击除颤:心室纤颤可用非同步电击除颤,所需能量为200~360J。

②药物治疗:治疗快速性心律失常可选用利多卡因、普鲁卡因硫胺、溴苄胺等；若由于洋地黄中毒引起的室性心律失常可选用苯妥英钠静注。

③对窦性心动过缓,房室传导阻滞可用阿托品静注治疗。

3. 重症监护室处理(第三期复苏)

心搏恢复后可进入ICU病房进行如下处理:

(1)维持有效的循环:纠正低血压,补充血容量,纠正酸中毒、处理心律失常；防治急性左心衰竭等。

(2)维持有效呼吸:关键问题是要防治脑缺氧及脑水肿,也可用呼吸兴奋剂,自主呼吸恢复前,要连续使用人工呼吸机。若气管插管已用2~3天仍不能拔除,必要时应考虑气管切开。

(3)防治脑缺氧及脑水肿

①低温疗法:头部冰敷,冰帽,体表大血管处放置冰袋或使用冰毯降温。

②脱水疗法:可用甘露醇、呋塞米、地塞米松及白蛋白等药物。

③应用镇静剂。

④促进脑细胞代谢药物:应用ATP、辅

酶A、细胞色素C、谷氨酸钾等。

(4) 防治急性肾衰:尿量每小时少于30ml,应严格控制入水量,防治高血钾,必要时考虑血透治疗。

(5) 防治继发感染:最常见的是肺炎、败血症、气管切开伤口感染及尿路感染等,抗生素一般选用对肾脏毒性小的药物,不宜大量使用广谱抗生素,以防继发真菌感染。

(三) 急性心肌梗死

【概述】

多有基础冠脉疾病,肺栓塞加重冠脉供血不足,致使心肌梗死。原有的胸疼加重、呈持续性,心电图和心肌酶改变。

【诊断】

符合肺栓塞的诊断标准。

1. 临床表现

(1) 疼痛:为此病最突出的症状。发作多无明显诱因,且常发作于安静时,疼痛部位和性质与心绞痛相同,但疼痛程度较重,持续时间久,有长达数小时甚至数天,用硝酸甘油无效。病人常烦躁不安、出汗、恐惧或有濒死感。少数病人可无疼痛,起病即表现休克或急性肺水肿。

(2) 休克:20%病人可伴有休克,多在起病后数小时至1周内发生。病人面色苍白、烦躁不安、皮肤湿冷,脉搏细弱,血压下降小于10.7kPa(80mmHg),甚至昏厥。若病人只有血压降低而无其他表现者称为低血压状态。休克发生的主要原因有由于心肌遭受严重损害,左心室排出量急剧降低(心源性休克);其次,剧烈胸痛引起神经反射性周围血管扩张;此外,有因呕吐、大汗、摄入不足所致血容量不足的因素存在。

(3) 心律失常:约75%~95%的病人伴有心律失常,多见于起病1~2周内,而以24小时内为最多见,心律失常中以室性心律失常最多,如室性早搏,部位病人可出现室性心动过速或心室颤动而猝死。房室传导阻滞、束支传导阻滞也不少见,室上性心律失常较少发生。前壁心肌梗死易发生束支传导阻滞,下壁心肌梗死易发生房室传导阻滞,室上性心律失常多见于心房梗塞。

(4) 心力衰竭:梗塞后心脏收缩力显著减弱且不协调,故在起病最初几天易发生急性左心衰竭,出现呼吸困难、咳嗽、烦躁、不能平卧等症状。严重者发生急性肺水肿,可有发绀及咯大量粉红色泡沫样痰,后期可有右心衰竭,右心室心肌梗死者在开始即可出现右心衰竭。

(5) 全身症状:有发热、心动过速、白细胞增高和红细胞沉降增快等。此主要由于组织坏死吸收所引起,一般在梗死后1~2天内出现,体温一般在38℃左右,很少超过39℃,持续约1周左右。

2. 检查

(1) 心电图

① 特征性改变

Ⅰ. 在面向心肌坏死区的导联上出现宽而深的Q波。

Ⅱ. 在面向坏死区周围心肌损伤区的导联上出现ST段抬高呈弓背向上型。

Ⅲ. 在面向损伤区周围心肌缺血区的导联上出现T波倒置。心内膜下心肌梗死无病理性Q波。

② 动态性改变

Ⅰ. 超急性期:发病数小时内,可出现异常高大两肢不对称的T波。

Ⅱ. 急性期:数小时后,ST段明显抬高,弓背向上,与直立的T波连接,形成单向曲线,1~2天内出现病理性Q波,同时R波减低,病理性Q波或QS波常持久不退。

Ⅲ．亚急性期：ST 段抬高持续数日至 2 周左右，逐渐回到基线水平，T 波变为平坦或倒置。

Ⅳ．恢复期：数周至数月后，T 波呈 V 形对称性倒置，此可永久存在，也可在数月至数年后恢复。

③判断部位和范围：可根据出现特征性改变的导联来判断心肌梗死的部位。如 V_1、V_2、V_3 反映左心室前壁和侧壁，Ⅱ、Ⅲ、aVF 反映下壁。Ⅰ、aVF 反映左心室高侧壁病变。

(2)超声心动图。

(3)放射性核素检查。

(4)血液检查。

①血常规：起病 24～48 小时后白细胞可增至 10×10^9～20×10^9/L(10 000～20 000/ul)，中性粒细胞增多，嗜酸粒细胞减少或消失；红细胞沉降率增快，均可持续 1～3 周。

②血清酶：血清心肌酶升高。肌酸磷酸激酶(CPK)在 6～8 小时开始升高，24 小时达最高峰。2～3 天下降至正常。

③血清心肌特异蛋白的测定：血和尿肌红蛋白增高。

【鉴别诊断】

1. 心绞痛

主要是不稳定型心绞痛的症状可类似于心肌梗死，但胸痛性质轻，持续时间短，硝酸甘油效果好，无心电图动态演变及心肌酶的序列变化。

2. 急性心包炎

心前区疼痛持久而剧烈，深吸气时加重，疼痛同时伴有发热和心包摩擦音。心电图除 aVR 外，其余多数导联 ST 段呈弓背向下型抬高，T 波倒置，无 Q 波。

3. 主动脉夹层动脉瘤

前胸出现剧烈撕裂样锐痛，常放射至背、肋、腹部及腰部。在颈动脉、锁骨下动脉起始部可听到杂音，两上肢血压、脉搏不对称。胸部 X 线示纵隔增宽，血管壁增厚。超声心动图和核磁共振显像可见主动脉双重管腔图像。心电图无典型的心肌梗死演变过程。

4. 急腹症

急性胰腺炎、消化性溃疡穿孔、急性胆囊炎和胆石症等均有上腹部疼痛，易与以上腹部剧痛为突出表现的心肌梗死相混淆，但腹部有局部压痛或腹膜刺激征。无心肌酶及心电图特征性变化。

【治疗和预防】

1. 监护和一般治疗

监护，卧床休息 2 周，吸氧。

2. 对症处理

(1)解除疼痛：应尽早解除疼痛，一般可肌注哌替啶 50～100mg，或吗啡 5～10mg，为避免恶心、呕吐可同时给予阿托品 0.5mg 肌注。

(2)控制休克：有条件者应进行血流动力学监测，根据中心静脉压、肺毛细血管楔嵌压判定休克的原因，给予针对性治疗。

(3)消除心律失常：心律失常是引起病情加重及死亡的重要原因。

(4)治疗心力衰竭：严格休息、镇痛或吸氧外，可先用利尿剂，常有效而安全。

3. 挽救濒死心肌、缩小梗死范围

(1)溶血栓治疗：应用溶酶激活剂激活血栓中纤溶酶原转变为纤溶酶而溶解血栓。目前常有的药物有链激酶和尿激酶等。

(2)抗凝疗法：广泛的心肌梗死或梗死范围在扩大，可考虑应用。

(3)β-受体阻滞剂：急性心肌梗死早期，应用普萘洛尔或美多心安可能减轻心脏负荷，改善心肌缺血的灌注。

(4)钙拮抗剂：维拉帕米、硝苯吡啶对预防或减少再灌注心律失常保护心肌有一定作用。

(5)葡萄糖-胰岛素-钾(极化液):氯化钾1.5g,普通胰岛素8单位加入10%葡萄糖液500ml中,静脉滴注。每日1次,7～14日为一疗程,可促进游离脂肪酸的脂化过程,并抑制脂肪分解,降低血中游离脂肪酸浓度,葡萄糖和氯化钾分别提供能量和恢复心肌细胞膜的极化状态有利于心肌细胞存活。

(6)冠状动脉腔内血管成形术(PTCA)。

(7)激素:急性心肌梗死早期使用激素可能有保护心肌作用。

4. 恢复期处理

可长期口服阿司匹林100mg/日,双嘧达莫50mg,每日3次,有抗血小板聚集,预防再梗死作用。广谱血小板聚集抑制剂抵克力得有减少血小板的黏附,抑制血小板聚集和释放凝血因子等作用,可预防心肌梗死后复发,每次250mg,每日1～2次,口服。病情稳定并无症状,3～4个月后,体力恢复,可酌情恢复部分轻工作,应避免过重体力劳动或情绪紧张。

(四)休克

【概述】

大面积肺栓塞导致休克和低血压。

【诊断】

符合肺栓塞的诊断标准,患者出现其典型表现是面色苍白、四肢湿冷、血压降低、脉搏微弱、神志模糊,排除出血性休克、感染中毒性休克、心源性休克。

【鉴别诊断】

1. 心源性休克的鉴别诊断

心源性休克最常见于急性心肌梗死。根据临床表现心电图发现和血心肌酶的检查结果,确诊急性心肌梗死一般并无问题。在判断急性心肌梗死所致的心源性休克时需与下列情况鉴别:

(1)急性大块肺动脉栓塞(鉴别要点参见"心肌梗死")。

(2)急性心包填塞:为心包腔内短期内出现大量炎症渗液、脓液或血液,压迫心脏所致。患者有心包感染、心肌梗死、心脏外伤或手术操作创伤等情况。此时脉搏细弱或有奇脉,心界增大但心尖搏动不明显,心音遥远,颈静脉充盈。X线示心影增大而搏动微弱,心电图示低电压或兼ST段弓背向上抬高和T波倒置,超声心动图、X线、CT或MRI显示心包腔内液体可以确诊。

(3)主动脉夹层分离(参见"心肌梗死")。

(4)快速性心律失常:包括心房扑动、颤动,阵发性室上性或室性心动过速,尤其伴有器质性心脏病者,心电图检查有助于判别。

(5)急性主动脉瓣或二尖瓣关闭不全:由感染性心内膜炎、心脏创伤、乳头肌功能不全等所致。此时有急性左心衰竭,相关瓣膜区有反流性杂音,超声心动图和多普勒超声检查可确诊。

2. 低血容量性休克的鉴别诊断

急性血容量降低所致的休克要鉴别下列情况:

(1)出血:由胃肠道、呼吸道、泌尿道、生殖道的出血,最后排出体外诊断不难。由脾破裂、肝破裂、宫外孕破裂、主动脉瘤破裂、肿瘤破裂等,出血在腹腔或胸腔,不易被发现。此时除休克的临床表现外患者明显贫血,有胸、腹痛和胸、腹腔积血的体征,胸、腹腔或阴道后穹窿穿刺有助于诊断。

(2)外科创伤。有创伤和外科手术史诊断一般不难。

(3)糖尿病酮症酸中毒或非酮症性高渗性昏迷。

(4)急性出血性胰腺炎。

3. 感染性休克的鉴别诊断

各种严重的感染都有可能引起休克,常见的有以下情况。

(1)中毒性细菌性痢疾:多见于儿童,休克可能出现在肠道症状之前,需肛门拭子取粪便检查和培养以确诊。

(2)肺炎双球菌性肺炎:也可能在出现呼吸道症状前即发生休克,需根据胸部体征和胸部 X 线检查来确诊。

(3)流行性出血热:为引起感染性休克的重要疾病。

(4)暴发型脑膜炎双球菌败血症:以儿童多见,严重休克是本病特征之一。

(5)中毒性休克综合征:为葡萄球菌感染所致,多见于年轻妇女月经期使用阴道塞,导致葡萄球菌繁殖、毒素吸收;亦见于儿童皮肤和软组织葡萄球菌感染,临床表现为高热、呕吐、头痛、咽痛、肌痛、猩红热样皮疹、水样腹泻和休克。

【治疗和预防】

1. 一般紧急处理

(1)取平卧位:不用枕头,腿部抬高 30°,如心源性休克同时有心力衰竭的患者,气急不能平卧时,可采用半卧位。注意保暖和安静,尽量不要搬动,如必须搬动则动作要轻。

(2)吸氧和保持呼吸道畅通:鼻导管或面罩给氧。危重病人根据动脉 PCO_2、PO_2 和血液 pH 值。给予鼻导管或气管内插管给氧。

(3)建立静脉通道:如果周围静脉萎陷而穿刺有困难时,可考虑作锁骨下或上静脉及其他周围大静脉穿刺插管,亦可作周围静脉切开插管。

2. 尿量观察

尿量是反映生命器官灌注是否足够的最敏感的指标。休克病人宜置入导尿管以测定每小时尿量,如无肾病史,少或无尿可能由于心力衰竭或血容量未补足所致的灌注不足,应积极查出原因加以治疗,直到尿量超过 20~30ml/h。

3. 观察周围血管灌注

由于血管收缩,首先表现在皮肤和皮下组织。良好的周围灌注表示周围血管阻力正常。皮肤红润且温暖时表示小动脉阻力降低,可见于某些感染性休克的早期和神经元性休克。皮肤湿冷、苍白表示血管收缩,小动脉阻力增高。但皮肤血管收缩状态仅提示周围阻力的改变,并不完全反映肾、脑或胃肠道的血流灌注。

4. 血流动力学的监测

如病情严重可根据具体情况,切开或穿刺周围静脉,放入飘浮导管(Swan-Ganz)到腔静脉近右心房测得中心静脉压,进而测肺动脉压及肺楔嵌压、心排血量,根据测值结果进行相应治疗措施的调整。

(五)胸腔积液

【概述】

患者缺乏结核中毒症状,胸水多为血性、量少、吸收较快,X 线胸片同时发现吸收较快的肺浸润影。

【诊断】

1. 符合肺栓塞的诊断标准

患者出现胸痛、咳嗽、胸闷、气急,甚则呼吸困难,感染性胸膜炎或胸腔积液继发感染时,有恶寒、发热。

2. 诊断要点

(1)胸闷、胸痛、气促。

(2)胸腔积液量少时可无阳性体征,积液量多时患侧呼吸运动减弱,语颤消失,叩诊浊音或实音,呼吸音减弱或消失,气管、纵隔、心脏移向健侧。

(3) X线检查:少量积液时肋膈角变钝,中等量积液可见大片致密阴影,肺底部积液可见患侧"膈肌"升高,改变体位胸水可流动。

(4) 超声波检查:可见液性暗区。

(5) 胸腔穿刺抽出液体,胸水检查常规、生化、免疫学和细胞学。可明确为渗出液或漏出液,有助于病因诊断。

【鉴别诊断】

需要与其他疾病引起的胸腔积液相鉴别。

1. 结核性胸膜炎

由结核菌从原发综合征的淋巴结经淋巴管到达胸膜,或胸膜下的结核病灶蔓延至胸膜所致。临床主要有结核性干性胸膜炎、结核性渗出性胸膜炎、结核性脓胸。常有胸痛、气急及结核中毒症状。

2. 肿瘤性胸膜炎

由胸内或胸外癌肿直接侵犯或转移至胸膜所致,主要表现为胸闷、进行性呼吸困难,并伴原发病灶的相应症状。

3. 化脓性胸膜炎

多由肺、食道、腹部感染等蔓延至胸膜所致,表现为恶寒、高热、胸痛、咳嗽和咯脓痰。

4. 真菌性胸膜炎

多由放线菌、白色念球菌累及胸膜所致。

5. 结缔组织病胸膜炎

常见于类风湿性关节炎及系统性红斑狼疮等疾病。以胸痛、气急及原发疾病症状为主要表现。

6. 胆固醇性胸膜炎

胆固醇性胸膜炎为胸液中含有大量的游离胆固醇结晶,可能与脂肪代谢障碍有关,临床症状轻微。

7. 乳糜胸

乳糜胸为胸液中含淋巴乳糜,多因肿瘤、淋巴结结核、丝虫病肉芽肿压迫或损伤胸导管和乳糜池所致。胸闷、气急为主要表现。

8. 血胸

血胸是指明显的胸腔内出血,是由于自发性气胸、含血管的胸膜粘连带撕裂,或出血性胰腺炎等病因所致。主要表现为胸痛、胸闷,甚至休克等症状。

【治疗和预防】

胸水多为血性、量少、吸收较快,一般不需要抽取。

(六) 肺部感染

【概述】

局部损伤致抵抗力下降,继发感染,出现咳黄黏痰、发热、血常规升高,痰细菌培养阳性。

【诊断】

符合肺栓塞的诊断标准,患者出现以下症状。

(1) 咳嗽、咯脓痰、发热等呼吸道感染症状。

(2) 听诊两肺呼吸音增粗,或伴有干湿性啰音。

(3) 血常规示白细胞计数增高,或中性粒细胞比例增高或正常。

(4) 为明确感染细菌,应定期作气道内分泌物培养,最好做支气管肺灌洗液培养,以防止污染。

(5) 胸部X线提示肺部有阴影等感染征象,同时排除其他原因引起者。肺炎X线表现可分为小病灶性、大病灶性和大叶性三种,小病灶性肺炎最多见。

【鉴别诊断】

临床上要注意排除上感、流感、细菌性或真菌性肺炎、艾滋病合并肺部感染、军团病、肺结核、流行性出血热、肺部肿瘤、非感染性间质性疾病、肺水肿、肺不张、肺栓塞、肺嗜酸性粒细胞浸润症、肺血管炎等临床表现类似的呼吸系统疾患。

【治疗和预防】

(1) 根据痰培养或参考创面或血中的细菌检查结果，一般应静脉给抗菌药，也可同时雾化吸入抗生素或在灌洗液中加入适量抗生素。

(2) 并发呼吸功能不全时按呼吸功能不全处理。

(七) 出血性疾病

【概述】

多由肺栓塞溶栓或抗凝过度所致。

【诊断】

符合肺栓塞的诊断标准，患者在溶栓时出现皮肤、黏膜出血，或血尿，血痰或咯血、呕血等。

【鉴别诊断】

出血性疾病主要是与其病因和分类之间的鉴别诊断，例如血管因素所致出血性疾病、血小板因素所致出血性疾病、凝血因子异常所致出血性疾病、纤维蛋白溶解过度所致出血性疾病、循环抗凝物质所致出血性疾病之间的鉴别诊断。

【治疗和预防】

1. 停止溶栓及抗凝治疗

体表局部出血，可局部压迫；严重出血可给予氨基己酸或鱼精蛋白中和肝素；更严重者可补充纤维蛋白原或新鲜全血。

2. 预后

首次发生血栓栓塞的病死率很不一致，取决于栓塞的范围和病人原来的心肺功能状态。有明显心肺功能障碍者严重栓塞后的死亡几率高（可能高于25%）。原来心肺功能正常者大多不致死亡，除非肺血管床的阻塞超过50%。首次发生的致命性栓塞常在1~2小时内死亡。

未经治疗病人反复栓塞的机会约达50%，其中多达半数可能死亡。抗凝治疗可使复发率降至约5%；其中约20%可能死亡。

第三节 肺水肿并发症

一、肺水肿

【概述】

肺水肿是指由于某种原因引起肺内组织液的生成和回流平衡失调，使大量组织液在短时间内不能被肺淋巴和肺静脉系统吸收，积聚在肺泡、肺间质和细小支气管内，从而造成肺通气与换气功能严重障碍。肺水肿按解剖部位分为心源性和非心源性两大类。

【病因及发病机制】

1. 病因

可大致分为以下几个方面。

(1) 肺毛细血管静水压升高。主要见于

二尖瓣狭窄和左心衰竭、高血压、冠心病，还可见于肺静脉闭塞、狭窄及过量静脉输液。

(2)肺毛细血管通透性增加。见于重症肺炎、吸入毒气、有机磷农药中毒、休克、脓毒血症、严重烧伤、尿毒症、溺水以及成人呼吸窘迫综合征(ARDS)。

(3)血浆胶体渗透压降低。肝硬化、肾病、低蛋白血症等。

(4)淋巴循环障碍。主要见于恶性肿瘤造成淋巴管受压、破坏。

(5)胸腔和组织间隙负压增高。如复张性肺水肿等。

(6)有些肺水肿可能系综合因素或原因不明，如高原性肺水肿、麻醉药过量、子痫、肺栓塞、电转复等。

2. 发病机制

由于肺毛细血管壁通透性增加而产生的肺水肿为渗透性肺水肿。由于正常情况下肺毛细血管内皮细胞间仅允许水、小离子和代谢物质通过，而大分子量的蛋白质则不能通过。当缺氧、感染、化学刺激及血管活性物质的作用等，使肺毛细血管内皮细胞受到损害致血管壁的通透性增加，进入间质的液体增多，蛋白质滤出而引起间质腔胶体渗透压升高，促使肺水肿形成。

淋巴管功能正常时代偿能力很大，淋巴引流量可以增加到正常水平的10倍以上。只有当肺毛细血管滤出液体量超过淋巴引流的代偿能力时，或因病理状态致淋巴功能障碍而减少引流量，或淋巴功能不能发挥代偿能力时，方会导致肺水肿形成。

肺内水肿液最初积聚在肺泡毛细血管间的间隔中，而后流向肺泡管以上疏松的肺间质腔，包括肺小血管与小气道周围及肺小叶间隔，此阶段为间质性肺水肿。若间质内液体过多，张力增高，可导致液体进入肺泡内，形成肺泡性肺水肿。

【诊断与鉴别诊断】

1. 临床表现

典型的急性肺水肿，可根据病理变化过程分为四个时期，各期临床症状、体征分述如下。

(1)间质性水肿期：主要表现为夜间发作性呼吸困难，被迫端坐位伴出冷汗，口唇发绀，两肺可闻及干啰音及哮鸣音，心动过速，血压升高。此时因肺间质水肿而压力增高，细小支气管受压变窄以及缺氧而使支气管痉挛所致。

(2)肺泡性水肿期：主要表现严重的呼吸困难，呈端坐呼吸，伴恐惧窒息感，面色青灰。皮肤及口唇明显发绀，大汗淋漓，咳嗽，咳大量粉红色泡沫样痰，可有大小便失禁。两肺满布突发性湿性啰音。如为心源性者，心率加快，心律失常，心尖部第一心音减弱，可听到病理性第三心音和第四心音。

(3)休克期：在短时间内大量血浆外渗，导致血容量短期内迅速减少，出现低血容量性休克，同时由于心肌收缩力明显减弱，可引起心源性休克，出现呼吸急促、血压下降、皮肤湿冷、少尿或无尿等休克表现，伴神志、意识改变。

(4)终末期：呈昏迷状态，往往因心肺功能衰竭而死亡。

2. 实验室检查

(1)化验检查：包括血、尿常规，肝、肾功能，心肌酶和电解质等检查，为诊断感染、低蛋白血症、肾脏病、心脏病提供线索。

(2)动脉血气分析：在疾病早期主要表现为低氧和低CO_2，吸氧能使PaO_2明显增高；后期则出现低氧和高CO_2，出现呼吸性酸中毒和代谢性酸中毒。

(3)X线检查

①间质性肺水肿的主要X线表现

间隔线:是重要的 X 线表现,A 及 B 线出现机会较多,诊断也较容易,其出现和消失的迅速变化是急性肺水肿的特征,其出现时间往往比临床症状早,也是估计左心衰竭程度和疗效的极有价值的指标。

A 线:由肺野外围引向肺门之线状影,长约 4cm,宽 0.5~1mm。多见于上肺野,急性左心衰竭时较多见。

B 线:多见于肋膈角,为长约 2~3cm 的水平横线,宽度亦为 0.5~1mm,为间隔线中最常见者,右侧多见。

C 线:少见,为互相交织成网格状的线状阴影,可见于肺的任何部位。

D 线:往往自前胸膜表面向后行,长约 4~5cm,宽 2~4mm,多见于舌叶及中叶,故在侧位胸片上显示较好。

胸膜下水肿:间叶胸膜及肋膈角处胸膜增厚,有时可发生少量胸腔积液。

肺门阴影:模糊和增大。

支气管周围及血管周围阴影增强(袖口征):支气管及血管断面外径增大且边缘模糊。

其他:心脏改变,肺纹理增粗及上肺静脉扩大等。

②肺泡性肺水肿的 X 线表现:典型 X 线表现为大片模糊阴影,聚集在肺门内侧形成蝴蝶状,肺尖、肺底及外围部相对较清晰。也可能出现单侧性肺水肿,X 线表现为单侧或一叶模糊的斑片状阴影。肺内阴影变化迅速,随着病情的控制,阴影可迅速吸收。

(4)右心漂浮导管(Swan-Ganz 导管)检查:床边进行静脉 Swan-Ganz 导管检查测肺毛细血管楔压(PCWP),可以明确肺毛细血管压增高的肺水肿,但 PCWP 高度不一定与肺水肿程度相吻合。Swan-Ganz 导管常保留数天,作为心源性肺水肿的监测,指导临床治疗,通常维持 PCWP 在 1.9~2.4kPa 之间。

3. 诊断要点

根据病史、临床症状、体征及 X 线表现,一般临床诊断并不困难。但是,临床症状和体征作为诊断依据,灵敏度低,当肺血管外液增加 60% 时,临床上才出现异常征象。X 线检查也只有当肺水量增加 30% 以上时才出现异常阴影。CT 和 MRI 对定量诊断及区分肺充血和肺水肿有一定帮助。血气分析有助于了解动脉血氧分压、二氧化碳分压及酸碱平衡的失衡严重程度,并可作为动态变化的随访指标。

【治疗和预防】

1. 病因治疗

对肺水肿的预后至关重要,可减轻或纠正肺血管内外液体交换紊乱。可针对不同的病因而采取相应的措施,如过量静脉输液应立即停止或减慢速度;尿毒症患者可采用透析治疗;感染导致的适当应用抗生素治疗;毒气吸入者应立即脱离现场;麻醉药物过量时应立即洗胃及给予对抗药等。

2. 氧疗

肺水肿患者通常需要吸入较高浓度氧气才能改善低氧血症,最好用面罩给氧。湿化器内加入 75%~95% 酒精有助于消除泡沫。低氧血症难以纠正时可给予机械通气治疗。

3. 减少肺循环血量

患者坐位,双腿下垂或四肢轮流扎缚静脉止血带,每 20 分钟轮番放松一肢体 5 分钟,可减少静脉回心血量。

4. 药物治疗

(1)吗啡:5~10mg 皮下或静脉注射可减轻焦虑,并通过中枢性交感抑制作用降低周围血管阻力,还可松弛呼吸道平滑肌,改善通气。适用于心源性肺水肿。

(2)利尿:静脉注射呋塞米 40~100mg

可迅速利尿、减少循环血量和升高血浆胶体渗透压,减少微血管滤过液体量。此外静脉注射呋塞米还可扩张静脉,减少静脉回流,甚至在利尿作用发挥前即可产生减轻肺水肿的作用。休克时慎用。

(3)扩血管药:硝普钠可扩张小动脉和小静脉,α-受体阻滞剂如酚妥拉明可扩张肺和体循环的小动脉、小静脉。两者均可降低心脏前后负荷,减少肺循环血流量和微血管静水压力,进而减轻肺水肿。

(4)强心药:主要适用于快速心房纤颤或扑动诱发的肺水肿。2周内未用过洋地黄类药物者,可用毛花甙丙 0.4～0.8mg 缓慢静注。

(5)氨茶碱:静脉注射氨茶碱 0.25g 可有效地扩张支气管,改善心肌收缩力,增加肾血流量和钠排除。

(6)肾上腺糖皮质激素:能减轻炎症反应,减少微血管通透性,促进表面活性物质合成,增强心肌收缩力,降低外周血管阻力和稳定溶酶体膜。可应用于高原肺水肿,中毒性肺水肿和心肌炎合并肺水肿。通常用地塞米松 20～40mg/d 或氢化可的松 400～800mg/d 静脉注射,连续 2～3 天。

二、常见并发症

(一)感染

【概述】

呼吸道感染为较常见的并发症,由于肺泡内大量含有蛋白的液体聚积极易造成病原菌的滋生。临床表现为发热、咳嗽、咳脓痰,可依痰培养及药敏结果选用敏感抗生素治疗。

【诊断】

1. 临床表现

根据相关的病史,如旅游、接触过某种物品或动物等信息,饮用不洁水等。全身毒血症状,发热,咳嗽,脓痰或痰中带血。全面重复的体检,特别是皮肤、眼、淋巴结、心脏和腹部等。

2. 实验室检查

病原学检测是确诊的依据,可行血及其他可采集到的体液如痰、胸腔积液以及肺穿刺物培养等查找致病菌。白细胞计数升高,中性粒细胞增加核左移。

胸部 X 线显示肺段或肺叶实变,或呈小叶间浸润。

【鉴别诊断】

需与其他病原体,如伤寒、布氏菌病和某些病毒感染所致发热及某些疾病,如感染性心内膜炎、疟疾等相鉴别。可多次采血,进行分离培养或进行血液中原虫滴度的直接检查,抗体滴度的升高可诊断很多传染病。另外需与其他引起咳嗽、咳痰的疾病相鉴别。

【治疗和预防】

1. 一般治疗

(1)呼吸道隔离,护理:保持室内空气新鲜,供给易消化、营养丰富的食物及足够的液体。保持口腔卫生及呼吸道通畅,经常给患者翻身、拍背、变换体位,促进分泌物排出,必要时可适当吸痰,清除黏稠分泌物。

(2)氧疗:对于病情严重有缺氧表现者,或气道梗阻现象严重者,应及时给予氧疗。目的在于提高动脉血氧分压,改善因低氧血症造成的组织缺氧。给氧方法与一般肺炎相同。

2. 对症处理

(1)祛痰：目的在于使痰液变稀薄，易于排出，否则易增加细菌感染机会。除加强拍背翻身、雾化吸痰外，可选用祛痰剂。适当给予镇静剂，酌情给予小剂量可待因镇咳，但次数及量不宜过多。

(2)平喘：对喘憋严重者，可选用支气管扩张剂，如氨茶碱。

3. 抗生素的应用

根据痰培养病原学或经验性选择抗生素。

另外，根据情况可应用肾上腺糖皮质激素。

(二)血栓形成和栓塞

【概述】

由于肺水肿时导致肺的顺应性降低，弥散面积减少，通气和灌注比值降低，导致低氧血症，血管内皮受损，加之肺血管的收缩，血流缓慢，易导致血栓形成，一旦血栓脱落可引起相应部位的栓塞。

【诊断】

1. 临床表现

可从无症状到突然死亡，常见的症状为呼吸困难和胸痛，发生率均达80%以上。胸膜性疼痛为邻近的胸膜纤维素炎症所致，突发者常提示肺梗塞。膈胸膜受累可向肩或腹部放射，如有胸骨后疼痛，颇似心肌梗死。慢性肺梗塞可有咯血，多在梗死后24小时内发生。其他症状还有焦虑，可能与疼痛或低氧血症有关。晕厥常也是肺梗塞的常见症状之一。

2. 体征

约40%患者可有低至中等度发热，少数患者早期有高热。70%患者有呼吸频率增快、发绀、肺部湿啰音或哮鸣音，肺血管杂音、胸膜摩擦音以及胸腔积液体征。循环系统主要是急慢性肺动脉高压和右心功能不全的表现，如心动过速，P2亢进、休克以及肝脏增大，肝颈静脉反流征和下肢浮肿。

3. 实验室检查

肺栓塞尚无敏感特异性实验室指标。白细胞增多，血沉增快，D-Dimer升高。血气提示低氧血症。心电图随着栓塞肺动脉管径的大小和累及范围不同而不同。轻者无异常，多数患者出现窦性心动过速、肺性P波、重者出现肺心病相应表现。部分患者可出现不完全性右束支传导阻滞。常规胸片常不能确定诊断，大约10%肺栓塞的患者有阳性表现，但缺乏特异性。经食管超声心动图对大面积梗塞病例有92%的敏感性和接近100%特异性，但有1/3的肺栓塞患者表现为正常，另外表现异常为右心室扩大，肺动脉高压、室间隔向左心室移位。

4. 肺动脉造影

它是肺栓塞诊断的"金标准"，也是诊断的唯一可靠方法。栓塞发生72小时内，肺动脉造影对诊断有极高的敏感性，特异性和准确性。常见征象有肺动脉及其分支充盈缺损，肺动脉截断，肺野无血流灌注，栓塞区出现"剪枝征"，肺动脉分支充盈和排空延迟等。但对老年人，特别是危重病人有一定的危险性，一般不提倡该项检查。

【鉴别诊断】

肺栓塞的临床类型不一，需与其鉴别的疾病也不相同。以肺部表现为主的常被误诊为其他肺部疾病，以肺动脉高压和心脏病为主的需与其他心脏病相鉴别。

1. 肺静脉闭塞性疾病

本病大多数在20岁以前发病，临床表现为肺水肿表现，并伴有低氧血症、红细胞增多、肺动脉高压、肺心病和右心衰竭等表现。

胸部X线可见Kerley B线征,有中心肺动脉扩张和右心肥大。肺血管造影显示肺动脉及分支正常,而静脉填充延迟。

2. 气胸

病人突感一侧胸痛,呼吸困难,体格检查可发现患侧呼吸音降低或消失。胸片显示气管向健侧移位,胸部有积气体征,并可显示肺受压程度,肺内病变情况以及有无胸膜粘连、胸腔积液及纵隔移位等。

3. 急性心肌梗死

急性心肌梗死多发生于中年以上患者,既往多有心血管基础疾病。临床表现为持久的胸骨后剧烈疼痛,急性循环功能障碍,心律失常,严重可出现心力衰竭,多无呼吸系统症状,可伴有发热。白细胞计数和血清心肌酶谱升高,心电图心梗改变。

4. 主动脉夹层

患者多有高血压病史,疼痛部位广泛,与呼吸无关,发绀不明显,超声心电图可鉴别。

【治疗和预防】

一旦确诊,应积极治疗。治疗目的在于使患者渡过危机期,缓解栓塞引起的心肺功能紊乱和防止再发;改善血栓前状态或高凝状态,防止血栓扩大及新血栓形成。溶解血栓,重建血流通道,尽可能恢复相关组织、器官供血及功能。

1. 急救措施

发病前2天最危险,应连续监测生命体征,镇静、止痛,积极治疗基础疾病,缓解迷走神经张力过高引起的血管痉挛,可静脉注射阿托品。抗休克,改善呼吸等。

2. 溶栓抗凝治疗

越早越好,溶栓时间限在14天以内,予以尿激酶。抗凝多运用肝素,通常运用5~7天。

3. 对症治疗

包括止痛、纠正器官功能衰竭等。

4. 手术治疗

肺动脉血栓摘除术、导管破碎肺栓塞。

(三)肺不张

【概述】

肺水肿使组织弹性减弱,顺应性降低,肺泡表面活性物质减少,可以使小气道闭合,肺泡萎陷,从而导致肺不张。

【诊断】

1. 临床表现

肺不张的临床表现轻重不一,主要取决于其原发病的性质与轻重、肺不张发生的快慢、肺不张累及的范围以及有无并发症等因素。例如支气管哮喘急性发作时,患者已有剧烈的咳嗽、咳痰、气憋等症状,一旦因黏液栓堵塞引起大面积肺不张,患者缺氧症状则进一步加重,呼吸窘迫、发绀、心动过速,乃至呼吸循环衰竭。又如大咯血时,可因凝血块堵塞而引起全肺或全叶不张,此时咯血可突然中断,而胸闷及呼吸困难加重,甚至窒息威胁生命。其他如异物误吸、重症患者的黏稠痰液以及干酪样物质可导致支气管阻塞,均可引起肺不张且起病突然,呈急性经过。而中心性肺癌、支气管结核或支气管肿大淋巴结的压迫导致的肺不张起病多隐匿、缓慢,呈渐进性过程,患者在原有症状基础上呼吸道症状有所加重,而不易被发现。还有些患者则因发热、咳嗽、咳痰等继发感染症状而检查发现肺不张,难以明确发病时间。

2. 体征

除了原发病的体征外,起病缓慢、范围较小的肺不张,尤其已有健肺代偿性膨胀时,可无阳性体征。当肿瘤、血块、干酪样物质、异物误吸引起支气管不完全堵塞时,可出现局限性哮鸣音,而管腔完全堵塞时则局部叩浊,呼吸音完全消失,气管、心脏向患侧移位。非支气管阻塞性肺不张则局部可闻管状呼吸音;如由于大量胸水压迫所致肺不张,则局部可闻减弱的管状呼吸音;如已合并支气管扩张,或肺不张累及区内有空洞,或合并感染时局部可闻湿性啰音。

3. X 线表现

基本的 X 线表现为:①患区肺叶或肺段由于无气或气体减少,局部显示密度增高影伴体积缩小;②局部肺血管影聚拢;③叶间裂向患区移位;④患侧横膈上抬;⑤肺门向患区移位;⑥相应部位的胸廓、肋间隙变窄;⑦纵隔阴影向患侧移位;⑧心脏转位;⑨邻近肺组织代偿性过度充气,血管纹理稀疏;支气管阴影重排。

【治疗和预防】

一旦发现肺不张需要尽快去除基础疾病。确诊为肺不张的病人应采取头低脚高、患侧向上,以有利于体位引流,鼓励翻身、咳嗽、深呼吸,并进行适当物理治疗。怀疑为梗阻所致,在吸痰、24 小时呼吸治疗与物理治疗仍不能缓解时,应考虑行支气管镜检查,吸出黏液栓或浓缩的分泌物甚至是异物。若肺不张发生于医院外以及怀疑有感染,则开始时即经验性给予广谱抗生素治疗。如为住院病人,且病情严重,则应根据该医院常见病原菌和药敏给予抗生素。同时给氧,CPAP 或加 PEEP 的机械通气,辅以补液营养和抗生素治疗。采用肺表面活性物质治疗等。

(四)右心功能不全

【概述】

肺间质静水压力升高可压迫周围血管,导致肺循环阻力增加,肺动脉压力升高,合并低氧及酸中毒时可直接引起肺血管的收缩,是右心负荷加重,引起右心功能不全。可出现各种心律失常,而导致死亡。

【诊断】

1. 症状

为体循环淤血所致。患者心悸、气短、食欲不振、恶心、呕吐、尿少、浮肿等。

2. 体征

(1)右心室增大或全心增大,心浊音界扩大。心尖搏动呈抬举性,搏动范围弥散,心率增快,严重者可在胸骨左缘三尖瓣区闻及舒张期奔马律。

(2)颈静脉怒张,肝颈静脉回流征阳性。

(3)肝脏肿大或压痛,常发生于水肿之前。长期右心衰竭,可导致心源性肝硬变,此时肝脏肿大、质地变硬,常伴黄疸、腹水和肝功能损害。

(4)水肿:为凹陷性水肿,发生于身体的下垂部位,起床活动者以脚、踝内侧和胫前明显,仰卧者为骶部水肿。重者全身水肿,伴胸水、腹水。

【鉴别诊断】

需与其他原因所致右心功能不全以及左心功能不全相鉴别。

1. 其他原因所致右心功能不全

(1)右室心肌损害:大面积右室梗死,都有心血管基础疾病。

(2)右室后负荷增高:大片肺梗死,有相关肺部基础疾病。

(3)右室前负荷增高:如大量快速静脉输血、输液等。

2. 左心功能不全

患者常常突然发作呼吸困难、咳嗽、咯白色或粉红色泡沫痰,口唇及肢端发绀,大汗、烦躁不安,心悸、乏力等。体征包括双肺广泛水泡音和(或)哮鸣音,心率增快,心尖区奔马律及收缩期杂音,心界向左扩大,可有心律失常和交替脉,不同心脏病尚有相应体征和症状。

【治疗】

(1)按心功能不全给予一般处理和护理。

(2)应用强心药物。一般可静脉注入毛花甙丙 0.4mg,必要时 4~6 小时重复 0.2~0.4mg。心率未超过 110 次/min 时,可静脉滴入异丙基肾上腺素。

(3)因心脏负荷重引起的心功能不全、中心静脉压升高者,应使用利尿剂,若同时伴有周围血管阻力增高者可使用血管扩张剂。

【预防】

积极治疗原发病,提高自身体抗力,预防感冒、适量活动、清淡少盐饮食。戒烟、戒酒,保持心态平衡,保证充足的睡眠。一旦发现有心功能不全表现,立即予以处理。

(五)肺纤维化

【概述】

由于肺间质和肺泡充血水肿,透明膜形成,久之可形成肺纤维化。

【诊断】

(1)进行性呼吸困难,刺激性干咳,常伴发乏力、厌食、消瘦等。

(2)杵状指,吸气时可闻及肺部湿啰音或捻发音,典型的为连续高调的爆破音即 velro 啰音,重症患者可出现发绀、低氧血症等。

(3)影像学检查:早期呈毛玻璃状,多出现于双肺底部,呈弥漫性线条状、结节状、云絮样、网状阴影。随病情进展可见弥漫弥漫性分布,非容积随之缩小。

(4)肺功能检查:可见弥散功能降低和肺容量减少。

(5)肺组织活检提供病理学依据。

【鉴别诊断】

需与其他原因所致肺泡炎、间质性肺病以及弥漫性肺疾病如结节病等相鉴别。

【治疗和预防】

肺间质疾病是一种持续发展的疾病,治疗原则主要在于积极控制肺泡炎并使之逆转,进而防止发展为不可逆的肺纤维化,但迄今尚无特效疗法。

(1)注意避寒保暖,防止受凉感冒。

(2)早期发现,积极预防并发症,延缓疾病进展恶化。

(3)传统的激素与免疫抑制剂治疗。肺间质纤维化传统的治疗包括肾上腺糖皮质激素(简称激素)治疗、免疫抑制剂和抗纤维化制剂单独或与激素联合治疗。

(4)抗纤维化药物治疗。目前,包括激素治疗在内的治疗措施对肺间质纤维化疗效甚微,国内外的研究热点是寻找新的抗纤维化药物,并尽可能在疾病的早期进行干预治疗。

(5)其他治疗详见肺间质性疾病章节。

(六)酸碱平衡失常及电解质紊乱

【概述】

肺水肿时导致低氧血症,由于肺间质积液刺激感受器,表现为呼吸浅快,早期可表现为呼吸性碱中毒,随着每分钟死腔通气量的增加,呼吸功耗亦增加,当呼吸肌疲劳不能代偿时即出现 CO_2 潴留和呼吸性酸中毒。继之产生各种酸碱失衡及电解质紊乱。

【诊断】

1. 酸碱失衡

(1)常用判断酸碱失衡的指标

①pH 值:反映体液总酸碱度的指标,受呼吸和代谢两个因素影响。正常动脉血 pH 为 7.35~7.45。pH 是 H^+ 的负对数。pH 为 7.4 时,H^+ 为 40nmol/L;在 pH 7.1~7.5 的范围内,pH 每变动 0.01 单位,H^+ 即向相反的方向变化 1nmol/L。如 pH 7.35,H^+ 即为 45nmol/L;pH 7.46,H^+ 则为 34nmol/L。pH 和 H^+ 这种关系,可用于核算血气分析报告有否误差。

②PCO_2:指血浆中物理溶解的 CO_2 所产生的压力,是反映呼吸性酸碱紊乱的指标。正常动脉血 PCO_2 为 35~45mmHg(1mmHg=0.133kPa,下同),平均 40mmHg;静脉血 PCO_2 较动脉血高 5~7mmHg。若 PCO_2 < 35mmHg,则为呼吸性碱中毒(呼碱)或代谢性酸中毒(代酸)的呼吸代偿;若 PCO_2 > 45mmHg,则为呼吸性酸中毒(呼酸)或代谢性碱中毒(代碱)的呼吸代偿。

③HCO_3^-:实际碳酸氢盐(acute bicarbonate,AB),指隔绝空气条件下实际测得的 HCO_3^- 值,是反映代谢性酸碱紊乱的指标。动、静脉血 HCO_3^- 基本相等,正常值 22~27mmol/L,平均 24mmol/L。HCO_3^- < 22mmol/L,可见于代酸或呼碱代偿;HCO_3^- > 27mmol/L,可见于代碱或呼酸代偿。SB:标准碳酸氢盐(standard bicarbonate,SB),指标准条件下测得的 HCO_3^- 值,其意义和 AB 相同。正常时 AB=SB。若 AB>SB,见于代碱或呼酸代偿;AB<SB,见于代酸或呼碱代偿。

④BE:碱剩余(base excess,BE)是在排除呼吸因素影响的条件下,反映血浆碱储增减的量,因而是反映代谢性酸碱紊乱的指标。正常值±3mmol/L,平均为 0;高于正常值为代碱,低于正常值为代酸。

⑤AG:阴离子隙(anion gap, AG),即 AG = Na^+-(HCO_3^- + Cl^-),正常值 8~16mmol/L。任何原因使体内乳酸根、丙酮酸根等测定阴离子堆积时,根据电中和原理,必然导致 HCO_3^- 的下降,出现代酸;此时 AG 升高。因此,AG 升高即代酸的代名词。

⑥潜在 HCO_3^-(potential bicarbonate):是指排除高 AG 代酸对 HCO_3^- 掩盖作用后的 HCO_3^-,即潜在 HCO_3^- = 实测 HCO_3^- + ΔAG。其意义在于揭示合并高 AG 代酸时代碱的存在。

根据血液 pH 的高低,小于 7.35 为酸中毒,大于 7.45 为碱中毒。HCO_3^- 浓度主要受代谢因素影响,称代谢性酸中毒或碱中毒;H_2CO_3 浓度(PCO_2)主要受呼吸性因素的影响,其原发性增高或者降低,则称为呼吸性酸中毒或者碱中毒。在单纯性酸中毒或者碱中毒时,由于机体的调节,虽然体内的 HCO_3^-/H_2CO_3 值已经发生变化,但 pH 仍在正常范围之内,成为代偿性酸中毒或碱中毒。如果 pH 异常,则称为失代偿性酸中毒或碱中毒。

(2)酸碱平衡紊乱主要分为以下五型:

①代谢性酸中毒:根据 AG 值可分为 AG 增高型(血氯正常)和 AG 正常型(血氯升高)两类。酸碱指标的变化为反映代谢性因素的指标(如 SB、AB、BB)均降低,BE 负值增大;反映呼吸因素的指标 $PaCO_2$ 可因机体的代偿活动而减小;pH<7.35(机体失代偿)或在正常范围内。

②呼吸性酸中毒:按病程可分为急性呼吸性酸中毒和慢性呼吸性酸中毒;反映呼吸性因素的指标增高:$PaCO_2$ > 47mmHg,AB↑,AB>SB;反映代谢性因素的指标则因肾脏是否参与代偿而发生不同的变化。急性呼吸性酸中毒时 pH<7.35,由于肾脏来不

及代偿,反映代谢性因素的指标(如 SB、BE、BB)可在正常范围或轻度升高;慢性呼吸性酸中毒时,由于肾脏参与了代偿则 SB、BB 增高,BE 正值增大,pH<7.35(机体失代偿)或在正常范围。

③代谢性碱中毒:根据给予生理盐水后能否缓解分为盐水反应性和盐水抵抗性酸中毒;酸碱指标的变化为反映代谢性因素的指标(如 SB、AB、BB)均升高,BE 负值减少;反映呼吸因素的指标 $PaCO_2$ 可因机体的代偿活动而增加;pH>7.35(机体失代偿)或在正常范围内。

④呼吸性碱中毒:按病程可分为急性和慢性呼吸性碱中毒;酸碱指标的变化形式为反映呼吸性因素的指标降低,$PaCO_2$>7.45;慢性呼吸性碱中毒,由于肾脏参与了代偿,则 SB、BB 降低,BE 负值增大。当机体失代偿时,pH>7.45,若碱中毒得到机体的完全代偿时,pH 可在正常范围内。

⑤混合型酸碱平衡紊乱:可细分为酸碱一致性和酸碱混合性。

2. 电解质紊乱

临床常见的电解质代谢紊乱有低钠血症、低钾血症和高钾血症。

(1)低钠血症:血清钠小于 135mmol/L,仅反映钠在血浆中浓度的降低,并不一定表示体内总钠量的丢失。

总体钠可以正常甚或稍有增加。临床上极为常见,特别在老年人中。主要症状为乏力、恶心呕吐、嗜睡、肌肉痉挛、神经精神症状和可逆性共济失调等。

临床表现的严重程度取决于血钠下降速率。血钠在 125mmol/L 以上时,一般无明显症状;在 125~130mmol/L 之间时,只有胃肠道症状,此时主要表现为乏力、恶心、呕吐、嗜睡、肌肉痉挛、神经精神症状和可逆性共济失调等。在低钠血症早期,脑细胞对细胞内外渗透压不平衡有适应性调节。在 1~3 小时内,脑细胞外液移入脑脊液,而后回到体循环;如低钠血症持续存在,脑细胞的适应调节则将细胞内的有机渗透溶质包括磷酸、肌酸、肌醇和氨基酸丢掉以减轻细胞水肿。如果脑细胞这种调节衰竭,继而会产生脑细胞水肿。临床表现有抽搐、木僵、昏迷和颅内压升高,严重者可出现脑幕疝。慢性低钠血症,有发生渗透性脱髓鞘的危险,尤其在纠正低钠血症过多或过快时易于发生。除脑细胞水肿和颅高压表现外,由于血容量减少,可出现血压低、脉细速和循环衰竭。总体钠正常的低钠血症则无脑水肿临床表现。

(2)低钾血症:主要根据病史和临床表现。血清钾小于 3.5mmol/L,出现症状即可作出诊断。但在缺水或酸中毒时,血清 K^+ 可不降低。此外可根据心电图检查,多能较敏感地反映出低血钾情况,心电图的主要表现为 Q-T 间期延长,S-T 段下降,T 波低平、增宽、双相、倒置或出现 U 波等。

缺钾的严重程度取决于低血钾发生的病因、速度及持续时间。长期应用利尿药所致的低钾多逐渐形成,故临床表现不严重。短时间内发生的低钾可猝死。血 pH 值及其他血电解质浓度与症状亦有关。严重低钾血症伴酸中毒时,由于细胞内的钾移至细胞外,低血钾症状可减轻,但随着酸中毒的纠正,缺钾症状反而加重。临床上可表现为以下症状。

①神经肌肉系统:血钾低至 2.5mmol/L 时,神经肌肉症状即明显。肌无力常是最早最突出的症状,轻者全身肌肉无力甚至瘫痪,重者腱反射消失,呼吸肌麻痹。中枢神经系统症状可表现为抑郁、嗜睡、定向障碍及精神紊乱等。

②消化系统:肠蠕动减弱。轻度缺钾时仅有腹胀、恶心、便秘。严重低钾血症时可出现肠麻痹,甚至麻痹性肠梗阻。

③心血管系统:轻度低钾血症者可见窦性心动过速、房性期前收缩或室性期前收缩。重度低钾血症可致室上性或室性心动过速及室颤等乃至猝死。因心肌收缩力减弱,血管紧张度降低,出现心音低钝、心脏扩大、心功能不全、低血压等。心电图改变为T波低平然后倒置,U波出现或与T波融合,S-T段下降,Q-T(Q-U)延长及房室传导阻滞。

④肾脏:因肾小球滤过率和肾血流量均降低,肾浓缩功能下降进而出现持久性低比重尿,甚至肾性尿崩症,这可能与远曲小管上皮细胞受损和对抗利尿激素的反应降低有关。

⑤代谢性碱中毒:因血钾降低,细胞内的钾离子转移至细胞外,细胞外液的 H^+ 进入细胞内,使细胞外 H^+ 浓度下降而致碱中毒。因细胞内钾降低,肾小管分泌钾离子减少,Na^+-K^+ 交换减少而 Na^+-H^+ 交换增多,尿排氢离子增加而加重碱中毒。因尿中氢离子增加,尿呈酸性。

(3)高钾血症:血清钾高于 5.5mmol/L 称为高钾血症,高于 7.0mmol/L 则为严重高钾血症。高钾血症分为急性和慢性两类,急性者应及时抢救,否则可能导致心跳骤停。

高钾血症的临床表现主要为心血管系统和神经肌肉系统,症状的严重程度取决于血钾的程度和升高的速度以及有无其他血电解质和代谢紊乱存在。

①心血管系统症状:高钾使心肌张力减低,故可导致心动过缓和心脏扩大,易发生心律失常。心电图发生特征性改变,与血钾升高的程度有关。血钾大于 5.5mmol/L 时,心电图表现为 Q-T 间期缩短、T 波高尖、对称基底狭窄;血钾为 7~8mmol/L 时,心电图示 P 波振幅降低、P-R 间期延长、P 波消失;血钾升至 9~10mmol/L 时,表现为更为缓慢的 QRS 波增宽、R 波振幅降低、S 波加深以及与 T 波直线相融合;血钾 11mmol/L 时,QRS 波、ST 段和 T 波融合成双相曲折波;血钾至 12mmol/L 时,则表现为室性心动过速、心室扑动和心室纤颤,最后心脏骤停。

②神经肌肉症状:早期有四肢及口周感觉麻木,极度疲乏、肌肉酸疼、肢体苍白湿冷。血钾浓度达 7mmol/L 时,四肢麻木软瘫,先为躯干后为四肢,最后影响到呼吸肌时则可发生窒息。中枢神经系统表现为烦躁不安和神志不清。

③其他症状:由于高钾血症可引起乙酰胆碱释放增加,故可引起恶心、呕吐和腹痛;由于高钾对肌肉的毒性作用可引起四肢瘫痪和呼吸停止;所有高钾血症均有不同程度的氮质血症和代谢性酸中毒,而后者又可加重高钾血症的程度。

【治疗和预防】

1. 代谢性酸中毒

(1)预防和治疗原发病是防治代谢性酸中毒的基本原则。

(2)纠正水、电解质代谢紊乱,恢复有效循环血量,改善肾功能。

(3)补充碱性药物

①$NaHCO_3$:可直接补充 HCO_3^-,是补碱的首选药。

②乳酸钠:乳酸钠在体内可与 H^+ 结合而变为乳酸,而乳酸又可在肝脏内彻底氧化为 H_2O 和 CO_2,为机体提供能量。因此,乳酸钠是一种既能中和 H^+、其产物乳酸又可被机体利用的碱性药物,在临床上也较为常用;但乳酸酸中毒和肝功能有损害的患者不宜采用。

2. 呼吸性酸中毒

(1)防治原发病。慢性阻塞性肺疾患是引起呼吸性酸中毒最常见的原因,临床上应积极抗感染、解痉、祛痰等。急性呼吸性酸中毒应迅速去除引起通气障碍的原因。

(2) 增加肺泡通气量。尽快改善通气功能,保持呼吸道畅通,以利于 CO_2 的排出。必要时可做气管插管或气管切开以及使用人工呼吸机改善通气。

(3) 适当供氧。不宜单纯给高浓度氧,因其对改善呼吸性酸中毒帮助不大,反而可使呼吸中枢受抑制,通气进一步下降而加重 CO_2 潴留和引起 CO_2 麻醉。

(4) 谨慎使用碱性药物。对严重呼吸性酸中毒的患者,必须保证足够通气的情况下才能应用 $NaHCO_3$,因为 $NaHCO_3$ 与 H^+ 起缓冲作用后可产生 H_2CO_3,使 $PaCO_2$ 进一步增高,反而加重呼吸性酸中毒的危害。

3. 代谢性碱中毒

(1) 治疗原发病。

(2) 轻症只需输入生理盐水或葡萄糖盐水即可得以纠正。对于严重的碱中毒可给予一定量的弱酸性药物或酸性药物,如可用盐酸的稀释液或盐酸精氨酸溶液来迅速排除过多的 HCO_3^-。

(3) 盐皮质激素过多的病人应尽量少用髓袢或噻嗪类利尿剂,可给予碳酸酐酶抑制剂乙酰唑胺等治疗;失氯、失钾引起者,则需同时补充氯化钾促进碱中毒的纠正。

(4) 使用含氯酸性药。

4. 呼吸性碱中毒

(1) 防治原发病,去除引起通气过度的原因。

(2) 吸入含 CO_2 的气体,急性呼吸性碱中毒可吸入 5% CO_2 的混合气体或用纸罩于患者口鼻,使其吸入自己呼出的气体,提高 $PaCO_2$ 和 H_2CO_3。

(3) 对症处理:有反复抽搐的病人,可静脉注射钙剂;有明显缺 K^+ 者应补充钾盐;缺氧症状明显者,可吸氧。

5. 低钠血症

低钠血症的治疗应根据病因、低钠血症的类型以及伴随的症状而采取不同处理方法,故其治疗方案应个体化,总的治疗措施包括以下方面:

(1) 去除病因;

(2) 纠正低钠血症;

(3) 对症处理;

(4) 治疗并发症。

6. 低钾血症

(1) 一般采用口服补钾,成人预防量为 10% 氯化钾 30~40ml/d(每克氯化钾含钾 13.4mmol)。氯化钾口服易有胃肠道反应,可用枸橼酸钾代替(1g 枸橼酸钾含钾 4.5mmol)。

(2) 静脉补钾。用于不能口服或严重缺钾的病人。常用浓度为 5% 葡萄糖液 1.0L 中加入 10% 氯化钾 10~20ml,速度需慢,每克氯化钾必须均匀滴注 30~40 分钟以上,不可静脉推注。补钾量视病情而定,作为预防,通常成人补充氯化钾 3~4g/d,作为治疗,则为 4~6g 或更多。

(3) 注意要点

①尿量在 30ml/h 以上时,方考虑补钾,否则可引起血钾过高。

②伴有酸中毒、血氯过高或肝功能损害者,可考虑使用谷氨酸钾,每支 6.3g 含钾 34mmol,加入 500ml 葡萄糖液内静滴。

③静脉滴注氯化钾时浓度忌太高以及速度过快,浓度高易刺激静脉引起疼痛,甚至静脉痉挛和血栓形成。滴注速度过快,血清钾浓度突然增高可导致心搏骤停。

④钾进入细胞内的速度很慢,约 15 小时才达到细胞内、外平衡,而在细胞功能不全如缺氧、酸中毒等情况下,钾平衡的时间更长,约需 1 周或更长,所以纠正缺钾需数日,勿操之过急或中途停止。

⑤缺钾同时有低血钙时,应注意补钙。因为血钙偏低所致的症状往往被低血钾所掩盖,低血钾纠正后,可出现低血钙性搐搦。

⑥短期内大量补钾或长期补钾时,需定期观察,测定血清钾及心电图以免发生高血钾。

7. 高钾血症

(1)急性严重高钾血症的治疗原则是对抗钾对心肌的毒性同时降血钾。

(2)轻-中度高钾血症的治疗

① 低钾饮食,每天摄钾限于50～60mmol。

②停止使用可导致血钾升高的药物。

③阳离子交换树脂,以减少肠道钾吸收和体内钾的排出。1mEq 的钠可交换 1mEq 的钾。如乙烯磺酸钠树脂或多乙烯苯钠可口服,也可保留灌肠,但口服比灌肠效果好。口服剂量为 40～80g,分 3～4 次服,同时服 20％山梨醇 10～20ml。灌肠时可将 40g 树脂置于 200ml 20％山梨醇液中作保留灌肠,保留 1 小时后解出大便。

④去除导致高钾血症的病因以及积极治疗引起高钾血症的原因:避免含钾过多的饮食,清创、排出胃肠道积血等。若为酸中毒所致则应尽快纠正酸中毒;停用可使血钾水平上升的药物,包括抑制肾素-血管紧张素-醛固酮系统的药物、β-肾上腺素能受体拮抗剂、吲哚美辛及抑制钾在远端肾小管分泌的药物(如螺内酯、氨苯蝶啶)等,总之应积极治疗原发病,避免诱发因素。

(3)透析为最快和最有效的方法。可采用血液透析或腹膜透析,后者疗效相对较差且效果较慢。应用低钾或无钾透析液进行血液透析,1～2 小时后血钾几乎可恢复到正常。腹透应用普通标准透析液在每小时交换 2L 的情况下,大约可交换出 5mmol 钾,连续透析 36～48 小时可去除 180～240mmol 钾。

第四节 急性肺心病并发症

一、急性肺心病

【概述】

肺源性心脏病简称肺心病,是指由支气管-肺组织、胸廓或肺血管病变致肺血管阻力增加,产生肺动脉高压,继而右心室结构或(和)功能改变的疾病,可分为急性肺心病和慢性肺心病。

急性肺心病常见于急性大面积肺栓塞,主要由于肺动脉主干及其分支发生栓塞,伴发广泛肺小动脉痉挛,使肺循环阻力急剧增加,引起急性右心衰竭。

引起急性肺源性心脏病的肺动脉栓塞(pulmonary embolism)主要由右心或周围静脉内血栓脱落所形成。栓子可来自以下方面。

(1)右心房(如有心力衰竭和(或)心房颤动时)、右心室(如心肌梗死波及到右心室心内膜下引起附壁血栓时)、肺动脉瓣或三尖瓣(如发生心内膜炎时)。

(2)周围静脉,绝大多数见于下肢和盆腔深静脉。长期卧床、下肢静脉曲张、右心衰竭、静脉内插管、红细胞增多症、血小板增多症、抗凝血酶的缺乏、口服避孕药等引起的高凝状态所致血流淤滞;创伤、外科手术、静脉炎后等致静脉管壁损伤均易致血栓形成。

(3)其他栓子可造成肺动脉栓塞者包括脂肪栓、气栓、菌栓、瘤栓、羊水栓,以及寄生虫卵等。

一般小的栓子对血循环系统的影响不大,但多发的小栓子造成肺循环50%以上的阻塞时,或大的栓子突然阻塞肺动脉及其大分支时,可导致肺循环压力骤然升高,右心室扩张发生右心衰竭,同时左心室排血量突然降低,体循环压下降,而发生休克。

【诊断】

1. 症状

小的栓子可无临床表现;大的栓子突然阻塞肺动脉及其大分支时,可有呼吸困难、胸痛、窒息感。重者有烦躁不安、出冷汗、意识障碍、发绀、休克等,可迅速死亡;也可表现为猝死,如能度过低血压阶段,可出现肺动脉压增高和心力衰竭。尚可出现剧烈咳嗽、咯血、中度发热等。

2. 体征

常见呼吸频率增快一般高于20次/min,皮肤苍白或发绀,血压低或测不到,心率增快,肺动脉段浊音可增宽,肺动脉瓣区第二音亢进、分裂,有响亮收缩期喷射性杂音伴震颤,可有舒张期杂音,心前区奔马律及阵发性心动过速、心房扑动或颤动等心律失常。肺部呼吸音减低或有哮鸣音、湿啰音,累及胸膜时可出现胸腔积液的体征。右心负荷剧增时可有右心衰竭体征。

3. 实验室检查

(1)血液检查:白细胞可正常或增高,血沉可增快,血清乳酸脱氢酶、肌酸磷酸激酶、血清胆红质可增高,动脉氧分压可降低血浆D-二聚体增高,如小于500μg/L提示无肺栓塞存在。

(2)心电图检查:心电图变化由急性右心室扩张所致,常表现为电轴显著右偏,极度顺钟向转位,Ⅰ导联S波深,Ⅱ导联Q波显著和T波倒置,呈$SIQ_{Ⅲ}T_{Ⅲ}$波型。AVR导联和右胸导联R波常增高,T波倒置。P波高而尖呈肺型P波。可出现房性或室性心律失常,完全性或不完全性右束支传导阻滞。

(3)X线检查:急性肺源性心脏病本身X线表现的特异性不强,可有肺动脉总干弧显著扩大和突出,肺门阴影和肺血管影可较正常为宽,但周围肺动脉阴影可有局部变细,心影向两侧扩大,肺部可出现肺下卵圆型或三角形浸润阴影,底部常与胸膜相连;亦可示胸腔积液,膈肌提升及呼吸幅度减弱。CT尤其是增强螺旋CT、磁共振成像(MRI)检查均系无创性诊断,更有助于诊断。作选择性肺动脉造影可准确地了解栓塞所在部位和范围。

(4)超声心动图:按肺栓塞后肺动脉高压情况可出现右心室扩张,室壁不同步活动等。有时可见右心室或肺动脉内的血栓。

(5)肺扫描:用放射性核素标记的人血清白蛋白灌注肺扫描,可见到被阻塞的动脉所供应的肺部放射性分布稀少,或有缺损存在,但需除外其他肺部病变所致。如结合核素肺通气/灌注扫描,可提高其诊断价值。

4. 诊断要点

本病易被漏诊或误诊。根据突然发病、呼吸困难、窒息、心悸、发绀、剧烈胸痛、昏厥和休克,尤其是发生在长期卧床或手术后的患者,应考虑肺动脉大块栓塞引起急性肺源性心脏病的可能;如出现体温升高、心悸、胸痛和血性胸腔积液,则应考虑发生肺梗死的可能。结合心电图、X线检查、肺扫描,以及用多普勒超声或阻抗体积扫描检查下肢有否深部静脉血栓等结果可以帮助诊断,诊断仍不明确者,可行选择性肺动脉造影。

【鉴别诊断】

本病需与急性心肌梗死、夹层动脉瘤、心包炎和心包填塞、胸膜炎和自发性气胸、其他原因所致晕厥及休克等鉴别。

【治疗和预防】

病情急剧,应积极抢救。

1. 一般治疗及呼吸循环支持治疗

卧床休息,吸氧,胸痛严重者可以适当用镇痛药物,可用吗啡 5~10mg 皮下注射,休克者应慎用。为防止栓子再次脱落,要求绝对卧床,保持大便通畅,避免用力;对于有焦虑和惊恐症状者可以适当使用镇静药。对于发热、咳嗽等症状可给予相应的对症治疗。对有低氧血症者,可经鼻导管或面罩吸氧。当合并严重呼吸衰竭时可使用经鼻(面)罩无创性机械通气或经气管插管机械通气。应避免做气管切开,以免在抗凝或溶栓过程中发生局部大量出血。应用机械通气中需注意尽量减少正压通气对循环的不利影响。对于出现右心功能不全但血压正常者,可使用多巴酚丁胺和多巴胺;若出现血压下降,可增大剂量或使用其他血管加压药物,如去甲肾上腺素、间羟胺等。对于液体负荷疗法需持审慎态度,因过大的液体负荷可能会加重右室扩张进而影响心排出量,一般所予负荷量限于 500ml 之内。

2. 溶栓治疗

溶栓是药物将纤维蛋白溶酶原转变成纤维蛋白溶酶,以溶解血管腔内的纤维蛋白,缩小或消除血栓,恢复栓塞肺血管的血液循环,改善血流动力学和血气交换,降低病死率。通常用于大块肺栓塞(多于2个肺叶)或肺栓塞伴休克者。溶栓治疗的绝对禁忌证包括活动性内出血和近2个月内自发性颅内出血,颅内或脊柱创伤、手术。相对禁忌证有2周内的大手术、分娩、器官活检或不能压迫止血部位的血管穿刺;2个月内的缺血性脑卒中;10天内的胃肠道出血;15天内的严重创伤;1个月内的神经外科或眼科手术;难于控制的重度高血压(收缩压＞180mmHg,舒张压＞110mmHg);近期曾行心肺复苏;血小板计数小于 $100×10^9$/L;妊娠;细菌性心内膜炎;严重肝、肾功能不全;糖尿病出血性视网膜病变等。对于致命性大面积 PTE,上述绝对禁忌证亦应被视为相对禁忌证。一般新鲜血栓或发病5天内效果最好,在发病2周内亦可采用。溶栓治疗的时间窗为14天以内。临床研究表明,症状发生14天之内溶栓,其治疗效果好于14天以上者,而且溶栓开始时间越早治疗效果越好。常规治疗方法是首先检查血常规、血小板、凝血酶原时间(PT),激活的部分凝血酶原时间(APTT)。常用的溶栓药物有尿激酶(UK)、链激酶(SK)和重组组织型纤溶酶原激活剂(rt-PA)。

(1)尿激酶:负荷量 4400U/kg,静注 10 分钟,随后以 2200U/(kg·h)持续静滴 12 小时;另可考虑 2 小时溶栓方案:按 20 000U/kg 剂量,持续静滴 2 小时。

(2)链激酶:负荷量 250 000IU,静注 30 分钟,随后以 1 000 000IU/h 持续静滴 24 小时。链激酶具有抗原性,故用药前需肌注苯海拉明或地塞米松,以防止过敏反应。链激酶6个月内不宜再次使用。也可以使用 1 500 000U 静脉点滴 2 小时。

(3)rt-PA:50~100mg 持续静脉滴注 2 小时,使用尿激酶、链激酶溶栓期间勿同用肝素。对以 rt-PA 溶栓时是否需停用肝素无特殊要求。

溶栓治疗的主要并发症为出血,因此治疗期间要严密观察患者神志改变、生命体征变化以及脉搏血氧饱和度变化等,溶栓前宜留置外周静脉套管针,以方便溶栓中取血监测,避免反复穿刺血管。注意检查全身各部位包括皮下、消化道、牙龈、鼻腔等是否有出血征象,尤其要注意曾经进行深部血管穿刺的部位是否有血肿形成。注意复查血常规、血小板计数,凝血功能,出现不明原因血红蛋白、红细胞下降时,要警惕是否有出血并发症。

溶栓药物治疗结束后应每2～4小时测定一次凝血酶原时间(PT)或活化部分凝血活酶时间(APTT),当其水平降至正常值的2倍时,开始使用肝素或LWMH抗凝治疗。

3. 抗凝治疗

首选肝素,可防止肺栓塞的复发。可以有效地防止血栓再形成和复发,为机体发挥自身的纤溶机制溶解血栓创造条件。抗凝血药物主要有普通肝素(UFH)、低分子肝素(LMWH)和华法林(Warfarin)。抗血小板药物的抗凝作用不能满足PTE或DVT的抗凝要求。

临床疑诊PTE时,即可开始使用UFH或LMWH进行有效的抗凝治疗。

应用UFH/LMWH前应测定基础APTT、PT及血常规(含血小板计数、血红蛋白);应注意是否存在抗凝的禁忌证,如活动性出血、凝血功能障碍、未予控制的严重高血压等。对于确诊的PTE病例,大部分禁忌证属相对禁忌证。

(1) 普通肝素的推荐用法:予2000～5000IU或按80IU/kg静注,继之以18IU/(kg·h)持续静滴。在开始治疗后的最初24小时内每4～6小时测定APTT,根据APTT调整剂量,尽快使APTT达到并维持于正常值的1.5～2.5倍。达稳定治疗水平后,改为每天测定APTT一次。肝素亦可用皮下注射方式给药。一般先予静注负荷量2000～5000IU,然后按250IU/kg剂量每12小时皮下注射1次。调节注射剂量,使注射后6～8小时的APTT达到治疗水平。

肝素可能会引起血小板减少症(HIT),故在使用UFH的第3～5天必须复查血小板计数。若较长时间使用肝素,尚应在第7～10天和第14天复查。HIT很少于肝素治疗的2周后出现。若出现血小板迅速或持续降低达30%以上,或血小板计数小于100×10⁹/L,应停用UFH。一般在停用肝素后10天内血小板开始逐渐恢复需注意HIT可能会伴发PTE和DVT的进展或复发。

(2) 低分子肝素的用法:根据体重给药,每日1～2次,皮下注射。对于大多数病例,按体重给药是有效的,不需监测APTT和调整剂量,但对过度肥胖者或孕妇宜监测血浆抗Xa因子活性并据以调整剂量。

UFH或LMWH须至少应用5天,直到临床情况平稳。对大面积PTE或髂股静脉血栓,UFH或LMWH须用至10天或更长。

(3) 华法林:在肝素开始应用后的第1～3天加用口服抗凝剂华法林,初始剂量为3.0～5.0mg。由于华法林需要数天才能发挥全部作用,因此与肝素需至少重叠应用4～5天,当连续两天测定的国际标准化比率(INR)达到2.5(2.0～3.0)时,或PT延长至正常值的1.5～2.5倍时,方可停止使用肝素,单独口服华法林治疗。应根据INR或PT调节华法林的剂量。

抗凝治疗的持续时间因人而异。一般口服华法林的疗程至少为3～6个月。部分病例的危险因素短期可以消除,例如服雌激素或临时制动,疗程可能为3个月即可;对于栓子来源不明的首发病例,需至少给予6个月的抗凝;对复发性VTE、并发肺心病或危险因素长期存在者,抗凝治疗的时间应更为延长,达12个月或以上,甚至终生抗凝。妊娠的前3个月和最后6周禁用华法林,可用肝素或低分子肝素治疗。产后和哺乳期妇女可以服用华法林。华法林的主要并发症是出血,可以用维生素K拮抗。华法林有可能引起血管性紫癜,导致皮肤坏死,多发生于治疗的前几周。

4. 手术治疗

手术摘除动脉血栓主要用于大肺动脉栓塞(>50％肺动脉);患者处于严重休克或低氧血症经内科治疗不改善;抗凝或溶栓治疗有禁忌证,经肺动脉造影证实后均可行手术。

【预防】

主要的预防措施包括机械性预防和药物预防。

机械性预防措施包括逐步加压弹力袜、间歇序贯充气泵和下肢静脉滤器。

药物预防措施包括小剂量肝素皮下注射、低分子量肝素和华法林。对重点高危人群的患者,根据病情轻重、年龄、是否复合其他危险因素等,来评估发生 DVT-PTE 的危险,制定相应的预防方案。

二、常见并发症

该病常发生进行性右心衰竭、休克、心脏性猝死等并发症。

(一)右心衰竭

【概述】

由于肺动脉血栓阻塞后,通过神经反射、体液因子如组胺、5-羟色胺、缓激肽、血小板激活因子等释放,肺动脉痉挛、肺血流量减少,肺泡通气不良,肺表面活性物质减少,肺泡萎缩,肺通气/血流灌注比失调,肺内血流相对增多,心搏量急剧下降,肺动脉阻力增高,肺动脉压、右心室压、右心房和静脉压增高,右心室功能失代偿,出现右心衰。临床上约有 23.7％的肺栓塞患者发生急性右心衰。

【诊断与鉴别诊断】

见有关章节。

【治疗和预防】

见有关章节。

(二)心源性休克

【概述】

由于肺循环阻塞,经肺静脉回流至左心房的血流减少,左心室舒张末期充盈压下降,体循环压力下降,通过兴奋交感神经使心律和心肌收缩力增加,以维持心排血量的相对稳定。当心脏通过正性频率和正性肌力作用无法弥补回心血量进一步下降带来的变化,心排血量明显下降、血压下降、内脏血管收缩、外周循环阻力增加,出现休克症状。由于休克是由于肺循环阻塞所引起,因此称之为心外梗阻性休克。

【诊断与鉴别诊断】

见有关章节。

【治疗和预防】

见有关章节。

(三)心脏性猝死

【概述】

心脏性猝死是由于栓子阻塞肺动脉后所致肺血管阻力和肺动脉高压,引起急性肺源性心脏病的严重并发症。当肺血管床面积被阻塞大约 85％时,即出现所谓"断流"现象,体循环压力急剧下降,导致猝死。

【诊断与鉴别诊断】

见有关章节。

【治疗和预防】

第五节 慢性肺心病并发症

一、慢性肺心病

【概述】

临床上以慢性肺心病多见。慢性肺心病是由肺组织、胸廓或肺血管的慢性病变引起肺组织结构和(或)功能异常,产生肺血管阻力增加,肺动脉压力增高,使右心室扩张或(和)肥厚,伴或不伴右心功能衰竭的心脏病,并排除先天性心脏病和左心病变引起者。

【病因】

病因主要有支气管-肺疾病、胸廓运动障碍性、肺血管疾病、神经肌肉疾病等。

发病机制主要为肺动脉高压形成、心脏病变和心力衰竭、其他重要器官的损害。肺血管阻力增加的功能性因素包括缺氧、高碳酸血症和呼吸性酸中毒使肺血管收缩、痉挛其中缺氧是肺动脉高压形成最重要因素。引起缺氧性肺血管收缩的原因很多,多从神经和体液因子方面进行观察,现认为体液因素在缺氧性肺血管收缩中占重要地位。

【诊断与鉴别诊断】

1. 临床表现

(1)肺心功能代偿期

①症状:咳嗽、咳痰、气促,活动后有心悸,呼吸困难。急性感染可使症状加重。

②体征:口唇及甲床明显发绀,球结膜充血、水肿,严重时可有视网膜血管扩张、因高碳酸血症可出现周围血管扩张的表现,如皮肤潮红、多汗。

(2)右心衰竭

①症状:气促更明显,心悸、食欲不振、腹胀、恶心等。

②体征:发绀更明显,颈静脉怒张,心率增快,可出现心律失常,剑突下可闻及收缩期杂音,甚至出现舒张期杂音。肝脏肿大且有压痛,肝颈静脉回流征阳性,下肢水肿,重者可有腹水。晚期可出现肺水肿及全心衰竭的体征。

2. 实验室检查

(1)X线检查:除肺、胸基础疾病及急性肺部感染的特征外,尚可有肺动脉高压征,如右下肺动脉干扩张,其横径≥15mm;其横径与气管比值≥1.07;肺动脉段明显突出或其高度≥3mm;中央动脉扩张,外周血管纤细,形成"残根"征;右心室增大征,皆为诊断慢性肺心病的主要依据。有些患者心衰控制后可见心影有所缩小。

(2)心电图检查:主要表现有右心室肥大的改变,如电轴右偏、额面平均电轴≥+90°、重度顺钟向转位、$RV_1 \pm SV_5 > 1.05mV$ 及肺型P波。也可见右束支传导阻滞及低电压图形,可作为诊断慢性肺心病的参考条件。在V_1、V_2甚至延至V_3,可出现酷似陈旧性心肌梗死图形的QS波,应注意鉴别。

(3)超声心动图检查:右心室流出道内径≥30mm、右心室内径≥20mm、右心室前臂的厚度、左、右心室内径的比值<2、右肺动脉内径或肺动脉干及右心房增大等指标,可诊断慢性肺心病。

(4)血气分析:慢性肺心病肺功能代偿期可出现低氧血症或合并高碳酸血症,当$PaO_2 < 60mmHg$、$PaCO_2 > 50mmHg$时,表示有呼吸衰竭。

(5) 血液检查：红细胞及血红蛋白可升高。全血黏度及血浆黏度可增加；合并感染时白细胞总数增高，中性粒细胞增加。部分患者血清学检查可有肾功能或肝功能改变；血清钾、钠、氯、钙、镁均有变化。除钾以外，其他多低于正常。

(6) 其他：右心导管可直接测量肺动脉压，有助于早期诊断。肺功能检查对早期或缓解期慢性肺心病患者有意义。痰细菌学检查对急性加重期慢性肺心病可以指导抗生素的选用。

3. 诊断要点

根据患者有慢性支气管炎、肺气肿、其他胸肺疾病或肺血管病变，并引起肺动脉高压、右心室增大或右心功能不全，心电图、X 线胸片、超声心动图有右心增大肥厚的征象，可以作出诊断。

【治疗和预防】

慢性肺心病的治疗主要为以抗感染为基础的综合治疗，包括控制感染，通畅呼吸道，控制心力衰竭，控制心律失常，加强护理工作，营养疗法等。

二、常见并发症

(一)肺性脑病

【概述】

肺性脑病为由于呼吸功能衰竭所致缺氧、二氧化碳潴留而引起精神障碍、神经系统症状的一种综合征，是慢性肺心病晚期的严重并发症，死亡率很高，故应积极治疗。

肺性脑病的发生原因主要是缺氧、二氧化碳潴留引起脑水肿。其发生与否取决于$PaCO_2$ 的升高和 pH 值降低的程度以及 CO_2 潴留的速度和体内酸碱平衡的代偿能力。

【诊断与鉴别诊断】

有慢性肺疾病的表现，临床表现为呼吸衰竭，并且出现神经精神症状即可诊断。

【治疗和预防】

一旦发生肺性脑病应使用脱水剂减轻或消除脑水肿，降低颅内压。常用药物为 20% 甘露醇，使用时应注意监测电解质的变化，因可导致血液浓缩故应少量短期使用；糖皮质激素亦能减轻脑水肿而降低颅内压，且同时具有解除支气管痉挛的作用，故有利于肺性脑病的治疗，使用时注意加用胃黏膜保护剂，以免诱发上消化道出血。

镇静剂的使用应严格掌握，如患者出现烦躁或抽搐时可酌情使用作用维持时间短，对呼吸中枢影响小的镇静剂。一般选用地西泮，5~10mg 肌内注射，吗啡、哌替啶等因对呼吸中枢抑制作用明显应列为禁忌。同时应采取各种方法纠正缺氧、二氧化碳潴留，此时可采取机械通气，近年来对于早期呼吸衰竭多采取无创性机械通气，如气道堵塞严重，痰液引流困难的可采取气管插管或气管切开。

(二)呼吸性酸中毒

【概述】

血气分析表现为 $PaCO_2$ 原发性升高，pH 值降低，HCO_3^- 代偿性升高，PaO_2 下降。

【诊断与鉴别诊断】

有引起气道阻塞的病变基础，动脉血气表现为 PCO_2 升高，pH 小于 7.4。

【治疗和预防】

(1) 轻症患者一般给予痰液引流，保持呼吸道的通畅,改善通气,控制呼吸道感染等治疗后可自行纠正,如仍不能缓解应尽快建立人工气道开始机械通气的治疗。

(2)失代偿期的呼吸性酸中毒原则上不予补碱,当pH值低于7.20时可小剂量使用5％碳酸氢钠,一旦通气情况得到改善,就不用再使用碳酸氢钠,避免出现代碱。

(三)呼吸性酸中毒并代谢性碱中毒

【概述】

血气分析表现为$PaCO_2$增高,pH可正常、升高、下降,HCO_3^-升高,AB>SB。

【诊断与鉴别诊断】

有呼吸性酸中毒的表现,患者可能有肾脏疾病的基础,同时有剩余碱增多。

【治疗和预防】

治疗以改善通气,补钾、补氯和补充精氨酸。精氨酸20g每天1~2次静脉滴注。

(四)呼吸性酸中毒并代谢性酸中毒

【概述】

血气分析表现为$PaCO_2$原发性升高,HCO_3^-升高、下降、正常均可,pH极度下降,AG升高,PaO_2下降。

【诊断与鉴别诊断】

有呼吸性酸中毒的基础疾病,表现为PCO_2升高,同时有缺氧等无氧代谢的基础,pH值明显减低。

【治疗和预防】

在解除CO_2潴留及缺氧的同时可适当增加补碱药物,当pH值低于7.20时,可一次性予5％碳酸氢钠80~100ml,以后再根据血气分析的情况酌情处理。

(五)呼吸性碱中毒

【概述】

血气分析表现为pH值升高,$PaCO_2$原发性下降,HCO_3^-代偿性下降。

【诊断与鉴别诊断】

有多度通气表现,pH值大于7.4。

【治疗和预防】

一般在改善呼吸功能及解除支气管痉挛、补液后可以得到纠正。

(六)三重性酸碱失衡

【概述】

临床上只能对并发高AG代谢性酸中毒的三重性酸碱失衡做出诊断。

【诊断与鉴别诊断】

一般比较难诊断,可根据以上方法诊断出二重紊乱,然后根据阴离子间隙诊断。

【治疗和预防】

主要是维持pH值正常,兼顾原发性酸碱失衡,积极治疗原发病。

(七)低钠血症

【概述】

肺心病病人由于长期慢性缺氧和二氧化碳潴留,及进食少,利尿剂的使用可出现低钠血症。

【诊断与鉴别诊断】

临床上分为缺钠性低钠和稀释性低钠。血清钠低于135mmol/L即可诊断。

【治疗和预防】

(1)可依据血清钠的情况予口服补钠和静脉补钠,为避免加重水肿,补钠应按分次小剂量的原则,血清钠补至130mmol/L即可。

(2)稀释性低钠治疗上应以利尿为主,一般不予补钠。

(八)低钾血症

【概述】

肺心病病人由于存在酸碱失衡,常合并低钾血症,可加重呼吸泵衰竭及诱发心律失常,故应积极纠正。

【诊断与鉴别诊断】

血钾低于3.5mmol/L即可诊断。

【治疗和预防】

可予口服和静脉补钾。

(九)低镁血症

【概述】

发生的原因可归结为进食少摄入不足,胃肠道淤血吸收不良,高碳酸血症导致低镁,应予适当补充,促进生理功能的恢复。

【诊断与鉴别诊断】

根据血中镁低于当地医院的参考值可诊断。

【治疗和预防】

高碳酸血症导致低镁,应予适当补充,促进生理功能的恢复。

(十)低磷血症

【概述】

由于长期使用利尿剂,糖皮质激素及进食少摄入不足,胃肠道淤血吸收不良等可引起低磷血症。

【诊断与鉴别诊断】

根据血中磷低于当地医院的参考值可诊断。

【治疗和预防】

轻中度低磷血症可采取口服方式予以补充,重度低磷血症可采取静脉方式予以补充。常用的药物有磷酸钠和磷酸钾。

(十一)心律失常

【诊断与鉴别诊断】

多表现为房性心律失常,其中以紊乱性房性心动过速最具特征性。也可以有心房扑动及心房颤动,房性早搏及阵发性室上性心动过速。部分病例由于急性严重心肌缺氧,可出现心室颤动以至心脏骤停。

【治疗和预防】

治疗可选用普罗帕酮、胺碘酮等,但应避免使用β-肾上腺素能受体阻滞剂,以免引起支气管痉挛。

(十二)休克

【概述】

慢性肺心病并发休克并不多见,一旦发生,预后不良,死亡率极高。

1. 感染性休克

由于呼吸道感染是引发肺心病的主要原因，肺心病患者免疫力低下，其主要致病菌金黄色葡萄球菌、克雷伯杆菌、铜绿假单胞菌以及肠杆菌为感染性休克的常见病原菌，故应严密监测。休克最初反映往往是交感神经活动亢进的表现，低血压可能只在较晚时出现。下列征象的出现预示休克发生的可能：体温过高（高于40.5℃）或过低（低于36℃）；出现神志改变，如表情淡漠或烦躁不安；心率增快、与体温升高不平行，或出现心律失常；尿量明显减少或无尿，至少1小时以上，血压低于12kPa（90mmHg）或体位性低血压，血常规示血小板和白细胞（主要为中性粒细胞）减少等。

2. 心源性休克

因存在严重心衰和心律失常，心肌缺氧，心搏出量减少可导致心源性休克，甚至猝死。

3. 失血性休克

慢性肺心病晚期可合并消化道出血，因大量失血可出现失血性休克。

4. 水电解质紊乱

由于快速利尿剂的使用以及低钾、低氯碱中毒等水电解质紊乱亦可引起。

【诊断与鉴别诊断】

1. 感染性休克

由于呼吸道感染是引发肺心病的主要原因，肺心病患者免疫力低下，其主要致病菌金黄色葡萄球菌、克雷伯杆菌、铜绿假单胞菌以及肠杆菌为感染性休克的常见病原菌，故应严密监测。

有感染的表现，临床表现为休克；排除其他原因的休克。

2. 心源性休克

有心搏出量减少的基础疾病，并且临床表现为休克，排除其他原因的休克。

3. 失血性休克

有大失血表现，排除其他原因的休克。

4. 水电解质紊乱

根据血电解质水平与正常参考值不一致可诊断。

【治疗和预防】

对于休克的治疗应采取积极控制感染，纠正缺氧，改善心肌的供血供氧，纠正心衰和心律失常，纠正水电解质紊乱，扩容等针对性治疗。

（十三）消化道出血

【概述】

肺心病患者并发消化性溃疡和急性胃黏膜病变引起上消化道出血机制可能与以下因素有关：

（1）缺氧和高碳酸血症引起胃黏膜屏障的损害，使胃腔内的 H^+ 产生逆向扩散，致胃黏膜充血、水肿和糜烂，特别是伴有继发肺部感染时加重缺氧，容易出血。

（2）长期慢性应激和胃黏膜血流量的降低，胃黏膜缺血缺氧。

（3）糖皮质激素及茶碱类药物的使用，导致的药物性溃疡。

（4）心源性肝硬化后引起的食道静脉曲张破裂出血。

（5）弥散性血管内凝血（DIC）。

【诊断与鉴别诊断】

（1）临床表现为呕血、黑便，上腹不适，出血量大时可有失血性休克的表现。

（2）实验室检查表现为 Hb＜80g/L，或较发病前下降达 20g/L 以上，大便潜血试验阳性。

（3）有不明原因的贫血、休克需要考虑，胃液潜血阳性可诊断。

【治疗和预防】

治疗上应纠正缺氧及高碳酸血症，加用胃黏膜保护剂以及质子泵抑制剂等，严格掌握糖皮质激素及茶碱类药物等的使用，必要时可酌情输血。

（十四）弥散性血管内凝血

【概述】

休克、感染、酸碱失衡及电解质紊乱均可引发血管内皮损伤，血小板聚集致弥漫性微血管内血栓形成，而激发凝血过程。

【诊断与鉴别诊断】

血小板计数 $<100\times10^9/L$，并呈进行性降低；DIC 早期凝血时间缩短，后期血液呈低凝状态，凝血时间延长；凝血酶原时间超过正常对照3秒以上；白陶土部分凝血活酶时间测定（KPTT）在 DIC 的高凝期 KPTT 缩短，在消耗性低凝血期 KPTT 延长。血浆纤维蛋白定量低于 1.5g/L；FDP>20mg/L。

【治疗和预防】

治疗原则上首先积极终止可逆性病因，同时有效地进行全身支持治疗（补充血管容量、纠正休克、酸中毒、低氧血症、水电解质及酸碱失衡）。

（十五）肾功能衰竭

【概述】

多发于晚期合并心、肺功能衰竭者。发生的原因主要为缺血缺氧，心衰以及休克等均可导致肾脏灌注不足，肾小球血流量降低。

【诊断与鉴别诊断】

临床上如果出现少尿或无尿，尿素氮和血肌酐升高，常提示出现肾功能衰竭，并可进一步加重水电解质紊乱和酸碱失衡。

【治疗和预防】

见有关章节。

（十六）肝功能异常

【概述】

发生原因有心衰时肝脏淤血，缺氧使肝细胞受损，长期可导致心源性肝硬化。

【诊断与鉴别诊断】

发生原因有心衰时肝脏淤血，缺氧使肝细胞受损，长期可导致心源性肝硬化。

实验室检查表现为转氨酶升高。

【治疗和预防】

一般轻度肝功能异常经控制感染纠正缺氧后可自行恢复，严重时可加用护肝药物。

（十七）自发性气胸

【概述】

发生率较低，多由于慢阻肺常伴有肺大泡，肺大泡可破裂导致自发性气胸。

【诊断与鉴别诊断】

突然加重的呼吸困难应高度怀疑，行胸片检查，可确诊。

【治疗和预防】

一旦确诊可予以胸腔穿刺抽气，或行胸腔闭式引流。

第十章

呼吸功能异常疾病并发症

第一节 急性呼吸衰竭并发症

一、急性呼吸衰竭

【概述】

呼吸衰竭(respiratory failure)是各种原因引起的肺通气和(或)换气功能严重障碍,以致不能进行有效的气体交换,导致缺氧伴(或不伴)二氧化碳潴留,从而引起一系列生理功能和代谢紊乱的临床综合征。

在海平面大气压下,于静息条件下呼吸室内空气,并排除心内解剖分流和原发于心排血量降低等情况后,动脉血氧分压(PaO_2)低于8kPa(60mmHg),或伴有二氧化碳分压($PaCO_2$)高于6.65kPa(50mmHg),即为呼吸衰竭(简称呼衰)。

急性呼吸衰竭是指呼吸功能原来正常,由于各种突发原因,引起通气或换气功能严重损害,突然发生呼衰的临床表现,如脑血管意外、药物中毒抑制呼吸中枢、呼吸肌麻痹、肺梗塞、ARDS等,因机体不能很快代偿,如不及时抢救,会危及患者生命。

按动脉血气分析有以下两种类型:

(1)缺氧无CO_2潴留,或伴CO_2降低(Ⅰ型):见于换气功能障碍(通气/血流比例失调、弥散功能损害和肺动-静脉样分流)的病例。

(2)缺O_2伴CO_2潴留(Ⅱ型):系肺泡通气不足所致的缺O_2和CO_2潴留,单纯通气不足,缺O_2和CO_2的潴留的程度是平行的,若伴换气功能损害,则缺O_2更为严重。

【诊断】

1. 临床表现

患者多有明显的呼吸困难,如呼吸频率增快,或出现三凹征;发绀,患者指甲及嘴唇较易出现；患者可出现精神神经症状，如精神错乱、烦躁、昏迷、抽搐等症状。

多数患者有心动过速，严重低氧血症、酸中毒时可引起心肌损害，至周围循环衰竭、血压下降、心律失常及心搏停止等，也可出现应激性溃疡及肝功能转氨酶、胆红素升高，血肌酐升高等。

2. 实验室检查

动脉血气分析示动脉血氧分压（PaO_2）低于 $8kPa(60mmHg)$，或伴有二氧化碳分压（$PaCO_2$）高于 $6.65kPa(50mmHg)$。

3. 诊断要点

患者多数原无呼吸系统疾病，有脑外伤、溺水、电击等，很快出现呼吸减慢甚至停止。在临床也可常见到原呼吸功能较差的患者，由于某种突发原因，常见呼吸道感染引起气道阻塞可致 $PaCO_2$ 急剧上升、PaO_2 急剧下降，表现为急性呼吸衰竭。

【鉴别诊断】

慢性呼衰多见于慢性呼吸系疾病，如慢性阻塞性肺病、重度肺结核等。其呼吸功能损害逐渐加重，虽有缺 O_2 或伴 CO_2 潴留，但通过机体代偿适应仍能从事个人生活活动称为代偿性慢性呼衰。一旦并发呼吸道感染或因其他原因增加呼吸生理负担所致代偿失调，出现严重缺 O_2 或伴 CO_2 潴留和酸中毒的临床表现称为失代偿性慢性呼衰。

【治疗和预防】

（1）对原发病采取积极有效控制措施，预后较好，优于慢性呼吸衰竭。

（2）保持呼吸道通畅，是纠正缺氧和二氧化碳潴留的先决条件。如清除呼吸道分泌物和异物，呼吸道湿化，用鼻导管抽吸咽部和气管的痰液；必要时行气管切开建立人工气道；对于昏迷和咳嗽无力的患者采取勤翻身拍背、体位引流；使用支气管扩张药物解除支气管痉挛；用抗炎治疗减轻气道的肿胀与分泌等措施。

（3）氧疗：为使 $PaO_2 > 60mmHg$ 和 $SaO_2 > 90\%$，避免氧中毒，而不引起 CO_2 潴留，应设置合适的吸氧浓度。通常如果能控制吸入纯氧少于 5 小时，80% 的氧不超过 24 小时或吸入氧浓度小于 50%（长期使用）不会导致氧中毒。氧中毒会导致急性肺损伤和 ARDS。其发生机制可能与吸入高浓度氧后超氧阴离子的生成增多有关。

（4）当有明显 CO_2 潴留时，应使用呼吸兴奋剂或机械通气。

（5）改善微循环、肾等重要系统和脏器的功能。如果 SaO_2 无明显改善，则要视病变化作鼻（面）罩通气，或作气管插管通气。一般健康人体内存氧量约 1.0L，平静时每分钟氧耗量为 200～250ml。一旦呼吸停止，如果机体能保持血循环，仍能藉肺泡与混合静脉血 O_2 和 CO_2 分压差，继续进行气体交换，这称为弥散呼吸。然而，由于 O_2 储存量有限，所以呼吸完全停止 8 分钟左右，机休内会出现严重的缺氧，导致脑细胞不可逆性损害。因此当呼吸停止，应立即在现场清理口腔分泌物，在呼吸道通畅条件下，立即开始人工呼吸。按实际情况，可选用口对口的人工呼吸、胸外按压人工呼吸、经面罩或气管插管连接手控简易呼吸气囊做人工呼吸。如发生心脏骤停，还应采取有效的体外心脏按摩等有关心肺复苏的抢救措施。随后再调用呼吸机进行合理的机械通气。

（6）积极纠正电解质紊乱和酸碱平衡失调。根据动脉血气分析及电解质检测，调节酸碱平衡和电解质紊乱。

（7）合理应用利尿剂和碱剂，鼻饲和静脉补充营养和电解质，特别在慢阻肺肺心病较长期很少进食、服用利尿剂的患者更要注意。

二、常见并发症

(一)酸碱平衡失调和电解质紊乱

【概述】

急性呼吸衰竭患者易合并代谢性酸中毒。

【治疗和预防】

见有关章节。

(二)多器官功能障碍综合征

【概述】

患者急性呼吸衰竭,机体来不及代偿,易合并肺源性心脏病、肺性脑病、肾功能不全和消化道功能障碍。

【治疗和预防】

见有关章节。

第二节 慢性呼吸衰竭并发症

一、慢性呼吸衰竭

【概述】

慢性呼衰多见于慢性呼吸系疾病,如慢性阻塞性肺病、重度肺结核等,其呼吸功能损害逐渐加重,虽有缺O_2,或伴CO_2潴留,但通过机体代偿适应,仍能从事个人生活活动,称为代偿性慢性呼衰。一旦并发呼吸道感染,或因其他原因增加呼吸生理负担所致代偿失调,出现严重缺O_2、CO_2潴留和酸中毒的临床表现,称为失代偿性慢性呼衰。

【诊断】

1. 由COPD导致的慢性呼吸衰竭

多由于呼吸道感染(细菌、病毒、支原体等),患者短期内咳嗽、咳痰、气短、喘息加重,痰量增多,呈脓性或黏液脓性,可伴发热。

2. 重症肺结核患者导致慢性呼吸衰竭

多由于患者免疫功能低下或缺陷,病灶范围广,合并空洞多,合并症多,易合并肺心病、糖尿病、肺部感染、营养不良等,症状控制时间长,病灶吸收缓慢。

3. 临床表现

(1)呼吸困难:表现在频率、节律和幅度的改变。如中枢性呼衰呈潮式、间歇或抽泣样呼吸;慢阻肺是由慢而较深的呼吸转为浅快呼吸,辅助呼吸肌活动加强,呈点头或提肩呼吸。中枢神经药物中毒表现为呼吸匀缓、昏睡;严重肺心病并发呼衰二氧化碳麻醉时,则出现浅慢呼吸。

(2)发绀:是缺O_2的典型症状。当动脉血氧饱和度低于85%时,可在毛细血管丰富的口唇、指甲出现发绀;另应注意红细胞增多者发绀更明显,贫血者则发绀不明显或不出现;严重休克末梢循环差的患者,即使动脉血氧分压尚正常,也可出现发绀。发绀还受皮肤色素及心功能的影响。

(3)精神神经症状:急性呼衰的精神症状较慢性为明显,急性缺O_2可出现精神错乱、狂躁、昏迷、抽搐等症状。慢性缺O_2多有智力或定向功能障碍。CO_2潴留出现中枢抑制之前的兴奋症状,如失眠、烦躁、躁动,但此时切忌用镇静或安眠药,以免加重CO_2潴留,发生肺性脑病,表现为神志淡漠、肌肉震颤、间歇抽搐、昏睡、甚至昏迷等。pH代偿,尚能进行日常个人生活活动,急性CO_2潴留,pH<7.3时,会出现精神症状。严重CO_2潴留可出现腱反射减弱或消失,锥体束征阳性等。

(4)血液循环系统症状:严重缺O_2和CO_2潴留引起肺动脉高压,可发生右心衰竭,伴有体循环淤血体征。CO_2潴留使外周体表静脉充盈、皮肤红润、湿暖多汗、血压升高、心搏量增多而致脉搏洪大;因脑血管扩张,产生搏动性头痛。晚期由于严重缺O_2、酸中毒引起心肌损害,出现周围循环衰竭、血压下降、心律失常、心跳停搏。

(5)消化和泌尿系统症状:严重呼衰对肝、肾功能都有影响,如谷丙转氨酶与非蛋白氮升高、蛋白尿、尿中出现红细胞和管型。常因胃肠道黏膜充血水肿、糜烂渗血,或应激性溃疡引起上消化道出血。

这些症状均可随缺O_2和CO_2潴留的纠正而消失。

4. 实验室检查

动脉血气分析动脉血氧分压(PaO_2)低于8kPa(60mmHg),或伴有二氧化碳分压($PaCO_2$)高于6.65kPa(50mmHg)。吸氧条件下,需计算氧合指数,氧合指数=PaO_2/FiO_2<300mmHg,提示存在呼吸衰竭。

【鉴别诊断】

本病须与肺不张、自发性气胸、上呼吸道阻塞、急性肺栓塞和心源性肺水肿鉴别。通过询问病史、体检和胸部X线检查等可作出鉴别。

心源性肺水肿患者卧床时呼吸困难加重,咳粉红色泡沫样痰,双肺底有湿啰音,对强心、利尿等治疗效果较好,若有困难,可通过测定PAwP、超声心动图检查来鉴别。

【治疗】

1. 抗感染治疗

慢性阻塞性肺病导致的呼吸衰竭多由于感染因素导致,需积极抗感染治疗。初选抗生素需抗菌谱广,疗效强,行痰培养+药敏可指导抗生素的应用。重症肺结核导致呼吸衰竭需联合四种以上抗结核药,尽量选择杀菌药,剂量应偏大,急性期应静脉给药。

2. 支气管扩张剂

慢性阻塞性肺病导致的呼吸衰竭首选抗胆碱能药物,其起效慢,但扩张支气管的效果高于β_2-R激动剂。可联合β_2-R激动剂使用。茶碱具有扩张支气管的作用,还具有抗气道非特异性炎症的作用,长期服用可改善病人的肺功能。但服用茶碱需监测血药浓度。

3. 祛痰

患者咳痰且痰不易咳出时,需给予化痰药物,及鼓励咳嗽,多翻身拍背。

4. 机械通气

患者缺氧或二氧化碳潴留进行性加重,出现意识状态的变化,如意识模糊、嗜睡、烦躁不安等,或呼吸节律不规则,RR>30~40次/min时,经积极治疗,患者低氧血症及高碳酸血症呈进行性加重,需考虑行机械通气。

5. 氧疗

对于慢性呼吸衰竭,需给予控制性氧疗,FiO_2在25%~33%合适。

6. 呼吸兴奋剂

有呼吸衰竭或肺性脑病表现,呼吸表浅,

咳嗽反射迟钝者,可短时(1~2天)使用。一般用尼可刹米(可拉明)0.375~0.75g,静注,1次/(2~4)h,或尼可刹米 0.375g,5~10支加入 5%~10%葡萄糖液 250~500ml 内,以 10~15mg/min 速度静滴。也可使用回苏灵和利他林等。无效者应及早行机械通气治疗。

7. 糖皮质激素

适用于有肺性脑病、脑水肿颅内高压、顽固性支气管痉挛、慢性顽固性右心衰竭以及严重感染患者。地塞米松 10mg,静注,1~2次/d,或氢化可的松 100~300mg/d 稀释后静滴,病情好转后 2~3 天内停用或减量使用。

【预防】

(1)积极预防和治疗并发症。
(2)注意防寒保暖,避免寒冷引起的支气管痉挛及分泌物增多。

二、常见并发症

(一)呼吸性酸中毒

【概述】

由于肺泡通气不足,CO_2 在体内潴留产生高碳酸血症,改变了 $BHCO_3/H_2CO_3$ 的正常比例 1/20,产生急性呼吸性酸中毒。慢性呼吸衰竭患者,通过血液缓冲系统的作用和肾脏的调节(分泌 H^+,吸收 Na^+ 与 HCO_3^- 相结合成 $NaHCO_3$),使 pH 接近正常。呼衰失代酸中毒可以用碱剂(5%$NaHCO_3$)暂时纠正 pH 值,但会使通气减少,进一步加重 CO_2 潴留,所以没有去除产生酸中毒的根本原因。只有增加肺泡通气量才能纠正呼吸性酸中毒。

【诊断】

1. 临床表现

CO_2 潴留出现中枢抑制之前的兴奋症状,如失眠、烦躁、躁动,但此时切忌用镇静或安眠药,以免加重 CO_2 潴留,发生肺性脑病。pH 代偿,尚能进行日常个人生活活动,急性 CO_2 潴留,pH<7.3 时,会出现精神症状,表现为神志淡漠、肌肉震颤、间歇抽搐、昏睡,甚至昏迷等。严重 CO_2 潴留可出现腱反射减弱或消失,锥体束征阳性等。查体可见球结膜水肿,视神经乳头水肿等。

2. 动脉血气分析

示 pH 正常或小于 7.35,$PaCO_2$ >45mmHg,HCO_3^- 正常或轻度增加,BE 基本正常,血钾可升高。

3. 实验室检查

可见红细胞增多。

【鉴别诊断】

呼吸性酸中毒需与代谢性酸碱平衡紊乱,以及合并代谢性酸碱中毒的混合性酸碱平衡紊乱相鉴别。一般通过血气检测结合病因分析,可明确诊断。

【治疗和预防】

(1)病因治疗是关键,包括控制感染,有效的改善肺的通气功能,一般不需使用碱性药物。当 pH<7.25 时,可适当补充 5% $NaHCO_3$ 溶液,约 50~100ml 左右。
(2)慢性呼吸衰竭需及时查动脉血气,尽早了解酸碱失衡的变化,对症处理。

(二)呼吸性酸中毒合并代谢性酸中毒

【概述】

由于低 O_2 血症、血容量不足、心排血量减少和周围循环障碍，体内固定酸如乳酸等增加，肾功能损害影响酸性代谢产物的排出。因此在呼酸的基础上可并发代谢性酸中毒。阴离子中的固定酸增多，HCO_3^- 相应减少，pH 值下降。酸中毒使钾离子从细胞内向细胞外转移，血 K^+ 增加，HCO_3^- 减少，血 Cl^- 出现扩张性升高，Na^+ 向细胞内移动。治疗时，除了因酸中毒严重影响血压，或是在 pH<7.25 时才补充碱剂，因 $NaHCO_3$ 会加重 CO_2 潴留危险（$NaHCO_3 + HAC \rightarrow NaAC + H_2O + CO_2$）。此时应提高通气量以纠正 CO_2 潴留，并治疗代谢性酸中毒的病因。

【诊断与鉴别诊断】

动脉血气分析示 pH 小于 7.35，$PaCO_2$>45mmHg，HCO_3^- 降低，BE 负值增大，血钾升高。

【治疗和预防】

(1) 慢性呼吸衰竭患者易发生呼吸性酸中毒合并代谢性酸中毒，需及时通畅气道，改善通气，给予氧疗，纠正低氧血症。

(2) 严重酸中毒（pH<7.25）时，可适当补充 5%$NaHCO_3$ 溶液，约 100ml 左右。

(三) 呼吸性酸中毒合并代谢性碱中毒

【概述】

在慢性呼吸性酸中毒的治疗过程中，常由于应用机械通气，使 CO_2 排出太快；补充碱性药物过量；应用糖皮质激素、利尿剂，以致排钾增多；或者因为纠正酸中毒，钾离子向细胞内转移，产生低钾血症。呕吐或利尿剂使血氯降低，亦可产生代谢性碱中毒，pH 偏高，BE 为正值。治疗时应防止以上发生碱中毒的医源性因素和避免 CO_2 排出过快，并给予适量氯化钾，以缓解碱中毒，一旦发生应及时处理。

【诊断与鉴别诊断】

动脉血气分析示 pH 可正常、降低或偏高，$PaCO_2$>45mmHg，HCO_3^- 明显升高，超出 $\Delta HCO_3^- = 0.35 \times \Delta PaCO_2 \pm 5.58$ 的代偿范围，BE 为正值，血钾降低。

【治疗和预防】

(1) 慢性呼吸性酸中毒在治疗过程中，应避免代谢性碱中毒的医源性因素，补充碱性药物需适量，密切监测血气分析和电解质，注意电解质平衡，必要时补钾补氯。

(2) 根据动脉血气分析，患者是补碱纠酸还是补酸纠碱，可根据相应公式计算。

(四) 呼吸性碱中毒

【概述】

此为无呼吸系统疾病的患者，发生心跳呼吸停止使用机械通气，因通气过度排出 CO_2 过多所致的呼吸性碱中毒。

【诊断与鉴别诊断】

动脉血气分析示 pH 升高，$PaCO_2$ 原发性降低，HCO_3^- 代偿性降低，急性呼吸性碱中毒（时间少于 3 天），HCO_3^- 代偿公式为 $HCO_3^- = 24 - 0.2 \times (40 - 实测 PaCO_2) \pm 2.5$，代偿极限为 18mmol/L，慢性呼吸衰竭（时间多于 3 天），HCO_3^- 代偿公式为 $HCO_3^- = 24 - 0.49 \times (40 - 实测 PaCO_2) \pm 1.72$，代偿极限为 12~15mmol/L。无论急性呼碱还是慢性呼碱，AG 在 8~16mmol/L 之间。如果 AG 不在正常范围，应考虑合并其他酸碱失衡的情况，特别在慢性呼吸性碱中毒患者，存在代谢性碱中毒诱因时，如低钾、低氯以及呕吐和胃肠减压等,要特别注意病史。

【治疗和预防】

(1)积极治疗原发病,纠正导致酸碱失衡的诱因,调整呼吸机的参数,减少通气量,避免过度排出 CO_2。

(2)患者抽搐症状明显时可应用钙剂处理,如10%葡萄糖酸钙溶液。

(五)呼吸性碱中毒合并代谢性碱中毒

【概述】

本症系慢性呼衰患者机械通气,在短期内排出过多 CO_2,且低于正常值;又因肾代偿,机体碳酸氢盐绝对量增多所致。

还可因处理不当,呼衰患者在呼吸性和代谢性酸中毒基础上,又因低钾、低氯引起代碱的三重酸碱平衡失调。

【诊断与鉴别诊断】

动脉血气分析示 pH 明显升高,$PaCO_2$ 降低,而 HCO_3^- 有不同的变化,如果 HCO_3^- 升高,则为呼碱合并代碱,如果 HCO_3^- 大于急性呼碱的代偿范围,HCO_3^- 代偿公式为 $HCO_3^- = 24 - 0.2 \times (40 - 实测 PaCO_2) \pm 2.5$,则为急性呼碱合并代碱,如果 HCO_3^- 大于慢性呼碱的代偿范围,HCO_3^- 代偿公式为 $HCO_3^- = 24 - 0.49 \times (40 - 实测 PaCO_2) \pm 1.72$,则为慢性呼碱合并代碱。

【治疗和预防】

(1)机械通气的患者,避免使 CO_2 排出过快,需设置合适的参数。

(2)当发生严重碱中毒时,需补充酸性溶液纠正碱中毒。

(六)心功能衰竭

【概述】

心血管系统对缺氧症的反应非常敏捷。轻度缺氧时,心率增快,心输出量增大,血压上升;严重缺氧时,心率减慢,心输出减小,血压下降;更严重者,心肌受抑制,心率紊乱,心室纤颤乃至骤停。

急性呼吸衰竭发生后,甚易诱发心力衰竭,尤其是 COPD 病人更易并发。发生机制主要有两方面:一为肺血管阻力加大,一为心肌长期缺氧而收缩减弱。具体原因有以下四种。

(1)肺泡缺氧及酸血症引起肺动脉收缩,血管阻力加大,肺动脉压升高,形成缺氧性高压性肺血管病。

(2)血管阻塞疾病(如肺多发性微小血栓)时,肺血流灌注面积小,血管阻力更大。

(3)阻塞性肺气肿时,肺泡内压力增大,毛细血管及肺小动脉被压闭,血流通过困难。

(4)动脉缺氧,心肌遭受损伤,收缩力量减弱。在这些情况下,右心后负荷过大,排血困难,加以心肌缺氧,收缩力减弱,导致右心衰竭。经过有效治疗,肺通气功能改善,缺氧好转,血管收缩减轻,右心后负荷降低,心衰征象亦逐渐消退。这样的心衰病人不要贸然用强心配糖体类药物以免进一步损伤心肌。

【诊断】

1. 临床表现

患者突发严重呼吸困难,RR>30~40次/min,强迫坐位,胸闷,心慌,面色发绀,大汗,烦躁,同时咳嗽,咳粉红色泡沫痰,出现周围循环衰竭、血压下降、心律失常、心跳停搏。听诊双肺满布湿啰音和哮鸣音。心尖部可听到奔马律,但常被肺部水泡音掩盖。急性肺水肿时期肺间质水肿阶段可无典型的临床表现,而仅有气促、阵阵咳嗽、心率增快、心尖奔马律和肺部哮鸣音。

2. 影像学检查

胸部 CT 可见以下情况。

(1)肺静脉高压:早期表现为双肺静脉扩张,随着肺静脉压的增高,逐渐出现血流再分配,表现为肺血管纹理增多,边缘模糊,上肺野血管扩张和下肺野血管变细。

(2)肺门模糊:表现为肺门影增大,肺门结构模糊不清。肺门模糊是间质性肺水肿的 CT 表现之一。

(3)胸膜下水肿:表现为边缘锐利宽度一致的叶间裂增宽影,以及肋膈角上方平行于下胸缘的短线状胸膜增厚影。

(4)心脏增大:表现为左室或左房及心胸比例增大。急性肺水肿时胸部 X 线片早期肺间质水肿阶段可无典型的 X 线表现,X 线示上肺静脉充盈、肺门血管模糊不清、肺纹理增粗和肺小叶间隔增厚,如及时作出诊断并采取治疗措施,可以避免发展成肺泡性肺水肿。典型急性肺水肿可见蝴蝶形大片阴影由肺门向周围扩展。

【鉴别诊断】

需与风湿热和风湿性心脏炎、风湿性心脏瓣膜病、慢性肺源性心脏病、原发性心肌病等相鉴别。根据患者的病史,临床表现及心脏彩超等可鉴别。

【治疗和预防】

1. 纠正缺氧

尽快减少心肌缺氧造成的细胞损伤。

2. 快速利尿

用呋塞米 20~40mg 静推,在 2 分钟内推完,10 分钟可见效。其作用时间是 3~4 小时,4 小时后可重复一次。

3. 扩管

以硝酸甘油或硝普钠临床应用较多。

4. 强心

呼吸衰竭病人合并心功能衰竭,需慎用强心药物。患者缺氧导致心率快,为机体代偿需要,当合并心房颤动并快速心室率时可考虑使用。可予毛花甙丙 0.2mg 静推。

另外,注意纠正酸碱失衡和电解质紊乱。

(七)呼吸肌疲劳

【概述】

呼吸肌疲劳既是呼吸衰竭的并发症,又是呼吸衰竭的诱因之一,对呼吸衰竭的发生和加重都有非常密切关系。近年来各国学者对这一问题的研究都十分热心,且已取得显著进展。

能够导致呼吸衰竭的多种疾病患者大多有营养缺乏,全身肌肉常处于营养不良状态,再加上基础病急性发作,周身情况衰弱,食欲减退,摄入量极差,缺氧发生后,呼吸功率增大,呼吸肌(特别是膈肌)由于缺氧与蛋白营养不足,就处于疲劳状态,通气功能随之减退。使用呼吸机病人难以按时脱机。

【诊断】

1. 病史

根据病史有呼吸道基础疾病史和全身营养状况差。

2. 过度通气

呼吸浅快及呼吸形式的异常,呼吸运动不同步(如胸腹交替呼吸、腹式反常呼吸)及胸腹矛盾呼吸等。患者可出现过度通气的表现,可见"三凹征"。

3. 血中肌酸磷脂激酶(CPK)增高

定期动态复查 CPK 对确定肌病的发生有所帮助。

4. 最大吸气压和呼气压的测定

最大吸气压（MIP）是指在残气位（RV）或功能残气位（FRC），气道阻断时，用最大努力吸气能产生的最大吸气口腔压。最大呼气压（MEP）是指在肺总量（TLC）位，气道阻断后，用最大努力呼气所能产生的最大口腔呼气压力。它们是反映全部呼吸肌力量的指标。对进行机械通气的患者可在气管插管的近口端用压力传感器测定 MIP 和 MEP 反复测量数次，取重复性较好的数值作为测量值。当存在明显的气流阻塞时，这些指标的测量受到影响，每次测量的变异增大。此外，结果还受患者的主观努力影响。MIP 的正常值目前无统一标准，各个实验室报道差异很大。

5. 跨膈压（Pdi）

Pdi 是指膈肌收缩时膈肌胸、腹侧的压力差，代表膈肌的收缩能力。最大跨膈压（Pdi_{max}）是指在功能残气位（或残气位），气道阻断状态下，以最大努力吸气时产生的 Pdi。最大值 Pdi_{max} 反映了膈肌作最大收缩时所产生的压力，是评价呼吸肌肌力的可靠指标。膈肌疲劳时 Pdi 与 Pdi_{max} 均降低。当 Pdi 不能维持在 40% 的 Pdi_{max} 水平时，即提示有膈肌疲劳。测定跨膈压的方法较复杂，需经食管气囊和胃内气囊分别测定食管内压和胃内压，吸气相时两者的差值即为 Pdi。

6. 膈肌张力-时间指数（TTdi）

该指标是反映呼吸肌耐力的良好指标，对呼吸肌而言，评价耐力比力量更重要。肌肉的耐力取决于能量供给、肌肉纤维的组成及其做功的大小，做功的大小又取决于肌肉收缩的力量和持续的时间。膈肌的力量个体差异很大，为减少个体差异，将膈肌收缩产生的 Pdi 的平均值和 Pdi_{max} 的比值用来反映收缩强度，吸气时间（Ti）与呼吸周期总时间（T_{tot}）的比值反映膈肌收缩持续的时间，两者的乘积即为 TTdi。用公式表示为：TTdi = $Pdi/Pdi_{max} \times Ti/T_{tot}$。在有吸气阻力负荷存在的情况下，当 TTdi 值小于 0.15 时不容易发生膈肌疲劳，而当 TTdi 值大于 0.15 时发生膈肌疲劳的时间将明显缩短。应注意的是 TTdi 的测定是在人为设置阻力的情况下完成的，与自主呼吸可能有较大差距。因此如何确定各种不同疾病状态下呼吸肌疲劳的阈值需进一步探讨。

【鉴别诊断】

需与上气道阻塞及酸碱失衡导致呼吸困难相鉴别。根据患者的病史，及胸部 CT、动脉血气分析等检查可辅助诊断。

【治疗和预防】

(1) 纠正缺氧，保持气道通畅，解痉，祛痰等。

(2) 补充营养，保持能量供应和能量消耗的平衡。

(3) 呼吸肌休息，疲劳的呼吸肌休息后可恢复功能。

(4) 呼吸肌功能锻炼，包括全身运动锻炼、腹式呼吸深慢呼吸、缩唇呼吸、体外膈肌起搏等。

（八）多系统脏器功能衰竭

【概述】

呼吸衰竭，尤其是急性呼吸衰竭或慢性呼吸衰竭急性加重期，常可诱发多系统脏器功能衰竭（multiple system organ failure, MSOF）。发生原因归纳如下：

(1) 血流灌注量不足与氧供给不足；

(2) 病毒、细菌感染对脏器起到直接或间接损伤；

(3) 来自不同细胞和体液的各种生物活性介质的有害影响；

(4)外源性或内在性各类损伤;

(5)脏器本身长期的代偿不全。

【诊断与鉴别诊断】

1. 呼吸衰竭

在海平面吸入空气情况下，$PaO_2 < 40mmHg$，伴或不伴 $PaCO_2 > 50mmHg$，$PaO_2/FiO_2 < 300mmHg$。

2. 心功能衰竭

患者突发严重呼吸困难，$RR \geq 30 \sim 40$ 次/min，强迫坐位，胸闷、心慌、面色发绀，大汗，烦躁，同时咳嗽，咳粉红色泡沫痰。听诊双肺满布湿啰音和哮鸣音，心率快。肺动脉瓣区第二心音亢进。

3. 肾功能衰竭

根据血清肌酐的绝对或相对值的变化诊断，如血肌酐绝对值每日平均增加 $44.2\mu mol/L$ 或 $88.4\mu mol/L$；或在 $24 \sim 72$ 小时血肌酐值相对增加 $25\% \sim 100\%$。

4. 肝功能衰竭

血清胆红素超过 $34.2\mu mol/L$，肝功能检查血清酶学升高 1 倍以上。

5. 胃肠功能衰竭

应激性消化道出血，24 小时出血量多于 800ml，或经内镜检查确定有应激性溃疡。

【治疗和预防】

(1)既往有肝功能和肾功能受损的患者，在选择抗感染药物时，应选用对肝功能、肾功能影响较小的药物，对危重症患者，应预防消化道出血和肝功能损害，应预防性应用抑酸、护肝的药物。

(2)通畅气道，改善缺氧是治疗的关键。

(3)对心功能不全的患者，应利尿、扩管、强心等联合治疗。

(九)应用呼吸机治疗的并发症

见相关章节。

第三节 急性呼吸窘迫综合征并发症

一、急性呼吸窘迫综合征

【概述】

急性呼吸窘迫综合征(acute respiratory distress syndrome, ARDS)为常见的临床危重症之一，是指非心源性的各种肺内外致病因素导致严重的急性缺氧性呼吸衰竭，临床上以呼吸窘迫、顽固性低氧血症和非心源性肺水肿为特征。自 1967 年 Ashbaugh 等首先报道 ARDS 以来，通过 30 多年的临床和基础研究，ARDS 的病死率已呈下降趋势。

【诊断】

1. 临床表现

呼吸急促，呼吸频率超过 28 次/min，伴胸闷、咳嗽和咳痰、烦躁、神志恍惚等症状，患者低氧血症明显，主要表现为口唇、甲床、耳廓发绀，因严重缺氧，难以通过高浓度吸氧改善，此为顽固性低氧血症。早期肺部体征不明显，中晚期可出现吸气"三凹征"，可闻及干湿啰音及支气管呼吸音。查体可发现呼吸急促，心动过速，此时需谨慎使用负性心率药物。

2. 实验室检查

动脉血气分析示 $PaO_2 < 60mmHg$，和

$PaO_2/FiO_2 < 200mmHg$，有进行性下降趋势。

3. X线及其他检查

早期(发病少于24小时)胸片检查可无异常，或肺纹理增多，边缘模糊，随病程进展，可逐渐出现肺实变体征，两肺散在大小不等、边缘模糊的斑片状高密度影，常融合成大片，成为致密均匀的磨玻璃样影，实变影常呈区域性、重力性分布，以中下肺野和肺外带多见，与心源性肺水肿相区别。发病5天以上者，心缘多模糊不清或消失，呈"白肺"表现。

【鉴别诊断】

1. 心源性肺水肿

见于各种原因引起的急性左心功能不全，如感染性心内膜炎引起的心脏瓣膜结构的破坏，冠状动脉粥样硬化引起的心脏病。根据病史、临床症状、体征，结合胸片和治疗反应、血气分析等。

2. 非心源性肺水肿

除ARDS外，常见于低蛋白血症(可由于肾脏疾病、慢性肝病、食欲不振或摄入蛋白量过少、长期饥饿、慢性腹泻、慢性感染或恶性肿瘤等引起)和因胸腔抽液或抽气过快过多致肺复张后肺水肿。

3. 急性肺血栓栓塞症

多有发生静脉血栓的危险因素，如创伤、骨折、长期卧床、肿瘤、急性心肌梗死等，临床上约20%有呼吸困难、胸痛及咯血，即肺栓塞"三联征"。

4. 重症肺炎

与ARDS较难鉴别，血气分析示$PaO_2 < 60mmHg$，$PaO_2/FiO_2 < 250mmHg$，提高吸入氧浓度，患者氧饱和度可有所改善。

【治疗和预防】

尽管对ARDS的认识逐步提高，但病死率仍高达50%～80%，所以需积极预防ARDS的发生，正确治疗基础疾病。对可能导致ARDS的基础疾病应采取有效的治疗措施。

1. 对症治疗

对各种原因导致的休克应针对病因积极处理，由脓毒症、细菌性肺炎导致的感染性休克及时应用有效的抗生素，出血性休克应积极补充血容量，创伤、骨折等应及时处理。

2. 呼吸支持，改善通气和组织供氧

ARDS病人顽固性低氧，用鼻导管吸氧和面罩供氧难以改善，需机械通气纠正缺氧，需尽量减少机械通气的并发症，治疗中允许高碳酸血症。

3. 循环支持

在维持全身血流动力学稳定的前提下，严格控制液体入量，必要时利尿，保持液体负平衡，每天液体出入量控制在出量比入量多500ml左右。

4. 胃肠道支持

胃肠道菌群失调影响ARDS的治疗，需尽早胃肠道进食，恢复胃肠道功能。

5. 维持内环境稳定

包括维持酸碱平衡和水、电解质在正常范围。

6. 营养支持治疗

ARDS患者机体处于高代谢状态，易发生多脏器功能衰竭，呼吸机疲劳，应尽早补充营养，包括胃肠内和胃肠外营养支持。注意各营养物质的质和量的配比，达到最优营养支持。

二、常见并发症

(一)呼吸性碱中毒

【概述】

ARDS时由于肺泡毛细血管壁通透性增

加,导致肺间质和肺泡水肿、充血,压迫小气道管腔致陷闭;肺泡 I 型上皮细胞损伤,肺表面活性物质减少,肺泡萎陷不张,肺顺应性降低,从而功能残气量减少。功能残气量减少及肺泡不张可使通气/血流比例失调和肺内静-动脉分流增加;间质和肺泡水肿、肺泡透明膜形成,使弥散功能发生障碍,造成换气功能严重损害,发生显著低氧血症。低氧血症刺激颈动脉窦和主动脉体化学感受器;肺充血、水肿刺激毛细血管旁 J 感受器,可反射性地使呼吸加深加快,导致呼吸窘迫和通气过度,$PaCO_2$ 降低,发生呼吸性碱中毒。另外,患者情绪紧张、烦躁不安、创伤疼痛等可使呼吸加快;低血容量、休克时颈动脉窦和主动脉弓压力感受器血流灌注不足,亦可反射性刺激呼吸中枢,引起通气过度。呼吸性碱中毒时细胞外 K^+ 向细胞内移动且肾排钾增多可有低钾血症;部分血浆 HCO_3^- 进入红细胞与 Cl^- 交换可致高氯血症;血钠正常或下降;且可由于 Cq 快速从细胞内渗出而使细胞内 pH 值迅速增高,糖酵解加强,消耗大量磷,故细胞外液磷进入细胞内而发生严重急性低磷血症。

【诊断】

1. 临床表现

患者常感口周及肢端麻木,有时可致肌肉震颤,严重者可致手足抽搐、周身抽搐,伴头晕头痛、烦躁不安、精神错乱、谵妄、晕厥、意识障碍等,胸闷,呼吸深快,间有叹息样呼吸。

2. 动脉血气分析

$pH > 7.45$ 或正常(完全代偿),$PaCO_2 < 35mmHg$,AB 正常或轻度降低,慢性呼吸性碱中毒时,$AB < 22mmol/L$,见于呼吸性碱中毒经肾脏代偿的反应。且 $AB < SB$,BE 负值增加。AB 同时反应代谢因素和呼吸因素的影响,SB 是准确反应代谢性酸碱平衡的指标,一般不受呼吸影响。

3. 慢性呼吸性碱中毒预期代偿

预期 $HCO_3^- = 24 - [PaCO_2$ 参考值-患者的 $PaCO_2]/2$ ($PaCO_2$ 参考值为 $40mmHg$)。若患者的 HCO_3^- 比预期的高,则同时存在代谢性碱中毒。若比预期的低,则同时存在代谢性酸中毒。代偿的限值为 12~20。所以低于 20 的应慎重判断。

4. 碱中毒代偿公式

预期 $PaCO_2 = PaCO_2$ 参考值 + $[(HCO_3^-$ 测定值 $-24) \times 0.6]$($PaCO_2$ 参考值规定为 $40mmHg$)。若患者的 $PaCO_2$ 低于预期值,提示同时有呼吸性碱中毒。若 $PaCO_2$ 高于预期值,提示同时有呼吸性酸中毒。代偿的限值为 $55mmHg$。高于 $55mmHg$ 的任何预期 $PaCO_2$ 均更改为 $55mmHg$。

5. 诊断要点

酸碱失衡的判断,首先要核实实验结果是否有误差,根据 pH、PCO_2、HCO_3^- 三个变量一定要符合 H-H 公式。将 pH、PCO_2、HCO_3^- 三个变量带入公式,如等式不成立,说明报告有误差,不必分析。临床上用 Henderson 公式判断,公式如下:$pH = 6.1 + \log HCO_3^-/PaCO_2 \times 0.0301$;$[H^+] = 24 \times PaCO_2/HCO_3^-$。pH 与 H^+ 的换算关系:pH 在 7.1~7.5 范围内,pH 每变动 0.01 单位,等于 H^+ 往反方向变化 $1mmol/L$。先将 pH 换算成 H^+,$pH = 7.40$ 时,$H^+ = 40mmol/L$。例:$pH = 7.40$,$HCO_3^- = 24mmol/L$,$PaCO_2 = 40mmHg$。pH7.40 即 $H^+ = 40mmol/L$,将数值代入 Henderson 公式:$H^+ = 24 \times PaCO_2/HCO_3^-$,$40 = 24 \times 40/24$。

【鉴别诊断】

需与代谢性碱中毒和混合性酸碱失衡相

鉴别，需结合患者临床表现、病史、血气分析综合判断。

【治疗和预防】

(1) 积极治疗原发病，纠正导致酸碱失衡的诱因，如高热者应适当降温，精神紧张者给予镇静等对症处理。

(2) 患者抽搐症状明显时可应用钙剂处理。

(3) 呼吸性碱中毒明显时可用塑料袋罩住口鼻重复呼吸。

(二) 代谢性酸中毒

【概述】

ARDS时严重的低氧血症致组织供氧不足，无氧代谢增加，乳酸等酸性产物增多，可引起代谢性酸中毒。另外，ARDS致功能性肾功能不全时肾小管排酸保碱功能降低，以及感染、休克等均可导致代谢性酸中毒。代谢性酸中毒时，HCO_3 降低使肾排 Cl^- 减少，可有高氯血症。

【诊断】

1. 临床表现

患者深慢呼吸，这种呼吸称之为Kussmaul呼吸。

2. 动脉血气分析

pH降低或正常，$PaCO_2$ 正常或降低(最低可至 10mmHg)，AB、SB、BB 下降，BE 负值增大。AG 可升高或正常。

3. 代谢性酸中毒代偿

Winter's 公式 $PaCO_2 = [1.5 \times HCO_3 + 8] \pm 2$，对代谢性酸中毒代偿性的评定：

如果 $PaCO_2$ 计算值＝实际 $PaCO_2$ 值，那么为代偿性代谢性酸中毒。

如果 $PaCO_2$ 计算值＞实际 $PaCO_2$ 值，那么存在代谢性酸中毒和呼吸性碱中毒。

如果 $PaCO_2$ 计算值＜实际 $PaCO_2$，那么存在代谢性酸中毒和呼吸性酸中毒。

【鉴别诊断】

需与呼吸性酸中毒及混合性酸碱失衡相鉴别。可行动脉血气分析明确诊断。

【治疗和预防】

(1) 预防诱因，治疗病因。

(2) 酸中毒严重者可输注 5% $NaHCO_3$ 溶液，按当 pH＜7.10 时，可先补 100ml，pH＜7.20 时，可暂观察，或补 5% $NaHCO_3$ 50ml，30~60 分钟后复查血气分析。也可按以下公式计算后补碱：HCO_3^- 需要量(mmol)＝[HCO_3^- 正常值(mmol)－HCO_3^- 测得值(mmol)]×体重(kg)×0.2 或 (正常 CO_2CP－测定 CO_2CP)×体重(kg)×0.2，临床上可先补给计算量的 1/2~1/3，再结合症状及血液化验结果，调整补碱量。在纠正酸中毒时大量 K^+ 转移至细胞内，引起低血钾，要随时注意纠治低钾。对于不同的碱性液体可按以下公式计算：

A. [正常 CO_2 结合力(50%)－测得之 CO_2 结合力]×0.5×体重(kg)＝mL (5%碳酸氢钠)

B. [正常 CO_2 结合力(50%)－测得之 CO_2 结合力]×0.3×体重(kg)＝mL (11.2%乳酸钠)

C. [正常 CO_2 结合力(50%)－测得之 CO_2 结合力]×0.6×体重(kg)＝mM (THAM)

注：THAM 系三羧甲基氨基甲烷，7.26%溶液，1.7ml 含 THAM 1mmol。

(3) 低钾血症时应及时补钾，钙降低明显时可补充 10%葡萄糖酸钙溶液。

（三）呼吸性酸中毒

【概述】

多出现在 ARDS 晚期，由于肺部广泛病变及呼吸肌疲劳衰竭，造成肺总通气量减少，CO_2 潴留，$PaCO_2$ 升高，可出现混合性酸中毒（代谢性酸中毒合并呼吸性酸中毒）。呼吸性酸中毒或合并代谢性酸中毒时，由于细胞内 K^+ 外移及肾小管排 K^+ 减少，可致高钾血症；血钠可正常或下降。在呼吸性酸中毒时细胞外 Cl^- 与红细胞内生成增多的 HCO_3^- 交换而可有低氯血症；但混合性酸中毒时，血氯则可正常。

【诊断】

1. 常见于多种呼吸系统疾病

如慢性阻塞性肺病、哮喘、呼吸机麻痹，以及异物堵塞等。

2. 动脉血气分析

示 pH 正常或小于 7.35，$PaCO_2$ > 45mmHg，AB 正常或升高，HCO_3^- 正常或轻度增加，BE 基本正常，血钾可升高。

3. 慢性呼吸性酸中毒预期代偿

预期 $HCO_3^- = 24 +$ [患者的 $PaCO_2 - PaCO_2$ 参考值]$/2.5$（$PaCO_2$ 参考值为 40mmHg）。若患者的 HCO_3^- 比预期的高，则同时存在代谢性碱中毒。若比预期的低，则同时存在代谢性酸中毒。代偿的限值为 45mmHg。所以高于 32mmHg 的任何预期 $PaCO_2$ 均更改为 45mmHg。

4. 急性呼吸性酸中毒预期代偿

预期 $HCO_3^- = 24 +$ [患者的 $PCO_2 - PCO_2$ 参考值]$/10$（$PaCO_2$ 参考值规定为 40mmHg）。若患者的 HCO_3^- 比预期的高，则同时存在代谢性碱中毒。若比预期的低，则同时存在代谢性酸中毒。代偿的限值为 32mmHg。所以高于 32 的任何预期 PCO_2 均更改为 32mmHg。

【鉴别诊断】

呼吸性酸中毒除了需要鉴别急性和慢性，以及在慢性呼吸性酸中毒基础上合并急性呼吸性酸中毒以外，还需要与代谢性酸碱平衡紊乱，以及合并代谢性酸中毒的混合性酸碱平衡紊乱相鉴别。一般通过血气检测结合病因分析，可明确诊断。

【治疗和预防】

1. 治疗原发病

积极抗感染治疗，可用支气管扩张剂或呼吸兴奋剂，必要时可用有创呼吸机辅助通气。调整呼吸机的潮气量及呼吸频率，保证足够的有效通气量。既可将潴留体内的 CO_2 迅速排出，又可纠正缺氧状态。一般将吸入氧气浓度调节在 0.4～0.5 之间，可供给足够 O_2，且较长时间吸入也不会发生氧中毒。当 pH<7.20 或合并代谢性酸中毒时可适量补充碱性药物，临床常用为 5% $NaHCO_3$ 溶液。

2. ARDS

晚期出现的呼吸性酸中毒多为慢性呼吸性酸中毒，$PaCO_2$ 降低的速度不宜过快，以免导致继发性代谢性碱中毒。

（四）代谢性碱中毒

【概述】

多在 ARDS 呼吸性碱中毒的基础上不适当使用碱性药物、利尿剂和肾上腺皮质激素后再造成医源性代谢性碱中毒；或严重创伤的 ARDS 患者，由于大量输血的同时输入大量作为抗凝剂的枸橼酸盐，后者在体内代谢后生成 HCO_3^-，使血浆 HCO_3^- 水平显著升高,引起代谢性碱中毒。呼吸性碱中毒合并代谢性碱中毒时有低钾血症;血氯和血钠可正常或下降。

【诊断】

1. 临床表现

呼吸浅而慢,肌肉抽搐,反射机能亢进。

2. 动脉血气分析

pH 增高或正常,HCO_3^- 升高,BE 正值增大,$PaCO_2$ 正常或升高,AG 升高,血 K^+、Cl^- 降低。

【鉴别诊断】

通过血气分析,代谢性碱中毒与其他类型的单纯性酸碱平衡紊乱鉴别不难,但对混合型酸碱平衡紊乱,如代谢性碱中毒合并代谢性酸中毒,代谢性碱中毒合并呼吸性碱中毒,代谢性碱中毒合并呼吸性酸中毒,必须注意鉴别。

【治疗和预防】

(1)临床应重视代谢性碱中毒的危害,尽早预防,已发生者应及时治疗。碱中毒常伴有低钾血症,应注意补钾,宜给氯化钾,积极治疗原发病。

(2)重症碱中毒需静滴酸性药物,如氯化铵、盐酸精氨酸、氨基酸、乙酰唑胺等,严重肝病患者禁止使用氯化铵,盐酸精氨酸等药物。

(3)轻症碱中毒适当补液即可。

(五)三重性酸碱平衡失调

【概述】

ARDS 患者晚期可出现呼吸性碱中毒合并代谢性碱中毒和代谢性酸中毒,也可出现呼吸性酸中毒合并代谢性碱中毒和代谢性酸中毒。ARDS 患者严重低氧血症刺激呼吸中枢致呼吸性碱中毒;在此基础上使用利尿剂、肾上腺皮质激素后引起代谢性碱中毒;严重缺氧、肾功能不全、休克等可并发代谢性酸中毒。此时的电解质失调多为低钾血症,血氯可正常或升高,血钠正常或下降。

ARDS 晚期通气量减少,CO_2 潴留时则出现呼吸性酸中毒,亦可合并代谢性碱中毒和代谢性酸中毒。此时的电解质失调表现为血钾正常或升高,血氯和血钠正常或下降。

【诊断与鉴别诊断】

(1)动脉血气分析示呼吸性碱中毒合并代谢性碱中毒和代谢性酸中毒时,pH 正常、升高或降低,但 HCO_3^- 正常或降低,AG 明显增高,血钾降低,正常或升高。

(2)呼吸性酸中毒合并代谢性碱中毒和代谢性酸中毒时,pH 和 HCO_3^- 正常、升高或降低,$PaCO_2$ 升高,AG 升高,血钾正常或下降,血氯升高。

【治疗和预防】

(1)积极治疗原发病,改善通气,提高氧合,必要时可行有创呼吸机辅助通气。

(2)根据患者的临床表现及动脉血气分析的结果,适时纠正酸碱失衡及电解质紊乱。

(六)肺纤维化

【概述】

ARDS 幸存者,经常会遗留显著的肺功能损害和运动能力下降,这种后遗症的发生主要是由于肺纤维化所致,而最近有研究发现,与 ARDS 死亡率密切相关的一个因素就是肺纤维化的程度。因此,对于 ARDS 患者肺纤维化的研究受到了极大的关注。

【病因】

1. ARDS 肺纤维增生发生的时间

ARDS 的病理过程通常被分为三个阶段，即急性渗出期(1～7天)、纤维增生期(7～21天)、纤维化期(21天以上)。以往认为纤维增生发生于肺损伤1周或1周后，但后来有证据表明，在肺损伤后的最初24小时内 ARDS 患者的血清及支气管肺泡灌洗(BALF)中即有纤维增生的标志物出现。

2. ARDS 肺纤维化发生的机制

(1) 上皮细胞再生障碍：肺泡上皮细胞是 ALI/ARDS 时受损的靶细胞之一，如果损伤的肺泡上皮不能及时恢复为完整的肺泡上皮，就易于发展为间质和肺泡纤维化。如果肺泡上皮损伤太重、引起肺泡上皮死亡的因素持续存在或各种生长因子的分泌不足以使损伤上皮得以恢复，就会使上皮下黏性基膜持续暴露而受到损害。

(2) 纤维蛋白代谢异常：ALI/ARDS 的一个特征就是血管外纤维蛋白沉积，多沉积在肺泡隔。在博莱霉素诱导的 ALI 中，纤维蛋白沉积发生在渗出性肺泡炎的最初阶段，并且持续存在，最后导致肺泡及间质纤维化发生。

(3) 成纤维细胞增生及表型的改变：有研究发现，ARDS 发生24小时内的 BALF 在体外可刺激成纤维细胞增生，还可以刺激 III 型前胶原产生，表明在肺损伤24小时内的 BALF 中刺激成纤维细胞增生的介质确实存在。

(4) ARDS 患者成纤维细胞增生型的表型：是增加的，能够在限制正常细胞生长的环境下生长。它们还通过细胞表面蛋白补体受体 44(CD_{44}) 的增加使其具有较强的侵袭潜力，有助于细胞迁移。这些表型的改变能够增强成纤维细胞侵入肺泡腔的能力并且可促进非正常胶原沉积及后来肺泡腔闭塞、肺泡管纤维化、间质增厚等所有 ARDS 纤维增生期的特征。

(5) 凝血反应增强和纤溶活性减弱：这是纤维蛋白代谢异常的重要原因。ALI/ARDS 最早发生的是微血管通透性增高，内皮细胞功能障碍，使得血浆及其中的凝血物质进入损伤处的组织实质。急性炎症介质刺激血管外和内皮细胞表面的组织因子(TF)表达增加，TF 与激活的 VII 因子形成复合物启动外源性凝血，凝血活性增强导致纤维蛋白形成。

(6) 血管生成反应增强：ARDS 的纤维增生与肺泡内肉芽组织形成密切相关。虽然肉芽组织形成对上皮和内皮损伤后的修复来说是基本和必需的，但是肉芽组织的积聚会对肺脏结构和功能造成损害，从而导致气体交换障碍。

(7) 胰岛素样生长因子-1(IGF-1)的促纤维化作用：IGF-1 是众多生长因子之一，其促纤维化作用日益受到重视。IGF-1 是一种70个氨基酸，7.6ku，单链非糖基化多肽，结构与胰岛素相似。它有非常广泛的功能，包括刺激细胞分裂、分化、迁移、生长、抑制凋亡和调节基因转录。IGF-1 是一种进展性生长因子，它能够刺激细胞进入 G_1 期，促进细胞增生。更为重要的是它是一种强人的生存因子，可以抑制多种细胞凋亡。

3. 炎症反应对纤维化的影响

(1) Th1 型、Th2 型细胞因子反应平衡失调：Th1 型细胞因子(IFN-γ, IL-2, IL-12, IL-18, TNF-α)与 Th2 型细胞因子(IL-4, IL-5, IL-10, IL-13, MCP-1)均参与了 ALI 及由此激发的炎症反应的修复过程。体内外研究表明，当细胞因子的平衡以2型细胞因子反应占优势时，就会发生纤维化。在博莱霉素致小鼠肺损伤模型中，虽然 Th1 型、Th2 型细胞因子表达均增加，但 Th2 型细胞因子的增加更明显。

（2）凝血、纤溶反应与炎症的关系：细胞因子是联系炎症与支气管肺泡凝血和纤溶变化的重要纽带。白介素-6(IL-6)在凝血激活中有关键作用；TNF-α 在纤溶活性的增强与其随后的降低中起了重要作用。肺泡巨噬细胞可能是肺中促炎症细胞因子的主要来源细胞。肺泡巨噬细胞是由核因子-κB(NF-κB)激活，NF-κB 也可直接刺激 TF 表达，从而促进凝血反应。

（3）MMPs 及其抑制物(TIMP)的作用：肺血-气屏障受损是 ARDS 病理生理的重要特征，也是促进肺纤维化形成的主要因素。基膜是在肺泡上皮和血管内皮下的一种特殊的细胞外基质(ECM)，是血-气屏障的支持结构，其主要成分是Ⅳ型胶原，还有弹性蛋白和糖蛋白（包括纤连蛋白和巢蛋白）等。基膜的损伤主要与 MMPs 的激活有关。

（4）纤维增生与预后：ARDS 早期的特点是氧合和通气能力下降，与 ARDS 死亡率密切相关的一个因素是肺纤维化程度。有学者发现开胸肺活检没有纤维化的患者生存率是有纤维化患者的两倍多。在外伤所致 ARDS 中，生存率的差别更明显。BALF 中胶原合成的生化标志物与 ARDS 的死亡率也有关联。3 项研究显示 BALF 或肺水肿液中Ⅲ型前胶原肽(PⅢP)浓度增高的患者的死亡率增高。

【诊断】

1. 临床表现

以进行性加重的呼吸困难为主要表现，患者原发病为 ARDS，主要表现也为呼吸困难，所以早期较难发现肺纤维化。

2. 影像学检查

胸片可能基本正常，中后期可出现两肺中下野弥散性网状或结节状阴影，偶见胸膜腔积液、增厚或钙化。胸部 HRCT 表现为双肺网状改变，晚期出现蜂窝肺，可伴有极少量磨玻璃影。

3. 肺功能

表现异常，包括限制性通气功能障碍(VC 减少，而 FVE_1/FVC 正常或增加)和(或)气体交换障碍[静态/运动时 $P(A-a)O_2$ 增加或，DL_{CO} 降低]。动脉血气分析示低氧血症。

4. 经支气管肺活检(TBLB)或 BALF 检查

不支持其他疾病的诊断，肺活检可助确诊。

5. 实验室检查

示血乳酸脱氢酶增高，类风湿因子、抗核抗体和丙种球蛋白可增高。

【鉴别诊断】

1. ALP

原因不明，起病急剧，临床表现为咳嗽、严重呼吸困难，继之很快进入呼吸衰竭。多数病例发病前有"感冒"样症状，半数以上患者有发热。肺部影像学检查表现为双侧弥漫性网状、细结节及磨玻璃样阴影。急骤进展可融合成斑片乃至实变影。

2. NSIP

可发生于任何年龄，男性多于女性，主要临床表现为咳嗽、气短，少数患者有发热。本病影像学上表现为双侧间质性浸润影，双肺斑片磨玻璃阴影是本病 CT 特征性所见。病理改变为肺泡壁明显增厚，呈不同程度的炎症和纤维化，病变时相一致，但缺乏 UIP、DIP 或 AIP 的特异性改变。肺泡结构破坏较轻，肺泡间隔内由淋巴细胞和浆细胞混合构成的慢性炎症细胞浸润是 NSIP 的特点。

【治疗和预防】

1. 糖皮质激素

糖皮质激素是传统的治疗肺纤维化的主要药物,泼尼松为首选药物。糖皮质激素可以抑制炎症反应和免疫过程,减轻肺泡炎症,从而延缓肺纤维化的进程。对于处在肺泡炎阶段的患者疗效显著。对于已经处于肺纤维化阶段的患者,应用糖皮质激素效果不明显,其作用是短暂的,可能与其病理改变以纤维化为主,而非炎症反应有关。一般主张其用量为 0.5mg/(kg·d),持续 2~3 个月,根据患者临床表现及影像学、肺功能检查等指标,再逐步减量,每次减 5mg/d,维持 2~3 个月,直至减到 5~7.5mg/d 为最后维持量或 10~15mg/次,隔日一次。

2. 免疫抑制剂

肺间质纤维化的形成中有免疫反应参加,因此,免疫抑制剂在治疗肺纤维化中应用广泛。研究和应用较多的免疫抑制剂有环磷酰胺、环孢菌素 A、干扰素等。环磷酰胺通常从 25~50mg/d 开始,每 7~14 天增加 25mg,直到最大剂量不超过 100mg/d,或与低剂量泼尼松联合应用。环孢菌素 A 其疗效为暂时性,且价格较高,不良反应大,已很少使用。干扰素可抑制成纤维细胞增殖、胶原合成,联合低剂量泼尼松可改善肺通气功能。

3. 抗氧化剂

氧自由基在肺纤维化发病中起重要作用,因此,抗氧化剂是治疗肺纤维化的途径之一。研究较多的抗氧化剂有 N-乙酰-L-半胱氨酸(NAC)、锌、维生素、超氧化物歧化酶(SOD)等。

4. 影响胶原合成和纤维化的药物

秋水仙碱被认为是抗纤维化的有效药物之一。其作用机制主要是抑制纤维母细胞的增殖,胶原合成减少,具有明显的抗炎抗纤维化作用。在结节病或肺纤维化患者培养的肺泡巨噬细胞中,可抑制巨噬细胞源性的生长因子和纤维素的释放,其效果与激素相似,并发现用秋水仙碱和泼尼松联合治疗与单用泼尼松治疗肺纤维化病人相比,患者生存率无区别,而副作用较轻。因此,口服秋水仙碱 0.6mg,每日 1 次或 2 次,可作为肺纤维化的第一线治疗或对激素抵抗的患者,可单用或与免疫抑制剂合用。

5. 细胞因子拮抗剂

多种细胞因子参与肺纤维化的形成,这些细胞因子形成一个复杂而多变的网络,它们之间及其与炎症细胞、肺组织细胞之间相互作用,发生一系列复杂的反应,加重肺组织炎症,刺激纤维母细胞的分裂增殖,促进细胞外基质的产生和沉积,进而促使肺纤维化的形成。细胞因子在肺纤维化发病机制中的作用十分复杂,与肺纤维化有关的细胞因子包括转化生长因子、肿瘤坏死因子、血小板衍生生长因子、胰岛素样生长因子、白细胞介素等。这些细胞因子的功能相互重叠,因此,使用细胞因子拮抗剂治疗肺纤维化需要同时阻断多种细胞因子或抑制疾病过程中不同阶段的某种细胞因子活性。

6. 抑制上皮细胞损伤或参与损伤后修复的因子

这类药物主要有卡托普利、角质化细胞生长因子、N-乙酰半胱氨酸。动物实验显示卡托普利可显著减少肺泡隔及支气管周围的胶原沉积,抑制肺泡上皮细胞凋亡及纤维性增殖,并且卡托普利能阻断由 Fas 介导的人肺泡上皮细胞凋亡。

7. 肺移植

肺移植可以作为肺纤维化终末阶段即蜂窝肺阶段的一种治疗方法,但肺移植的 5 年成活率 50%~60%。无论如何治疗肺纤维化必须争取在疾病早期,对于终末期患者来说,肺移植是唯一可行的办法,但供体、免疫排斥反应等诸多问题也十分棘手。

(七) 机械通气气压伤和容积伤

【概述】

动物和临床实验证实高压力和高容积造成肺泡过伸可以造成并加重肺损伤。给健康动物行高气道压或高潮气量的机械通气,可使肺组织过张,出现类似于 ALI/ARDS 的病理改变。

研究表明 ARDS 患者的肺部病理是由正常、肺不张和肺实变三种肺组织组成的不均匀的肺损伤。可进行气体交换的肺容积明显减少,约为正常肺容积的 20%～30%。因而 ARDS 患者的肺实质上是小肺,这样即使以中等潮气量 10～12ml/kg 通气,对于健存的可通气肺单位则相当于以 40～48ml/kg 的潮气量通气,造成肺泡过伸损伤。

【诊断】

气压伤和容积伤表现形式多样,常见的包括气胸、纵隔气肿、皮下气肿、心包积气,而肺间质气肿、气囊肿、肺间质内间质性空洞、系统性气栓塞比较少见,有待进一步认识。

1. 临床表现

突然出现烦躁和呼吸窘迫,人机对抗等不适;突然或进行性的气道峰压和平台压增高;出现低血压或心血管功能衰竭等。

2. 影像学表现

早于临床表现出现,拍胸片示一侧肺容积增大,或一侧肺或部分肺透亮度增加,出现深沟征(膈肌或肋膈角下移)。早期胸部 CT 比胸片敏感性高。

【鉴别诊断】

需与呼吸机萎陷伤和生物伤相鉴别。患者影像学表现可明确诊断。

【治疗和预防】

(1) 正确设置机械通气的各项参数,肺保护性通气策略。设置 PEEP,为了避免吸气末肺容积过高,就必须对潮气量进行限制,使吸气末肺容积和压力不超过某一水平,以减少容积伤和气压伤。以往呼吸机潮气量的设置为大于 10～15ml/kg,肺保护性通气将潮气量设为 6～8ml/kg,或尽量使平台压不超过 30～35cmH$_2$O。

(2) 如发生气胸,应尽早排气,减少对肺组织的影响。

(八) 机械通气萎陷伤

【概述】

VALI 的机制还和萎陷区域反复开放和闭合造成的剪切力有关。相邻的肺泡和终末细支气管有共同的壁,作用到一个肺单位的力传导到周围的肺单位,以维持肺泡形态。肺均匀膨胀时,所有的肺单位有相似的经肺泡压力,但当 ALI/ARDS 时,肺病理的不均匀性导致肺不均匀地膨胀。萎陷肺单位周围的肺单位受牵引力作用过度扩张,并在过伸和萎陷肺泡之间产生损伤。对死于 ARDS 的患者尸检可以发现在不张肺区周围有许多扩张的假囊,间接说明这种力在 VALI 发生中的重要性。动物和临床实验证实采用减少肺泡反复扩张和萎陷的方法如选择适宜的呼气末正压(positive end expiratory pressure, PEEP),或用高频震荡通气可以减少损伤程度。此外,还有研究显示,机械通气还影响内源性以及外源性表面活性物质的功能,导致远端气道和肺泡易塌陷,从而加重肺损伤。

【诊断】

使用机械通气时,患者肺部因内源性及外源性表面活性物质功能受损,导致肺泡易塌陷,从而形成肺损伤。

1. 临床表现

患者呼吸困难加重,口唇发绀,缺氧严重可出现神经精神症状,如烦躁、焦虑不安、意识模糊等。

2. 实验室检查

动脉血气分析示严重低氧血症,予有创呼吸机通气改善不明显。

3. 影像学检查

肺部呈大片高密度影。

【鉴别诊断】

需与呼吸机导致的气压伤和容积伤相鉴别,胸部 X 线片及胸部 CT 可助鉴别。

【治疗和预防】

肺保护性通气策略,应使更多肺泡维持在开放状态(维持一定呼气末肺容积水平),以减少肺萎陷伤,其实质是呼气末正压(PEEP)的调节。

PEEP 不仅具有肯定的改善肺气体交换功能作用,而且还是重要的保护性肺通气技术。ARDS 患者存在广泛的肺萎陷及肺水肿等病理改变,同时正压通气的机械牵拉作用所产生的"剪切力"在机械通气的容积损伤中也具有重要作用,因而有效地降低剪切力便成为防止呼吸机性肺损伤的重要措施。PEEP 可保持肺在呼气末的开放,使肺泡在较高的功能残气位开始扩张,从而避免损伤的肺在吸气与呼气间大幅度地张缩,极大地减小因剪切力造成的肺损伤。

PEEP 的设置无固定数值。在实际应用时,应选择最佳的 PEEP。可通过血气分析及呼吸机显示的流速-时间曲线、容量-时间曲线及静态压力-容量曲线等调节。大多数病人可按经验给予 $6\sim8cm\ H_2O$,一般不超过 $15cm\ H_2O$。一般从低水平 $2\sim3cm\ H_2O$ 开始,逐渐上调,待病情好转,再逐渐下调,减少 PEEP,每次 $2\sim4cm\ H_2O$,间隔 1~6 小时。

(九)机械通气生物伤

【概述】

机械通气造成的肺部炎症介质的释放,引起肺和系统的炎症反应称为生物伤。

肺泡离体和在体动物实验以及临床观察均证实,损伤性机械通气明显升高,支气管肺泡灌洗液(bronchial alveolar lavage fluid, BALF)中炎症介质的浓度,且其水平的持续升高与不良预后相关。应用选择性白介素-1(IL-1)受体阻断剂和抗肿瘤坏死因子-α(TNF-α)受体抗体的方法阻断炎症介质而使肺损伤减轻也间接证明炎症介质在 VALI 中的作用。

【病因】

通常认为炎症介质来自肺泡巨噬细胞,多形核白细胞(polymorphism nuclear leukocyte,PMN)等炎症细胞。机械通气时,通过机械转导作用,将作用到细胞膜/受体的力转导到细胞内,产生细胞内和细胞间信号传导的改变,调节基因表达,使炎症介质和细胞因子等的表达和释放发生相应的改变。多数学者认为损伤性机械通气可以引起肺炎症细胞聚集,炎症介质(尤其 TNF-α,IL-6,IL-1R 等)释放,加重肺损伤。然而一些不同的实验结果使这种观点不能广为接受。

(1)机械通气和全身炎症反应:机械通气可以通过影响系统炎症细胞、炎症介质、细菌异位和血流分布等引起全身炎症反应。

(2) 机械通气对于系统炎症细胞的影响：肺的解剖生理特征决定其可能影响远隔部位的功能。肺是全身唯一接受心脏全部射血的器官，拥有丰富的毛细血管床和内皮系统，机械通气可以通过影响肺内炎症细胞聚集活化而对肺及系统产生损害。

(3) 机械通气和循环炎症介质：多数学者认为损伤性机械通气可以造成肺部产生炎症介质，加重肺损伤，并促使这些炎症介质外溢至循环系统，造成系统性炎症反应综合征（systemic inflammatory response syndrome, SIRS），损害远隔器官的功能，进而造成MODS。

机械通气可能通过造成炎症和抗炎反应失衡引起机体免疫失衡而促使MODS的发生，无肺损伤的婴儿采用Vt10ml/kg，PEEP 4cmH$_2$O机械通气2小时，周围血淋巴细胞产生干扰素-α（IFN-α）的能力下降，经脂多糖（lipopolysaccharide，LPS）刺激的单核细胞产生IL-6和TNF减少，自然杀伤细胞活性也降低。

(4) 机械通气和细菌异位：机械通气还可以通过使细菌及其产物易位进入循环而引起系统的炎症反应。这种类似于肠道菌群异位的作用与SIRS及MODS的关系应该同样重要。

此外，机械通气还可以通过影响心输出量，氧合及远隔器官的血流分布等对系统产生影响。

(5) 机械通气引起MODS：循环中炎症介质在多器官衰竭（multiple organf filure, MOF）和休克的病生机制中起重要作用，所以在一定程度上，机械通气造成的炎症介质从肺进入循环可能引发或促进系统炎症反应，导致MOF。动物实验和临床观察显示损伤性机械通气，肺和系统炎症介质水平升高，与不良预后及MOF评分相关，也可以间接说明机械通气和MODS的关系。采用损伤性通气可造成肺细菌和内毒素异位，血内毒素水平和预后相关，这也提示机械通气和MODS的相关性。

【诊断与鉴别诊断】

对机械通气患者应警惕生物伤的发生，目前并无特异性诊断与鉴别诊断方法。

【治疗和预防】

重在预防。主要是针对病情的严重程度选用合适的通气模式与参数。

(十) 呼吸机相关性肺炎

【概述】

呼吸机相关性肺炎（ventilator-associated pneumonia, VAP）是指气管插管或切开，使用机械通气48小时后发生的肺炎，是机械通气患者常见并发症，发病率在9%~68%，死亡率在30%~70%，治疗困难。

【病因】

1. 气管插管、再次插管和气管切开

(1) 气管插管：是VAP最主要的易患因素之一，可能与气管插管后细菌定植、生物被膜（BF）形成及误吸增加相关。气管插管操作损伤黏膜上皮，黏膜纤毛运动功能下降，上呼吸道防御功能降低，病原菌易于侵入。机械通气时气管导管内气体、液体流动，易使含有大量细菌的BF碎片脱落进入下呼吸道而引发VAP。气管导管内细菌BF形成与插管时间密切相关，而导管内细菌BF的存在可能与VAP病原体有一定相关性。另外，气管导管也可能增加误吸。

机械通气患者声门下区域分泌物积聚在

导管气囊以上,此区域形成"黏液湖"。气管导管气囊通常认为可阻挡口咽部分泌物进入下呼吸道,但仍有分泌物流入下呼吸道。故"黏液湖"为细菌储存库,也是机械通气 VAP 高发的原因之一。

(2)再插管:也是 VAP 发生的危险因素之一。可能由于气管插管数日后声门功能障碍或意识障碍,再插管时咽部定植菌吸入到下呼吸道的几率增加,或由于直接吸入胃内容物(尤其是气管导管拔出后仍保留胃管的患者)。再插管是 VAP 的独立危险因素之一。

(3)气管切开:对预防 VAP 的作用仍有争议。Sugerman 等前瞻性多中心研究 112 例需要长期机械通气患者,发现 53 例早期气管切开患者与 59 例气管插管患者相比较,机械通气 14 天后 ICU 留置时间、肺炎发生率及死亡率无统计学差异。但 Brook 等认为早期气管切开可降低 VAP 发生率。

2. 呼吸机设备

呼吸机设备本身可能是 VAP 细菌感染源之一。呼吸机通气管路中细菌定植率高,常有冷凝液形成。冷凝液形成的速率与吸气时气体温度和周围环境温度差值相关,可达 20～40ml/h。冷凝液是一个极好的细菌库,病原菌易在此寄生繁殖,其浓度可达 105cfu/ml。冷凝液反流到湿化罐可使湿化的含菌气溶胶吸入下呼吸道,或患者转动体位时含菌的冷凝液直接流入下呼吸道而引起 VAP,热湿交换器(heat-moisture exchanges,HMEs)代替常规的加热湿化器(heat humidifying system,HHS)可降低 VAP 发生率。

3. 抗生素

抗生素应用有可能降低 VAP 的发生率,但是另有多项研究则表明机械通气患者应用抗生素增加院内肺炎发生率。选择性消化道脱污染(SDD)是应用胃肠道不吸收的抗生素清除口咽部和消化道中致病菌以达到预防 VAP 的目的,对其疗效及可能引起耐药菌株仍存在争议。

4. 预防应激性溃疡

机械通气患者常常应用改变胃液 pH 值的药物来预防应激溃疡,胃液 pH 值升高时常常伴随胃液中细菌数量的增加,应用升高胃液 pH 值药物与医院获得性肺炎密切相关。对预防应激性溃疡的各种方法(硫糖铝、制酸剂、质子泵抑制剂)对 VAP 发生率影响的随机对照临床实验进行 Meta 分析,应用硫糖铝预防应激性溃疡可降低呼吸道感染发生率。

【诊断】

1. 临床表现

呼吸道分泌物增多并出现脓性改变,新出现的肺部浸润,热型改变,体温高于 38.3℃,无其他原因解释的临床变化,如心肌梗死、肺栓塞等。

2. 实验室检查

动脉血气分析示动脉氧分压下降,氧饱和度降低。外周血白细胞计数增高,WBC>10～12×10^9/L。

3. 影像学表现

胸片必须在建立机械通气至少 48 小时后发生新的浸润影,并至少具备下列表现之一:肺炎的组织学证据、血或胸水培养阳性并与气管内吸引发现的致病原一致、新的发热和白细胞增高、脓性气管吸引物。

4. PSB、BAL 或 PBAL 定量细菌培养

阳性,即 PSB≥10^3 cfu/ml,BAL 或 PBA≥10^4 cfu/ml。血培养与下气道分泌物细菌培养为同一致病菌,并排除其他部位感染;胸水培养阳性,且与下气道分泌物细菌培养为同一致病菌。

【鉴别诊断】

1. 引起发热的其他部位感染

导管相关性感染、鼻窦炎、泌尿系感染、腹膜炎、伤口感染、腹腔内脓肿及原发性菌血症等。

2. 引起发热的非感染因素

无菌性坏死物质的吸收（药物热、血清病等）、抗原-抗体反应、内分泌与代谢疾病等。

3. 引起胸片异常的其他原因

肺炎、肺不张、充血性心力衰竭、ARDS、肺栓塞、肺纤维化等。除肺炎外，肺不张和充血性心力衰竭是导致肺部浸润影的最常见原因。

【治疗和预防】

(1) 抗生素的选用是治疗的关键，包括经验性使用抗生素和病原学确定后根据药敏调整抗生素。

(2) 适当补液，维持水、电解质和酸碱平衡。补液有利于排痰和减少并发症。平喘和祛痰药物一般有利于解除支气管痉挛和痰液的稀释排出，但强效镇咳剂应禁用。

(3) 胸部理疗：翻身，拍背，振动或气管吸引，帮助痰液排出。鼓励和训练进行有效咳嗽。若情况允许应行体位引流。

(4) 避免交叉感染：包括患者和患者及医务人员和患者之间，训练和教育病人及家属无菌观念、隔离措施，注意彻底洗手或带无菌手套。

(5) 气管插管和气管切开操作时尽量避免气道损伤。

(6) 管理呼吸机及气管插管，避免医疗器械污染，严格无菌操作。经常吸出声门下滞留分泌物，避免反复拔出和插入气管内插管，无禁忌证时尽量取头高位或半卧位。

(7) 胃肠道营养支持及合理应用。

（十一）其他并发症

【概述】

由于氧供不足，ARDS 患者可于起病后不久，数天或数周后病情未得缓解时出现其他器官的并发症。缺氧时间过长可引起严重的并发症，如肾功能衰竭、消化道出血、神经系统受损等。

【诊断与鉴别诊断】

1. 肾功能衰竭

患者血肌酐持续性升高，血肌酐绝对值每日平均增加 $44.2\mu mol/L$ 或 $88.4\mu mol/L$；或在 24～72 小时血肌酐值相对增加 25%～100%。

2. 胃肠功能衰竭

患者腹胀，胃肠蠕动减弱或消失，应激性溃疡，24 小时出血超过 800ml 或穿孔，或出现坏死性肠炎，急性胰腺炎，自发性胆囊炎穿孔等。患者可出现黄疸，且转氨酶升高，甚至出现肝性脑病。

3. 中枢神经系统功能衰竭

患者初起表现为精神恍惚，后逐步发展为易激惹，反应迟钝，甚至昏迷。

【治疗和预防】

(1) 纠正缺氧，保障各重要器官组织的基本氧供，尽可能向组织多输送氧。

(2) 平衡电解质和纠正酸碱失衡。

(3) 降低氧耗。

(4) 严密监测各重要器官功能，发现问题及早处理。

第四节 呼吸肌疲劳并发症

一、呼吸肌疲劳

【概述】

呼吸肌疲劳或呼吸肌功能障碍在慢性肺病和 ICU 住院患者中十分常见。长期以来，呼吸肌疲劳或衰竭问题没有受到重视。及时发现和治疗呼吸肌疲劳可纠正呼吸力学异常、减少呼吸功、改善氧合、缩短机械通气的时间。因此，近年来对危重病患者呼吸肌功能的评价已成为重症监护的重要内容之一。

【病因病机】

1. 发病原因

大多数患者的呼吸肌疲劳是由疾病本身造成的，现已发现脓毒血症(sepsis)、多器官功能衰竭、机械通气、高碳酸血症(酸中毒)及多种药物都能引起神经肌肉功能的异常，并成为上述疾病病理生理过程。总之，呼吸肌疲劳和无力在危重病和 COPD 等慢性病中十分常见，除疾病本身的作用外，多种药物如糖皮质激素、肌松剂、氨基糖苷类抗生素等都可诱发或加重呼吸肌疲劳。呼吸机应用不当也可造成膈肌功能障碍。各种检查呼吸肌疲劳的方法特异性及准确性都较差且难以常规临床应用。重视临床体检可及时发现呼吸肌疲劳的存在。

2. 发病机制

呼吸肌的主要功能是完成呼吸运动，其次参与咳嗽、排痰、呕吐等过程。其中膈肌作用最为重要，约担负整个呼吸功能的 3%～90%，潮气量的 2/3 由膈肌收缩产生。当每分通气量增大或存在膈肌疲劳时辅助呼吸肌参与收缩。在平静呼吸时呼气肌不参与收缩，但在呼吸功能增大时，肋间内肌和腹肌等呼气肌收缩，将膈肌向胸腔内挤压，使膈肌纤维处于最佳的初长张力位。

(1) COPD 患者：目前认为骨骼肌(包括呼吸肌)功能障碍与 COPD 患者运动耐力下降有直接关系。功能改变表现为肌肉力量降低、耐力下降、最大运动时局部氧摄取和氧运输明显受限等。导致上述结构和功能改变的主要原因有以下三点：

①长期低氧血症、高碳酸血症、感染和慢性营养不良；

②同时伴有电解质紊乱(低钾、低磷、低镁)、心力衰竭、肌肉失用性萎缩；

③糖皮质激素诱发的急性和慢性肌病。在严重气道阻塞的 COPD 患者，由于肺的过度充气，使呼吸系统的力学特征均发生显著变化，膈肌处于明显不利的收缩初长位置，收缩效率明显降低，加之上述各种因素的影响极易导致膈肌疲劳和功能衰竭。

(2) 脓毒症(sepsis)：脓毒症患者的特点为系统血流量正常或增加、组织摄氧能力降低、局部血流灌注降低和组织低氧血症。对呼吸肌而言，脓毒症和休克时总的血流灌注是增加的，但局部微血管灌注障碍和呼吸功增加仍可造成呼吸肌缺氧和呼吸肌功能障碍。

(3) 机械通气对呼吸肌的影响：机械通气对呼吸肌功能的影响具有两面性。一方面替代或辅助呼吸肌做功使疲劳的呼吸肌得到休息，另一方面导致呼吸肌失用性萎缩，使呼吸肌的力量和耐力均降低，产生呼吸机依赖。

虽然呼吸肌有不同于普通骨骼肌的独特特征，但在长期控制性机械通气时也可发现膈肌肌电图的活动降低、跨膈压下降及呼吸肌耐力降低。机械通气时是否发生呼吸肌萎缩的另一个主要决定因素是肌肉纤维的长度，如果肌肉纤维的长度长期固定在其正常长度之下，则很容易产生疲劳；而超过其基础长度时就可避免肌萎缩的发生。

(4)撤机过程中的呼吸肌功能：对进行过一段时间机械通气的患者来说，呼吸肌功能是决定能否撤机的关键因素之一。临床上撤机困难的患者多数都存在呼吸肌疲劳，提示这些患者呼吸频率的增快和 $PaCO_2$ 增高与膈肌疲劳有关，呼吸肌疲劳是撤机失败的常见原因。

(5)危重病患者多发性神经病变：脓毒症、多脏器功能衰竭(MOF)患者可发生以感觉-运动神经损害为主的多神经病变，目前被称为危重病多神经病变。在 ICU 中约 70% 以上的患者发生程度不同的多神经病变。危重病多神经病变的主要临床表现为肢体末端肌力减弱伴有萎缩、感觉功能异常、深反射减弱或消失、颅神经功能正常。危重病多神经病变具有自限性，经过一段时间后可完全恢复，但肌电图可遗有异常。现在认为这种继发的多神经肌肉病变是引起撤机困难和延长 ICU 住院时间的重要因素之一，62% 的患者撤机困难与之有关。

(6)药物对呼吸肌功能的影响

①皮质激素：大剂量或长期应用糖皮质激素可造成多种副作用，其中包括肌病。激素诱发肌病的病理基础可能与快收缩纤维（Ⅰ型）蛋白合成减少、分解代谢增强导致该类型肌肉纤维萎缩有关。目前，尽管皮质激素诱发肌病的确切机制尚不十分清楚，但快收缩纤维的萎缩必然导致肌肉最大收缩能力下降，当呼吸功增加时膈肌很容易发生疲劳。如果同时应用肌松剂或患者同时伴有组织血液灌注不良等情况可进一步恶化呼吸肌功能。

②神经肌肉阻断剂：机械通气时应用神经肌肉阻断剂(NBA)的目的是帮助机械通气的顺利实施，改善人-机协调性，减少氧耗量、在颅内高压患者避免颅内压波动等。近20年来，由于强效镇静剂的出现、呼吸机性能的改善和对 NBA 药理特性认识的深入，特别是发现 NBA 能引起肌肉松弛作用延迟和肌病，对肌松剂的应用有逐渐减少的趋势。

NBA 对肌肉的直接毒性作用尚不十分清楚，但它可增强已经存在的肌肉功能异常，增加肌肉毒性药物或药物代谢产物的作用，使肌松作用持续延长并可引起急性肌病。同时应用某些药物可延长和增强 NBA 的作用。

【诊断与鉴别诊断】

1. 最大吸气压(MIP)

MIP 是指在残气位(RV)或功能残气位(FRC)，气道阻断时，用最大努力吸气能产生的最大吸气口腔压。MIP 测定的主要临床意义如下。

(1)在神经肌肉疾病时对吸气肌的功能作出评价，为疾病的诊断和严重程度的判断提供参考，当 MIP 低于正常预计值的 30% 时，易出现呼吸衰竭。

(2)评价肺部疾病(COPD)、胸廓畸形及药物中毒时患者的呼吸肌功能。

(3)用于预测撤机，一般认为 MIP<−30cm H_2O 时撤机成功的可能性大。但用 MIP 预测撤机时假阴性率很高，主要原因是测量时患者不能很好的配合。

2. 最大呼气压(MEP)

MEP 是指在肺总量(TLC)位，气道阻断后，用最大努力呼气所能产生的最大口腔呼气压力。它们是反映全部呼吸肌力量的指标，不能完全代表膈肌的功能。对进行机械通气的患者可在气管插管的近口端用压力传感器测定 MIP 和 MEP，反复测量数次，取重复性较好的数值作为测量值。当存在明显的气流阻塞时，这些指标的测量受到影响，每次测量的变异增大。此外，结果还受患者的主观努力影响。MIP 的正常值目前无统一标准，各个实验室报道差异很大，东方人和西方人种之间肯定存在差别。

3. 跨膈压（Pdi）

Pdi 是指膈肌收缩时膈肌胸、腹侧的压力差，代表膈肌的收缩能力。最大跨膈压（Pdi_{max}）是指在功能残气位（或残气位），气道阻断状态下，以最大努力吸气时产生的 Pdi 最大值。Pdi_{max} 反映了膈肌作最大收缩时所产生的压力，是评价呼吸肌肌力的可靠指标。膈肌疲劳时 Pdi 与 Pdi_{max} 均降低，当 Pdi 不能维持在 40% 的 Pdi_{max} 水平时，即提示有膈肌疲劳。测定跨膈压的方法较复杂，需经食管气囊和胃内气囊分别测定食管内压和胃内压，吸气相时两者的差值即为 Pdi。

4. 膈肌张力-时间指数（TTdi）

该指标是反映呼吸肌耐力的良好指标，对呼吸肌而言评价耐力比力量更重要。肌肉的耐力取决于能量供给、肌肉纤维的组成及其做功的大小。做功的大小又取决于肌肉收缩的力量和持续的时间。膈肌的力量个体差异很大，为减少个体差异，将膈肌收缩产生的 Pdi 的平均值和 Pdi_{max} 的比值用来反映收缩强度，吸气时间（Ti）与呼吸周期总时间（T_{tot}）的比值反映膈肌收缩持续的时间，两者的乘积即为 TTdi。用公式表示为：$TTdi = Pdi/Pdi_{max} \times Ti/T_{tot}$。在有吸气阻力负荷存在的情况下，当 TTdi 值小于 0.15 时不容易发生膈肌疲劳，而当 TTdi 值大于 0.15 时发生膈肌疲劳的时间将明显缩短。应注意的是，TTdi 的测定是在人为设置阻力的情况下完成的，与自主呼吸可能有较大差距。

5. 膈肌肌电图

EMG 可用于检测膈肌、肋间肌及腹部肌肉的电生理活动。但在危重病患者实施机械通气期间进行肌电生理检查难以常规开展，且检查时干扰因素多，可重复性及结果准确性都较差。将细针穿过皮肤至膈肌的经皮穿刺电极较经皮电极获得的数据准确可靠。EMG 由不同的频率组成，其频谱主要在 20~250Hz 之间，频谱分布的变化是疲劳过程的早期表现，先于肌力的降低。膈肌疲劳时 EMG 频谱的低频成分（L）增加，高频成分（H）降低，当 H/L 比基础值下降 20% 即表示频谱有显著性改变。高频成分是由肌肉内代谢毒性物质堆积造成的，恢复期短（数分钟），而低频成分由肌肉结构改变引起，恢复需 24 小时以上。动态观察 EMG 可早期发现呼吸肌疲劳的存在。临床上，在机械通气的撤离过程中，如低频成分增加，提示至少需要 24~48 小时才能使疲劳呼吸肌的收缩功能得到恢复。

6. 膈神经电刺激法

膈神经刺激膈肌的收缩主要受膈神经的支配，用体表或针刺电极刺激膈神经后观察 Pdi 或 EMG 可反映膈肌功能。该方法的优点是能客观地评价膈肌的收缩性能和胸壁的力学特征，不受自主努力程度或呼吸方式的影响。缺点是刺激局部疼痛、电极准确定位困难，特别是患者烦躁不安时，体位改变将影响测定的准确性。COPD 及肥胖患者如果存在胸锁乳突肌增生肥大，也很难准确刺激膈神经。因此，膈肌刺激在危重病患者的应用中受到限制，主要用于病情稳定患者的研究。最近，有人利用电磁刺激膈神经的方法研究膈肌的功能，发现磁刺激与直接刺激膈神经的方法比较，都能有效地刺激膈肌收缩，能克服直接刺激法的缺点,将其用于危重病患者膈肌功能的研究。

【治疗和预防】

1. 增强中枢驱动力

因中枢疲劳因素所致者,呼吸兴奋剂是重要的治疗方法。COPD患者中枢驱动相对不足,但使用呼吸兴奋剂可能增加呼吸肌疲劳。

2. 去除致疲劳因素

如纠正缺氧、酸中毒、代谢紊乱,控制感染,减轻呼吸负荷(保持气道通畅、解除气道痉挛、祛痰),避免使用有中枢抑制和降低膈肌肌力作用的药物。

3. 保持能量供应和能量消耗的平衡

多数COPD患者存在营养代谢障碍,主要表现为能量需求大于能量供给,包括营养支持、休息,重症患者应注意供给足够的热量,特别是蛋白质、氨基酸的补充。保持膈肌疲劳患者的能量供需平衡,主要是治疗低氧血症和维持正常的心排出量,其次就是治疗并发的肺水肿、支气管痉挛等,以改善患者的氧合状态。护理上应在减少能耗、氧耗方面多做工作,尽量减少患者活动,让其得到充分的休息。

4. 自由基清除剂

应用氧自由基清除剂可以预防膈肌的缺血-再灌注损伤。氮-乙酰半胱氨酸是另一种自由基清除剂,健康人在增加呼气负荷时应用氮-乙酰半胱氨酸可以增加膈肌的耐受性,而且在发生膈肌疲劳前应用氮-乙酰半胱氨酸可以提高膈肌收缩力。维生素E也具有抗氧化作用。呼吸阻力负荷增加的患者,维生素E缺乏时可加重膈肌功能不全。

5. 药物治疗

很多药物具有增强呼吸肌收缩力的作用,如氨茶碱、参麦注射液(人参、麦冬)、β受体兴奋剂、咖啡因等。

6. 呼吸训练及休息

特殊的呼吸肌训练能增强呼吸肌的张力和耐力。方法有:①呼吸运动锻炼,如腹式呼吸、深慢呼吸、缩唇呼吸等;②体外膈肌起搏。疲劳的呼吸肌休息后能恢复功能。目前通常用正压通气替代或部分替代呼吸肌完成通气,使疲劳的呼吸肌得到休息。

二、常见并发症

膈肌疲劳

【概述】

呼吸肌尤其是膈肌疲劳可见于许多用力呼吸的临床病人,譬如呼吸道梗阻、哮喘、慢性阻塞性肺疾病(COPD)等。由于呼吸道阻力的增加,膈肌需要增加收缩力以保证肺泡通气,就很容易出现膈肌疲劳。

【诊断】

1. 临床表现

在临床上,膈肌疲劳时,首先出现的是潮气量减少和呼吸频率增加。随后出现胸腹矛盾运动,即吸气时胸廓向外运动而腹壁内陷;呼气时,胸壁内收而腹壁外凸,与双侧截瘫病人的呼吸方式极为相似。开始呈间断出现,后持续存在。另外,在有些病人可以出现交替呼吸方式,即胸式呼吸和腹式呼吸交替出现,是由于膈肌和辅助呼吸肌交替收缩的结果。这些表现要较 PaO_2 升高出现的更早。以呼吸困难和胸腹矛盾运动对诊断最有帮助。

2. 实验室检查

(1)常规的X线检查:可以观察膈肌的活动情况和形态学改变,如膈肌运动幅度变小、矛盾运动,均是疲劳的征象。

(2) 肺功能检查:能够提供肺的容量、残气量和气道的阻塞程度,如发现 VC、M,V 有无法解释的下降时,提示可能有呼吸肌疲劳。

(3) 最大口腔呼吸压:是封断呼吸肌收缩力的常用指标,一般 50~70 岁的正常人其最大口腔吸气压(MIP)约为 100cm H_2O 左右,最大呼气压略高于此值,两者分别反映吸气肌和呼气肌的力量。一般认为 COPD 病人低于正常值的 1/2,神经-肌肉疾患病人低于正常值的 1/3,就可能出现 CO_2 潴留。

(4) 肌电图(EMG)检查:对早期诊断呼吸肌疲劳很有帮助。当肌肉出现疲劳时,肌电活动增加,同时频谱发生改变,高频成分(H)减少,而低频成分(L)增加,结果 H/L 值下降,并且这种改变要早于其他临床表现,所以有助于早期诊断。但由于复杂的记录和分析仪器,而使临床应用受到一定的限制。

【鉴别诊断】

与危重病诱发的多神经病变和激素诱发肌病鉴别。

【治疗和预防】

1. 药物治疗

呼吸肌疲劳的药物治疗目前仍存在很大争议。有实验表明氨茶碱能增加膈肌的收缩力和耐力,但实验中用于评价膈肌功能方法的准确性不高,因此所得结论可靠性差。也有实验表明地高辛、β_2 受体激动剂、咖啡因等能增加膈肌力量,但其确切疗效均有待于进一步证实。对 COPD 患者,近来有人使用促进合成代谢的激素(生长激素、睾丸素等)来增加肌肉骨骼肌力量,改善生活质量,其确切疗效和价格效益比需进一步评价。

本症预后与发病的诱因、病程长短以及年龄大小和身体状况有关。

2. 去除引起呼吸肌功能障碍的诱因

如果呼吸肌疲劳或功能衰竭在呼衰的发生中起重要作用,则应首先纠正和去除引起呼吸肌功能障碍的诱因。总的原则有:①保证呼吸肌足够的能量供应,包括补充营养、纠正电解质异常特别是磷和镁的异常、纠正低氧血症和高碳酸血症、改善心输出量等。②针对呼吸肌疲劳进行特异性治疗,包括补充营养、呼吸肌功能锻炼、呼吸肌休息等。

(1) 补充营养:研究表明,多数 COPD 患者存在营养代谢障碍,主要表现为患者处于高代谢状态,能量需求大于能量供给。多种因素可影响患者的能量供应,如食欲不振、胃肠营养物的不良作用、进食时低氧血症、进食高碳水化合物时 CO_2 产量增多超出通气能力等。动物实验及人体研究都已证实,营养不良可使 II 型肌肉纤维萎缩,导致肌肉无力,当患者的实际体重低于平均标准体重的 71% 时最大经口吸气压、肺活量和最大自主通气量均明显低于正常人,补充营养可增加吸气压力和体重。在撤机过程中适当补充营养,给足热量可增强呼吸肌功能,提高撤机的成功率。当然关于补充营养对肌肉疲劳的疗效还存在一定的争议,造成结论不同的原因与患者营养不良的程度、营养补充的方式、时间等多因素有关。此外,补充营养能否对 COPD 患者的预后产生影响亦需进一步证实。

(2) 功能锻炼:对呼吸肌功能进行针对性锻炼不但能改善呼吸肌功能,还能增加整体运动能力。通常认为,呼吸锻炼仅适用于中度通气功能损害伴有气促的患者,对重度通气功能损害者不宜应用呼吸锻炼。呼吸锻炼应遵循负荷性、针对性和可逆性 3 个基本原则。锻炼应循序渐进,不可急于求成,应在一定的强度负荷下针对某一特定功能长期锻炼,主要目标增加呼吸肌的力量和耐力,增强抗疲劳能力。过度锻炼有可能加重呼吸肌疲劳和导致肌肉损伤。

呼吸肌锻炼的方法主要有3种:

①阻力法:患者通过带有小孔的呼吸器进行呼吸,吸气时增加呼吸肌负荷,呼气不受影响。

②过度呼吸法:病人通过一个能指示目标通气水平的重复呼吸装置,进行自主快速通气,维持肺泡氧气浓度和二氧化碳浓度在生理限度内。通气水平应达到最大自主通气量的70%~90%,在COPD患者应达到上述范围的高限。

③域值负荷法:预先设定吸气压力,当患者的吸气压力达到此域值时吸气阀开放,完成吸气。如果吸气压力达不到预设压力值则无法呼吸。其他方法包括全身运动锻炼、腹式呼吸、深慢呼吸、缩唇呼吸、体外膈肌起搏等。

肌肉功能锻炼的确切效果也有待于进一步评价,多数研究认为合理的锻炼可增加呼吸肌力量和耐力,改善患者的运动能力,减轻呼吸困难,提高生活质量。但也有研究认为经过呼吸肌锻炼,肌肉功能有所改善,但总的运动能力并无增强。

(3)呼吸肌休息:疲劳的呼吸肌休息后能恢复功能。目前通常用正压通气替代或部分替代呼吸肌完成通气,使疲劳的呼吸肌得到休息。通气的方式可选用经口鼻面罩无创正压通气,对意识不清、欠合作,呼吸道分泌物多、血流动力学不稳定的患者应采取气管插管建立人工气道通气。目前对慢性呼衰患者的呼吸肌功能障碍多主张采用无创正压通气,在慢性神经肌肉疾患、胸廓畸形等慢性呼衰患者中也取得了很好的疗效。但在COPD患者中的效果分歧较大,主要问题是无创通气是否真正减少了膈肌的活动,使膈肌真正得到了充分的休息。通气时间的长短、辅助通气压力的大小、患者的基础疾病的轻重及用药情况都可影响对无创通气疗效的判断。大多数观点倾向于如能正确应用好无创通气,通过减少呼吸肌做功,改善呼吸肌功能,可使许多患者避免气管插管。当然,无创通气改善病情还有其他机制,如重新调定呼吸中枢对二氧化碳的敏感性、通过改善血气减少低氧和CO_2潴留对呼吸肌功能的影响等。过度休息会导致呼吸肌失用性萎缩,引起呼吸机依赖。临床上难以确定呼吸肌完全休息和加以负荷的理想界限,一般原则为经24~48小时的控制通气或高水平的压力支持通气,使疲劳的呼吸肌得到充分休息后,应及时减少通气支持的力度,逐渐增加病人的呼吸负荷,积极为撤机做好准备。

第十一章

肺肉芽肿性疾病并发症

第一节 结节病并发症

一、结节病

【概述】

结节病是一种病因未明,多器官受累的肉芽肿性疾病。以肺和胸内淋巴结受累最常见。

结节病尚无确切的发病率资料,病因目前不清楚,遗传因素可能在结节病的发病中起到一定作用。关于人类白细胞抗原HLA与结节病关系的报道较多,显示两者之间有一定关系。感染和环境因素在结节病的发病中可能也发挥一定的作用。目前研究认为活跃的细胞免疫反应是结节病发病的主要机制,经历抗原识别、处理和递呈;非干酪性肉芽肿形成;间质纤维化的过程。

【诊断】

1. 临床表现

(1)胸内结节病:肺是结节病最常累及的器官,约90%的结节病患者有肺部损害,但很多病人并没有症状。肺部症状主要表现为咳嗽与呼吸困难,多为干咳,也可有痰,偶有血痰、胸痛。体征常缺乏,少数患者肺部可闻及爆裂音。杵状指罕见。不典型胸内结节病可表现为支气管狭窄,空洞病变,双肺粟粒样结节,肺实变,胸腔积液等。

(2)胸外结节病:结节病累及胸外器官及其临床表现见表11-1。

表 11-1 结节病累及胸外器官及其临床表现

器官、系统	发生率(%)	主要临床表现
眼	20~25	葡萄膜炎、虹膜睫状体炎、角膜、结膜炎
皮肤	20~25	结节性红斑、皮下结节、冻疮样狼疮、斑丘疹
淋巴结	20~30	轻度肿大
肝脾	10~20	肝肿大,脾肿大
神经系统	<10	常为颅神经病变,脑膜炎,酷似脑膜瘤的肿块性病变
骨关节	5~10	多关节炎
心脏	<5	心律失常、心包炎
内分泌系统	2~10	高钙血症、尿崩症

2. 实验室检查

(1) 支气管肺泡灌洗液 BALF 检查：BALF 细胞成分对结节病的诊断、活动性判断均有一定价值。活动性结节病患者 BALF 淋巴细胞明显增高，以 T 淋巴细胞增加为主，且 CD_4^+、CD_4^+/CD_8^+ 比值明显增加，可作为结节病活动期的指标。也有学者对 BALF 中的纤维连接蛋白(FN)、胶原酶(CA)、透明质酸酶(HA)等进行了分析，但临床意义尚待进一步确定。

(2) 血管紧张素转化酶(SACE)活性测定：30%~80%的结节病患者 SACE 升高，活动性结节病患者 SACE 明显升高，其阳性率约为 75%~81%(假阳性率低于 10%)。病情缓解时 ACE 水平下降，因此目前认为 ACE 是判断结节病活动性的重要指标。ACE 对预后的判断也有重要意义，但应该注意的是 ACE 不是结节病的特异性指标，在感染性肉芽肿病变(如肺结核)、甲亢、淋巴瘤、糖尿病等也可以升高。

(3) Kveim-Siltzbach(K-V)抗原试验：以急性结节病患者的脾或淋巴结的生理盐水悬液作抗原，取 0.1~0.2ml 作皮内注射，4~6 周形成结节。再将结节组织作切片检查，发现非干酪坏死性的肉芽肿即可作出诊断，阳性率 75%~85%。受获得及制备抗原的影响，目前临床已很少应用。

(4) 组织活检：取皮肤、淋巴结和经纤维支气管镜肺活检(TBLB)阳性率较高。

(5) 特殊检查

①^{67}Ga 核素扫描：是反应肺结节病活动性较为灵敏的指标之一，^{67}Ga 能被活化的巨噬细胞和淋巴细胞摄取，因此^{67}Ga 扫描时多集聚在结节病肉芽肿的浸润部位，其集聚程度与病变的范围和活动性呈显著相关，有助于结节病的诊断。

②肺功能检查：在典型结节病患者表现为限制性通气功能障碍。

(6) X 线影像学：胸部 X 线检查异常往往是结节病的首要发现。胸内结节病的 X 线表现可分为 4 期。

0 期：肺部 X 线检查阴性，肺部清晰。

Ⅰ期：两侧肺门和(或)纵隔淋巴结肿大，约 50%有右侧支气管旁淋巴结肿大。

Ⅱ期：肺门淋巴结肿大，伴肺浸润。病灶广泛对称地分布于两侧，呈 1~3mm 的结节状、点状或絮状阴影。少数病例可分布在一侧肺或某些肺段。病灶可在 1~2 年内逐渐吸收，25%发展成肺间质纤维化。

Ⅲ期：只表现为间质浸润，无肺门淋巴结

肿大。

Ⅳ期：表现为广泛纤维囊性变和瘢痕化。肺门向头侧收缩，肺容积缩小，粗纤维条带，大小不等肺大泡、囊性变以及破坏性炎症和瘢痕组织收缩所形成的蜂窝变。

(7) HRCT：常见广泛分布的边缘不整的小结节影，沿支气管血管束分布，支气管壁增厚，形成特征性的"串珠样"改变。晚期严重纤维化时，表现为肺门周围分布的致密，结构扭曲，常出现支气管扩张。磨玻璃影少见。结节病 HRCT 常见纵隔淋巴结肿大，伴局灶性钙化。

3. 诊断要点

(1) 结节病的诊断应符合3个条件：

①患者的临床表现和 X 线表现与结节病相符合。

②活检证实有非干酪样坏死性类上皮结节。

③排除其他原因引起的肉芽肿性病变。

(2) 判断活动性：起病急、临床症状明显、病情进展较快、重要器官受累、血液生化指标异常(SACE 增高、高血钙、BALF 淋巴细胞明显增高、且 CD_4^+、CD_4^+/CD_8^+ 比值明显增加等)和 ^{67}Ga 扫描阳性，提示属于活动期。

【鉴别诊断】

应与肺门淋巴结结核、淋巴瘤、肺门转移性肿瘤及其他肉芽肿病鉴别。

【治疗和预防】

(1) 部分患者可自行缓解，对于胸内型结节病病情稳定或无症状者不需要治疗。症状持续、进行性加重、累及器官功能者可予以糖皮质激素治疗。

(2) 有累及重要器官者常用泼尼松 40～60mg/d，每4周将每天剂量减量 10mg，减量至 20mg/d 后，缓慢减量。可以采取隔日顿服的方法，总疗程一年以上；没有累及重要器官或单纯的胸内结节病起始剂量为 30～40mg/d，2个月内逐渐减量至 20mg/d，此后按上述缓慢减量。

二、常见并发症

(一) 肺纤维化

【概述】

致病因素首先激活肺泡巨噬细胞和 T 辅助细胞，使之释放白细胞介素-1(IL-1)和肿瘤坏死因子(TNF-α)、IL-12 等细胞因子和炎症介质，趋化和激活淋巴细胞，启动一系列的细胞免疫和体液免疫异常。T 辅助细胞还释放 INF-γ、单核细胞趋化因子等多种可溶性化学趋化因子，使单核-吞噬细胞聚集、活化，肉芽肿形成。

后期在巨噬细胞释放的纤维连接素和纤维母细胞生长因子(FGF)及肉芽肿局部的 TNF-α、转化生长因子(TGF-β)等作用下，大量成纤维细胞增殖并与细胞外基质黏附，最终形成纤维化。

结节病晚期肺纤维化患者合并肺功能不全和肺心病，预后很差。

【诊断与鉴别诊断】

肺部高分辨 CT 可诊断绝大多数疾病，肺活检可确诊。

【治疗和预防】

见有关章节。

(二) 高钙血症所致并发症

【概述】

长期高钙血症可影响肾小管的浓缩功

能,出现多尿、夜尿等,还可引起肾结石和肾实质钙化。尿路结石可诱发尿路感染和尿路梗阻;肾钙质沉着可导致肾功能不全。

高钙血症还可影响神经肌肉系统,出现情绪不稳、轻度个性改变、抑郁、嗜睡、肌无力、肌萎缩。在消化系统可出现顽固性消化性溃疡、急性胰腺炎。骨骼系统可出现骨骼畸形与病理性骨折、骨囊肿。

【诊断与鉴别诊断】

患者出现多尿、夜尿等,甚至表现为肾功能不全;同时有高钙血症的表现。

【治疗和预防】

见有关章节。

(三)肾功能不全

【概述】

结节病对肾脏结构和功能的损害,可能是由于肉芽肿直接侵犯肾脏所致。此外,高钙血症对肾脏也有一定程度的损害。非干酪性肉芽肿可广泛侵犯肾实质,可导致肾功能不全。尿沉渣检查为非特异性改变,无菌性脓尿很常见。

【诊断与鉴别诊断】

(1)蛋白尿为轻度肾小管性蛋白尿,肾脏浓缩和酸化功能明显障碍。

(2)B超显示肾脏较正常稍大,核素扫描肾实质内普遍不规则性吸收增加,肾脏活检组织检查显示典型的非干酪性肉芽肿。无坏死性脉管炎。

【治疗和预防】

治疗原发病为主。当血肌酐高于707μmol/L,且患者出现尿毒症临床表现,经治疗不能缓解,应开始透析治疗。

(四)心脏并发症

【概述】

主要累及心肌和传导系统,表现为充血性心衰、心律失常和猝死。心肌肉芽肿导致心室僵硬且降低收缩功能。多发于青年或中年人,平均年龄40岁。

病理表现为特征性非干酪性坏死性肉芽肿,浸润心肌可导致心肌瘢痕。肉芽肿常累及左室游离壁、室间隔,并影响传导系统。透壁性受累也很普遍,可导致黏液瘤形成。心肌肉芽肿患者可发生猝死。

【诊断与鉴别诊断】

多数患者前驱症状为完全性房室传导阻滞及室性心律失常。晕厥常见,可能与心律失常有关。充血性心衰也很常见。肉芽肿所致心肌瘢痕可导致心肌病,10%左右可出现心包大量积液,但心包填塞少见。

心内膜活检有诊断价值。^{201}Tl 显像心肌节段性充盈缺损有助于诊断。

【治疗和预防】

(1)此并发症的治疗很困难,心律失常用药物亦难控制。

(2)受体阻滞剂可能有效。严重传导阻滞者需安装起搏器。激素对治疗某些传导紊乱也有帮助。

(五)疾病本身所致其他并发症

发生于眼部的结节病可造成失明;发生于皮肤的结节病可造成毁容。

（六）皮质激素所致感染

【概述】

由于皮质激素的抑制免疫作用，容易合并感染，包括细菌病毒和特殊感染，如结核菌感染。

【诊断与鉴别诊断】

根据有使用皮质激素史，临床表现为发热等症状。痰、血液、胸水等培养可确诊病原微生物的存在。

【治疗和预防】

合并感染时应将激素减量，并根据病原学选择敏感药物。

（七）皮质激素所致内分泌紊乱

【概述】

长期应用皮质激素可引起 HPA 抑制，甚至在停用激素的很长一段时间仍不能恢复。因此长期应用激素不宜突然停药。此外，长期应用激素还可以造成多毛症、痤疮等。

【诊断与鉴别诊断】

血内分泌激素水平可协助诊断。

【治疗和预防】

可在停药后数月或更长时间内补充生理需要量糖皮质激素，或在停药后使用促肾上腺皮质激素；在应激情况下，需加大糖皮质激素的剂量。

（八）皮质激素所致代谢紊乱

【概述】

皮质激素具有促进糖异生的作用，同时抑制组织细胞对葡萄糖的利用，抑制肾小管对糖的再吸收和增加肾小球的滤过率，可引起高血糖和尿糖。皮质激素还可以促进脂肪分解，脂肪重新分布，引起高脂血症、满月脸、水牛背等表现。对于儿童可以引起生长抑制。

【诊断与鉴别诊断】

肾小球的滤过率增加，高血糖和高尿糖。高脂血症等可协助诊断。

【治疗和预防】

一般可不作特殊处理，在停药后可自行消失。可给予低盐、低糖、高蛋白饮食，鼓励患者进行适当的体育锻炼，必要时给予对症处理。

（九）皮质激素所致消化道出血

【概述】

激素能增加胃酸和胃蛋白酶的分泌，阻碍组织修复，可并发消化道出血。

【诊断与鉴别诊断】

消化道出血根据胃潜血阳性可确诊。

【治疗和预防】

一旦出现应停药并给予制酸剂和胃黏膜保护剂治疗。

(十)皮质激素所致心血管系统表现

激素的水钠潴留导致水肿和高血压,其促排K作用还可以造成低钾血症。激素引起的高脂血症还可加重动脉粥样硬化并诱发冠心病。因此在激素治疗过程中应监测电解质和心电图等。

【诊断与鉴别诊断】

水肿和高血压比较容易诊断。

【治疗和预防】

一般可不作特殊处理,在停药后可自行消失。水肿明显时,可使用排钠保钾利尿剂;存在明显高血压时,可给予高血压药物对症处理。

(十一)皮质激素所致神经精神表现

大剂量激素可造成兴奋、多语、失眠甚至精神失常,亦可引起癫痫样发作和良性颅内压增高。

【诊断与鉴别诊断】

使用大剂量激素后患者出现胡言乱语、失眠,甚至精神失常、癫痫样发作、颅内压增高的表现。

【治疗和预防】

如出现上述表现,除减量外可服用镇静剂,癫痫发作时可使用苯妥英钠等治疗。

(十二)皮质激素所致骨关节系统表现

激素能促进骨基质蛋白分解,增加钙磷的排泄。同时抑制骨质形成,造成骨质疏松。可给予高蛋白饮食、补充钙磷等。皮质激素可造成髋关节股骨头的无菌性坏死。需及时早期诊断并以相应治疗。

【诊断与鉴别诊断】

使用激素后患者临床表现为骨质疏松。有些表现为髋关节股骨头的无菌性坏死。

【治疗和预防】

应停药或配合补充钙剂、维生素等治疗;对于保守治疗无效的髋关节股骨头无菌性坏死,可给予手术治疗。

(十三)皮质激素所致撤药综合征

由于HPA轴功能受抑制所致,表现为乏力、软弱、食欲不振、恶心、发热、低血压、低血糖等。需排外原发疾病的复发。如确诊为HPA轴的抑制,需补充皮质激素,并减慢撤药。部分HPA轴正常患者由于机体组织已适应高水平皮质激素,即使在正常激素水平下仍表现为肾上腺皮质功能不全。

【诊断与鉴别诊断】

在撤药过程中出现乏力、软弱、食欲不振、恶心、发热、低血压、低血糖等可诊断。

【治疗和预防】

予以补充生理剂量的泼尼松。

第二节 韦氏肉芽肿并发症

一、韦氏肉芽肿

【概述】

韦格纳（Wegener's）肉芽肿是一种多系统疾病，表现为上、下呼吸道黏膜局限性肉芽肿性炎症，其后可发展为全身性肉芽肿性血管炎与肾小球肾炎。

本病病因迄今未明，虽然某些表现类似感染过程，但尚未分离出病原体。研究推测WG的发病机制可能与免疫复合物有关。

Van der Woude 等于 1985 年发现 WG 患者血浆中存在中性粒细胞胞浆抗体（antineutrophil cytoplasmic antibodies，ANCA）。此后的研究认为，胞浆型（cANCA）对 WG 具有很高的敏感性与特异性。

【诊断与鉴别诊断】

1. 临床表现

韦格纳肉芽肿临床表现多样，可累及多系统。典型的韦格纳肉芽肿有上呼吸道、肺和肾病变三联征。

（1）一般症状：可以起病缓慢，持续一段时间，也可表现为快速进展性发病。病初症状包括发热、疲劳、抑郁、纳差、体重下降、关节痛、盗汗、尿色改变和虚弱。其中发热最常见。发热有时是由鼻窦的细菌感染引起。

（2）上呼吸道症：大部分患者以上呼吸道病变为首发症状。通常表现是持续地流鼻涕，而且不断加重。流鼻涕可来源于鼻窦的分泌，并导致上呼吸道的阻塞和疼痛。伴有鼻黏膜溃疡和结痂，鼻出血、唾液中带血丝，鼻窦炎可以是缓和的，严重的韦格纳肉芽肿鼻中隔穿孔，鼻骨破坏，出现鞍鼻。咽鼓管的阻塞能引发中耳炎，导致听力丧失。而后者常是患者的第一主诉。部分患者可因声门下狭窄出现声音嘶哑及呼吸喘鸣。

（3）下呼吸道症状：肺部受累是 WG 基本特征之一，约 50% 的患者在起病时既有肺部表现，总计 80% 以上的患者将在整个病程中出现肺部病变。胸闷、气短、咳嗽、咯血以及胸膜炎是最常见的症状，及肺内阴影。大量肺泡性出血较少见，但一旦出现，则可发生呼吸困难和呼吸衰竭。有约 1/3 的患者肺部影像学检查有肺内阴影，可缺乏临床症状。查体可有叩浊、呼吸音减低以及湿啰音等体征。因为支气管内膜受累以及瘢痕形成，55% 以上的患者在肺功能检测时可出现阻塞性通气功能障碍，另有 30%～40% 的患者可出现限制性通气功能障碍以及弥散功能障碍。

（4）肾脏损害：大部分病例有肾脏病变，出现蛋白尿，红、白细胞及管型尿，严重者伴有高血压和肾病综合征，终可导致肾功能衰竭，是 WG 的重要死因之一。无肾脏受累者称为局限型韦格纳肉芽肿，应警惕部分患者在起病时无肾脏病变，但随病情进展可逐渐发展至肾小球肾炎。

（5）眼受累：眼受累的最高比例可至 50% 以上，其中约 15% 的患者为首发症状。WG 可累及眼的任何区域，可表现为眼球突出、视神经及眼肌损伤、结膜炎、角膜溃疡、表层巩膜炎、虹膜炎、视网膜血管炎、视力障碍等。

（6）皮肤黏膜：多数患者有皮肤黏膜损

伤,表现为下肢可触及的紫癜、多形红斑、斑疹、淤点(斑)、丘疹、皮下结节、坏死性溃疡形成以及浅表皮肤糜烂等,其中皮肤紫癜最为常见。

(7)神经系统:很少有WG患者以神经系统病变为首发症状,但仍有约1/3的患者在病程中出现神经系统病变。患者以外周神经病变最常见,多发性单神经炎是主要的病变类型,临床表现为对称性的末梢神经病变。肌电图以及神经传导检查有助于外周神经病变的诊断。

(8)关节病变:关节病变在WG中较为常见,发病时约30%的患者有关节病变,全部病程中可有约70%的患者关节受累。多数表现为关节疼痛以及肌痛,1/3的患者可出现对称性、非对称性以及游走性关节炎(可为单关节、寡关节或多关节的肿胀和疼痛)。

(9)其他:韦格纳肉芽肿也可累及心脏而出现心包炎、心肌炎。胃肠道受累时可出现腹痛、腹泻以及出血;尸检时可发现脾脏受损(包括坏死、血管炎以及肉芽肿形成)。泌尿生殖系统系统(不包括肾脏),如膀胱炎、睾丸炎、附睾炎等受累较少见。

2. 实验室检查

(1) cANCA:对WG有高度特异性(97%~100%)和敏感性(84%~96%),其滴度与疾病的活动性有关。

(2)血细胞总数:外周血细胞总数增高,分类以中性粒细胞为主。尿异常。红细胞血沉降率增快。IgA升高。60%患者类风湿因子阳性,循环免疫复合物升高。C反应蛋白增加。当诊断困难时,必要时可行胸腔镜或开胸活检以提供诊断的病理依据。

(3)X线表现:胸片以多发性结节状阴影为最典型表现,常有空洞形成和胸膜渗出。鼻窦片可见混浊影像或有骨质破坏。

3. 诊断要点

目前韦格纳肉芽肿的诊断标准采用1990年美国风湿病学会(ACR)分类标准:

(1)鼻或口腔炎症:痛性或无痛性口腔溃疡,脓性或血性鼻腔分泌物。

(2)胸片异常:胸片示结节、固定浸润病灶或空洞。

(3)尿沉渣异常:镜下血尿(RBC>5/高倍视野)或出现红细胞管型。

(4)病理性肉芽肿性炎性改变:动脉壁或动脉周围,或血管(动脉或微动脉)外区有中性粒细胞浸润。

符合2条或2条以上时可诊断为WG,诊断的敏感性和特异性分别为88.2%和92.0%。

WG在临床上常被误诊,为了能早期诊断,对有以下情况者应反复进行活组织检查:不明原因的发热伴有呼吸道症状;慢性鼻炎及副鼻窦炎,经检查有黏膜糜烂或肉芽组织增生;眼、口腔黏膜有溃疡、坏死或肉芽肿;肺内有可变性结节状阴影或空洞;皮肤有紫癜、结节、坏死和溃疡等。

【治疗和预防】

(1)治疗可分为3期,即诱导缓解、维持缓解以及控制复发。循证医学(EBM)显示糖皮质激素加环磷酰胺(CYC)联合治疗有显著疗效,特别是肾脏受累以及具有严重呼吸系统疾病的患者,应作为首选治疗方案。

(2)环磷酰胺(CYC)口服每天2mg/kg,重症病例可予静脉滴注4~5mg/kg,数日后改为口服。待病情完全缓解后每隔2~3个月减量25mg,持续服药可达1年。

(3)使用CYC时可合并服用泼尼松1mg/kg,约10周病情控制后逐渐减量,半年后停药。

二、常见并发症

(一) 肾功能不全

【概述】

从国外统计资料看,各种类型的血管炎是继发性肾小球疾病最常见的病因。WG可能是显微型多动脉炎(MPA)的一个亚型或变型,两者的肾小球损害均以坏死性肾小球炎为特点。半数患者呈急进性肾炎的过程,少数病人呈缓慢进行的肾功能衰竭。

【诊断】

(1) 临床及尿液检查均无肾炎特征的患者,经肾穿刺活检发现有局灶性肾炎的组织学改变。肾病理为局灶性、节段性、新月体坏死性肾小球肾炎,免疫荧光检测无或很少免疫球蛋白以及补体沉积。

(2) 肾脏损害表现为血尿、蛋白尿,有些患者表现有肾病综合征的特征,同时伴有大量红细胞管型、透明管型及颗粒管型。继这些改变之后,可出现少尿或无尿,同时伴有肌酐清除率急剧下降及其他肾功能不全的实验室改变。

【鉴别诊断】

需与其他可致肾功能不全的疾病如慢性肾炎,药物性肾损伤等鉴别。

【治疗和预防】

(1) 皮质激素合用 CTX 可使 WG 侵犯肾脏后一年存活率提高到 95%,但 30%～40% 的病人有复发倾向。

(2) 积极的免疫治疗只适用于疾病的急性期(活动期),表现为急进性肾炎者急性期血肌酐＞530μmol/L 就应该开始血液透析治疗。

(3) 对于终末期肾衰则需维持透析或肾移植。

(4) 因本病有复发倾向,有移植肾再次受累的报告。

(二) 感染

【概述】

机体免疫力差者易并发感染。有学者报告 WG 治疗初的 3 个月有 10%～20% 的病人死于感染。在使用免疫抑制剂和激素治疗时,应注意卡氏肺囊虫感染所致的肺炎,约 6% 的 WG 患者在免疫抑制治疗的过程出现卡氏肺囊虫肺炎,并可成为 WG 的死亡原因。

【诊断与鉴别诊断】

根据患者出现不明原因的发热可考虑,口腔菌培养及其他部位细菌及真菌培养可协助诊断。

【治疗和预防】

(1) 在使用免疫抑制剂和激素治疗时,应注意预防卡氏肺囊虫感染所致的肺炎。

(2) 对于病变局限于上呼吸道以及已用泼尼松和 CYC 控制病情者,可选用复方新诺明片进行抗感染治疗(2～6 片/d),认为有良好疗效,能预防复发,延长生存时间。

(3) 对于合并霉菌者应给予抗真菌药物治疗。

(三) 大咯血

【概述】

North Carolina 曾报告 70 例 WG 患者

中有4例于起病早期死于大咯血。

【诊断】

指咯血量在24小时超过500ml或一次咯血量在100ml。

【鉴别诊断】

首先要与假性咯血和呕血鉴别。假性咯血是指喉以病变引起的咯血，其次需要与肺脓肿、肺癌、肺栓塞、肺炎等可伴有咯血的疾病鉴别。一般通过病史，体格及实验室，影像学检查不难鉴别。

【治疗和预防】

(1)咯血时可用垂体后叶素5~10U加入20~40ml生理盐水或25%葡萄糖注射液中缓慢静注(注射时间应在10分钟以上)。对反复咯血的患者，可用10~20U加入5%葡萄糖液500ml中静滴。用药过程中应密切观察不良反应，不适于老年患者和有心、脑血管疾病者。

(2)大咯血窒息时，应首先保持呼吸道通畅，立即使患者头低脚高俯卧位，轻拍健侧背部，清除气道内血凝块，以电动吸引器吸出血块。紧急情况下应进行气管插管或气管切开，并吸引引流。

(3)大流量吸氧。对呼吸心跳停止者立即进行心肺复苏。

(四)呼吸衰竭

【概述】

呼吸衰竭为常见并发症，动脉血氧分压PaO_2小于60mmHg伴和不伴有CO_2分压($PaCO_2$)大于50mmHg。临床表现为呼吸困难，若并发严重CO_2潴留则出现肺性脑病。表现为神志淡漠、肌肉震颤或扑翼样震颤、间歇抽搐、昏睡甚至昏迷等。

【诊断与鉴别诊断】

临床表现为呼吸困难，动脉血气示动脉血氧分压PaO_2小于60mmHg伴和不伴有CO_2分压($PaCO_2$)大于50mmHg。

【治疗和预防】

治疗以治疗原发病、保持气道通畅、恰当氧疗、纠正酸碱失衡为原则。并可以辅助机械通气以维持必要的肺泡通气量、降低$PaCO_2$、改善气体交换、缓解呼吸肌疲劳、恢复呼吸肌功能。

(五)肺不张

【概述】

肺不张系指一个或多个肺段或肺叶的容量或含气量减少。肺不张通常有受累区域的透光度降低，邻近结构(肺血管、支气管、肺间质)向不张区域聚集，有时可见肺泡腔实变，其他肺组织代偿性肺气肿。WG可引起支气管狭窄和肺不张。缓慢形成的肺不张可症状轻微或仅有原发病的表现。

放射学检查是诊断肺不张的最重要手段。

【诊断】

(1)肺不张的范围不同，其X线的表现也有所不同，常见于一侧性、肺叶、肺段、肺小叶性肺不张。缓慢形成的肺不张可症状轻微或仅有原发病的表现。

(2)X线检查是发现肺不张的重要手段。胸片上可见肺叶萎缩，密度增高，充气减少，体积缩小，肺血管纹理聚拢。胸部CT及支气管镜能协助诊断。

【鉴别诊断】

需与支气管内肿瘤，异物吸入，感染，痰栓等致不张鉴别。纤维支气管镜检，病检可协助鉴别。

【治疗和预防】

(1) 体位引流和适当的物理治疗、咳嗽、深呼吸可能有效。

(2) 肺不张时继发感染，应根据病原学资料和药敏试验选择抗生素。但形成时间较长的肺不张，常继发炎症使肺组织机化挛缩，此时即使解除阻塞因素，肺脏也难以复张。

（六）其他并发症

【概述】

如声门下狭窄、支气管狭窄等并发症。

【诊断】

声门下、支气管狭窄表现声音嘶哑，呼吸困难和喘鸣，喉镜或纤维支气管镜下可见急性充血，黏膜易碎或瘢痕形成。

【鉴别诊断】

需与喉炎、肿瘤侵犯喉返神经所致声音嘶哑及支气管内肿瘤，支气管内膜结核等所致支气管狭窄鉴别。通过喉镜和纤维支气管镜可鉴别。

【治疗和预防】

对于声门下狭窄、支气管狭窄等并发症可以考虑外科治疗。

第十二章

通气调节功能障碍性疾病并发症

一、通气调节功能障碍性疾病

【概述】

睡眠呼吸障碍性疾病又称睡眠呼吸紊乱性疾病,是指在睡眠过程中呼吸节律和幅度发生异常改变,伴随特定呼吸事件(如呼吸暂停、低通气、觉醒反应、睡眠片断等),出现低氧和(或)高碳酸血症的一组综合性疾病,包括睡眠呼吸暂停低通气综合征(sleep apnea-hypopnea syndrome,SAHS)、神经肌肉疾患引起的睡眠呼吸障碍、原发性肺泡低通气综合征等。在所有的类型中,以睡眠呼吸暂停低通气综合征最为常见。

SAHS是指各种原因导致睡眠状态下反复出现呼吸暂停和(或)低通气,引起低氧血症、高碳酸血症,从而使机体发生一系列病理生理改变的临床综合征。

(1)按照睡眠过程中呼吸暂停时胸腹运动的情况,分为阻塞型、中枢型和混合型。

①阻塞型:是指呼吸暂停但胸腹运动依存。

②中枢型:是指呼吸、胸腹运动同时消失。

③混合型:在一次呼吸中兼具上述两种特点称为混合型,在所有类型中以阻塞型最为常见。

(2)根据狭窄阻塞的部位又分为以下四型:

Ⅰ型:在鼻咽以上(鼻咽、鼻腔);

Ⅱ型:在口咽部(软腭、悬雍垂、扁桃体水平);

Ⅲ型:在下咽部(舌根、会厌水平);

Ⅳ型:是指两个或两个以上部位的狭窄。

【病因】

1. 中枢型睡眠呼吸暂停低通气综合征(central sleep apnea-hypopnea syndrome,CSAHS)

大多发于中、老年,常见于浅睡眠期和快动眼睡眠(REM)期,男性多于女性,且随着年龄的增长而加重。毕氏呼吸、陈-施呼吸是特殊的CSAHS。病因可能与脑炎、脊髓灰白质炎、脑脊髓变性、脑血管栓塞、家族性自主神经异常等神经系统病变和其他如肌肉疾患、枕骨大孔发育畸形、充血性心力衰竭等有关。它的机制主要与睡眠时延髓呼吸中枢抑制、呼吸调控系统不稳定或醒觉等因素有关。

2. 阻塞型睡眠呼吸暂停低通气综合征（obstructive sleep apnea-hypopnea syndrome, OSAHS）

从力学角度来讲，跨壁压（腔外压与腔内压之差）和管壁的顺应性是上气道开放与闭合的决定因素，在呼吸过程中吸气肌的收缩力决定了上气道的腔内负压，颌面部器官和组织的重力决定了管腔外压，管壁的顺应性则取决于管壁自身的张力和咽部扩张肌的收缩作用。由于咽部缺乏骨和软骨性结构，决定了它具有较高的顺应性和易塌陷性。

大量的证据表明，OSAHS睡眠时的气道阻塞以舌后及软腭水平最为常见，凡是涉及上气道解剖学狭窄、跨壁压和管壁顺应性的因素都参与了OSAHS的发病。

总之，OSAHS的发生机制复杂多样，更倾向于是在多基因遗传背景基础之上多因素综合作用的结果。

【诊断与鉴别诊断】

1. 临床表现

（1）白天症状

①嗜睡：由于频繁的醒觉及睡眠片断化，患者往往出现不同程度的白天嗜睡症状，轻者表现为困倦、瞌睡，重者开会、听课，甚至与人交谈、开车时都会不自主地入睡。可根据Epworth、SSS嗜睡评估表及多次睡眠潜伏期时间作为嗜睡程度评估的客观依据。

②头痛、头晕、乏力：晨起头痛较为常见，多位于前额或整个头部，与高血压、高碳酸血症时脑血流量增加有关。由于夜间反复的呼吸暂停、醒觉次数增多，睡眠质量下降，常有轻重不同的头晕、乏力。

③精神行为异常：由于夜间低氧血症对大脑的损害和睡眠结构的异常可导致认知功能全面受损，其中以注意力不集中，记忆力、判断力下降最为明显。

④性格改变：表现为性情急躁、焦虑、易激怒和对他人胡乱猜疑。当与家庭成员、朋友情感疏远时易出现抑郁症。

⑤口干：由于睡眠时长时间张口呼吸，晨起时常诉咽干舌燥。

（2）夜间症状

①打鼾：睡眠时由于上气道狭窄，软腭、悬雍垂、会厌等软组织振动引起鼾声，所有的OSAHS患者都会出现打鼾，声音常会超过65分贝。轻度打鼾者较正常人呼吸声音粗重；中等度打鼾者鼾声响亮程度大于普通人说话；重度打鼾者同一房间的人无法入睡。鼾声的程度并不完全与OSAHS的病情严重程度相一致。

②呼吸暂停：同室的睡眠者发现患者的鼾声突然终止但胸腹运动明显，气流中断的时间一般在20～30秒，个别长达2分钟以上，呼吸暂停多随着喘气、憋醒或响亮的鼾声而终止。

③憋醒：有些患者会因憋闷、窒息而醒觉，伴有濒死感。

④睡眠时行为异常：患者因低氧血症整夜翻转不定，可有恐惧、惊叫、周期性腿动、梦游及不自主地拍打、踢伤同睡者。

⑤多汗：多汗与睡眠休息不好和上气道阻塞后用力呼吸有关。据报道，66% OSAHS患者会出现夜间多汗。

⑥睡眠结构紊乱：OSAHS患者睡眠结构紊乱，表现为浅睡眠增多，深睡眠和REM减少，病人容易在半夜中醒来，自认为是失眠。

⑦夜尿增多和遗尿：遗尿多见于儿童，夜

尿增多常见于中老年,多在3~5次,甚至一夜10余次。

(3)中枢型和阻塞型临床特点比较

①中枢型体型多正常,鼾声小,失眠、易醒,嗜睡程度轻,以抑郁为主。

②阻塞型体型多肥胖,鼾声大,夜间醒来少,嗜睡程度重,情绪易激动。

2. 体征

CSAHS 以原发病的相应体征为主,OSAHS 可能伴随身体肥胖(BMI＞28),颈部短粗(颈围＞40cm),鼻甲肥大、鼻中隔偏曲,下颌短小、后缩、悬雍垂、扁桃体、增殖体和舌体肥大等。

3. 实验室检查

(1)血细胞计数:长期缺氧,红细胞计数、血红蛋白浓度可有不同程度的增加。

(2)动脉血气分析:病情严重或已并发肺心病、呼吸衰竭时,可表现为低氧、高碳酸血症和呼吸性酸中毒。

(3)肺功能检查:上气道阻塞是 OSAHS 的主要原因,OSAHS 患者最大呼气流量-容积(F-V)曲线表现为胸外气道可变性阻塞,VE50%＞VI50%,最大吸气量明显受限,F-V曲线吸气和(或)呼气相出现规则波动、左右对称的锯齿状扑动波。

(4)影像学检查:头颅及颈部 X 线照片、CT、MRI 检查有助于狭窄部位的定位。当并发肺动脉高压、高血压、冠心病时,胸部 X 线检查可有肺动脉段隆凸、主动脉增宽迂曲、心影增大等表现。

(5)鼻咽镜:在清醒状态下通过纤维鼻咽镜可以观察鼻腔、鼻咽、口咽有无解剖学狭窄及判定其性质。嘱病人捏鼻闭口吸气还可以观察到舌部是否向后移动、咽侧壁是否向咽腔凹陷、会厌是否向喉内移动等功能性变化。近年来,国外有人主张在安定催眠、多导睡眠监测显示呼吸暂停的同时行纤维鼻咽镜检查对手术部位的选择具有重要的指导意义。

(6)上气道压力测定:应用含 2 个传感器的测压管,全夜观察患者上气道各平面(鼻腔、软腭上、软腭下、舌根下)以及食管内的压力变化,分析每次呼吸暂停及低通气时的压力波形。通过本方法可确定阻塞在哪个平面,并可观察患者睡眠中阻塞平面的动态变化,对诊断和治疗有指导意义。

(7)多次睡眠潜伏期试验(multiple sleep latency test,MSLT):通过让患者白天进行一系列的小睡来客观判断其嗜睡程度的一种检查方法。每 2 小时测试一次,每次小睡持续 30 分钟,计算患者入睡的平均潜伏时间及异常 REM 睡眠出现的次数,睡眠潜伏时间少于 5 分钟者为嗜睡,5~10 分钟为可疑嗜睡,多于 10 分钟者为正常。

(8)多导睡眠图:多导睡眠图(polysomnography,PSG)监测的项目包括脑电图、眼动图、颏舌肌肌电图、心电图、口呼吸气流、鼻呼吸气流、胸腹呼吸运动、SaO_2、体位、鼾声、胫前肌肌电图等,一般需要整夜不少于 7 小时的睡眠监测。

4. 诊断要点

(1)临床诊断:根据患者睡眠时打鼾、呼吸暂停及白天嗜睡等病史,存在肥胖、颈围粗大、下颌畸形、肢端肥大等体征,可作出推测性诊断。

(2)确诊:PSG 监测是诊断 SAHS 的"金标准",通过 PSG 监测可以对睡眠呼吸暂停做出定性诊断,确定睡眠呼吸暂停的类型和严重程度,了解睡眠结构是否正常,为治疗方案的选择和疗效评价提供依据。SAHS 病情的严重性应根据 AHI、呼吸暂停最长时间、夜间最低 SaO_2、夜间 SaO_2＜90%的时间百分比以及是否有严重伴随疾病等综合判断。目前,主要依据 AHI 和夜间最低 SaO_2 将 SAHS 分为轻度:5~20 次/h,85%~89%;

中度:21~40次/h,80%~84%;重度:>40次/h,<80%。对于儿童,诊断呼吸暂停有着更严格的标准,口鼻气流停止时间超过4秒或2个固有呼吸周期即认为发生1次呼吸暂停。文献报道,AHI>20次/h者,并发症及死亡率显著增加。

(3)病因诊断:对确诊的SAHS患者,应通过体检、鼻咽镜及影像学等检查了解有无骨性结构和上气道周围软组织的异常,对狭窄作出定位,必要时行相关检查排除甲状腺功能减退等内分泌疾病。

【鉴别诊断】

1. 原发性鼾症

虽有明显的打鼾,但PSG检查无气道阻力增加,无呼吸暂停、低通气和低氧血症。

2. 上气道阻力综合征

睡眠时上气道和食道压力测定显示负压增加,PSG检查反复出现醒觉波,夜间醒觉多于10次/h,有白天嗜睡,可有或无明显鼾声,但无呼吸暂停、低通气和低氧血症。

3. 发作性睡病

多发生在青少年,主要临床表现为白天嗜睡、发作性猝倒和睡眠幻觉,主要诊断依据为MSLT潜伏期少于8分钟,异常的REM睡眠,但无呼吸暂停和低氧血症。需注意该病与OSAHS合并发生的机会很多,临床上不可漏诊。

4. 不宁腿综合征和睡眠中周期性腿动综合征

患者主诉多为失眠或白天嗜睡,可伴有醒觉时的下肢感觉异常,PSG监测有典型的周期性腿动,每20~40秒出现1次,每次持续0.5~5秒。通过详细询问患者及同床睡眠者,结合查体和PSG监测结果可以鉴别。

【治疗和预防】

1. 病因治疗

纠正引起SAHS或使之加重的基础疾病,如应用甲状腺素治疗甲状腺功能减退及神经系统疾病、充血性心力衰竭等的治疗。

2. 一般性治疗

对每一位OSAHS患者均应进行多方面的指导,包括:①控制饮食和体重,适当运动;②戒酒、戒烟、停用镇静催眠药物及其他可引起或加重OSAHS的药物;③侧卧位睡眠;④适当抬高床头;⑤白天避免过度劳累等。

3. 手术治疗

包括鼻手术,悬雍垂腭咽成形(uvulopalatopharyngoplasty, UPPP)及其改良术,舌根手术,激光、微波、低温射频消融辅助咽成形术,支架植入术,正颌手术,气道造瘘。

4. 药物治疗

阿米三嗪、乙酰唑胺、茶碱和安宫黄体酮等可增加呼吸中枢的驱动力,改善呼吸暂停和低氧血症,但疗效不够确切。如有变应性鼻炎、鼻阻塞可用麻黄滴鼻液等缩血管药物减轻症状。

5. 经皮电刺激治疗

对OSAHS患者经皮电刺激颏舌肌能提高其活性,维持上气道的开放,使AHI和呼吸暂停时间下降,但对它的疗效评估尚需进行更多的研究和观察。

6. 器械治疗

包括口腔矫治器、气道内正压通气治疗、人工鼻咽气道等。

二、常见并发症

SAHS时的反复低氧及高碳酸血症可对全身各系统脏器产生广泛的危害,严重影响患者的生活质量和寿命,可能的重要并发症如下。

（一）肺动脉高压、肺心病

【概述】

肺动脉高压、肺心病是影响 SAHS 预后的严重并发症之一。

大多数 SAHS 患者夜间睡眠时伴随呼吸暂停、低通气的发生，反复出现一过性的肺动脉高压，随着病情的进展，肺动脉压持续性增高并逐渐继发肺心病。重症、病程久的 SAHS 患者发生率更高，尤其合并 COPD 时病情更重，进展更快。

伴随呼吸暂停的发生，SAHS 患者反复出现肺动脉压升高，在静息状态下肺动脉平均压超过 20mmHg 就称之为显性肺动脉高压。

OSAHS 患者肺动脉高压的形成是多因素共同作用的结果，其中以低氧、高碳酸血症和呼吸性酸中毒最为重要。

肺循环阻力增加时右心室发挥代偿功能，为克服阻力而发生肥厚，在肺动脉高压的早期尚能代偿，但随着病情的进展当肺动脉压持续升高超过右心室的代偿能力时，右心室排出量下降，舒张末压增高，促使右心室扩大和右心功能衰竭。同样，低氧、高碳酸血症、酸中毒和血容量增多也可以作用于左心室，导致左心功能衰竭。

【诊断】

1. 临床表现

SAHS 患者并发肺动脉高压、肺心病的早期并无特殊表现，随着病情的进展可出现劳动能力下降、气促、呼吸困难、咯血、胸痛、头痛、头晕、心悸、食欲不振、腹胀等症状和发绀、颈静脉怒张、P2＞A2、三尖瓣区舒张期杂音、剑突下心脏搏动增强、肝颈反流征阳性、双下肢水肿等体征。

2. 实验室检查

血常规检查红细胞及血红蛋白升高；X 线检查示右下肺动脉干扩张，横径≥15mm，其横径与气管横径比值≥1.07，肺动脉段突出≥3mm，右心室增大；心电图检查有电轴右偏，肺性 P 波及右心室高电压表现；超声心动图提示右肺动脉内径增宽、右心室增大肥厚。

【鉴别诊断】

肺动脉高压、肺心病应与冠心病、风湿性心瓣膜病相鉴别。冠心病患者多有典型的心绞痛、心肌梗死病史，以左心室肥厚为主；风湿性心瓣膜病患者心电图、超声心动图往往有特征性改变。

【治疗和预防】

(1) 以针对 SAHS 的基础治疗为主，若低氧和高碳酸血症能够纠正，肺动脉高压和肺心病往往可得到一定改善，必要时可考虑血管扩张剂、利尿药和强心治疗。

(2) 加强卫生宣教，提高广大群众和医务人员对本病的认识，积极防治 SAHS。

（二）高血压

【概述】

OSAHS 与高血压之间不仅相关，而且在一定的意义上讲更是因果关系。50%～60% 的 OSAHS 患者并发高血压，50% 的高血压患者伴发有 OSAHS。OSAHS 被列为继发性高血压病因之首，是高血压发生和发展的重要危险因素，尤其与一些夜间高血压和难治性高血压有关。

OSAHS 患者睡眠时反复发作的呼吸暂停和低通气导致低氧、高碳酸血症，通过负反馈机制,刺激颈动脉窦和主动脉弓的化学感受器,作用于脑干及心血管中枢,使交感神经张力增加,是OSAHS诱导高血压最主要的机制。在病程的早期,交感神经活性和血压的升高只出现在睡眠时,清醒后逐渐恢复正常,但随着病程的延长,血压周期性升高导致周围小动脉发生管壁肥厚、管腔狭窄等适应性结构改变,呈现出持续性高血压。此外,肾素-血管肾张素-醛固酮系统(RAAS)激活,造成外周血管收缩,阻力增加;肾小球入球动脉的痉挛,滤过率下降;钠水潴留,容量负荷增加以及血管内皮功能障碍也参与了OSAHS时高血压的形成。

【诊断与鉴别诊断】

大多数OSAHS并发高血压时缺乏特异性表现,常见症状有头痛、头晕等,若2次或2次以上非同日多次测量血压平均值超过140/90mmHg即可诊断高血压。

OSAHS相关性高血压还呈现出以下特点。

(1)清晨睡醒时血压较高,白天及晚间睡前较低,而原发性高血压患者清晨睡醒时血压正常或稍高,白天活动后或晚间睡前较高。

(2)单纯的抗高血压药物治疗效果较差,很难使血压维持在正常水平,夜间血压没有生理性下降或低于10%,即为"非勺型"。

(3)可表现为夜间反复发作的一过性高血压,血压高峰值出现在呼吸暂停末即将恢复通气时,以REM期更为明显。

(4)OSAHS并发的高血压多与肥胖、高血脂、糖尿病共存。

(5)纠正睡眠呼吸障碍后血压趋向下降,降压药可停用或减量。

(6)尿常规、血糖、血脂、肾功能、心电图、超声心动图等检查有助于发现相关的危险因素和靶器官损害。

【治疗和预防】

侧重于SAHS的基础治疗,必要时辅以药物降压。早期发现、早期治疗OSAHS,能有效减少OSAHS相关性高血压的发生或以较小的药量使血压得到理想的控制。

(三)冠心病

【概述】

SAHS与心绞痛、心肌梗死有关。SAHS是心肌梗死的独立预测因子;心肌梗死会加重毕氏呼吸、陈-施呼吸等周期性呼吸和中枢型呼吸暂停,同时也是SAHS的危险因素。

睡眠呼吸暂停和低通气的发作会导致低氧血症的产生从而诱发心肌缺血、缺氧,出现心绞痛。由于随着睡眠的加深,REM期逐渐延长,而此期呼吸、心血管调节中枢又易出现紊乱,故心血管事件好发于REM期较长的黎明前。

SAHS除了通过低氧血症直接诱发心绞痛、心肌梗死外,还能促进动脉粥样硬化的形成和使血浆纤维素浓度增高导致凝血机制异常推动冠心病的发生。

【诊断】

1. 临床表现

心绞痛、心肌梗死多见于AHI高、持续时间长、SaO_2低的重度SAHS患者,常表现为胸骨体中、上段的夜间发作性胸痛,持续时间数分至数小时不等,部分出现低血压、休克,极少数在睡梦中猝死。

2. 诊断

诊断冠心病的金标准是冠状动脉造影。合并冠心病的SAHS患者在PSG监测的过程中ST段下移非常普遍,往往伴随着T波倒置,但是否发生心绞痛,个体差异性很大。当发生心肌梗死时可有病理性Q波、ST段-T波改变且呈特征性演变,肌红蛋白、肌钙蛋白等心肌坏死标志物和心肌酶可出现增高。

【鉴别诊断】

SAHS并发心绞痛、心肌梗死时应借助心电图、心肌坏死标志物、心肌酶、超声心动图、CT或MRI等检查与急性肺动脉栓塞、主动脉夹层等疾病相鉴别。

【治疗和预防】

(1) SAHS若并发冠心病,针对SAHS的基础治疗非常重要,首选CPAP。当发生心绞痛、心肌梗死时可采用相应的药物、介入或手术治疗。

(2) 肥胖是SAHS和冠心病的共同高危因素,应控制体重,减少风险。不少患者经单纯CPAP治疗能使ST段下移现象消失,从而达到预防心绞痛、心肌梗死的目的。

(四)左心功能不全

【概述】

有研究显示,约60%的慢性心功能不全患者存在SAHS,但以CSAHS为主。具有SAHS的心功能不全患者临床症状更重,死亡率更高,SAHS与心功能不全互为因果构成恶性循环,其中SAHS与左心功能不全的关系更为密切。

SAHS患者反复发生左心功能不全与下列因素有关:

(1) 呼吸暂停发生时,由于吸气肌收缩增强,胸内负压增高,右心回心血量增加,室间隔向左心室推移,使左心室充盈度和搏出量降低。

(2) 反复的缺氧和觉醒反应使交感神经兴奋,血管收缩,外周阻力增加,血压增高,左心室后负荷加重;睡眠呼吸障碍过程中反复的缺氧和再氧合产生氧化应激出现自由基,导致包括心肌在内的全身组织细胞结构和功能的损伤;血液黏稠度增加,血流阻力随之增高;肾小动脉收缩,醛固酮分泌增多,水钠潴留使血容量增加。

(3) 心率增快时心肌耗氧量增加,而低氧血症使心肌供氧减少,能量生成不足,导致心肌收缩力减弱也参与了左心功能不全的形成。

【诊断】

1. 临床表现

病人可有程度不同的呼吸困难、咳嗽、咳痰、咯血、乏力、头晕、心悸、少尿等症状和肺部湿啰音、心脏增大、P2亢进、舒张期奔马律等体征。

2. 实验室检查

(1) X线检查:表现为心影增大、肺纹理增多模糊、肺野透亮度下降,严重时肺门呈蝶翼状改变、双肺野见大片阴影。

(2) 超声心动图:能准确提供各心腔大小变化、心瓣膜结构及功能情况,左心室射血分数(EF)常小于45%,舒张功能下降。

(3) 血流动力学检查:采用漂浮导管进行有创血流动力学检查能直接反映左心功能,心脏指数(CI)常小于$2.5L/(min \cdot m^2)$,肺小动脉楔压(PCWP)大于12mmHg。

【鉴别诊断】

当左心功能不全病人表现为夜间阵发性呼吸困难时应与支气管哮喘相鉴别。前者多见老年,往往有高血压、冠心病史,发作时必需坐起,肺部以湿啰音为主,甚至咳粉红色泡沫痰;后者多见于青少年,往往有过敏史,发作时可闻及典型哮鸣音。

【治疗和预防】

(1) 平时应加强 SAHS、高血压等的治疗。

(2) 当发生急性左心功能不全时,患者取坐位,进行吸氧、利尿、强心、扩张血管治疗,必要时使用吗啡和无创呼吸机。

(五) 胃食管反流病

【概述】

胃食管反流病 (GERD) 是指胃、十二指肠内容物反流入食管,出现烧心、胸痛等症状的临床综合征。在病理上可表现为反流性食管炎,以及咽喉、气道等食管以外的组织损害。对 OSAHS 患者进行 24 小时食管 pH 监测,发现约有 50% 以上的病人存在 GERD。

OSAHS 病人 GERD 的发生主要与呼吸暂停和醒觉后吸气肌代偿性增强使腹内压增加、胸内压下降以及自主神经紊乱,食管下端括约肌功能不足有关。

【诊断】

1. 临床表现

胃食管反流病症状多出现在夜间,表现为反酸、反食、嗳气、胸骨后烧灼感(烧心)、咳嗽、哮喘、咽喉炎等。

2. 内镜检查

若发现反流性食管炎则可以肯定 GERD 的诊断,但阴性并不能排除 GERD。24 小时食管 pH 监测,可观察 pH 值小于 4 的百分时间、次数及最长反流时间等指标协诊。

【鉴别诊断】

当病人以夜间胸痛为主时,应注意和心绞痛等病相鉴别。质子泵制剂抑酸治疗有效、EKG 阴性有助于 GERD 的诊断。

【治疗和预防】

(1) 加强 OSAHS 的基础治疗,必要时联合应用质子泵抑制剂和促胃肠动力药,症状控制后减量维持。

(2) OSAHS 并发 GERD 的患者往往呈肥胖体型,减轻体重可使病情减轻;睡觉时床头抬高可减少反流机会,但最重要的在于 OSAHS 的治疗。

第十三章

胸膜疾病并发症

第一节 气胸并发症

一、气胸

【概述】

自发性气胸胸膜腔由胸膜壁层和脏层构成,是不含空气的密闭的潜在性腔隙。任何原因使胸膜破损,空气进入胸膜腔,称为气胸。此时胸膜腔内压力升高,甚至负压变成正压,使肺脏压缩,静脉回心血流受阻,产生不同程度的肺、心功能障碍。

1. 按病分类

(1)人工气胸:是为诊断和治疗胸部疾病需要,人为将空气注入胸膜腔,为外伤性气胸的一种特殊类型。

(2)创伤性气胸:是由于胸部外伤及医疗诊断和治疗操作过程中引起的气胸。

(3)自发性气胸:是指在无外伤或人为因素的情况下,肺组织和脏层胸膜原有某种病变或缺陷而突然发生破裂引起的胸膜腔积气。

2. 按胸膜破裂情况不同引起胸膜腔内压力的变化进行分类

(1)闭合性气胸:也称为单纯性气胸,由于胸膜破裂口较小,随着肺脏萎陷而关闭,空气不能继续进入胸膜腔。胸内压接近或稍超过大气压,即胸内压测压可为正压也可为负压,视气体量多少而定。抽气后,胸内压下降,留针2~3分钟压力不再上升。

(2)开放性气胸:裂口较大,或因胸膜粘连妨碍肺脏回缩而使裂口常开,气体经袋口随呼吸而自由出入胸膜腔。胸膜腔测压在"0"上下波动,抽气后压力不变。

(3)张力性气胸:又称单向活瓣性或高压性气胸,由于裂口呈单向活瓣或活塞作用,吸气时胸廓扩大,胸内压变小,活瓣开放,空气进入胸膜腔；而在呼气时,胸廓变小,胸内压升高,压迫活瓣使之闭合。每次呼吸运动都有空气进入胸膜腔而不能排出,致使胸膜腔内空气越积越多,胸内压也持续升高,使肺脏受压,纵隔向健侧偏移,甚至影响心脏血液回流。此种气胸测压时压力往往超过 $10cmH_2O$,甚至高达 $20cmH_2O$,抽气后胸内压下降,但留针 2~3 分钟后,压力又迅速升高。这种气胸引起病理生理改变最大,最需积极抢救,否则导致死亡。

自发性气胸常继发于基础肺部病变,以继发于慢性阻塞性肺病和肺结核最为常见,其次是特发性气胸。第三是肺癌、肺脓肿、尘肺等。有时胸膜上具有异位子宫内膜,在月经期可以破裂而发生气胸(月经性气胸)。航空、潜水作业而无适当防护措施时,从高压环境突然进入低压环境,以及持续正压人工呼吸加压过高等,均可发生气胸。抬举重物等用力动作,咳嗽、喷嚏、屏气或高喊大笑等常为气胸的诱因。

【诊断与鉴别诊断】

1. 临床特点

患者常有持重物、屏气、剧烈运动等诱发因素,但也有在睡眠中发生气胸者,病人突感一侧胸痛、气急、憋气,可有咳嗽但痰少,小量闭合性气胸先有气急,但数小时后逐渐平稳,X 线也不一定能显示肺压缩。若积气量较大者或者原来已有广泛肺部疾患,病人常不能平卧。如果侧卧,则被迫使气胸患侧在上,以减轻气急。

病人呼吸困难程度与积气量的多寡以及原来肺内病变范围有关。当有胸膜粘连和肺功能减损时,即使小量局限性气胸也可能有明显胸痛和气急。

在原有严重哮喘或肺气肿基础上并发气胸时,气急、胸闷等症状有时不易觉察,要与原先症状仔细比较。

2. 实验室检查

X 线检查是诊断气胸的重要方法,可以显示肺脏萎缩的程度,肺内病变情况以及有无胸膜粘连、胸腔积液和纵隔移位等。纵隔旁出现透光带提示有纵隔气肿。气胸线以外透亮度增高,无肺纹可见。有时气胸线不够显现,可嘱病人呼气,肺脏体积缩小,密度增高,与外带积气透光带形成对比,有利于发现气胸。大量气胸时,肺脏向肺门回缩,外缘呈弧形或分叶状。

3. 诊断要点

根据典型的临床表现,病人突感一侧胸痛、气急、憋气,可有咳嗽但痰少,小量闭合性气胸先有气急,但数小时后逐渐平稳；X 线检查可协助确诊气胸,尤其是胸部 CT。

【治疗和预防】

小容积的气胸如气胸占胸腔容积不到 20%,不治疗经过 1~2 个月空气即自行吸收。大容积的气胸可吸纯氧 1~2 小时造成胸膜腔及血液的氧梯度差增大,有利于气胸吸收。气胸量较大引起呼吸困难时,应行胸腔穿刺抽气急救,然后采用闭式引流。对于张力性气胸如果一般闭式引流仍不能奏效,则可施行胸腔连续吸引法引流。当有支气管胸膜瘘存在时,吸出空气不宜太勤,以便瘘管早日愈合。对于持续性或复发性自发性气胸；合并肺大泡症；已有肺功能不全,不能耐受手术者可行胸膜粘连术。此外还有支气管镜及外科手术治疗,各有其适应。

气胸预防的关键是积极防治原发疾病,特别是 COPD 和呼吸道感染。对于有肺大泡的老人,尤其是有气胸病史者应保持大便通畅,避免接触呼吸道刺激物,避免劳累和负重。反复发生气胸者胸膜粘连术是防止再发的主要方法。

二、常见并发症

(一)脓气胸

【概述】

大多合并于感染性肺炎,尤其是坏死性肺炎,如金黄色葡萄球菌、肺炎杆菌、绿脓杆菌引起的肺炎,或由食管穿破至胸腔而引起感染。脓气胸患者应及时抽气、排脓、反复胸腔内冲洗。同时可作胸液培养。明确细菌种类的药敏状况,选用有效的抗生素积极地抗感染治疗。

【诊断】

肺脏边缘的脓肿破裂,与肺泡和小支气管相通,以致脓液与气体进入胸腔引起脓气胸。表现为病情突然加重,咳嗽剧烈,烦躁不安,呼吸困难,面色青紫。叩诊在积液上方呈鼓音,下方呈浊音,呼吸音减低或消失。若有支气管胸膜瘘,裂口处形成活瓣,空气只进不出,胸腔内气体愈积愈多而形成张力性气胸。立位X线检查可见液气面。

【鉴别诊断】

需与血气胸、恶性胸腔积液鉴别。

【治疗和预防】

病情多危重,常有支气管胸膜瘘形成。脓液中可查到病原菌。除积极使用抗生素(全身与局部)外,应插管引流,生理盐水冲洗,必要时尚应根据具体情况考虑手术。

(二)纵隔气肿和皮下气肿

【概述】

肺泡破裂逸出的气体进入肺间质,形成间质性肺气肿。肺间质内的气体沿血管鞘进入纵隔,造成纵隔气肿。纵隔气体沿着筋膜进入颈部皮下组织,甚至进入胸部和腹部的皮下组织,导致皮下气肿。大多数患者常无临床症状,但颈部可因皮下积气而变粗。当气体在纵隔间隙内积聚时,可压迫纵隔内大血管,患者可出现干咳、呼吸困难、呕吐和胸骨后疼痛等症状。症状随呼吸运动和吞咽动作而加剧。

【诊断】

(1)结合病史临床表现和影像检查可以做出诊断。

(2)CT和MRI及胸部X线摄片可见两侧纵隔胸膜增宽和纵隔内积气。

【鉴别诊断】

(1)需与局限性气胸及胸壁皮下气肿等鉴别。通过摄正侧位相,必要时行CT检查多可明确诊断。

(2)另外合并慢性支气管炎,支气管哮喘等呼吸系统疾病的纵隔气肿患者,纵隔气肿的症状往往被原发病所掩盖。

【治疗和预防】

根据纵隔气肿引起的不同临床症状,采取不同的治疗方法。

(1)无症状或轻微症状的纵隔气肿不需特别处理,可积极治疗原发病,同时密切观察。

(2)如有张力性气胸,必须立即放置闭式肋间胸腔引流;如为剧烈咳嗽致肺泡破裂产生的纵隔气肿,须给有效的镇咳解痉药物,降低呼吸道压力和减少破裂肺泡漏气,间质中的空气可逐渐被吸收。

(3)如纵隔和皮下气肿甚为严重,可考虑经胸骨切迹上横切开颈部深筋膜,作前上纵隔引流。也有人主张施行气管切开术,气管切开术不但切开了颈部深筋膜可以排气减压,而且还可减少呼吸道的阻力,从而减少破裂的肺泡漏气。

(三)血气胸

【概述】

血气胸(hemopneumothorax)是自发性气胸引起胸膜粘连带内的血管被撕裂所致。发病急骤,除胸闷、气促外,胸痛呈持续加重,同时伴有头昏、面色苍白、脉细速、低血压等。短时间内出现大量胸水体征,X线表现液气平面。胸腔穿刺为全血。

【诊断】

(1)根据典型的临床表现,结合胸部X线和超声检查等结果,一般诊断不难。胸膜穿刺抽得全血即可确诊,但在凝固性血胸则不宜抽出血液或抽出量很少。

(2)有下列情况者提示出血仍在继续应高度警惕:

①患者处于严重休克状态伴有明显呼吸困难,患侧肋间隙增宽,叩诊浊,气管及纵隔向健侧移位,周围血液血红蛋白往往低于90~100g/L。

②胸腔穿刺抽得的血液很快凝固(肯定不是误刺入血管)。

③经输血补液后,血压不回升或升高后又迅速下降。

④重复测定人体周围血血红蛋白、红细胞计数、红细胞比容,呈进行性持续下降。

⑤胸膜腔穿刺抽不出血,但内出血症状加重,X线胸片显示胸膜腔阴影继续增大。

⑥放置胸腔闭式引流后,每小时引流量超过200ml并持续2小时以上,或24小时引流血液超过1000ml。

⑦胸腔引流血液色鲜红,温度较高,其血红蛋白测定及红细胞计数与周围血液相近似。

【鉴别诊断】

需与结核,胸膜原发性或转移性恶性肿瘤,肺栓塞等引起的血性胸腔积液相鉴别。

【治疗和预防】

(1)自发性血气胸的治疗原则为补充血容量抗休克、止血、修补或切除病变肺组织,去除胸腔积气、积血,促进患侧肺复张,恢复正常肺功能,防止复发。

(2)自发性血气胸的治疗,应根据出血量的多少,以及是否为进行性出血而定。一般来讲,小量自发性血胸,可让其自然吸收,不需做穿刺抽液处理。如积血量较多,应尽早行胸腔闭式引流,尽可能将积血抽净,促进肺膨胀,以改善呼吸功能。

(3)如临床观察判断患者有病情继续恶化,休克症状逐渐加重,胸腔内有进行性出血时,应在积极抗休克及输全血的同时,果断进行紧急开胸止血术。

(4)肺完全复张后,出血多能自行停止,若继续出血不止,除抽气排液和适当输血外,应考虑手术治疗。腋下小切口第4肋间进胸,具有创伤小、出血少、不切除肋骨,不切断肌肉、术后恢复快的优点。经胸腔镜手术(VATS)已成为一项重要的介入性治疗手段。

(5)自发性血气胸如未根除病因,有可能反复发作,故平时应注意防范。应尽量避免从事负重或剧烈的体育活动,如举重、潜水、激烈对抗赛等。

(四)慢性气胸

【概述】

慢性气胸(chronic pneumothorax)指气胸延续3个月以上不吸收者。肺扩张不完全的因素为胸膜粘连带牵引,使胸膜裂孔持续开放;裂孔穿过囊肿或肺组织,形成支气管胸膜瘘;脏层胸膜表面纤维素沉着、机化,限制肺脏扩张;支气管管腔内病变引起完全阻塞,使萎陷的肺脏不能重新充气。

【诊断】

根据症状、体征、X线表现,特别是胸穿结果,均能明确诊断。

【鉴别诊断】

需与肺大泡鉴别。

【治疗和预防】

多主张手术治疗。

(五)肺功能差的阻塞性肺气肿

【概述】

自发性气胸易诱发呼吸衰竭,因此除积极处理气胸外,同时应注意改善通气功能,纠正低氧状态,积极控制感染。

【诊断】

慢性阻塞性肺气肿患者突发胸闷,呼吸困难加重表现,胸片可见肺压缩及气胸线。

【鉴别诊断】

需与慢性阻塞性肺疾病急性加重,肺栓塞,大量胸腔积液等鉴别。胸部影像学易于鉴别。

【治疗和预防】

立即胸腔闭式引流,改善通气功能,纠正低氧状态,控制感染,治疗原发病。

(六)外压性肺不张

【概述】

气胸的压力压迫邻近肺组织使其不能充气而引起的不张,以部分性肺不张为多见。

【诊断】

(1)肺不张所产生的症状除与病因不同有关外,还取决于不张肺组织的部位、范围、发生急缓和有无并发症等。如大面积急性肺不张或合并有感染则可出现高热、气促、喘息、咳嗽、咳脓痰和缺氧等。慢性小面积肺不张可无临床症状,当合并感染时则出现咳嗽、咳痰、胸痛、活动后胸闷、咯血等。

(2)典型肺不张望诊病侧呼吸动度减少,胸廓凹陷;触诊肋间隙变窄,气管向病侧移位,语音震颤减低;叩诊呈浊音或实音,心脏移向病侧;听诊呼吸音减弱或消失。X线检查是发现肺不张的重要手段。其表现有肺内大片状密度增高影,伴肺体积缩小,气管/心脏偏向病侧,膈肌抬高,肋间隙变窄。

【鉴别诊断】

需与感染、肿瘤、异物所致不张及胸腔积液、大叶性肺炎鉴别。胸部影像检查及纤维支气管镜、胸腔B超等可协助鉴别。

【治疗和预防】

积极治疗原发病及胸腔穿刺抽液,胸腔闭式引流促进肺复张。

第二节 胸腔积液并发症

一、胸腔积液

【概述】

脏层和壁层胸膜之间为一潜在的胸膜腔,在正常情况下,胸膜内含有微量润滑液体,其产生和吸收处于动态平衡,任何病理原因加速其产生和(或)减少其吸收时,均出现胸腔积液。胸腔积液是一个综合征,而不是一种疾病,很多疾病可引起胸腔积液。

【诊断与鉴别诊断】

1. 诊断的基本思路

(1)确定胸腔积液的存在:当少量胸腔积液时,患者可无症状,但如为胸膜急性炎症所致,则多有胸痛与干咳,有时可闻及胸膜摩擦音,此时 X 线检查可见患者膈肌运动减弱,肋膈角变钝。超声检查或胸片、CT 检查能证实有少量胸液存在;中等量积液根据症状、体征和 X 线检查可获得诊断,患者有心悸、气促、活动后加重,患侧胸廓饱满,呼吸运动减弱,肋间隙增宽,叩诊浊音或实音,呼吸音及语颤减弱或消失。X 线检查患侧下胸部可见密度较高的均匀阴影,上缘斜凹,从纵隔引向腋部,外高内低。大量胸腔积液患者,上述症状和体征更为明显,气管和心浊音界向健侧移位。X 线检查除肺尖部仍可见到含气的肺组织外,患者胸部大部呈均匀的致密阴影,纵隔器官移向健侧,膈肌下降,患者肋间隙增宽。包裹性胸腔积液,叶间积液和肺底积液可根据超声检查及 X 线检查明确诊断。

(2)确定胸腔积液的性质:胸腔积液根据性质可分为渗出液和漏出液两大类,此外还有血胸、脓胸和乳糜胸等。漏出液和渗出的鉴别要点见表 13-1,脓胸、血胸、乳糜胸和恶性胸腔积液为特殊性质的渗出液,将在下文中单列叙述。

表 13-1 漏出液和渗出液的鉴别要点

	漏出液	渗出液
密度	<1.018	>1.018
Rivalta Test	阴性	阳性
pH	>7.4	<7.2
白细胞总数	<1000/ml	>1000/ml
葡萄糖定量	>600mg/L	<600mg/L
蛋白含量	<30g/L	>30g/L
胸液/血清比值	<0.5	>0.5
血清白蛋白-胸水白蛋白	>12g/L	<12g/L
乳酸脱氢酶	<200IU/L	>200IU/L
胸液/血清比值	<0.6	>0.6
纤维蛋白原	阴性	阳性,可引起积液体外凝固
胆固醇	<550mg/L	>550mg/L
胸水 IgG/血清 IgG 和胸水 IgA/血清 IgA 均值	<0.5	>0.5

在以上漏出液和渗出液的鉴别要点中，以蛋白质和乳酸脱氢酶的意义最大。

(3)确定胸腔积液的病因：胸腔积液的病因很多(见表13-2)，病因的确定是胸腔积液诊断的要点和难点。对胸腔积液病因的诊断有赖于各种实验室检查，并结合病史。尽管如此，仍有10%～20%胸腔积液的病因不能明确，需追踪观察。

表13-2 胸腔积液病因

漏出液	胶原性疾病
充血性心力衰竭	风湿性胸膜炎
心包疾病	系统性红斑狼疮
肝硬变	药物性狼疮
肾病综合征	变态性肉芽肿综合征
腹膜透析	心包切除术后和心肌梗死后综合征
黏液水肿	冠脉搭桥术后
肺栓塞	石棉接触
结节病	结节病
渗出液	尿毒症
肿瘤性疾病	梅格斯综合征
转移性肿瘤	黄甲综合征
间皮瘤	药物诱发的胸膜疾病
感染性疾病	呋喃坦丁
化脓性细菌感染	硝苯呋海因钠
结核	二甲麦角新碱
放线菌病和诺卡菌病	甲基苄肼
真菌感染	甲氨蝶呤
病毒感染	普拉洛尔
寄生虫感染	陷闭肺
肺栓塞	放疗
胃肠疾病	电烧伤
食管穿孔	尿道阻塞
膈疝	医源性损伤
腹部外科手术后	乳糜胸
内镜静脉曲张硬化治疗后	血胸

2. 实验室检查

(1)包括物理检查、细胞计数及白细胞分类计数、蛋白的测定、葡萄糖测定、脂类测定；乳酸脱氢酶(LDH)活性测定、腺苷脱氨酶(ADA)总活性测定、淀粉酶活性测定、pH值测定、氯化物、纤维连接蛋白(FN)、铁蛋白(IBP)、嗜酸细胞阳离子蛋白(ECP)和嗜酸细胞蛋白X(EPX)、乳酸盐、溶菌酶(LZM)的检测、人绒毛膜促性腺激素β链(βHCG)、纤维蛋白降解产物(FDP)、细胞因子、C-反应蛋白(CRP)、免疫球蛋白、补体测定、β_2微球蛋白、胸水细菌培养、类风湿因子(RF)、狼疮细胞(LE)和抗核抗体(ANA)、胸水细胞学检查、癌胚抗原(CEA)、血清糖链抗原50(CA50)、糖链抗原(CA125、CA82-4、CA15-3、CA19-9)、肿瘤相关抗原-黏蛋白样癌相关抗原(MCA)、组织多肽特异性抗原。

(2)影像学检查

①X线胸片检查：全胸片是发现胸腔积液的基本方法，站立位时胸液多积聚在肺底部，造成一侧横膈"上抬"的现象。侧卧位的放射学检查可以发现50ml以上的胸腔积液，其敏感性明显优于立位和仰卧位。当胸液积聚于叶间裂或沿纵隔分布时，其X线表现可类似于包裹积液或肿块。此时可通过不同体位的胸片观察游离胸液的移动以资鉴别。

②超声波检查：是决定有无胸腔积液的重要检查方法，它还可以用于指导胸膜穿刺。另外在鉴别渗出液和漏出液方面有一定的价值，积液内有多条分离和非分隔光带，且内部回声均匀一致者常为渗出液。

③CT检查：游离积液有时与腹水不易区别，特别是积液量少，行仰卧位CT检查，积液聚积在后肋膈角隐窝处，易与腹水混淆，可通过膈肌征、界面征、空白区域征和膈肌脚

移位征鉴别。CT 对包裹性胸腔积液的诊断有独特的优点,表现为结构透明、边缘平滑、强度均匀一致的中高密度影。大多数脓胸患者应用增强物质后,壁层和脏层胸膜存在增强效应。而一般胸液则很少见到上述表现。胸液和壁、脏层胸膜增厚被称为"胸膜分离征"。

④磁共振显像(MRI):由于胸液中水的含量高,故 T_1 加权像上,胸液显示为低信号强度,T_2 加权像示高信号强度。另外 MRI 对漏出液和渗出液的鉴别有一定意义,近年来有报道,漏出液、单纯渗出液和掺有恶性细胞和炎症的复杂渗出液三者之间 MRI 信号特征有些明显差异,复杂的渗出液较单纯渗出液和漏出液的信号强度大。经脂肪标化的实际 T_2 值,渗出液较漏出液明显缩短。

(3)其他检查

①胸膜活检:使用 Cope 或 Abram 穿刺针经胸壁皮肤作胸膜组织活检平均阳性率为50%,恶性和结核性胸腔积液阳性率可达75%以上,有些恶性胸腔积液多次活检未能确诊,可能由于胸腔积液为纵隔淋巴结影响淋巴回流所引起,而壁层胸膜尚未累及之故。

②纤支镜检查:对于原因不明胸腔积液可作纤支镜检查,其理由为支气管肺癌是引起胸腔积液最常见的肿瘤,适应证为胸水细胞学检查或胸膜活检的诊断结果不能令人满意时,在为大量恶性胸水患者制定治疗方案前,应排除肺不张或阻塞性肺炎。

③胸腔镜检查:可以直接窥视胸膜病变,并可作活检,阳性率可达 74%～100%,亦可用纤支镜代替胸腔镜,在直视下对胸膜表面病灶作活检。检查前先抽完胸液,注入等量空气,形成气胸,再在全麻后透视下选择最佳插镜点。

④开胸探查:对于诊断不明者可考虑开胸活检,若取材满意,诊断率较高,但属创伤性检查,不宜作为常规方法。

【治疗和预防】

(1)胸腔积液为胸部或全身疾病的一部分,病因治疗尤为重要。漏出液常在纠正病因后可吸收。

(2)渗出液在积极病因治疗的同时予胸穿抽液治疗。

二、常见并发症

(一)胸腔积液所致外压性肺不张

【概述】

胸水的压力压迫邻近肺组织使其不能充气而引起的不张,以部分性肺不张为多见。

外压性肺不张使肺组织受压后肺泡壁毛细血管因缺氧短暂性收缩后继发扩张,肺泡壁肿胀,肺泡腔或支气管内渗出液及分泌物增加,但因引流支气管通畅可及时排出,不致潴留肺内,故肺容积显著缩小。肺泡壁若持续缺氧可致网状纤维及胶原纤维增生,同时支气管、肺间质、肺小血管及胸膜亦有纤维组织增生,导致压缩肺组织难以复张。

【诊断】

1. 临床表现

(1)肺不张所产生的症状取决于不张肺组织的部位、范围、发生急缓和有无并发症等。如大面积急性肺不张或合并有感染则可出现高热、气促、喘息、咳嗽、咳脓痰和缺氧(唇、甲发绀)等。

(2)大面积肺不张可出现典型的体征:病侧呼吸运动度减弱,病侧语音震颤及传导减弱或消失,病变肺区叩诊浊音或实音、呼吸音减弱或消失,吸气时,若有少量空气进入肺不张区,可以听到干性或湿性啰音。

2. 实验室检查

(1)常规X线胸片检查:临床上肺不张主要依靠X线胸片检查,掌握肺不张的X线征象对诊断具有非常重要的意义。肺叶体积缩小,呈一密度增高的阴影,一般表现为不张肺叶、肺段的体积缩小,其程度与阻塞的时间及侧支通气有关,支气管阻塞愈重、时间愈长侧体积缩小愈显著,不张肺区的支气管与血管纹理聚拢,而邻近肺叶可出现代偿性肺气肿,致使肺纹理稀疏。

(2)胸部CT检查:病变区的肺组织密度增高、容积缩小,增强CT扫描时,若不张肺组织的肺泡内充满渗出物则呈条纹状低密度阴影,这是因为有丰富血液供应的肺间质部分明显强化而含有渗出物的肺泡腔不被强化所致。

【鉴别诊断】

需与阻塞性肺不张、胸腔积液及肺炎鉴别。通过临床表现、影像学检查及支气管镜检查,较易鉴别。

【治疗和预防】

充分胸腔闭式引流,可以预防其发生。合并感染时抗感染治疗。

(二)胸腔积液所致肺功能下降

【概述】

1. 降低肺通气的动力

在呼吸运动过程中,肺随胸廓的运动而运动,因此,胸膜腔的密闭性和两层胸膜间浆液分子的内聚力在肺通气的动力中发挥重要作用。如果发生胸腔积液,虽然没有破坏胸膜腔的密闭性,但由于胸腔积液成分的变化或胸液吸收后造成的黏附等使两层胸膜间的摩擦力增加,两层胸膜间浆液的内聚力降低,这些将影响肺气的动力。

另外,当胸腔积液本身可因其原发病累及呼吸肌的结构基础时,将严重影响肺通气的动力,进而影响肺通气。

2. 增加肺通气的阻力

肺通气的动力需要克服肺通气的阻力方能实现肺通气。胸腔积液时,尤其是大量胸液存在,呼吸道受压,呼吸道的跨壁压降低、管径变小、阻力增大。另外,胸液中的体液因子,包括炎症因子,弥散进入组织间液后可作用于肺泡、呼吸道,影响其顺应性和舒缩状态,进而影响肺通气的阻力。

另外,由于胸廓的可扩张性的限制,胸腔积液,尤其是大量胸腔积液时,占据了大量的扩张空间,因此在吸气时用于肺扩张的空间减少,即限制了肺的扩张。

膈肌是肺通气的主要动力机构,正常时膈肌只负荷自身的重量,而胸腔积液时,膈肌必须承担更多的负荷,因此胸腔积液阻碍膈肌的运动。

3. 对肺换气功能的影响

肺部气体交换速率主要受各气体成分的分压差、扩散面积(呼吸膜面积)、扩散距离(呼吸膜厚度)、通气/血流比值、温度和扩散系数等的影响。当胸腔积液时,由于积液的限制使肺通气的动力降低、阻力增加,以及胸腔积液的原发病等原因,造成肺不张、肺实变等,使呼吸膜的面积降低、呼吸膜厚度增加、通气/血流比值失调,从而影响肺的换气功能。

【诊断】

大量胸腔积液患者有气急、发绀等表现。肺功能检查示限制性通气功能障碍甚至阻塞性通气功能障碍及弥散功能降低。可明确诊断。

【鉴别诊断】

需与弥漫性间质性肺病所致限制性通气功能障碍及弥散功能降低鉴别。

【治疗和预防】

及早充分引流，积极治疗原发病。

(三) 胸腔积液所致胸膜肥厚粘连

【概述】

渗出性胸膜炎在胸膜脏层和壁层之间出现由纤维蛋白、白细胞及少许内皮细胞所组成的渗出物。此种渗出物可局限于胸膜腔的某一部分，或分布于整个胸膜腔的表面。如渗出物中液体量增多，则成为浆液纤维蛋白性渗液，其容量可自100ml至2～3L。炎性病变常可扩展至纵隔、横膈或胸膜。胸膜炎愈合后，可遗留瘢痕、肥厚或形成不同程度的胸膜粘连。

【诊断】

影像学检查易诊断。

1. X线检查

胸膜肥厚、粘连表现为肋膈角变浅、变平、膈运动轻度受限。广泛胸膜增厚粘连时，可见患侧胸廓塌陷，肋间隙变窄，肺野密度增高，肋膈角近似直角或闭锁，横膈升高且顶变平。横膈运动微弱或不动，纵隔可向患侧移位。胸膜钙化时在肺野边缘呈片状、不规则点状或条状高密度影。包裹性胸膜炎时，胸膜钙化可呈弧线形或不规则环形。

2. CT检查

胸膜肥厚表现为沿胸壁的带状软组织影，厚薄不均匀，表面不光滑，与肺的交界面多可见小的粘连影。

【鉴别诊断】

需与胸腔积液、胸膜间皮瘤及胸膜转移性肿瘤鉴别。肋膈角局限性的胸膜增厚和粘连与肋膈角处少量胸腔积液鉴别，透视下观察横膈运动可以鉴别。

【治疗和预防】

胸膜增厚如果一旦形成，处理往往为时已晚，效果很差。除加强肺功能锻炼外，还可以做些物理治疗，如红外线照射、中药等治疗。手术只是在肺功能因胸膜肥厚而严重受累者，才考虑手术治疗。胸膜炎早期积极处理，尽早抽尽胸水，中毒症状明显时加用激素，胸膜腔置管引流及胸腔内注射尿激酶是避免及减少发生胸膜肥厚的有效方法。

(四) 结核性胸腔积液

【概述】

结核性胸腔积液为我国的常见病和多发病之一，占胸腔积液的55%左右。结核菌到达胸膜的途径有肺门淋巴结核的细菌溯淋巴逆流至胸膜；肺部病变直接蔓延到胸膜；血行播散。病变早期为胸膜充血，表面有纤维素渗出；继而浆液渗出，形成胸腔积液。

结核性胸腔积液最常见的并发症为胸膜肥厚粘连，如果治疗不及时或胸膜反应重，在胸膜炎愈合后，可遗留瘢痕、肥厚或形成不同程度的胸膜粘连。结核性胸膜炎如果治疗不及时，还可并发肺或肺外结核。

【诊断】

1. 临床表现

多见于年轻患者，起病一般有午后中低

热、盗汗、干咳等结核中毒症状及呼吸道症状,有胸痛,多发生于深呼吸及咳嗽时,大量胸腔积液时可出现气急、胸闷,积液越多,症状越明显。

体检患侧呼吸运动受限,呼吸音减低。干性或少量渗出性胸膜炎时可听及胸膜摩擦音,较多胸液时病侧呼吸运动减弱,呼吸音减低,叩诊浊音,大量胸腔积液时,心脏和气管可向健侧移位。

2. 实验室检查

(1)PPD 及结核抗体:对诊断结核性胸膜炎有一定意义。

(2)胸腔积液穿刺抽液检查:对诊断结核性胸膜炎有非常重要的意义。胸液一般呈草黄色、透明或浑浊液体,少数也可呈淡红或深褐色的血性液体,含大量纤维蛋白,放置后可形成胶冻样凝块。密度大于 1.018,蛋白定量大于 30g/L,有核细胞 $100\sim1000/mm^3$,多为淋巴细胞,胸液离心沉淀后做结核菌涂片阳性率在 5% 以下,结核菌培养阳性率在 20%~30%,如果用胸膜组织做培养,阳性率可达 39%~65%,胸膜活检可发现肉芽肿、干酪样坏死等结核病变基本可确诊,阳性率在 56%~82%。

(3)腺苷脱氢酶(ADA):在诊断结核性胸膜炎中起到重要作用,结核性胸膜炎患者胸液 ADA 一般升高,但在淋巴瘤、化脓性胸膜炎、风湿性关节炎和系统性红斑狼疮等也可升高,一般 ADA>45U/ml 可以和癌性胸腔积液鉴别。

(4)胸水:INF-γ 升高比 ADA 诊断结核性胸膜炎有更高的特异性和敏感性,一般将 INF-γ>3.71IU/Ml 作为诊断结核性胸膜炎的参考界限值。

【鉴别诊断】

需与肿瘤性胸腔积液、肺炎旁积液、风湿性疾病等所致胸腔积液等相鉴别。

【治疗和预防】

积极全身抗结核治疗,结核性胸膜炎患者一般推荐 2HRZE/10HRE 方案。

(五)类肺炎渗出所致脓胸

【概述】

约 60% 的脓胸由肺炎旁胸腔积液发展而来,约 5% 的肺炎旁胸腔积液的患者发展为严重的胸腔细菌性感染,影响疾病的预后。伴发胸腔积液的肺炎病死率较单纯肺炎为高,住院时间也明显延长。

【诊断】

1. 临床表现

症状有胸痛、发热、呼吸急促、脉快、周身不适、食欲不振等,如为肺炎后急性脓胸,多有肺炎后 1~2 周出现胸痛、持续高烧的病史。体征有发热面容,有时不能平卧,患侧胸部语颤减弱,叩诊呈浊音并有叩击痛,听诊呼吸音减弱或消失。

2. 实验室检查

(1)血常规白细胞计数:增高,中性粒细胞增多,有核左移。

(2)X 线检查:因胸膜腔积液的量和部位不同表现各异。少量胸腔积液(100~300ml)可见肋膈窦消失的模糊阴影;中等量积液(300~1000ml)可见肺组织受压萎陷,积液呈外高内低的弧形阴影;大量积液使患侧胸部呈一片均匀模糊阴影,纵隔向健侧移位;脓液局限于肺叶间,或位于肺与纵隔、横膈或胸壁之间时,局限性阴影不随体位改变而变动,边缘光滑,有时与肺不张不易鉴别。有支气管胸膜瘘或食管吻合口瘘者可见气液平面。

(3) 超声波检查：可见积液反射波，能明确积液范围并可作出准确定位，有助于确定穿刺部位。

3. 诊断要点

脓胸的确诊，必须做胸腔穿刺抽得脓液，并做涂片镜检、细菌培养及抗生素敏感试验，依此选用有效的抗生素治疗。

【鉴别诊断】

急性脓胸需与急性非化脓性胸膜腔积液如弥漫型胸膜间皮瘤，胸膜转移瘤，肺栓塞、肝脓肿鉴别。

此外还需与胸膜病变、肺部肿瘤、膈下脓肿、肺内原发病变（肺脓肿、肺不张、肿瘤）、单纯胸腔积液及胸膜肿瘤等进行鉴别诊断。

【治疗】

1. 急性脓胸的治疗原则

(1) 控制感染：根据病原菌及药敏试验选用有效足量的抗生素，以静脉给药为好，观察疗效并及时调整药物和剂量。

(2) 排除脓液：脓胸治疗的关键。1岁以下的婴幼儿可用穿刺及胸腔内注入抗生素治疗，多可获得满意效果。年龄再大的患者，应尽早施行胸腔闭式引流，排尽脓液。引流方式有肋间引流、肋床引流。

(3) 全身治疗：包括给予高蛋白、高热量、高维生素饮食，鼓励多饮水。必要时静脉补液并输血。

2. 慢性脓胸治疗

(1) 多需手术治疗。
(2) 改进引流方式，充分引流脓液。
(3) 胸膜纤维板剥脱术。
(4) 胸廓成形术。
(5) 胸膜全肺切除术。
(6) 带蒂大网膜填充术。

【预防】

(1) 急性脓胸多由于其他疾病的感染而引起，故对本病的预防首先重在治疗原发性疾病，对患者进行抗感染治疗。

(2) 特别是在一些手术中，要严格按照无菌操作进行，防止因手术过程而造成感染。

(3) 其次急性脓胸一旦确诊就必须积极进行治疗，防止进一步发展而产生更严重的并发症。

（六）类肺炎渗出所致肺膨胀不全

【概述】

在机化期，纤维素不断沉积于脏层和壁层胸膜表面形成缺乏弹性的胸膜纤维板，影响肺膨胀。

【诊断】

(1) 诊断性胸腔穿刺：抽液后注入200～400ml空气，采用不同体位行X线透视或摄片，可证实是否有脏层胸膜增厚及其增厚程度。

(2) CT检查：可发现胸腔积液和脏层胸膜纤维化征象，但确诊必须依靠手术证实。

【鉴别诊断】

需与肺炎、肺不张等鉴别。

【治疗和预防】

(1) 无症状或有轻微症状时不需手术治疗，应定期随访观察，内科保守对症治疗。有症状者，应考虑做胸膜剥脱术。

(2) 早期积极治疗原发病，充分引流，抗感染对症治疗可预防该病形成。

（七）类肺炎渗出所致支气管胸膜瘘

【概述】

如果病人未接受积极治疗，脓液可自主穿透胸壁引流或形成支气管胸膜瘘。

【诊断】

(1) 详细询问病史及发生发展经过，根据症状发热、咳嗽、痰量与体位有关，浓痰的性质与胸腔积液相同，应考虑支气管胸膜瘘。

(2) X线平片和胸腔B超显示胸腔液气空腔，亚甲蓝注入后咳痰可见蓝色痰或支气管镜检查支气管内可见蓝色痰液，即可确诊。

【鉴别诊断】

需与肺脓肿、胸膜肿瘤鉴别。

【治疗和预防】

(1) 支气管胸膜瘘一经确诊，应及时进行胸腔闭式引流，控制胸腔及支气管感染，促进肺复张，较小的支气管胸膜瘘经引流后可愈合。

(2) 病期较久，脓腔较大，胸壁增厚者，需行支气管瘘修补加胸膜内胸廓改形术。全身支持治疗和抗生素治疗。

（八）曲菌病

【概述】

曲菌（aspergillus）偶尔引起胸膜腔感染，主要的病原体为烟曲菌（aspergillus fumigatus）。胸膜曲菌感染最常发生于用人工气胸法治疗肺结核的患者，也可并发于全肺或肺叶切除术后，而这种术后感染病人多有支气管胸膜瘘。

【诊断】

1. 临床表现

胸膜曲菌病的临床表现为慢性感染的症状和体征，如低热、乏力、慢性咳嗽、体重减轻等。

2. X线胸片

显示进行性胸膜增厚，如果胸膜腔内发现气-液平面，则提示存在支气管胸膜瘘。有些病人肺或胸膜腔可见曲菌球。

3. 胸腔积液真菌培养

分离出曲菌可明确诊断。胸膜曲菌病的患者血中曲菌抗体常呈阳性反应，可帮助诊断。临床诊断胸膜曲菌病有赖于对本病的警惕性，如果肺切除术后或人工气胸术后出现慢性胸腔感染者，尤其是发生支气管胸膜瘘时，应怀疑本病的可能，及时作有关病原学检查以明确诊断。

【鉴别诊断】

胸膜曲菌病易侵犯和毁损患侧肺组织，因此，胸膜曲菌病较理想的治疗方法是尽早外科手术切除受累胸膜和受累肺叶，如果必要的话，要进行一侧全肺切除。因为耽搁时间越长，肺毁损越严重，预后就越差。

【治疗】

(1) 胸膜曲菌病较理想的治疗方法是尽早外科手术切除受累胸膜和受累肺叶，如果必要的话，要进行一侧全肺切除。因为耽搁时间越长，肺毁损越严重，预后就越差。术前、术后须用两性霉素B治疗，以防止感染扩散。

(2) 对病情严重、全身衰竭不能耐受手术者或肺切除后并发的胸膜曲菌病，可行胸腔插管开放引流，每天用两性霉素B 25mg或制霉菌素75 000U局部注入，注药后应夹管

1小时。大部分病人可用此法治愈,但病程较长。

【预防】

在疑有曲菌感染的环境工作时,应作好防护工作,如戴防护口罩以免吸入大量病菌。在真菌实验室进行烟曲菌、黄曲菌、黑曲菌等菌的操作时,更要注意防止将这些病菌吸入肺部。如在粉尘多的地方工作时需戴上口罩,及时处理眼和皮肤的外伤,尽量消除或减少各种诱发因素的影响,积极治疗慢性病。

(九)隐球菌病

【概述】

隐球菌病(cryptococcosis)的病原体主要为新型隐球菌,常见的感染部位为中枢神经系统,其次为肺脏。胸膜隐球菌病是原发性胸膜下隐球菌结节扩散到胸膜腔所致。大多数伴肺实质病变。绝大多数胸膜隐球菌病患者为免疫抑制人群,许多病人患有艾滋病。胸腔积液系渗出液,细胞分类以淋巴细胞为主。

【诊断】

确诊本病应根据胸腔积液微生物学检查或胸膜、肺的组织病理学检查。用玻片凝聚法测定胸腔积液中隐球菌抗原是一种简单、快速的初步诊断方法。

胸膜隐球菌病患者约50%有全身播散病灶。

【鉴别诊断】

需要与结核性胸膜炎、肺炎旁积液、恶性胸腔积液及曲霉菌、酵母菌等引起胸膜疾患的真菌鉴别。

【治疗和预防】

(1)对血清或脑脊液隐球菌抗原测试阳性者、免疫抑制者、胸腔积液不断增加的患者、连续胸穿抽液显示胸液细胞学和LDH水平不断增加的患者,应积极给予两性霉素B或加用氟胞嘧啶治疗。艾滋病患者易于发生全身播散,所以需进行抗真菌治疗。

(2)长期大量应用广谱抗生素可引起菌群失调,长期大量应用皮质激素可抑制机体免疫功能,均可增加隐球菌感染与播散的机会。

(3)注意易于继发隐球菌感染的疾病,如艾滋病、恶性肿瘤、慢性消耗性疾病、结缔组织病及器官移植等。对于这类病人,应高度警惕隐球菌感染发生的可能性。对高度怀疑本病而无确切证据之前,即可应用抗真菌剂预防治疗。

(十)病毒感染

【概述】

病毒感染引起的胸腔积液占一定的比例,但由于临床诊断比较困难,其确切的发病率尚不清楚。

据统计,由病毒或肺炎支原体引起的非典型肺炎中有20%伴发胸腔积液。病毒性胸膜炎引起的胸腔积液也可单独出现而不伴肺内浸润灶。在所谓的"特发性胸腔积液"中,绝大部分可能系因病毒感染所致。

【病因】

能引起胸腔积液的病毒有多种,如消化道病毒、呼吸道病毒、疱疹病毒、传染性肝炎病毒等。

1. 消化道病毒

(1)柯萨奇病毒:引起胸膜炎最常见的病

毒是柯萨奇病毒,该病毒可分为A组和B组,而以B组病毒引起的胸膜炎最多见。B组病毒有6个血清型,其中4型和5型主要引起呼吸道感染及胸膜炎。此类病毒可同时引起胸壁等部位的肌炎以及心肌炎、心包炎、无菌性脑膜炎等,5型病毒尚能引起肝炎、皮疹。A组有24个血清型,引起胸膜炎者多为9型,也可同时引起胸壁等部位的肌炎。

(2)埃可病毒:6型与9型也能引起呼吸道感染、胸膜炎、心包炎、心肌炎、胸壁肌炎等。

这两类病毒主要通过粪-口途径传播,也可通过咽喉分泌物排出病毒而经呼吸道传播。多发生于夏、秋季。

2. 呼吸道病毒

流感病毒、副流感病毒、呼吸道合胞病毒、腺病毒7型、腮腺炎病毒及麻疹病毒等均可引起胸膜炎。

呼吸道病毒主要通过空气飞沫传染,也可由手接触感染性分泌物而传染。发病以冬、春季节多见。

3. 疱疹病毒

能引起胸膜炎的疱疹病毒主要是单纯疱疹病毒Ⅰ、Ⅱ型,巨细胞病毒,EB病毒,水痘-带状疱疹病毒等。

人是疱疹病毒的自然宿主。感染病人和健康带毒者是传染源,主要通过直接密切接触传播,亦可经飞沫传播。疱疹病毒往往感染细胞后并不增殖,也不破坏细胞,而是病毒在细胞内处于潜伏状态。病毒基因被抑制,直到受刺激因素激活后才转为增殖性感染。因而这类感染多发生于机体抵抗力低下或接受免疫抑制剂治疗的病人。水痘-带状疱疹病毒常同时引起肋间神经炎。而EB病毒、巨细胞病毒则可同时引起肺炎、心肌炎、肌炎、多发性神经炎等。

【诊断】

1. 临床表现

对起病急骤,伴有发热及明显的胸腔积液患者,尤其是免疫功能低下或接受免疫抑制药治疗者,应考虑病毒感染的可能性。

2. 实验室检查

于急性期采集血液,鼻咽部分泌物、痰液或疱疹内容物,胸膜活检标本或胸水脱落细胞等进行检查有助于诊断。

(1)血清学检测病毒抗体:急性期与恢复期抗体滴度升高4倍以上有诊断意义;

(2)病原检测:直接观察病毒的形态或观察有无包涵体及细胞形态的改变;

(3)病毒分离培养及鉴定:细胞培养可观察病毒引起的细胞变化。

【鉴别诊断】

需与结核性胸膜炎、肺炎旁积液及恶性胸腔积液等鉴别。通过病史、临床表现、影像学检查及胸水生化,常规检查不难鉴别。

【治疗和预防】

1. 一般治疗

患者应隔离,防止交叉感染。注意休息及支持治疗。

2. 抗病毒治疗

见相关资料。

3. 对症治疗

对于病毒性胸膜炎同时并发的其他症状,如发热、咳嗽、皮疹等可进行对症治疗。胸膜炎伴胸腔积液者,应及时抽出胸水,减少胸膜增厚粘连。肌肉、胸壁疼痛明显者可用止痛药。

(十一) 心包炎

【概述】

心包炎(pericarditis)是心包膜脏层和壁层的炎性疾病,常是全身疾病的一部分,也可由临近组织的蔓延或损伤所致。临床表现为急性纤维素性干性心包炎、亚急性或慢性反复性心包渗液和缩窄性心包炎等类型。

渗出性心包炎的心包脏层和壁层之间出现由纤维蛋白、白细胞及少许内皮细胞所组成的渗出物。心包炎愈合后,可遗留瘢痕或形成不同程度的心包粘连。

心包有炎性病变时,在脏层和壁层上均有纤维素沉着,形成纤维结缔组织,心包增厚,心包两层粘连,心包腔闭塞。心包增厚程度不一,一般在0.3~0.5cm,厚者可达1cm以上,心包腔成为一个纤维瘢痕组织的外壳,紧紧包住和压迫整个心脏和大血管出口处。有时病变在某一部位特别严重,如房室沟、上腔静脉入口或与胸壁、横膈发生广泛粘连。

【诊断】

1. 诊断要点

确定有无心包炎急性纤维蛋白性心包炎根据典型的心包摩擦音即可成立诊断;渗出性心包炎则根据上述心包积液体征,心包填塞症状和体征结合X线、心电图检查一般不难做出诊断,尤其在普遍应用超声心动图后,对诊断心包积液有极高的准确性。

2. 病因诊断

不同病因的心包炎,其临床表现和治疗方法不同,因此在心包炎的诊断确定后,应进一步确定其病因。

【鉴别诊断】

急性心包炎需与心肌梗死、胸膜炎、主动脉夹层动脉瘤等鉴别。

慢性缩窄性心包炎需与充血性心力衰竭、肝硬化或肝静脉血栓形成的门脉高压症、原发性心肌病等鉴别。

【治疗和预防】

1. 治疗原则

治疗原发病,改善症状,解除循环障碍。

2. 早期诊断,及时治疗

风湿性及非特异性心包炎很少引起心包填塞及缩窄性心包炎,结核性、化脓性以及放射损伤性心包炎较易发展为缩窄性心包炎,故应早期诊断及时治疗,防止发展。

(十二) 腹膜透析和血液透析并发症

【概述】

胸腔积液是腹透中一个比较少见的并发症,发生率约2%~10%,女性多见,通常发生在透析开始后几小时至几天内,亦可发生于慢性透析病人。以右侧胸腔积液多见。

患者可表现为进行性呼吸困难、发绀,或表现为不明原因的透析液超滤失败,腹透并发胸腔积液的机制可能为膈肌本身存在着缺陷,少量透析液通过先天的膈裂孔漏入胸腔,积液可为浆液性或血性,如病情进一步进展,积液可变为胶冻状和纤维增厚粘连。腹透可并发胸腹瘘。

乳糜性胸腔积液是胸导管破裂或阻塞,使乳糜液或淋巴液溢入胸膜腔形成。乳糜胸分为先天性、创伤性和梗阻性三大类,其中外伤性和医源性损伤多见。尤其在心脏外科及普通胸外科手术开展以后,这一疾病更为常见,但随着现代诊断和治疗水平的不断提高,乳糜胸的死亡率已明显下降。本病也偶见于感染、假性胰腺囊肿、肾病综合征、肝硬化、类风湿病、颈静脉或锁骨下静脉血栓形成、结核等。

乳糜的主要成分是脂肪,其含量为4～50g/L。其他成分有蛋白、糖、电解质、细胞成分、各种脂溶性维生素、抗体、酶类、尿素氮等。其细胞成分主要是淋巴细胞（$(0.4\sim6.8)\times10^9$/L）,多为T淋巴细胞,其次为少量红细胞。

【病因】

1. 营养不良、代谢和酸碱紊乱、免疫功能障碍

由于蛋白质、脂肪、电解质、脂溶性维生素和淋巴细胞的丢失。

2. 胸膜肥厚粘连

渗出性胸膜炎在胸膜脏层和壁层之间出现由纤维蛋白、白细胞及少许内皮细胞所组成的渗出物,胸膜炎愈合后,可遗留瘢痕、肥厚或形成不同程度的胸膜粘连。

【诊断】

1. 胸水乳糜性的确定

胸液一般呈乳白色,也可呈浅黄色,创伤性乳糜胸可呈粉红色或血性。真性乳糜液有以下特点：

(1) 高脂饮食时乳糜液量多且混浊,低脂饮食则量少且清亮。

(2) 密度1.012～1.025,pH偏碱,细胞数少,以淋巴细胞为主,静置后可见奶油层。

(3) 苏丹Ⅲ染色阳性,镜下可见直径约5μm大小橘红色脂肪球。

(4) 乳糜液总脂质为4～40g/L,如三酰甘油含量大于110g/L,则乳糜胸可能性极大。

(5) 细菌培养阴性。

2. 病因诊断

先天性、医源性和胸导管损伤引起的乳糜胸可根据病史、手术史等明确诊断。反射性核素淋巴管显像或淋巴管造影能明确淋巴管破裂或阻塞的部位,即可明确病因,又能指导手术。

【鉴别诊断】

需与脓胸、胆固醇性胸膜炎、肺吸虫、糖尿病、梅毒所致假性乳糜胸鉴别,后者特点是离心后可见胆固醇结晶,胸水胆固醇多于6.5mmol/L,三酰甘油少于1.0mmol/L。二者较易鉴别。

【治疗和预防】

1. 内科保守治疗

营养支持,充分引流、病因治疗是关键。严格限制脂肪食物。胸液漏出速度快且量大者可禁食,实行全胃肠外营养。反复胸腔穿刺抽液或胸腔闭式引流有利于缓解压迫症状,促进肺复张和瘘口愈合。

2. 外科治疗

如果保守治疗失败,应行进一步选择其他治疗措施,如胸膜固定术等。由于胸腔镜手术创伤小,常作为首选治疗的方法,特别是对于那些营养状况差的患者。经正规内科保守治疗2周,乳糜液无减少趋势或引流量多于1500ml/d,连续5天,应及早手术,结扎或缝扎胸导管。食管癌术后的乳糜胸患者因营养状况差,且多为胸导管主干损伤,手术治疗应更积极。放射治疗适用于纵隔淋巴瘤或肿瘤所致的乳糜胸。对胸膜淋巴管照射,使胸导管闭合。

(十三) 胆固醇性胸腔积液

【概述】

胸液中胆固醇的含量较高,一般都超过3.9mmol/L(150mg%)。胸液外观呈乳糜状,故有假乳糜胸之称。

【病因】

本病的病因和发病机制,目前尚未完全阐明,多认为是体内或局部的脂肪代谢异常所致,也可能与结核、类风湿性关节炎、肿瘤等疾病有关。

【诊断与鉴别诊断】

本病多见于男性青壮年。胸腔穿刺抽液、作胸水涂片镜检和胆固醇定量分析等多可确诊。

【治疗和预防】

治疗胆固醇性胸腔积液一般采用胸腔穿刺抽液法,每次尽量将胸液抽净。应做胸腔闭式引流术。

对个别并发支气管胸膜瘘的病人,可作胸廓成形术以消灭脓腔。

【相关并发症】

1. 胸膜增厚、钙化

胸膜炎愈合后,可遗留瘢痕、肥厚或形成不同程度的胸膜粘连、肥厚和钙化。

治疗和预防见有关章节。

2. 慢性胸膜炎

胆固醇性胸腔积液若治疗不及时可引起慢性胸腔积液。

治疗和预防见有关章节。

3. 脓胸

胆固醇性胸腔积液如合并感染,可并发脓胸,有时也称胆固醇脓胸。

治疗和预防见有关章节。

(十四)血胸

【概述】

胸膜腔积聚血液称血胸,若同时积聚血液和空气则称血气胸。本病常见于胸部创伤的病人,是胸部创伤严重并发症之一。胸膜腔内的血液一般来自肋间血管、胸廓内血管、肺裂伤或心脏和胸内大血管创伤。

【诊断与鉴别诊断】

1. 临床表现

(1)血胸的临床表现随出血量、出血速度、胸内器官创伤情况和病人体质而异。胸腔积血量在500ml以下,临床上无明显症状和体征,X线检查仅见肋膈角变钝或消失,合并气胸时可见肋膈区液平面。积血量在500~1500ml时,有面色苍白、呼吸困难、脉细而弱、血压下降、伤侧呼吸运动减弱等表现,下胸部叩诊浊音,呼吸音明显减弱或消失。胸部X线示伤侧胸部密度增大,积液阴影达肩胛角平面或上界达肺门平面。积血量在1500ml以上,可出现较重的呼吸与循环紊乱症状。

(2)休克症状严重,表现为躁动不安、面色苍白、出冷汗、呼吸急促、脉搏快而细弱、血压急剧下降等。体检见伤侧呼吸运动明显减弱,肋间隙变平或饱满,气管和心脏向对侧移位,叩诊呈实音,呼吸音多消失。

(3)X线检查示大片浓密的积液阴影和纵隔移位征象,胸腔积液超过肺门平面,甚至全血胸,有的形成凝固性血胸或机化血胸。

2. 诊断要点

依据患者的胸部外伤病史、典型的临床表现、结合胸部X线和超声检查等结果,一般诊断不难。胸膜腔穿刺抽得全血则可确诊,但在凝固性血胸则不易抽出血液或抽出血量很少。

【治疗和预防】

治疗原则主是防治休克,对活动性出血进行止血及尽早清除胸膜腔内积血、防止感染、积极处理并发症等。

【相关并发症】

1. 脓胸

从胸壁或胸内器官创口进入的细菌，易引起胸膜腔感染形成脓胸。

预防脓胸的发生是每次穿刺抽血后可向胸膜腔注入抗生素（青霉素、链霉素等），适量输血或补液纠正低血容量。

2. 机化血胸或纤维胸

由于膈肌、心脏、肺组织的运动而起着去纤维蛋白作用，一般能延迟血液凝固时间。但如果出血较快且量大，去纤维蛋白作用不完全，则血液可发生凝固，形成凝固性血胸。未并发感染的血胸，血液凝固后，附在胸膜上的纤维素和血凝块逐渐机化，形成纤维组织，导致限制性通气功能障碍，影响气体交换功能，这种情况称纤维胸。此时，首先同侧肺受压而萎陷，并可将纵隔推向健侧，对侧肺也受压萎陷，因而产生呼吸困难和循环功能紊乱。

治疗和预防见有关章节。

（十五）脓胸

胸膜腔化脓性感染后造成脓液积聚称为脓胸。按胸膜受累的范围，可分为局限性和全脓胸；单侧性或双侧性。局限性脓胸又称包裹性脓胸。脓胸可发生在任何年龄的病人，但近年来由于抗生素的广泛应用，其发病率已明显降低，婴幼儿和老年体弱者较易发生脓胸。对于某些混合感染和特殊感染所致的脓胸，疗效尚不满意。

根据脓胸的病程，分为急性脓胸和慢性脓胸两大类；因病原菌不同，又分为化脓性脓胸、结核性脓胸以及其他特殊病原所致的脓胸。

1. 急性脓胸

【病因】

致病菌为肺炎球菌、链球菌、金黄色葡萄球菌和某些革兰阴性杆菌、厌氧性链球菌、梭状杆菌、绿脓杆菌和螺旋菌等。

（1）细菌多通过下列途径进入胸膜腔：肺部化脓性病灶侵及胸膜或病灶破裂直接扩散到胸膜腔；膈下脓肿、肝脓肿、纵隔脓肿、纵隔淋巴结炎和化脓性心包炎等邻近器官的化脓性感染直接穿破或经淋巴途径侵犯胸膜腔；菌毒血症病例致病菌经血液循环进入胸膜腔；胸部穿透伤带入细菌和（或）异物引起胸腔内感染和化脓；血胸的继发性感染；胸腔内手术后胸膜腔感染；支气管瘘或食管胃吻合瘘多种细菌引起的胸膜腔混合感染。

（2）其他：自发性气胸引流后并发感染等均可形成脓胸。厌氧菌与需氧菌混合感染的脓液常有恶臭，称为腐败性脓胸；如脓腔内同时有脓液和气体，出现液平面，则称为脓气胸；脓胸可自行穿破胸壁，向外溃破流脓成为外穿性脓胸。

【诊断与鉴别诊断】

（1）临床表现：急性炎症和呼吸困难是急性脓胸的两个主要症状。病人常有高热、胸痛、胸闷、气急、食欲不振、全身不适、血白细胞总数和中性粒细胞增高等症状，重者有剧咳、咳脓痰、发绀等。体检可见急性病容，患侧呼吸运动减弱，肋间隙饱满，语颤减弱，叩诊呈实音，纵隔向对侧移位，听诊呼吸音减弱或消失。局限性脓胸，尤其是位于叶间裂或纵隔的局限性脓胸，体征多不明显。

（2）X线检查：示患侧胸腔积液的致密阴影。少量积液仅表现为肋膈角变钝或模糊；中等量以上积脓时，显示外高内低的弧形浓密阴影或左下胸部呈现典型的"S"形线（Ellis'line),积液量大时,肺因受压而有不同程度的萎缩,纵隔向健侧移位。伴支气管胸膜瘘时,表现为脓气胸,可见液平面。局限性脓胸则可包裹在肺叶间、膈肌上或纵隔面,呈包裹性阴影。

(3)诊断要点:肺部炎症经抗生素治疗后病人仍有高热等症状,胸部 X 线检查有积液阴影时,即应怀疑并发脓胸。对于可疑病例,经 X 线透视或超声波定位后作胸腔穿刺术抽得脓液即可确诊。

抽得的脓液应分别送细菌涂片、细菌培养和抗菌药物敏感试验。根据脓液的性状和涂片染色显微镜检查结果可初步检出致病菌,以便及早选用适当的抗生素。

【治疗和预防】

(1)治疗原则:应用抗生素控制感染,并根据细菌培养和对抗生素敏感试验的结果,适当调整抗生素;及时排净脓腔内脓液;促使受压的肺早期复张,消灭脓腔。

(2)全身治疗:高营养饮食,补充维生素,纠正贫血。

(3)纤维层剥脱术:常用于感染或非感染血胸病例。肺虽被纤维脓性外膜所约束,如尽早剥除纤维层,则肺仍可复张。纤维层剥脱术后可继续闭式引流,肺复张,两层胸膜粘连,消除胸膜腔使脓胸愈合。

【相关并发症】

(1)胸膜肥厚粘连:不论是何种病菌,到达胸膜产生炎症时,先出现浆液性渗液,胸膜充血水肿,但肺组织仍能再扩张;随着病情的进展脓液中纤维蛋白和脓细胞增多,沉积于壁层和脏层胸膜形成纤维素膜和多房性脓腔;纤维素机化、韧性增强,纤维层逐渐增厚并覆盖胸膜,胸膜肥厚粘连,使肺组织受压固定,限制呼吸运动。

治疗和预防见有关章节。

(2)慢性脓胸:急性脓胸若治疗不及时,逐渐转入慢性期,称为慢性脓胸。

治疗和预防见有关章节。

2. 慢性脓胸

【概述】

急性脓胸病程超过 6~8 周,逐渐转入慢性期,脓腔壁硬结,脓腔容量固定,称为慢性脓胸。

【病因病机】

形成慢性脓胸的主要原因有急性脓胸期治疗不及时或治疗不当,如脓液稠厚的病例未及时引流或引流管太细、引流管位置不当,造成引流不畅,或引流管拔除过早、脓胸尚未愈合等。合并有支气管胸膜瘘或食管胸膜瘘,细菌及污染物质不断进入胸膜腔。胸内残腔未闭合成脓腔内有异物存留,如弹片、死骨、棉球、短橡皮引流管等。胸腔毗邻慢性化脓性病灶,如肝、膈下脓肿等溃破入胸膜腔引起脓胸。某些特殊感染如结核杆菌、真菌感染。

【诊断与鉴别诊断】

(1)临床表现:慢性脓胸病人常有全身中毒症状,如低热、消瘦、乏力、食欲不振、贫血、低血浆蛋白等,并有慢性咳嗽、咳脓痰、胸痛、胸闷等症状。体检示患侧胸廓下陷,肋间隙变窄,胸廓活动受限,呼吸动度降低或消失,叩诊呈浊音或实音,听诊呼吸音减弱或消失,纵隔向患侧移位,脊柱侧弯,杵状指(趾)。

(2)胸部 X 线片:可见胸膜增厚,胸廓收缩,肋间变窄,肋骨增生,切面呈三角形,膈肌抬高,纵隔向患侧移位。如有支气管胸膜瘘可见液平面,结核菌所致的脓胸可见肺内结核病变和胸膜钙化。

(3) 诊断要点

①慢性脓胸：病人常有急性脓胸病史，结合症状、体征、X线征象、胸腔穿刺及化验等，诊断并不困难，可进一步寻找病因。慢性脓胸有急性脓胸、胸部外伤、手术史者，脓液培养可找到致病菌。

②结核性脓胸：多有肺结核病史或人工气胸治疗史，脓液中常有干酪样物质，痰及脓液可找到结核杆菌。

③阿米巴脓胸：脓液为咖啡色，可找到阿米巴滋养体。此外，支气管镜检查可明确支气管腔是否通畅，支气管碘油造影可查明周围支气管情况或有无瘘管存在，并了解脓腔的大小和部位。

【治疗和预防】

全身支持治疗改善营养状况，提高抗病能力，排除造成慢性脓胸的因素，消灭脓腔，去除坏死组织，保存和恢复肺功能。

【相关并发症】

(1) 胸膜纤维性增厚：胸膜腔长期积脓，大量纤维素沉积在胸膜表面，并逐渐机化增厚，紧裹肺组织，胸壁收缩内陷，膈肌也因增厚的纤维板而固定，限制肺的呼吸运动，纵隔受瘢痕收缩牵引而向患侧移位。

治疗和预防见有关章节。

(2) 感染：长期肺萎缩可引起支气管变形，排痰不畅而继发感染。

治疗和预防见有关章节。

(3) 支气管扩张：支气管被牵拉和反复感染可并发支气管扩张。

治疗和预防见有关章节。

(4) 肺纤维化：瘢痕收缩牵引、支气管被牵拉和反复感染可引起肺纤维化。

治疗和预防见有关章节。

(5) 杵状指(趾)：长期慢性缺氧，可出现杵状指(趾)。

治疗和预防见有关章节。

(6) 感染中毒：慢性脓胸病人长期感染中毒，肝、肾、脾等脏器可有淀粉样变，功能减退。

治疗和预防见有关章节。

(十六) 结核性脓胸

【概述】

胸膜腔因结核杆菌感染而积脓，称为结核性脓胸。

【病因】

其病因主要有肺结核空洞或胸膜下干酪样病灶破裂、结核性淋巴结炎等感染胸膜；结核性胸膜炎的积液继发感染；肺结核病灶切除术中污染胸腔或并发支气管胸膜瘘；脊柱结核的椎旁脓肿破溃、肋骨及胸骨结核直接蔓延到胸腔；肺结核人工气胸术后并发结核性脓胸等。

【诊断与鉴别诊断】

1. 临床表现

急性起病者有明显毒性症状，如恶寒、高热、多汗、胸痛等；起病缓慢者有低热、盗汗、乏力、消瘦、贫血、干咳、轻微胸痛等。胸腔积液多时，可出现胸闷、气急。伴有支气管胸膜瘘时，可有刺激性咳嗽，咳出大量脓"痰"(即脓胸液)；且咳嗽与体位有关，即卧于健侧时咳嗽加剧，呼吸困难。

体征大致与渗出性胸膜炎相似。胸壁局部多有压痛；慢性者胸廓塌陷，肋间隙变窄，气管向患侧移位，呼吸运动减弱，叩诊浊音或实音，呼吸音减低或消失；常伴有杵状指(趾)。

2. 诊断要点

依据病史、症状、体征、白细胞增多、胸部

X线检查及胸腔穿刺抽液化验等，一般可作出诊断。如脓液为淡黄色、稀薄、含有干酪样物质，涂片及培养无致病菌生长，脓液中找到结核杆菌时可确诊。

【治疗和预防】

1. 结核性脓胸的治疗原则

为积极控制感染、消除脓腔。早期胸液为浆液性，以全身治疗，正规抗结核治疗为主。

2. 药物及外科治疗

中晚期有大量脓胸液时，可穿刺抽液或引流，并加用抗炎药物；久治不愈者可考虑外科治疗。此外，开始治疗时，必须明确有无继发感染或支气管胸膜瘘。

术后应正规抗痨治病半年至一年，以预防结核复发或播散。

【相关并发症】

1. 胸膜纤维性增厚

早期，胸腔积液为浆液性，以后逐渐变为脓性。结核性脓胸病程长，形成的纤维层厚而坚实，使胸膜变厚，并常有钙化。纤维层瘢痕收缩，使肋间隙变窄，并有肋间肌萎缩及纤维化，脊柱向健则凸出。如有支气管胸膜瘘，则肺组织大部萎缩。这些病理变化可导致限制性通气功能障碍，同时对侧肺多发生代偿性肺气肿，残气及残气占肺总量的百分比增加，形成混合性通气功能障碍。

治疗和预防见有关章节。

2. 支气管胸膜瘘

它是一种严重的并发症，可引起继发感染和结核病灶的支气管播散。

治疗时可先给予胸腔引流，待一般情况好转后再考虑外科手术治疗。

3. 慢性结核性脓胸

肺脏被包裹不能张开，严重影响肺功能。需外科手术治疗消灭脓腔，促使肺复张。如肺内无活动性结核病灶，又无支气管狭窄或扩张，肺有复张可能，可作胸膜纤维板剥脱术。如肺不能完全复张或复张后肺内病灶有复发恶化可能，应用分期或一次性胸廓成形术。如肺内病灶需切除，且肺复张可能不大者，应在切除脓腔的同时，作肺叶或全肺胸膜切除，再加胸廓成形术。若病侧肺部病灶无活动性，则单作脓胸残腔切除。脓胸伴支气管胸膜瘘者，也应作胸膜肺切除术。

（十七）恶性胸腔积液

【概述】

胸膜是多种恶性肿瘤容易转移的部位，因而，恶性胸腔积液的发生率也日益上升，恶性胸腔积液生长迅速，不易控制，如不及时处理可导致胸闷、气急、心慌、不能平卧，并可伴有大量的体液和蛋白质的消耗。给病人带来极大的痛苦，甚至对生命构成威胁，因此对恶性胸腔积液的认识具有重要的意义。

【病因病机】

引起胸腔积液的肿瘤可分为良性和恶性。良性肿瘤包括由卵巢纤维瘤或纤维样瘤所致的麦格综合征和部分盆腔肿瘤病人引起的假性麦格综合征。恶性肿瘤分为原发性和转移性两大类，原发性胸膜肿瘤为恶性弥漫性间皮瘤，常产生恶性胸腔积液，良性肿瘤和原发性胸膜肿瘤所致胸腔积液发病率不高。

肿瘤所致胸腔积液主要病因为转移癌，在转移癌中，第一位是原发性肺癌，占恶性胸腔积液的36.3%，以腺癌多见；第二位是乳腺癌，约占25%左右；第三位的是淋巴癌，约占8%~26%。上述三大原因约占恶性胸腔积液的75%左右。第四位原因是卵巢癌，约占4%~7%，其他原因有肉瘤、子宫和宫颈癌、胃癌、结肠癌、胰腺癌、膀胱癌、肝癌、白血病和骨髓瘤等，总之，任何恶性肿瘤均可产生胸腔积液。但是，通过目前的检测手段，尚有6%的恶性胸腔积液的原发肿瘤不明确。

恶性肿瘤产生胸腔积液的机制是复杂多样的，可能是由多种原因共同引起。

【诊断】

1. 诊断要点

恶性胸腔积液的诊断需结合病史、体格检查及相应的实验室检查。胸腔积液中找到癌细胞或胸膜活检发现恶性肿瘤组织是诊断的恶性胸腔积液的金标准。

2. 实验室检查

(1) 胸水细胞学检查：是获得恶性胸水诊断最简便的方法，其阳性率大约65%，重复胸穿能提高其阳性率。

(2) 胸膜针刺活检：也常用于恶性胸腔积液的诊断，其阳性率为40%～75%，低于胸腔积液细胞学检查的阳性率。这是由于肿瘤多局部存在，而经皮穿刺又是盲法操作。对细胞学及胸膜活检阴性的恶性胸水可以辅助测量一些肿瘤标志物，如癌胚抗原、糖链抗原、细胞角蛋白19片段、NSE等，对诊断恶性胸腔积液有帮助，其中癌胚抗原(CEA)的诊断价值最大。以 CEA>10U/L，胸腔积液和血清 CEA 含量比值大于 1.0 为标准，对恶性胸腔积液诊断的敏感性和特异性均可达90%以上。

(3) 其他检查：如 SURVIN、胸腔积液端粒酶活性、淀粉酶、铁蛋白、心钠肽、唾液酸、血管内皮生长因子等亦有一定的价值，多种指标联合检测可提高阳性检出率。如果怀疑恶性胸腔积液，而反复胸水细胞学和胸膜活检均阴性，胸水 CEA、ADA 检查无特异性者，需要尽早行胸腔镜或开胸肺活检。胸腔镜检查，是诊断不能确诊胸水的金标准，其能在直视下准确获取病变组织并能观察病变范围以尽快明确诊断。

【鉴别诊断】

主要是与伴有胸腔积液的结核性渗出性胸膜炎鉴别。

结核性渗出性胸膜炎呈典型渗出液，部分患者出现血性胸腔积液，有时与转移性恶性胸腔积液不易鉴别。结核性胸膜炎患者往往具有下列特点：以青壮年发病居多，常伴有结核中毒症状，如发热、盗汗、乏力等。胸腔积液大多为中等量，有时可见肺内结核病灶。血沉一般增快；OT 或 PPD 试验阳性。胸腔积液涂片抗酸杆菌染色或胸腔积液培养，部分患者可找到抗酸杆菌。胸腔积液腺苷脱氨酶、溶菌酶升高均有利于结核性胸膜炎诊断。通过胸腔积液或胸膜组织的细菌学、细胞学或病理组织学检测一般能够区别结核性胸膜炎与恶性胸腔积液。

如果鉴别有困难时，可实验性抗结核治疗，如有效，则有利于结核性胸膜炎的诊断。

【治疗和预防】

胸膜转移癌多为恶性肿瘤进展所致，是恶性肿瘤晚期常见的并发症，其预后很差。恶性胸腔积液治疗的目的主要是控制胸腔积液的产生，改善患者的症状和生活质量，以尽可能的延长患者的生命。

1. 全身化疗

出现恶性胸腔积液说明已全身播散，唯一可作选择的治疗方法是全身化疗。治疗胸膜转移癌的病人，首先要明确其原发肿瘤的性质。其治疗取决于其原发癌，应根据其原发癌的性质选择适当的治疗药物和化疗方案。

2. 胸腔积液的治疗

主要是减轻呼吸困难症状，提高患者的

生活质量包括胸腔穿刺术；埋置胸腔导管引流；胸膜腔内化疗；生物免疫疗法；胸膜切除术及化学性胸膜固定术等。

【相关并发症】

1. 压迫症状严重

恶性胸腔积液产生迅速，可引起严重的压迫症状。

治疗和预防见有关章节。

2. 皮下包块

胸腔穿刺时，胸水中的癌细胞可在皮下种植，形成癌性包块。

治疗和预防见有关章节。

3. 营养不良

胸水中丢失的蛋白、红细胞等营养物质，可引起严重的营养不良。

治疗和预防见有关章节。

第十四章

肺脏综合征并发症

第一节　感冒综合征并发症

一、感冒综合征

【概述】

由各种病原微生物(病毒、肺炎支原体、细菌等)以及非感染因子(寒冷、变态反应等)引起的急性上呼吸道感染，均可统称为感冒综合征。本综合征包括了通常所说的普通感冒、伤风、鼻炎、上呼吸道感染等，但不包括流感病毒引起的流行性感冒。

呼吸道合胞病毒、ECHO病毒、柯萨奇病毒、腺病毒、副流感病毒、鼻病毒、冠状病毒，均为感冒综合征的致病微生物。病毒以外的微生物，如肺炎支原体及细菌，也可引起感冒综合征。全身免疫力和呼吸道局部免疫力降低，尤其是分泌型IgA减少，使机体易于患感冒综合征。非感染因素如物理因素(寒冷)或其他有害刺激，可改变黏膜血管的功能，给病毒入侵造成有利条件。

【诊断与鉴别诊断】

1. 临床表现

(1)起病急剧或缓慢，第二、三日病情达到高峰，然后逐渐缓解，大多数患者约一周左右可自行痊愈。

(2)上呼吸道刺激症状，如咳嗽、咳痰、流涕、喷嚏、咽干、咽痛、声音嘶哑等。

(3)全身症状有发热(体温高低不定，无固定热型)、乏力、全身不适、疲倦、头痛、四肢酸痛、腰痛等。

(4)部分患者可有消化道症状如(腹痛、腹泻等)。

2. 诊断要点

本征诊断较易。根据上呼吸道刺激症状、发热、鼻炎、咽部充血等大致可以确诊。

X线胸片一般仅有肺纹理轻度增强,严重时可见双肺纹理普遍增强,其走行不规则,分布较正常稠密,尤以两肺下野中内带为明显。

二、常见并发症

(一) 细菌性肺炎、病毒性肺炎、肺炎支原体肺炎、胸膜炎

【概述】

多为感染未及时控制,病原微生物延呼吸道向下蔓延,渐渐扩散至整个支气管所致。

【诊断与鉴别诊断】

根据咳嗽、咳痰、胸痛等症状,体检肺部可有啰音,以及胸部X线检查可以一般比较容易诊断。

【治疗和预防】

见有关章节。

(二) 心肌炎

【概述】

多见于病毒感染,主要是病毒性心肌炎。

【诊断与鉴别诊断】

1. 临床表现

诊断依赖于临床症状,如心悸、气短、胸心前区不适或疼痛、疲乏感等;心力衰竭者可出现呼吸急促、突然腹痛、发绀、浮肿等。

2. 心电图

表现为各种心律紊乱和传导阻滞。

3. 血常规

示白细胞总数1万~2万之间,中性粒细胞偏高。心肌酶血改变如肌酸磷酸激酶、乳酸脱氢酶及其同功酶、谷草转氨酶在病程早期可增高。

4. X线检查

可见心影正常或轻度增大。

5. 其他

若反复迁延不愈或合并心力衰竭,心脏扩大明显。也可出现肺淤血、肺水肿或胸腔少量积液。有心包炎时,有积液征。心内膜心肌活检可进一步确诊。

【治疗和预防】

治疗主要为病因治疗和对症治疗,其中包括一般治疗(休息和抗生素治疗)、纠正严重心律心失常、控制心力衰竭、抢救心源性休克、肾上腺皮质激素的应用以及中医中药治疗。

(三) 扁桃体炎

【概述】

常发生于儿童及青少年。

【诊断与鉴别诊断】

1. 临床表现

可见寒战、发热、咽喉痛(吞咽时尤甚,剧烈者可放射至耳部)、乏力、咽部不适、异物感、发干、痒、刺激性咳嗽、口臭等症状。

2. 查体

见扁桃体及腭弓明显充血,扁桃体增大或其上有脓点,常伴有下颌角处的淋巴结肿大。血常规可见白细胞总数及分类增高。血沉加快。反应性蛋白检查多增高,抗链球菌溶血素"O"效价增高。

【治疗和预防】

1. 一般治疗

休息,多饮水;局部可用复方酸溶液或

1:5000 呋喃西林液漱口。

2. 抗感染治疗

本病多为链球菌感染。抗菌治疗首选青霉素、头孢类抗生素。

3. 对症治疗

解热止痛是对症治疗措施。如反复感染，可考虑扁桃体切除术；亦可中医中药治疗。

（四）肾盂肾炎

【概述】

较少见。

【诊断与鉴别诊断】

1. 临床表现

表现为畏寒、发热、头痛、全身酸痛、乏力、恶心、呕吐、腰痛等，起病较急；较多患者有尿频、尿急、尿痛等尿道刺激症。部分患者尿色混浊，可见脓尿。有些患者有肉眼血尿。

2. 查体

可见肾区有压痛和叩痛。

3. 实验室检查

尿常规检查有脓细胞；尿培养可发现致病菌，但不一定每次培养都是阳性，故需做多次培养。

【治疗和预防】

（1）卧床休息，多饮水，以排除尿路细菌和炎性产物。

（2）尽早合理使用抗菌药物，最好根据尿细菌培养及抗菌药物敏感试验，选择最敏感的抗菌药。经验治疗可选用复方新诺明、喹诺酮类药物、三～四代头孢。

（五）无菌性脑膜炎

【概述】

无菌性脑膜炎是指除细菌或真菌以外的致病因子所致的脑膜炎，主要特征是脑膜刺激症状和胞脊液细胞增多。其病因有肺炎支原体、沙眼衣原体、肠道病毒、HSV-2、腺病毒、VZV、CMV、EBV、风疹病毒、麻疹病毒、轮状病毒等感染均可见到。

多数系病毒所致。在婴幼儿常由于A组或B组柯萨奇病毒、埃可病毒引起，在年长儿和成人则主要是其他肠道病毒引起。

【诊断与鉴别诊断】

1. 临床表现

临床表现包括发热、头痛、呕吐和颈项强直等脑膜刺激症；部分患者可伴发轻微脑实质损害而出现易激惹、嗜睡或昏睡等表现。

2. 脑脊液检查

脑脊液检查多异常，表现为轻度细胞和（或）蛋白增多，糖和氯化物一般正常。脑脊液早期改变可以中性粒细胞为主，1～2天后则主要为淋巴细胞。蛋白质定量多在不超过1g/L。在疾病较重时可有轻度颅压增高。

3. 脑电图检查

脑电图检查常异常，随病情好转脑电图异常也渐恢复。

4. 诊断要点

从咽部、粪便标本或脑脊液中分离出病毒和血清学试验可确诊。但临床确诊较困难。

【治疗和预防】

治疗为支持疗法和对症治疗，包括维持水电解质平衡和适当的营养、控制高热、镇静剂与止痉剂的应用、病情监护等。

对怀疑病毒感染者可试用抗病毒治疗，但一般效果不佳。

第二节 鼻窦炎支气管炎综合征并发症

一、鼻窦炎支气管炎综合征

【概述】

鼻窦炎支气管炎综合征系同时患鼻窦炎和支气管疾病（如支气管炎或支气管扩张或支气管哮喘），且两病具有某些因果关系的一组病征。鼻窦炎症属上呼吸道疾病，而支气管炎或支气管扩张等属下呼吸道疾病。临床上同时或先后发生这两种疾病的病例屡见不鲜。

【诊断与鉴别诊断】

1. 临床特点

本征在临床上多见，年龄性别无明显差异。起病先自鼻窦或支气管急性炎症开始，继而迁延不愈，演变成鼻窦炎支气管炎综合征。鼻窦炎中，以累及额窦者居多，上颌窦次之，蝶窦、筛窦最少。下呼吸道病变，以支气管扩张最多见，慢性支气管炎次之，毛细支气管炎最少。儿童合并支气管哮喘者较多。鼻窦炎的症状包括鼻塞、鼻涕过多、后鼻滴漏、头重感、乏力、头痛等，并可出现神经官能症症状。慢性支气管炎的症状包括咳嗽、咳痰、气喘等。支气管扩张的症状包括咳嗽、咳脓痰、咯血等，可有杵状指(趾)。毛细支气管炎的症状有严重的呼吸困难、缺氧、甚至窒息，有时呈哮喘持续状态。患者偶有低热、血沉增快。

2. 诊断要点

首先确定有无鼻窦炎。根据慢性支气管炎、支气管扩张症、支气管哮喘或毛细支气管炎的症状及胸片表现可以诊断。血常规可见白细胞总数增多，中性粒细胞比例增高，血沉增快。肺心病者可出现肺型 P 波、右室肥大、顺钟向转位、右下肺动脉增宽，肺动脉段突出等改变。肺功能检查提示阻塞性通气功能障碍。

二、常见并发症

(一)下呼吸道与消化道感染

【概述】

鼻腔与口腔、咽喉直接相通，鼻炎、鼻窦炎分泌物向下引流，直接刺激这些组织，引起各种病变。

【诊断与鉴别诊断】

主要根据临床表现诊断。

【治疗和预防】

治疗主要为抗感染治疗加辅助治疗。治疗方法详细见相关章节。

(二)眶内或颅内并发症、球后视神经炎、牙槽瘘管等

【概述】

鼻窦骨壁有多处正常通道，如筛骨上壁有许多筛孔，此外鼻腔与鼻窦的许多血管也

直接与眶内、颅内相通，炎症可沿血管通道引起并发症。

鼻窦炎症如果破坏鼻窦骨壁延至其他组织，因为鼻窦位置不同，故引起并发症亦不同，如额窦炎易延颅脑底部侵犯而引起眶内或颅内并发症；筛窦炎易侵入前颅凹，穿透侧壁，发生眶内并发症。蝶窦炎除可引起颅脑内不同并发症外，也可引起球后视神经炎。上颌窦炎向前侵犯而可引起眶内感染及牙槽瘘管等并发症。亦可见于鼻窦炎治疗时鼻窦穿刺时引起相应的穿刺损伤等。

【诊断与鉴别诊断】

临床可根据发病的时间顺序以及相应器官出现异常而考虑到此类并发症。X线可协助确诊。

【治疗和预防】

主要为治疗原发病，根据累及的器官不同而采取相应的对症治疗。

（三）血栓形成

【概述】

鼻腔和鼻窦具有丰富的血管网，并且与周围组织有复杂的联系，所以鼻炎与鼻窦炎的细菌和毒素经血行感染，可先破坏血管内膜形成血栓，栓子随血行到达全身其他器官，引起并发症。

【诊断与鉴别诊断】

根据易感因素、相应脏器栓塞后缺血性改变引起的症状、血管造影等可以诊断。

【治疗和预防】

治疗主要是抗凝治疗。具体见相关章节。

（四）肺部感染

【概述】

炎症沿下呼吸道侵犯，根据病原体的不同，可引起各种肺炎。

【诊断与鉴别诊断】

临床诊断根据肺部症状、体征和胸部X线检查比较容易诊断。

【治疗和预防】

治疗主要为抗感染治疗加辅助治疗。详细见相关章节。

（五）胸膜炎

【概述】

多为肺炎旁胸腔积液，也可为干性胸膜炎。

【诊断与鉴别诊断】

见相关章节。

【治疗和预防】

见相关章节。

第三节 不动纤毛综合征并发症

一、不动纤毛综合征

【概述】

不动纤毛综合征(immotile cilia syndrome)是指当气管支气管系的纤毛先天性缺损或蛋白质、酶的先天性异常时,使气道内的有害物质不能及时排出,而容易感染所致,有多种异常的常染色体隐性遗传性疾病。

临床上主要表现为气管、支气管、鼻旁窦和耳道反复感染,男性不育及右位心等内脏完全转位。临床上所指 Kartagener 综合征(鼻窦炎、支气管炎、内脏转位综合征),近年来认为是不动纤毛综合征的一种。

【病因】

病因可能为常染色体隐性遗传病。正常情况下,纤毛起着对气道内有害物质排出的作用。不动纤毛综合征时,纤毛的结构异常,如动力臂缺失、轮辐缺陷、微小管排列异常,蛋白质、酶的先天性异常等,可以引起呼吸道纤毛麻痹,纤毛黏液传输功能障碍,而形成慢性复发性化脓性肺部炎症、鼻窦炎、中耳炎和男性不育等。

【诊断与鉴别诊断】

1. 临床表现

患者常见于儿童和青年人,主要表现为咳嗽、咳痰、头痛、后鼻道有黏液或脓性分泌物,以及耳道炎症的表现。感染较重者可伴发热等全身症状。体检心尖搏动及心脏浊音区、胃泡鼓音区位于右侧,而肝浊音区位于左侧,肺部呼吸音增粗,可闻及散在的干湿啰音;X 线片示心影主要在右胸,胃泡区位于右侧。实验室检查显示精子的数目和形态无异常,但在电镜下可见精子尾部细微构造异常及无活动性。

2. 诊断要点

对于临床上有支气管、气管、鼻旁窦、耳道反复感染且男性不育的患者,如证实有内脏转位,精液检查精子数目及形态正常,但无活动性时,应首先考虑有本征的可能。根据胸部 X 线片、鼻窦 CT、胸部 HRCT 扫描可以诊断支气管扩张、鼻窦炎和内脏移位。鼻和支气管黏膜活检,在电子显微镜下见到纤毛异常可以得到肯定的诊断。

二、常见并发症

(一)呼吸道感染

【概述】

根据咳嗽、咳痰、咯血及后鼻道有黏液或脓性分泌物。胸部 X 线见肺纹理增粗扭曲,胸部 HRCT 可见支气管扩张的表现等。

【诊断与鉴别诊断】

病人可反复发生上感、慢性支气管炎或间质性肺炎及支气管扩张等基本可以诊断。

【治疗和预防】

主要为抗感染、祛痰治疗。

（二）不育

【概述】

精子尾部纤毛的结构异常时，精子失去摆动能力，可以引起男性不育。

【诊断与鉴别诊断】

精子尾部纤毛的结构异常时，根据实验室检查显示精子的数目和形态无异常，但在电镜下可见精子尾部细微构造异常及无活动性可以诊断。

【治疗和预防】

可采取人工授精。

第四节 副鼻窦炎-支气管扩张-内脏转位综合征并发症

一、副鼻窦炎-支气管扩张-内脏转位综合征

【概述】

本征系具有全内脏转位、支气管扩张、副鼻窦炎三种病症的综合征，又称"Kartagener综合征"。病因可能为常染色体隐性遗传病。也可能因患者在胎儿发育期遭受不良因素影响所致。

【诊断与鉴别诊断】

1. 临床表现

多在15岁以前发病。出现全内脏转位者，一切如正常人内脏位置之镜影。患者可出现支气管扩张的症状如咳嗽、咳痰、咯血等，同时可伴有鼻窦炎的症状如头昏、流涕、头后重、头痛等。

2. 诊断要点

经体检或X线检查等发现全内脏转位，同时伴有支气管扩张症和鼻窦炎的临床表现及相应的X线征象即可诊断。

二、常见并发症

（一）鼻窦炎

【概述】

慢性副鼻窦炎在华、柯氏位片上表现以双上颌窦受累为主，如窦腔密度增高、窦壁增厚、窦腔缩小等。CT扫描常能更好地显示窦腔内有无积液、是否多副鼻窦受累以及鼻腔内鼻甲肥大、鼻息肉等征象。

【诊断】

1. 临床表现

患者有反复鼻塞、流涕、头昏、头痛等症状；慢性副鼻窦炎在华、柯氏位片上表现以双上颌窦受累为主，如窦腔密度增高、窦壁增厚、窦腔缩小等。

2. CT扫描

常能更好地显示窦腔内有无积液、是否多副鼻窦受累以及鼻腔内鼻甲肥大、鼻息肉等征象。

【鉴别诊断】

1. 与慢性鼻炎鉴别

慢性鼻炎流鼻涕不呈绿脓性，亦无臭味，故观察鼻涕的性质是鉴别关键；拍摄 X 光片检查鉴别可准确无误，慢性鼻炎病变局限于鼻腔，而慢性鼻窦炎则鼻窦内可见有炎性病变。

2. 与神经性头痛鉴别

有些患神经性头痛的病人可长年头痛，反复发作，往往误认为有鼻窦炎，但这种病人基本没有鼻部症状，故从表现及拍 X 光片即可加以鉴别。

【治疗和预防】

1. 保守治疗

保守治疗包括在鼻窦及肺部疾病急性加剧期，根据分泌物培养结果明确致病菌后选择敏感抗生素治疗；对合并有鼻息肉者可用鼻内糖皮质激素；对合并过敏性鼻炎者可使用抗组胺药；局部可采用生理盐水、抗生素（氨基甙类）或杀菌剂鼻内灌洗。由于鼻内应用减充血剂可使分泌物变得更加浓稠而难以清除，故不主张使用减充血剂。

2. 手术治疗

在常规保守治疗无效，尤其是鼻分泌物培养表明有耐药细菌或存在特征性病理改变时，或者是合并鼻息肉时，需进行外科手术治疗。

手术原则为在切除不可逆病变基础上，通过重建鼻腔、鼻窦通气和引流途径来改善鼻腔和鼻窦黏膜的形态和生理功能。由于过去认为 Kartagener 综合征鼻窦炎的复发率高，且病人往往对麻醉耐受性差，故以往认为应尽量避免手术。但目前随着对本病的进一步认识和鼻内镜手术的不断发展，对于 Kartagener 综合征的鼻-鼻窦疾病，多主张采取较积极的手术治疗，由于分泌物因重力关系积聚在窦腔底部，常规鼻窦手术中已较少应用的下鼻道造口术，亦成了解决 Kartagener 综合征病人上颌窦腔引流的有效措施。对于 Kartagener 综合征的鼻-鼻窦疾病的有效治疗可能减轻支气管、肺疾病的发展。

（二）支气管扩张

【概述】

Kartagener 综合征患者由于遗传性缺陷致纤毛结构和功能先天异常，气道的净化功能减弱，使黏液清除减少，分泌物和细菌潴留，导致长期反复性感染，最终形成支气管扩张。有支气管扩张的临床表现如反复咯血，长期咳嗽、脓痰等。

【诊断】

1. 临床表现

多有反复咯血、咳黄脓痰、间歇性发热、乏力、纳差、心慌、气急等症状。

2. 体检

早期及轻症者无异常体征，感染后肺部可闻及干湿性啰音和哮鸣音，晚期可有肺气肿、肺动脉高压、杵状指（趾）等体征支气管扩张症在胸片上的表现少有特异性，一般表现为肺纹理增多、增粗、紊乱，有时见到肺纹理呈蜂窝状、多囊状改变时具有特征性。

3. HRCT

是目前显示支气管扩张的最佳方法，简便易行，具有极好的特异性和敏感性。支气管扩张症在 HRCT 上的表现常见有支气管呈囊状、柱状扩张，可见"印戒征"、"轨道征"、"蜂窝征"、"胸膜下征"等征象。此外，多数患者因病程长、反复感染。常常可见支气管扩张。

【鉴别诊断】

本病应与慢性支气管炎、肺结核、肺脓肿等疾病相鉴别。

【治疗和预防】

1. 治疗原则

支气管扩张的治疗原则是消除病源,促进痰液排出,控制感染等内科保守治疗,必要时行外科手术。

2. 手术治疗

内科治疗是基础,即使有明确的手术适应证也要先经过一段时间内科治疗,有人认为最少治疗半年以上,因一些支扩在肺感染控制后可能恢复正常,而且手术在急性炎症消失后做也比较安全,疗效较好。不能手术的病例,则需要长期内科治疗。

第五节 闭锁肺综合征并发症

一、闭锁肺综合征

【概述】

闭锁肺综合征(locked lung syndrome)是指长期吸入异丙肾上腺素气雾剂后,当支气管哮喘发作时,再次雾化吸入,症状不但不缓解,反而引起哮喘持续状态,且不被肾上腺素、氨茶碱或间歇性正压呼吸(IPPB)所缓解或改善,必须停用异丙肾上腺素后再行处理方可缓解这样一种病理生理现象。

【病因】

(1)持续吸入异丙肾上腺素气雾剂后,支气管黏膜毛细血管扩张,黏膜充血肿胀,使气道狭窄。这一点,与用肾上腺素点鼻时每能使鼻塞加重的机理类似。

(2)反复吸入异丙肾上腺素气雾剂使支气管上皮基底膜发生改变。

(3)长期、反复、大量吸入异丙肾上腺素气雾剂后,由于其代谢产物3-甲氧异丙肾上腺素在血中的浓度增高,抑制了β受体,继而引起气道狭窄。

(4)哮喘患者支气管上皮β受体功能减退,长期吸入异丙肾上腺素后产生耐受性,导致支气管平滑肌收缩。

此外,异丙肾上腺素的副作用如使肺通气血流比例失衡等也可能使病情恶化。

【诊断与鉴别诊断】

1. 临床表现

连续、反复吸入异丙肾上腺素气雾剂时,突然出现哮喘加重,呈持续状态。患者表现出极度呼气性呼吸困难,呈端坐呼吸、发绀、大汗、颈静脉怒张、四肢厥冷。双肺可闻及广泛的哮鸣音或呼吸音极低,甚至消失。严重者可致死亡。

2. 诊断要点

有长期、反复、大量使用异丙肾上腺素气雾剂的病史,及用药后哮喘加重的特征,哮喘加重后,采用肾上腺素或氨茶碱等药物治疗无效。患者出现典型的哮喘持续状态表现,如端坐呼吸、大汗淋漓,双肺满布哮鸣音。

心电图示肺型P波。X线胸片示双肺野透亮度增高,呼气与吸气时肺野透亮度无明显改变。

二、常见并发症

（一）气胸

【概述】

大量的气体在肺组织内潴留，肺泡内压力增高，可使薄弱的肺组织或肺大泡破裂，引起气胸。

【诊断与鉴别诊断】

1. 诊断

根据突发呼吸困难、胸痛等症状以及气胸体征等比较容易诊断。

2. X线检查

可协助确诊。

【治疗和预防】

1. 一般治疗

停用异丙肾上腺素。

2. 药物治疗

使用解痉平喘药，使用激素，联合茶碱、抗乙酰胆碱等药治疗。

3. 手术治疗

治疗可根据气体量的多少选择胸穿或胸腔闭式引流，有条件者可在适当的机会行胸腔镜治疗。具体可见本书相应章节。

（二）呼吸衰竭

【概述】

多为2型呼吸衰竭，系肺通气血流比例失衡，以及气道狭窄、二氧化碳排除受阻而引起。

【诊断与鉴别诊断】

根据动脉血气比较容易诊断。

【治疗和预防】

1. 治疗原则

主要为解除气道梗阻，促进二氧化碳排出，改善低氧血症，如果单纯药物治疗效果差，可行机械通气治疗。

2. 一般治疗

停用异丙肾上腺素。

3. 药物治疗

使用解痉平喘药，使用激素，联合茶碱、抗乙酰胆碱等药治疗。

（三）循环衰竭

【概述】

胸腔内压力增高，影响回心血量和心脏射血，可引起心功能不全表现，如果得不到及时治疗，可以出现循环衰竭。

心律失常、心肌缺血改变多为缺氧所致，有基础心脏疾病者更易发生。可表现为房性及室性期前收缩，房颤，ST段改变等。

【诊断与鉴别诊断】

根据临床表现及血压等比较容易诊断。

【治疗和预防】

1. 一般治疗

治疗主要为解除气道梗阻，促进二氧化碳排出，改善低氧血症，纠正缺氧。对此类患者，除非有致命性心律失常或引起血液动力血改变明显者，一般不主张用抗心律失常药物，因为抗心律失常药物在缺氧条件下更易致心律失常，一般随着缺氧的改善，心律失常也相应的改善。停用异丙肾上腺素。

2. 药物治疗

使用解痉平喘药，使用激素，联合茶碱、抗乙酰胆碱等药治疗。

第六节 右肺中叶综合征并发症

一、右肺中叶综合征

【概述】

右肺中叶综合征又称 Brock 综合征，由于支气管本身病变或支气管外受压阻塞，引起右肺中叶肺不张或肺叶体积缩小，但不包括中叶大叶性肺炎。

因右肺中叶支气管细长，且与主支气管成锐角，易发生炎症和阻塞。此外，右肺中叶支气管肺门部周围有三组淋巴结，能引起淋巴结肿大的原因较多，淋巴结肿大后容易压迫中叶支气管，导致中叶综合征。引起中叶综合征的主要病变包括临床上非特异性炎症和淋巴结结核相对较多；支气管肿瘤阻塞中叶支气管；淋巴瘤或因淋巴结其他病变肿大所致压迫也越来越多。另外，支气管内膜结核或非特异性炎症；支气管扩张远端闭塞；黏液、脓栓或异物阻塞；矽肺时矽尘导致管腔狭窄或闭塞均可引起右肺中叶综合征。

【诊断与鉴别诊断】

1. 临床表现

反复发生右侧肺内感染引起慢性炎症和支气管扩张，出现发热、刺激性咳嗽、咯血、胸闷、呼吸困难等。如系结核或慢性炎症、肿瘤所致淋巴结肿大引起的肺不张，则抗炎治疗效果不佳。体检局部可闻及湿啰音。

2. 诊断要点

依据患者反复咳嗽、咳痰、咯血的临床症状，体检闻及固定性湿啰音，胸片可行后前位、右侧位、前弓位摄片，示右肺中叶不张，胸片上可见右肺中叶区三角形密度增高影，尖端指向肺门，右肺中叶容积缩小。

血常规示白细胞增多，以中性粒细胞增多为主，血沉增快即可诊断。此外，查痰结核杆菌可为阳性或细胞学检查发现癌细胞也可诊断。纤维支气管镜检查发现右肺中叶支气管肉芽增生、充血、狭窄等改变，并可取刷片、活检或找抗酸杆菌、细胞学检查。

二、常见并发症

（一）并发炎症实变

【概述】

如炎症或原发病得不到及时诊治，炎症可实变或机化成为慢性炎症。

【诊断与鉴别诊断】

其诊断可根据抗炎治疗效果不佳，纤维支气管镜可见慢性炎症改变等。

【治疗和预防】

(1)病程过久，经抗炎或抗结核治疗已达数月，以及支气管抽吸等均未见效者，提示中叶肺实质已发生不可逆性病变，可考虑手术行肺中叶切除。

(2)早期规范治疗可预防。

（二）原发病的并发症

【概述】

如原发病为结核，可出现结核性淋巴结

破溃等；如为肿瘤可出现肿瘤的并发症。

【诊断与鉴别诊断】

其诊断根据典型的症状和 X 线一般可诊断。详细见有关章节。

【治疗和预防】

(1)根据不同病因行针对性治疗。肿瘤所致者应早期手术切除,如为结核或炎症应抗结核或抗感染治疗。通纤维支气管镜冲洗,对黏液、脓栓所致阻塞可解除阻塞而起到治疗作用。

(2)积极治疗原发疾病,防止并发症等。

第七节　创伤性窒息综合征并发症

一、创伤性窒息综合征

【概述】

创伤性窒息综合征又称为 Perthes 综合征,是指胸部、上腹部突然受到严重挤压时,反射性地引起不同时间和不同程度的呼吸停止,颜面、颈部和上胸部皮肤呈红紫或蓝紫色改变的一组病症。

【病因病机】

正常情况下,胸腔内为负压。当胸部或上腹部突然受到严重挤压时,可反射性地引起深吸气,会厌紧闭,声门痉挛,使肺内压力骤然增高,严重者,甚至可造成肺组织破裂。同时,胸腔内压力突然上升,使得血流自右心和胸腔内大静脉中猛然冲向颜面、颈部和上胸部的末梢血管,引起小静脉和毛细血管扩张,甚至出现小的出血灶。

【诊断与鉴别诊断】

1. 临床表现

多见于青少年,有明确的胸腹部外伤挤压史。受伤后感觉胸闷、呼吸困难,有窒息感。自觉有一股血流涌向头部,头部发胀,随即失去意识。待神志恢复后,可有头晕等症状。颜面、颈部及上胸部皮肤出现程度不同的红紫或蓝紫色改变,这种改变是由针尖大小的皮肤毛细血管扩张密集而成,压之可褪色。

此外,还可出现面部软组织急性肿胀、球结膜出血、眼睑浮肿、眼球发胀或飞蚊症。亦可出现神经系统症状,如昏迷、谵妄、烦躁不安或四肢抽搐,四肢肌张力增高,腱反射亢进,并可出现病理反射,因此常易误诊为颅内损伤。

2. 诊断要点

有胸部或上腹部挤压伤病史,出现特征性的临床外貌,即可诊断。

二、常见并发症

(一)多发性肋骨骨折及浮动胸壁

【诊断与鉴别诊断】

其诊断根据先诊断创伤性窒息综合征,根据 X 线胸片等诊断。

【治疗和预防】

1. 一般治疗

保证呼吸道通畅的同时,应积极处理休克。积极治疗并发症。

2. 手术治疗

多发性肋骨骨折及浮动胸壁可对浮动胸壁行肋骨牵引或内固定,胸带厚纱垫加压包扎,浮动胸壁行非固定疗法等。

3. 内科治疗

输血、输液,抗炎、止血、止痛对症处理。可给予高流量吸氧及超声雾化吸入,呼吸困难明显者可气管插管或气管切开的情况下施行呼吸机机械通气。

(二)单纯血胸、血气胸

【诊断与鉴别诊断】

根据胸片诊断胸腔积液或液气胸,诊断性胸穿胸水为血性,或胸水血沉大于50%可确诊。

【治疗和预防】

1. 一般治疗

保证呼吸道通畅的同时,应积极处理休克。积极治疗并发症。

2. 手术治疗

主要为胸腔闭式引流术。对发生胸膜肥厚明显成纤维板状者,可择期开胸行胸膜剥离术。

3. 内科治疗

可给予高流量吸氧、输血输液,抗炎、止血、止痛对症处理。

(三)支气管断裂

【诊断与鉴别诊断】

典型者胸片上有支气管断裂特征性改变,如患侧气胸无改善及肺不张呈"垂肺征"样改变,支气管断端移位或连续性消失呈"中断征",严重纵隔气肿使心影缩小,膈肌下移呈"横膈连续征"。

不典型者,X线胸片可正常。进一步确诊需要纤维支气管镜检查确认。

【治疗和预防】

1. 一般治疗

保证呼吸道通畅的同时,应积极处理休克。积极治疗并发症。

2. 手术治疗

主要为外科开胸探查,早期行支气管断裂修补术。术后吻合口处容易肉芽组织增生可行纤维支气管镜将其肉芽组织刮除治疗或激光治疗。严重者可行支气管袖状切除术。

3. 内科治疗

可给予输血、输液,抗炎、止血、止痛对症处理,高流量吸氧及超声雾化吸入,呼吸困难明显者可气管插管或气管切开的情况下施行呼吸机机械通气。

(四)肝破裂、脾破裂及腹膜后血肿

【诊断与鉴别诊断】

诊断可根据典型症状和急腹症体征诊断,X线腹部平片和超声检查可协助诊断。

【治疗和预防】

1. 一般治疗

保证呼吸道通畅的同时,应积极处理休克。积极治疗并发症。

2. 手术治疗

剖腹探查可确诊并行肝破裂修补,行脾切除和腹膜后血肿清除术。

(五)骨盆骨折、四肢骨骨折等

【诊断与鉴别诊断】

骨折部位压痛明显或有骨折体征提示本诊断,X线检查可协助确诊。

【治疗和预防】

1. 一般治疗

保证呼吸道通畅的同时,应积极处理休克。积极治疗并发症。

2. 手术治疗

主要为外科相应的骨折固定术。

第八节 肺出血肾炎综合征并发症

一、肺出血肾炎综合征

【概述】

肺出血肾炎综合征又称 Goodpasture 综合征,是 1919 年首先由 Goodpasture 描述此综合征,是原因不明的突发性弥漫性肺泡出血,同时合并进行性肾小球肾炎的病症。本综合征是因肺泡和肾小球两者的基底膜同时受到免疫学损伤所致。

肾小球基底膜和肺同时有抗肾小球基底膜抗体(ABMA),现在证实为Ⅳ型胶原 α_3 链 NC1 区域。可能与吸入某种抗原或病毒感染(如流感病毒 A2)后引起自身免疫反应,选择性地作用于肺和肾有关,吸烟者多见。

【诊断与鉴别诊断】

1. 临床表现

多见于青少年男性。发病较急,病前有上呼吸道病毒感染史。肺部症状临床表现主要为咳嗽、咯血、呼吸困难等,乏力多源于贫血。严重者发生呼吸衰竭。肾炎的症状主要为尿少、头痛、腰痛、高血压、水肿等,严重者出现肾功能衰竭如尿毒症、代谢性酸中毒、高钾血症等。同时可伴有其他出血倾向,如皮肤紫癜、便血等。60%~80%的患者表现为肺肾同时累及,5%~10%的患者仅肺受累及,剩余患者表现为仅肾脏受累及。吸烟者累及肺部的较多。

2. 诊断要点

患者同时出现弥漫性肺泡出血和肾小球肾炎的表现,且呈进行性加重的趋势。尿液检查示白细胞增多、蛋白尿,尿沉渣见红细胞、白细胞管型。痰中除红细胞外,可见含有"含铁血黄素"的上皮细胞。胸部 X 线检查可见双肺斑点状阴影及纤细而不规则的条索状阴影。确诊有时需血清检查可见 ABMA 阳性,免疫组织化学检查发现肾或肺基底膜有线状沉积的抗体。

二、常见并发症

(一)感染

【概述】

主要见于大剂量激素的冲击治疗和细胞毒性药物的使用,可使患者机体免疫力抑制,易发生细菌感染;许多患者死于继发的细菌感染。

【诊断与鉴别诊断】

诊断依靠典型的临床表现和细菌培养（痰培养、尿培养、血培养等）。

【治疗和预防】

治疗在于及时选用敏感抗生素以及早期及时经验用药。

(二) 呼吸衰竭

【概述】

由于弥漫性肺泡出血及咯血，使肺换气和肺通气同时受累，许多患者死于严重的低氧血症。

【诊断与鉴别诊断】

早期及时查动脉血气分析可诊断。

【治疗和预防】

早期吸氧，必要时高流量吸氧，更严重的可考虑无创呼吸机辅助呼吸改善缺氧，为原发病的治疗争取时间。根本的治疗在于减少肺泡出血，改善通气和肺弥散功能。

(三) 肾功能衰竭

【概述】

肾功能衰竭是此病的常见并发症。

【诊断与鉴别诊断】

诊断依赖于肾功能检查和肾脏活检。

【治疗和预防】

治疗主要包括适当输入液体，以维持体内水电解质平衡、处理高钾血症、控制酸中毒、控制氮质血症、透析疗法包括血液透析（人工肾）和腹膜透析等。

(四) 其他

【诊断与鉴别诊断】

如骨质疏松、血糖升高、骨髓抑制、粒细胞减少等，多与激素和细胞毒性药物的使用有关，临床易诊断。

【治疗和预防】

如骨质疏松、血糖升高、骨髓抑制、粒细胞减少等，治疗可对症处理。

第九节 高通气综合征并发症

一、高通气综合征

【概述】

高通气综合征（hyperventilation syndrome）是指任何原因引起的中枢行为控制和（或）代谢异常使呼吸驱动力增加，呼吸加快，分钟通气量增大，通气过度，二氧化碳排出过多（低于37mmHg），引起呼吸性碱中毒及神经、肌肉兴奋性增强的一种病症。本征不同于呼吸困难，有本综合征表现的多有呼吸困难，但呼吸困难的患者不一定有肺泡高通气综合征。本综合征发作时常伴有一些神经、循环系统症状。

【病因病机】

引起本综合征的原因较多,如低氧刺激、充血性心衰、低血压、酸中毒、肝衰竭、癫病发作、神经官能症、中枢系统肿瘤和感染等、药物、疼痛、孕妇、一时性精神紧张、恐惧、情绪激动、游泳、做恶梦等,均可发生一过性呼吸加深、加快;亦有因鼻中隔偏曲而诱发呼吸加快者。肺部本身的疾病也是引起本综合征表现的常见原因,如肺炎、间质性肺炎、肺水肿、肺纤维化、哮喘、气胸、胸廓本身疾病等。本综合征为阵发性,多能自行缓解,一般不致发生严重的后果。患者常因呼吸加深、加快,导致通气过度,过多的二氧化碳被呼出体外,引起"呼吸性碱中毒"。

【诊断与鉴别诊断】

1. 临床特点

根据引起本病的原发病不同,有相应的症状和体征。对出现具有神经官能症的表现,或有诱发精神紧张的因素,表现为反复发生阵发性呼吸加快、加深,随呼吸加深加快而出现显著的精神紧张和恐惧,呼吸加快的起始和终止比较迅速。发作时间不定,发作时间长者,可呼吸性碱中毒的表现,但很少意识丧失。

2. 诊断要点

对于大多数患者,根据病史和体格检查,对引起高通气综合征的原因一般比较容易诊断。对原因不明显者,动脉血气可提示高通气的存在和严重程度。血气分析示呼吸性碱中毒,二氧化碳分压可下降至 20mmHg。结合血 pH 值,电解质等可明确为原发性高通气(pH 增高)还是原发性代谢性酸中毒继发高通气(pH 降低)。(A-a)PO_2 增宽提示有肺部基础疾病。对怀疑精神因素引起的高通气,测量睡眠状态时的动脉或者经皮 PCO_2 可以鉴别,此类患者在睡眠状态并无高通气现象。

二、常见并发症

(一)呼吸性碱中毒

【概述】

呼吸性碱中毒可产生神经系统症状,如头晕、视力损害、晕厥、抽搐行为(可能继发于脑血管痉挛);手足痉挛、搐搦、感觉异常、出汗、肌肉无力等,严重的碱中毒可以引起心律失常和心肌缺血。有原发性呼吸碱中毒的患者可以出现周期性呼吸和中枢性呼吸暂停。

【诊断与鉴别诊断】

根据引起本病的原发病和动脉血气分析可诊断。

【治疗和预防】

(1)治疗主要为积极治疗原发病。主要根据引起本病的原因做相应的治疗。

(2)对肺炎主要为抗感染;间质性肺炎、肺纤维化等可考虑用糖皮质激素;气胸给予胸穿抽气或胸腔闭式引流及吸高浓度氧等;心源性的主要为纠正心衰、维持血压正常、纠正肺水肿等;对怀疑药物有关的,可停用可疑药物。

(3)对严重呼吸性碱中毒者如果考虑到出现脑血管痉挛、感觉异常、搐搦、心血管异常者,可考虑吸入低浓度 CO_2。也可试用锻炼和使用 β-受体拮抗剂。

（二）焦虑症

【诊断与鉴别诊断】

焦虑症患者时常无明确对象或固定内容的紧张不安，或对生活中的某些问题，过分担心或烦恼为特征。这种紧张不安、担心或烦恼，与现实很不相称，让患者感到难以忍受，但又无法摆脱；患者常伴有自主神经功能亢进，运动性紧张和过分警惕。

许多患者也有神经衰弱表现，故有学者也称为"呼吸神经官能症"。

【治疗和预防】

(1) 此类患者在休息时自觉呼吸困难明显，在轻微活动后症状明显减轻。对精神因素引起的，可用解释性心理治疗、放松疗法，耐心仔细地做解释工作一般可以解决，或者使用行为疗法、催眠治疗，大多数患者可缓解。

(2) 必要时可考虑使用抗焦虑药物如苯二氮䓬类等。

（三）肺血管炎

【概述】

肺血管炎是无法解释的高通气综合征的常见原因之一，尤其是慢性或复发性血栓栓塞病。

【诊断与鉴别诊断】

主要表现为呼吸困难较重，(A-a)PO_2增宽，运动后仍然存在高通气。

【治疗和预防】

治疗主要用糖皮质激素。

第十节 肺上沟瘤综合征并发症

一、肺上沟瘤综合征

【概述】

肺上沟瘤综合征（Pancoast 综合征）是发生在胸腔入口处的肺尖部肿瘤，侵犯臂丛神经和局部组织，引起患侧肩、上胸、前臂和手持续顽固性剧痛或伴同侧 Horner 综合征（同侧瞳孔缩小、上睑下垂、眼球下陷和额部少汗）。

最常见的病因是颈部原发癌、肺癌、胸膜间皮瘤、甲状腺癌、乳腺癌、食道癌及神经节母细胞瘤。

【诊断与鉴别诊断】

1. 临床表现

临床表现为患侧肩、肩胛骨、前胸、上臂、颈、腋部，逐渐沿尺神经分布区域向下扩散，可达小指或无名指的持续性疼痛、进行性加剧。部分病例并发同侧上肢麻痹，手部肌肉尤其是大小鱼际肌萎缩。当侵及下颈部交感神经和星状神经节时，可出现同侧 Horner 综合征。X 线胸片示患侧肺尖区密度增高影，并侵蚀、破坏周围骨组织。因原发病和本征引起的剧痛，可使患者失眠，进而造成全身衰弱及出现恶病质。

2. 诊断要点

肺癌或乳腺癌等患者出现一侧肩及上肢剧烈而持续性的疼痛，伴同侧手部肌肉萎缩或伴 Horner 综合征时，即应考虑肺上沟瘤综合征。X 线表现肺尖部块影或胸膜顶阴影增浓，有的伴肋骨或椎体破坏基本可以确诊。凡胸腔顶块影伴颈 8、胸 1、2 神经支配的上肢尺神经分布区的疼痛，无论有无 Horner 综合征即可诊断本病，其正确率在 95% 以上。

【治疗】

对于可切除的肺上沟癌（$T_{3-4}N_{0-1}$）予术前同步化放疗后手术切除和化疗。对于接近可切除的肺上沟癌（$T_{3-4}N_{0-1}$）如果术前经同步化放疗后再次评估有手术可能性，则行手术治疗加辅助化疗；若再次评估仍不可切除者应予根治性放疗继以辅助化疗。对于不可切除者仅予同步化放疗。

【预防】

(1) 一方面避免接触与肺癌发病有关的因素，如吸烟和大气污染，加强职业接触中的劳动保护，减少或避免吸入含有致癌物质污染的空气和粉尘。不吸烟和及早戒烟可能是预防肺癌最有效的措施。

(2) 化学预防可能有助于降低肺癌危险性。另一方面对高发病人群进行重点普查，早期发现，及时治疗。

二、常见并发症

（一）放疗引起的并发症

【概述】

如放射性皮炎、放射性肺炎（肺纤维化）、消化道反应、骨髓抑制等。

【诊断与鉴别诊断】

对放疗期间发生患者干咳、胸闷、气喘、发热等新发的呼吸道症状时，应当及时做胸部 X 线检查。

【治疗和预防】

(1) 轻度病变时可以对症治疗，病情严重者可考虑给予糖皮质激素治疗。对出现恶心、呕吐等消化道症状者，可适当给予止吐药等对症处理。

(2) 鼓励患者应当多饮水，多食新鲜蔬菜、水果，服用一定量的维生素。对食欲减退者，可给予胃肠动力药。

(3) 放疗期间应定期复查血常规，当发现骨髓抑制时，可以给予维生素 B_4、维生素 B_6 等以及其他促进白细胞生长的药物治疗，例如雄性激素或孕酮等。

（二）手术的并发症

【概述】

手术方式主要为胸部切口扩大切除术，切除受累的肋骨，肺上叶少部分以及受累的部分椎体。术后并发症主要有术后感染、出血、周围脏器的损害、呼吸衰竭等。

【诊断与鉴别诊断】

具体可参考外科相关书籍。

【治疗和预防】

具体可参考外科相关书籍。

第十一节 蜂窝状肺综合征并发症

一、蜂窝状肺综合征

【概述】

蜂窝状肺综合征又名毁损肺,是指多种肺部疾病发展至晚期,因肺广泛性纤维化及呼吸性细支气管扩张,形成许多小囊泡,使肺呈现出蜂窝状或蜂巢样外观。病变可累及任何一个肺叶肺段,形成多个直径不超过1cm的小囊泡,逐个排列,状似蜂窝。

蜂窝状肺综合征的原发病有的明确,有的仍不明确。常见的病因有肺结核、尘肺如矽肺、特发性弥漫性肺间质纤维化、外源性过敏性肺泡炎、组织细胞增多症、硬皮病、结节病、放射性肺炎、类风湿性肺炎、药物性肺炎、类脂性肺炎等,其中最常见的是特发性弥漫性肺间质纤维化。在我国,肺结核是引起毁损肺的常见原因。

【诊断与鉴别诊断】

1. 临床表现

主要表现为呼吸困难、发绀、咯血症状,毁损肺部位可反复感染出现咳嗽、咳脓痰、咯血等表现。查体双肺可闻及湿啰音,病变部位语颤减低、叩浊音、呼吸音消失,大量湿啰音等。胸片表现为双肺纹理增强,呈网状,其间夹杂有多个小圆形透光区,病变以下肺野明显。病变部位出现肺容积缩小时,并可出现横膈上抬、肋间隙变窄、纵隔移位,可并发气胸。肺功能检查示弥散功能减退、限制性通气功能障碍等。

2. 诊断要点

有原发病的临床表现,渐出现呼吸困难、发绀等,参考胸片特征性的表现及肺功能检查即可诊断。

【治疗和预防】

病变部位成为感染源、药物治疗难以奏效,且反复发生化脓菌或霉菌感染的毁损肺,如整体肺功能可以耐受手术,可考虑肺切除术。

二、常见并发症

(一)反复感染

【概述】

病变肺组织已丧失呼吸功能,成为病原微生物生存的良好培养基,可反复发生感染,也是患者经常住院治疗的原因。

【诊断与鉴别诊断】

(1)临床可根据典型的X线胸片。

(2)同一部位的反复感染,患者表现为反复的咳嗽、咳痰及咯血、发热等,血常规白细胞增高等可诊断。

(3)根据痰培养结果明确病源学、药敏学。

【治疗和预防】

(1)本病常见的细菌感染以阴性菌多见,由于反复多次抗生素的使用,常为铜绿假单胞感染,在培养结果出来前,可经验性抗铜绿假单孢菌治疗。

(2)如感染控制,可考虑手术清除废用肺组织,减少感染机会。

(二)呼吸衰竭

【概述】

由于肺组织的广泛损害,以及反复感染,大量脓痰的产生,可出现混合性通气功能障碍,晚期患者 CO_2 升高明显,患者可出现意识障碍。此类患者诊断比较容易,治疗比较困难。

【诊断与鉴别诊断】

根据有基础疾病,动脉血气提示呼吸衰竭。具体见呼吸衰竭章节。

【治疗和预防】

(1)主要为强有力的抗感染,保护平时正常的肺恢复肺功能,对 CO_2 高的可采取无创呼吸机辅助呼吸,如患者可以耐受,可适当采取高吸气压力,低 PEEP 通气。

(2)此类患者气管切开行有创通气治疗效果差,增大了患者的感染机会,抗感染效果差,患者多死于严重的感染和呼吸机并发症。故此类患者一般不主张气管切开。

第十二节 肥胖呼吸困难嗜睡综合征并发症

一、肥胖呼吸困难嗜睡综合征

【概述】

肥胖呼吸困难嗜睡综合征又称 Pickwickian syndrome,1956 年首先由 Burwell 命名,系指重度肥胖患者在没有原发性心脏及肺疾病的情况下,发生呼吸困难、心功能不全及嗜睡的一种病症并发生限制性通气障碍及换气低下所产生的一系列症状。Pickwickian 是作家 Dickens 在他写的一本小说中塑造的一个具有红色外貌、体形肥胖而嗜睡的男子。其实质是一种严重的睡眠呼吸暂停综合征。本综合征多见于中年以上肥胖者。

【病因】

本症根本病因在于高度肥胖。重度肥胖患者由于胸、纵隔、腹腔内大量脂肪聚积,使膈肌抬高,运动受限,卧位更明显,同时心脏周围也有大量脂肪沉积,从而显著影响患者心肺功能和体力活动;导致限制性通气障碍,肺通气不足,动脉血二氧化碳分压升高,同时氧分压下降。睡眠时舌及咽部肌肉张力松弛,舌根阻塞上呼吸道,夜间经常醒觉,而白天嗜睡;高度肥胖使胸腔容积缩小,支气管及肺下部血管受压而狭窄,通气不足,加之由于长时间处于缺氧状态,患者易产生继发性红细胞增多症,血黏度增高,增加了循环阻力,右心负荷加重,使右心室肥厚,使肺动脉压增加,导致肺心病,甚至右心衰竭;长期缺氧和长期的动脉血二氧化碳分压增高,使脑脊液 pH 值下降,使肥胖患者中枢化学感受器迟钝,从而出现周期性呼吸，扰乱患者睡眠，甚至终夜不得安眠，造成白天嗜睡；加重肺通气不足。

【诊断与鉴别诊断】

1. 临床表现

患者高度肥胖，活动后心慌、胸闷、气短、嗜睡，常于白天与人谈话之际，鼾然入睡，但不能长时间安眠，时醒时睡，可出现周期性呼吸，伴四肢以及全身颤动。夜眠差，打鼾，呼吸暂停，不能平卧休息。

多血质外貌，肢端多有发绀。右心室肥厚，如出现右心衰竭，则可见颈静脉怒张、肝大、腹水、双下肢凹陷性水肿等。

2. 诊断要点

依据本综合征特有的临床表现，其诊断并无困难。体重指数明显增高。实验室检查可见红细胞和血红蛋白增高明显，肺功能示重度混合性通气换气功能障碍。心脏超声检查示心脏扩大。多导睡眠检测图可明确疾病的严重程度，对治疗提供帮助。

【治疗和预防】

1. 基础疾病的治疗

主要为减肥治疗，对于继发性肥胖，应对因治疗，随着肥胖的减轻，患者病情可相应的有所减轻。

(1) 饮食运动疗法，低热量，低糖饮食，并适当运动；

(2) 外科手术治疗：超脉冲 CO_2 激光腭咽成型术，腹部取脂等，可改善呼吸道通气功能，近期效果明显，但不能巩固，因为根本原因并没解除，还容易引起术后气道狭窄。

(3) 药物治疗：主要有食欲抑制剂和代谢增强药，包括苯丙氨、甲状腺素片等。另外氨茶碱对改善通气有一定的作用。

2. 对症治疗

(1) 氧疗：可改善呼吸功能紊乱。

(2) 无创呼吸机治疗：为目前效果肯定的有效治疗手段，也是目前治疗本病，减少死亡率的重要手段。

(3) 药物治疗：氨茶碱对改善通气有一定的作用。

(4) 其他治疗：提高机体抵抗力及并发症处理。

二、常见并发症

（一）肥胖症

【概述】

肥胖症是指体内脂肪增多，体重增加，体重指数高于正常。本病主要是严重的肥胖症，临床应积极寻找肥胖的原因，排除继发性肥胖，例如内分泌疾病引起的肥胖（如甲状腺功能减退、皮质醇增多症、多囊卵巢综合征等），继发性肥胖一般根据典型的面容和实验室检查，不难诊断。对单纯性肥胖者，应注意是否合并有冠心病、糖尿病等，根据体征和体重指数一般比较容易诊断。

【诊断与鉴别诊断】

(1) 临床应积极寻找肥胖的原因，排除继发性肥胖，例如内分泌疾病引起的肥胖（如甲状腺功能减退、皮质醇增多症、多囊卵巢综合征等）。继发性肥胖一般根据典型的面容和实验室检查，不难诊断。

(2) 对单纯性肥胖者，应注意是否合并有冠心病、糖尿病等，根据体征和体重指数一般比较容易诊断。

【治疗和预防】

(1) 治疗主要为减肥，控制饮食、改善饮食结构、改变不健康饮食行为、加强合适的体育锻炼等。

(2)必要时可采用一些药物治疗,如食欲抑制剂(苯丙氨、芬氟拉明等)和代谢增强药物(甲状腺素片等),但必须在医生指导下使用,否则非但无益,可能有害。

(二)呼吸衰竭

【概述】

本症多为肥胖引起的阻塞性和限制性通气障碍,主要为2型呼吸衰竭,对于有些患者,可以并发1型呼吸衰竭。

【诊断与鉴别诊断】

根据临床表现和动脉血气分析,比较容易确诊。

【治疗和预防】

见有关章节。

第十三节 上腔静脉阻塞综合征并发症

一、上腔静脉阻塞综合征

【概述】

上腔静脉阻塞综合征(superior vein cave syndrome,SVCS)是任何原因使上腔静脉血液回流受阻导致上肢及面部静脉曲张、水肿及青紫的一组病症。其原因大多是上腔静脉或其周围组织病变引起静脉阻塞所致,其中以肿瘤原因居多。

纵隔疾病或肺门肿瘤是常见原因,部分患者可因上腔静脉血栓性静脉炎引起。上腔静脉血液回流受阻,头部及双上肢水肿,并且与奇静脉、胸外侧静脉及椎静脉、乳内静脉、椎间静脉形成侧支循环,出现静脉曲张。

【诊断与鉴别诊断】

(1)除原发病的表现外,患者可出现头、面部及上肢水肿,重者可波及颈部及胸背部。皮肤呈暗红色,皮肤温度较正常部位低。患者多喜坐位,重症者呼吸困难明显。

(2)胸壁及腹壁皮肤可见静脉曲张。如阻塞部位在奇静脉开口以上,则静脉曲张仅局限于胸壁,如在开口以下则曲张静脉分布于胸壁及腹壁。

【治疗和预防】

(1)无抗凝禁忌者,可抗凝治疗,配合中药活血化瘀。

(2)晚期肿瘤用放射疗法、化疗。

(3)同种异体血管及人造血管移植术。

(4)对症支持治疗

二、常见并发症

(一)化疗并发症

【概述】

大剂量化疗病人可出现明显骨髓抑制、消化道反应、肝肾功能受损等,主要为造血及免疫抑制,全血细胞显著减少,可出现口腔溃疡、感染、发热、腹泻、便秘等并发症。化疗药物对血管刺激易引起静脉炎,严重者可出现局部红肿、破溃。

【诊断与鉴别诊断】

根据患者头面部及双上肢水肿,上肢静脉压升高,胸腹壁皮肤静脉曲张,并且血流方向向下,以及胸部X线检查发现纵隔肿物,诊断相对容易。

此外,某些临床检查方法有助于诊断,如握拳试验、胸带试验、矛盾现象等也可间接测定上腔静脉压力,诊断本病。

【治疗和预防】

主要在于预防,并且要注意各项操作严格无菌操作技术、防止交叉感染。一旦诊断,及时做相应处理。

(二)疾病本身的并发症

【概述】

原发病(肿瘤、血栓等)也可出现相应的并发症,根据原发病的表现进行诊断,具体可见本书相关章节。

【诊断与鉴别诊断】

根据患者头面部及双上肢水肿,上肢静脉压升高,胸腹壁皮肤静脉曲张,并且血流方向向下,以及胸部X线检查发现纵隔肿物,诊断相对容易。

此外,某些临床检查方法有助于诊断,如握拳试验、胸带试验、矛盾现象等也可间接测定上腔静脉压力,诊断本病。

【治疗和预防】

原发病(肿瘤、血栓等)也可出现相应的并发症,根据原发病的表现进行治疗。具体可见本书相关章节。

第十四节 咳嗽-晕厥综合征并发症

一、咳嗽-晕厥综合征

【概述】

咳嗽-晕厥综合征(cough-syncope syndrome)是由剧烈咳嗽引起的一过性意识丧失。

剧烈咳嗽是本综合征的病因,各种原因引起的剧烈咳嗽导致胸内压高可能是其原因。剧烈咳嗽如何诱发一过性意识丧失,其确切机制尚未明了。有四种假说,即脑循环障碍说、反射说、脑震荡说、癫痫说,但实际机制尚不清楚。

【诊断与鉴别诊断】

1. 临床表现

咳嗽-晕厥综合征男性最多,以40~50岁组较多见,其特征为矮胖、胸廓宽大、食欲好、嗜烟酒、性格开朗,好社交,健谈。既往无癫痫史。晕厥多在进食、饮酒或大笑并发剧烈咳嗽,尤其是连续性剧咳时发生。典型的发作可在咳嗽开始后数秒钟后出现一过性意识丧失,多持续10秒钟以内,部分可长达30秒到1分钟。自晕厥状态清醒以后,无任何后遗症。多数患者常患有哮喘、慢性支气管炎、肺气肿等慢性阻塞性肺病。

2. 诊断要点

对体格健壮，患慢性阻塞性肺病的中年以上男性，反复发生咳嗽时诱发一过性晕厥而恢复后无任何后遗症者，可考虑诊断此病。但应排除直立位低血压、排尿性晕厥、心源性晕厥（尤其是 Adams-Stokes 综合征）、不典型的癫痫、脑肿瘤、脑血管狭窄、颈动脉窦过敏等，某些药物（如麻醉剂、镇静剂、降压药等）作用或药物过敏等情况。

诊断时需要仔细询问病史，靠脑电图、心电图、脑血管造影、脑室造影、CT 扫描、脑脊液检查、诱发试验、治疗试验（酌情选用）等检查进行鉴别诊断，排除这些疾病。

【治疗和预防】

(1) 主要为积极的治疗原发病。

(2) 控制体重，避免暴食，特别是在连续咳嗽时应寻找安全环境，以免疾病发作时造成意外。

(3) 为减少咳嗽刺激可使用镇静止咳剂。

(4) 对易发生本征体质的人应严格戒烟、实施减肥治疗等。

二、常见并发症

意外伤亡

【概述】

多发生于患者处于有危险的环境，例如马路边、楼梯、高空作业等时，剧烈咳嗽，发生此病，从而发生意外伤亡。

【治疗和预防】

(1) 对于有此病发生历史者，以及正在连续剧烈咳嗽有可能发生此病的人群，应避免在咳嗽时候在危险地带作业停留，一旦连续咳嗽，应该迅速寻找安全环境，远离危险地带。

(2) 对短时无法避免者，可服用镇咳药，必要时可用中枢性镇咳药。

第十五节 特发性肺含铁血黄素沉着综合征并发症

一、特发性肺含铁血黄素沉着综合征

【概述】

特发性肺含铁血黄素沉着综合征（idiopathic pulmonary hemosiderosis）也称 Ceelen-Gellerstedt syndrome，是一病因不明的先天性疾病。其病理改变为肺泡毛细血管壁通透性增加，引起肺出血及含铁血黄素沉着，伴肺间质增生，肺泡基底膜增厚。

【病因】

本征病因不明。有些病例可能继发于环境暴露，可能与感染有关。

肺组织学显示，肺泡 II 型细胞过度增生并肺毛细血管扩张。肺组织中并无免疫复合物存在，是其与 Good-paster 综合征的区别。电镜提示，有肺泡弥漫性损伤。

【诊断与鉴别诊断】

1. 临床表现

(1) 表现为反复发作的弥漫性肺泡出血，

而无肾脏或其他系统性疾病,肺组织活检提示带状肺泡出血伴有含铁血红素沉积。本征通常见于儿童,也可见于成人,30岁以后的成人占20%左右。此病可发生于4个月儿童到62岁患者。男性多于女性。也有家族史报道。

(2)急性起病时常有咳嗽、反复轻度咯血、气促,伴乏力、发热和贫血和胸骨下痛,严重者可出现致命性大出血。慢性起病者常表现为疲倦、嗜睡、干咳、痰中带血和贫血。

(3)临床症状多为贫血表现,而无特异性。体检见贫血征,有时有黄疸、发绀和杵状指,也可在肺部闻及湿啰音。约20%的儿童可出现淋巴结大和肝脾大。

2. 实验室检查

(1)痰液检查:可见吞噬含铁血黄素颗粒的吞噬细胞。血液常规检查示明显的低色素性小细胞性贫血,网织红细胞增多,血小板正常,出凝血时间正常。血胆红素增高。

(2)肺功能检查:示限制性通气功能障碍并肺CO弥散功能增加,随着慢性的肺纤维化改变,可出现弥散功能降低。

(3)胸部X线检查:双侧肺泡弥漫性或斑片状肺泡填充征。肺泡浸润吸收缓慢,可持续数天到数周,可残存肺组织网状浸润或纤维化。

3. 诊断要点

(1)其诊断是一种排除性诊断。患者出现反复轻度咯血和贫血,伴反复发作的呼吸道感染症状如发热、咳嗽等。

(2)胸部X线检查示弥漫性肺浸润影。痰液检查找到含铁血黄素吞噬细胞。临床排除了引起弥漫性肺泡出血的其他疾病,如二尖瓣狭窄、系统性血管炎、结缔组织病等。慢性期须作肺活检以确诊。

【治疗和预防】

短期内免疫抑制治疗有效,例如糖皮质激素、阿霉素等对有些病例有效。有75%的病例平均生存率可达3～5年,成人预后优于儿童。肺移植存在争论,因为移植后,仍然存在复发性肺泡出血。

二、常见并发症

(一)大咯血

【概述】

咯血严重者,出血量大可出现大咯血窒息或者休克。

【诊断与鉴别诊断】

咯血量短时间内大于300ml,或者24小时大于500ml即可诊断。

【治疗和预防】

对止血药物反应差,无法行介入止血治疗。使用糖皮质激素或免疫抑制剂可帮助止血。

(二)贫血

【概述】

反复咯血,可出现程度不同的贫血。

【诊断与鉴别诊断】

可根据贫血的临床表现和贫血体征以及血常规判断贫血的程度。

【治疗和预防】

严重者可考虑输血治疗。

（三）呼吸衰竭

【概述】

主要为弥漫性肺泡出血引起的肺弥散障碍（实际中肺功能测定肺 CO 弥散功能增加，与肺泡中血对 CO 的吸收增加有关，是此技术本身所造成的偏差。实际上，肺弥散是降低的），多为Ⅰ型呼吸衰竭。对此类患者，经常因为氧合差会危及生命，而使用无创呼吸机又怕咯血窒息。

【诊断与鉴别诊断】

通过动脉血气可诊断。患者早期多正常，肺泡出血多或广泛肺间质纤维化时 PaO_2 降低正常或下降重者可呈现为Ⅰ型呼吸衰竭，后期并发蜂窝肺、肺心病时，除 PaO_2 下降外，$PaCO_2$ 可升高，血气分析可表现为Ⅱ型呼吸衰竭。

【治疗和预防】

对于这类患者，无创呼吸机为相对禁忌，对不愿意气管切开者，可以使用无创呼吸机改善氧合。使用呼吸机后，可使用一定的 PEEP，鼓励患者有血咳出来，不但不会窒息，反而可以减轻肺泡出血，同时短期内激素冲击治疗，部分患者肺泡出血可明显缓解。

（四）感染

【概述】

主要见于大剂量糖皮质激素冲击治疗或者免疫抑制剂治疗时。许多患者死于继发性感染。多为革兰阴性菌感染，以口腔细菌多见。有些患者可合并二重感染。

【诊断与鉴别诊断】

根据患者出现不明原因的发热，口腔菌培养及其他部位细菌及真菌培养可协助诊断。

【治疗和预防】

对此类患者除了强而有力的抗感染外，护理特别关键。需注意口腔护理，减少口腔定植菌的入侵。肠道护理，减少肠道细菌入血。

第十六节 类癌综合征并发症

一、类癌综合征

【概述】

类癌是一种嗜银性细胞瘤，其组织结构与癌相似。类癌综合征（carcinoid syndrome）是指因代谢性类癌组织分泌 5-羟色胺（5-HT）、缓激肽、组胺、前列腺素及多肽激素等多种血管活性物质引起皮肤、胃肠道、呼吸系统及心脏损害而产生面颊潮红、腹泻、支气管哮喘发作与类似心脏瓣膜损害的一组复杂的临床综合征。

类癌多发生于胃肠道，尤以阑尾、回肠末端及直肠为多见，也可发生于呼吸道。较罕见的一些恶性程度高的恶性肿瘤（肺燕麦细胞癌、胰岛细胞瘤、甲状腺髓样癌等）也可出现。类癌组织细胞可分泌 5-HT、缓激肽、组胺和前列腺素及多肽激素等。这些物质是强有力的血管活性剂。5-HT 促使肠分泌增加，蠕动增快而引起腹泻，还可使肺内血管平滑肌痉挛而引起哮喘发作。高 5-HT 还可损害右心瓣膜,尤其是肺动脉瓣及三尖瓣,引起瓣膜炎症、纤维化和狭窄。血管舒缓素和缓激肽使血管扩张、毛细血管通透性增加而引起面颊潮红。

【诊断与鉴别诊断】

1. 临床表现

临床可见皮肤潮红、腹痛、腹泻、低蛋白血症、哮喘发作、心脏瓣膜损害等。皮肤潮红多见于头颈部、上肢及胸部,数分钟内由暗红转为淡红,继而苍白或青紫,很快消失。约95%的患者出现此种症状。25%的患者有支气管哮喘发作,同时伴咳嗽和呼吸困难。约85%的患者出现严重而持久的腹泻,可导致吸收不良综合征。肝脏肿大,质硬,可扪及结节。半数病例可出现肺动脉瓣狭窄和三尖瓣关闭不全。

晚期出现心力衰竭。类癌肝转移后,白蛋白合成减少以及腹泻从肠道丢失蛋白质过多所致低白蛋白血症。

2. 诊断要点

临床诊断较困难。如出现其他原因无法解释的严重腹泻,皮肤阵发性潮红或哮喘,且肝脏肿大时应考虑本征的可能性。尿中5-羟吲哚己酸(5-HIAA)含量增高,可达60~100mg/24小时,血浆5-HT浓度可高达$0.5\sim3\mu g/ml$以上。

肠内镜对原发病的诊断有帮助。

【治疗和预防】

1. 手术治疗

手术切除功能性类癌组织是解除类癌综合征的最有效方法。应力争早发现,早切除病灶,即使怀疑有转移,仍不应放弃手术机会。

2. 内科治疗

(1)支持治疗:补充维生素和蛋白质。贫血显著者,可给予输血。发生心力衰竭者予强心利尿治疗。

(2)抑制血清素合成:5-氟色氨酸、甲基多巴能抑制色氨酸羟化酶活力,阻断血清素合成,对减轻腹痛、腹泻和胃的类癌综合征有效,临床效果较好。

(3)血清素对抗剂:二甲麦角新碱可治疗哮喘和腹泻。赛庚啶对控制皮肤潮红较好,甲哌氯丙嗪、氯丙嗪、苯苄胺等对皮肤潮红也有效。

(4)对症治疗:可用复方苯乙哌啶、氯苯哌酰或复方樟脑酊等对抗腹泻,抗组胺药物(组胺H_2受体阻断剂)对抗皮肤潮红。

二、常见并发症

支气管哮喘

【概述】

类癌释放的5-羟色胺(5-HT)、缓激肽、组胺等可作用于支气管引起痉挛,引起支气管哮喘症状。所以对老年发生的哮喘患者需警惕类癌综合征的可能。尤其是伴有皮肤潮红、胃肠道症状的患者或者肺部有明显病灶者。

【诊断与鉴别诊断】

诊断依赖于类癌组织的发现。

【治疗和预防】

治疗主要为类癌组织的切除。一般类癌组织切除后,症状可完全消失。也可服喘定或氨茶碱等药治疗哮喘。用肾上腺皮质激素,如泼尼松对抗支气管类癌患者的皮肤潮红和哮喘。

第十五章

呼吸系统疾病治疗和操作并发症

第一节 纤维支气管镜检查并发症

【概述】

1597年Gustav killian首次报道使用支气管镜,100多年来,该技术经过不断完善发展,已经成为诊断和治疗肺脏疾病的核心手段,尤其是1967年Ikeda等发明的可弯曲纤维支气管镜(简称纤支镜,flexible fiberoptic bronchoscopy),为这一技术开辟了新的领域,我国于20世纪70年代初开始使用纤支镜检查技术。

作为检测呼吸系统疾病的重要手段之一,其适应证已从诊断扩展至治疗领域。纤支镜具有很多优点,如管径纤细、可弯曲、照明好、可视范围大、容易取材、操作简便、安全、病人痛苦少等,是目前临床上肺科应用最普遍的一种内镜。

纤支镜的构造组成主要有以下几部分:①观察和操纵部:包括目镜、屈光调节环、角度调节钮、角度固定钮、管道口等;②插入部:包括数万支直径数微米到十几微米的透明玻璃纤维所构成,并由塑料软管包裹;③导光部;④冷光源。

目前技术的发展,已经将微型电荷耦合装置(charge-coupled device, CCD)置入纤支镜前端取代光纤系统,使图像转换为电信号,输入监视器或进行其他处理。

【适应证与禁忌证】

纤支镜作为一种诊断和治疗性的内镜技术广泛应用于胸外科及呼吸科多个领域,成为肺科各种疾病的重要诊断和治疗方法之一。

1. 适应证

(1)不明原因的咯血,尤其是40岁以上患者,持续1周以上的咯血。纤支镜检查有助于明确出血部位和出血原因。在大咯血时一般不宜进行检查,痰中带血时检查易获阳性结果。

(2) 不明原因的慢性咳嗽。纤支镜对于诊断支气管结核、气道良性和恶性肿瘤、异物吸入等具有重要价值,对于支气管扩张等慢性炎性疾病的诊断价值受到限制。

(3) 不明原因的局限性哮鸣音。纤支镜有助于查明气道狭窄的部位及性质。

(4) 不明原因的声音嘶哑,可能因喉返神经引起的声带麻痹和气道内新生物等所致。

(5) 痰中发现癌细胞或可疑癌细胞。

(6) X线胸片和(或)CT检查异常者,提示肺不张、肺部块影、阻塞性肺炎、肺炎不吸收、肺部弥漫性病变、肺门和(或)纵隔淋巴结肿大、气管支气管狭窄以及原因未明的胸腔积液等。

(7) 临床已诊断肺癌,决定行手术的治疗前检查,对指导手术范围及估计预后有参考价值。

(8) 胸部外伤、怀疑有气管支气管裂伤或断裂,纤支镜检查常可明确诊断。

(9) 肺或支气管感染性疾病(包括免疫抑制患者支气管肺部感染)的病因学诊断,如通过气管吸引、保护性标本刷或支气管肺泡灌洗(BAL)获取标本进行培养等。

(10) 疑有食道-气管瘘的确诊。

(11) 纤支镜引导下选择性支气管造影。

(12) 经支气管肺活检(TBLB)。

2. 治疗范围

(1) 取出支气管异物。

(2) 清除气道内异常分泌物,包括痰液、脓栓、血块等。

(3) 在支气管镜检查中,明确了咯血患者出血部位后可试行局部止血,如灌洗冰盐水、注入凝血酶溶液或稀释的肾上腺素溶液等。

(4) 经纤支镜对肺癌患者作局部放疗或局部注射化疗药物。

(5) 引导气管插管,对插管困难者可通过支气管引导进行气管插管。

(6) 经纤支镜对气道良性肿瘤或恶性肿瘤进行激光、微波、冷冻、高频电刀治疗,气道狭窄植入支架。

【并发症及特点】

临床上纤支镜检查现已积累了丰富的经验,是一种较安全创伤性小的内镜技术,其使用禁忌证范围亦日趋缩小,或仅属于相对禁忌。但在下列情况下行纤支镜检查发生并发症的风险显著高于一般人群。

(1) 活动性大咯血。纤支镜检查过程中若麻醉不充分,可引起患者咳嗽,有可能加剧活动性大咯血;而纤支镜的管腔较小,难以有效地将气道内大量的血液及时吸引出来,严重时可致窒息死亡。此外,在活动性大咯血时,支气管树内大部或全部区域均可见鲜红血液,而难以确定出血部位。因此,目前多不主张在活动性大咯血时行纤支镜检查。

(2) 严重心肺功能障碍。

(3) 严重心律失常。

(4) 全身情况极度衰竭。

(5) 不能纠正的出血倾向,如凝血功能严重障碍。

(6) 严重的上腔静脉阻塞综合征,因纤支镜检查易导致喉头水肿和严重的出血。

(7) 新近发生心肌梗死,或有心绞痛。

(8) 疑有主动脉瘤。

(9) 气管部分狭窄,估计纤支镜不易通过,且可导致严重的通气受阻。

(10) 尿毒症,活检时可能发生严重的出血。

(11) 严重的肺动脉高压,活检时可能发生严重的出血。

(12) 经支气管肺活检除了上述的禁忌证之外,还要警惕病变是否是血管畸形所致或为肺包虫囊肿者,机械通气者一般不行经支气管肺活检术。操作者应根据具体情况慎重权衡利弊,决定是否进行检查。

【并发症处理及预防】

纤支镜检查总的来说是十分安全的,但也确有个别病例因发生严重的并发症而死亡。并发症的发生率约为0.3%,较严重的并发症的发生率约为0.1%,死亡率约为0.01%。常见的并发症及其预防和处理措施如下。

(1)纤支镜检查室必须配备有效的抢救药品和器械。

(2)麻醉药物过敏或过量:丁卡因过敏反应的发生率高于利多卡因,要在正式麻醉之前先用少许药物喷喉,如出现明显的过敏反应,不能再用该药麻醉。气道注入麻醉药后约有30%吸收至血循环,因此,麻醉药不宜用量过多,例如利多卡因每次给药量以不超过300mg(2%利多卡因15ml)为宜。对发生严重过敏反应或出现毒副作用者应立即进行对症处理,如使用血管活性药物,抗抽搐药物,对心跳过缓者应用阿托品,心跳停止者进行人工心肺复苏,喉水肿阻塞气道者立即行气管切开等。

(3)插管过程中发生心跳骤停:多见于原有严重的器质性心脏病者,或麻醉不充分、强行气管插入者。一旦发生应立即拔出纤支镜,就地施行人工心肺复苏术。

(4)喉痉挛或喉头水肿。多见于插管不顺利,或麻醉不充分的患者,大多在拔出纤支镜后病情可缓解。严重者应立即吸氧,给予抗组胺药,或静脉给予糖皮质激素。

(5)严重的支气管痉挛:多见于哮喘急性发作期进行检查的患者,应立即拔出纤支镜,按哮喘严重发作进行处理。

(6)术后发热:多见于年纪较大者,除了与组织损伤等因素有关外,尚可能有感染因素参与。治疗除适当使用解热镇痛药外,应酌情应用抗生素。

(7)缺氧:纤支镜检查过程中动脉血氧分压(PaO_2)下降十分常见,进行纤支镜检查时PaO_2一般下降20mmHg(1mmHg = 0.133kPa)左右,故对原来已有缺氧者应在给氧条件下,或在高频通气支持条件下施行检查,对于各种器质性心脏病、高血压病、呼吸衰竭患者在纤支镜检查过程中应予以动态监测,包括心电、血压监测、SaO_2监测。

(8)出血:施行组织活检者均有不同程度的出血。少量出血经吸引后可自行止血,出血量大于50ml的出血须高度重视,要积极采取措施:

①经纤支镜注入冰盐水。

②经纤支镜注入稀释的肾上腺素(肾上腺素2mg,加入生理盐水20ml内,每次可注入5～10ml),或稀释的麻黄碱。

③经纤支镜注入稀释的凝血酶(凝血酶200μg加入生理盐水20ml内,该制剂绝对不能注射给药)。

④必要时同时经全身给止血药物,此外出血量大者尚可进行输血、输液等。

⑤纤支镜的负压抽吸系统一定要可靠有效,以保证及时将出血吸出,不使其阻塞气道。

(9)气胸:经支气管肺活检时发生率较高,术前病灶的准确定位,严格掌握适应证,对于肺部弥漫性病变应根据影像学表现挑选病变较密集的部位作TBLB,但应尽量避开纤维化严重的区域,此处因易发生气胸,不在右肺中叶或左肺舌叶行活检。对发生气胸者按气胸常规处理。

第二节 支气管动脉造影、灌注及栓塞术并发症

【概述】

1963年Viamonte首次成功地实施了选择性支气管动脉造影(SBAG)，1974年法国学者Remy首先应用支气管动脉栓塞术(BAE)治疗大咯血成功。人们已逐渐开始并不断增多利用BAE治疗大咯血，并取得较为满意的效果。支气管动脉造影和灌注是肺癌诊断和治疗的常用方法，尤其药物灌注更是治疗无法手术的中晚期肺癌的常用姑息治疗方法。自1980年数字减影血管造影技术(DSA)应用于开展介入放射学技术，使介入放射学迅速发展，既可以用于诊断又可用于治疗，并有了较为系统的理论和操作技术，被称之为继内科、外科后的第三学科。经过近30年的发展，BAG不仅在诊断上有重要价值，它的插管技术作为一种介入手段，用于咯血及肺癌的治疗也得到广泛的应用。随着对支气管动脉解剖变异的进一步了解，支气管动脉造影、灌注及栓塞应用技术的提高及对其并发症的认识和预防，三者的应用也变得越来越多，取得了良好的临床疗效。但随之产生的并发症引起了人们的关注。目前，介入治疗技术已广泛应用于人体各个部位和器官，而对于胸部病变，虽病灶定位准，但血管较为复杂，变异多，插管难，并发症多且可能很严重。

支气管动脉大多直接起源于胸主动脉T3~T8之间，以T5~T6最常见。40%以上的人右侧支气管动脉为1支，在T5~T6水平胸主动脉右侧壁发出，常与第2~5肋间动脉共于左侧2支，在相同水平由胸主动脉前壁发出，为胸主动脉的直接分支，然而支气管动脉解剖变异甚多。少数起源于锁骨下动脉、头臂干、胸廓内动脉或肋间动脉，分支数及其行径亦多变化。支气管动脉自胸主动脉分出进入肺门前，左侧在左总支气管后面，右侧绕食管到达右总支气管后面，沿总支气管行走，分支供应纵隔各脏器，并与冠状动脉有小吻合支。有人认为支气管动脉在到达每侧总支气管时形成环绕支气管的血管环或称交通弓，从该环起始的分支才属真正的支气管动脉。每一支气管通常有两支支气管动脉，在纤维层互相交通形成水平走向的血管网，其细小分支继续穿行至支气管黏膜下，如此排列直至呼吸性细支气管，有人认为还可以远至肺泡囊。正常人支气管动脉与肺动脉之间在前毛细血管水平有交通支，一般并无血流通过，在病理状态下这些交通支开放。支气管循环血流回流至支气管静脉，分为两部分：以远周围性支气管静脉于肺泡附近与肺小静脉汇合，流向肺静脉，最后回纳左心，构成体肺循环的解剖分流，占支气管循环总血流量的2/3；近端支气管静脉则经奇静脉和半奇静脉注入右心，约占总血流量的1/3。

支气管动脉造影通常仅能显示肺内带血管。若肺中外带血管显影即提示血管增生和扩张。造影剂正常不进入肺循环，末梢分支也不与肋间动脉或其他胸壁动脉吻合。

肺动脉为参与气体交换的功能性肺血管，支气管动脉为参与营养供应的血管，且支气管动脉分支在肺内和肺动脉分支有吻合。实验证实结扎叶以下支气管动脉不会引起支气管肺组织损伤。

支气管动脉解剖变异较大，起始部位，绝大多数开口于第5胸椎体上缘到第6胸椎体

下缘范围内的主动脉腹侧壁。此外支气管动脉尚可起自头臂干、甲状颈干、胸廓内动脉、内乳动脉、心包膈动脉、膈下动脉、腹主动脉，甚至冠状动脉等。支气管动脉自体循环大动脉发出以后都位于气管、支气管背侧，穿行于同侧迷走神经各分支组成的复杂的肺神经丛中，沿两侧支气管进入肺门。另外亦有分支到食管中段、气管及支气管旁淋巴结、肺间质淋巴结等，脊髓前、后动脉均可能起源于肋间动脉或与肋间支气管动脉共干。

【适应证】

1. 咯血的定位诊断及治疗

一般说来，任何急性大咯血或反复较大量咯血；一次咯血量超过 200ml，经内科治疗无效或经手术治疗又复发咯血，怀疑出血来自支气管动脉，而无血管造影禁忌证者均可考虑行支气管动脉栓塞治疗。

(1) 反复大咯血，胸部病变广泛，功能差，无法作肺切除者；

(2) 咯血患者大多有长期肺疾患；

(3) 需手术治疗，暂不具备手术条件，必须先控制出血；

(4) 咯血经手术治疗后复发者；

(5) 拒绝手术治疗的大咯血病人；

(6) 支气管动脉栓塞术后复发咯血者。

支气管动脉造影提供定位诊断、定性诊断价值不大。笔者在 4 例隐源性咯血患者动脉造影均见血管扩张、扭曲和不同程度的动脉瘤形成血管造影可为纤支镜操作提供重要参考。提示支气管动脉造影为大咯血手术治疗指征的选择提供重要参考，与支气管镜检查和支气管造影检查互相印证，互为补充。在造影基础上行支气管动脉栓塞，活动性咯血近期疗效达 80%～100%。笔者在包括非活动性、但反复发作中大量咯血及活动性咯血患者行栓塞治疗近 100 例，远期疗效随访

表明，显效(基本不发)、改善(咯血量和频率减少一半)、基本无效各占 1/3。可以认为栓塞治疗为缺少手术治疗指征、反复发作的大咯血患者的止血治疗提供了一种有效的治疗方法。不少大咯血内科药物可以有效，部分可以是自限性的，活动性大咯血栓塞治疗时机尚无一致意见。持积极态度者主张任何大咯血都可以及早栓塞，不必等待，以免失去时机。也有人主张药物治疗 24 小时后仍继续咯血超过 50ml/h，应予栓塞。后一主张可能更合理而实际。

2. 肺癌灌注化疗

缓解和部分缓解率达 70% 左右。有人报告术前行灌注治疗可提高手术根治效果，在Ⅲ期患者为进一步手术治疗提供了条件。灌注并手术治疗 5 年生存率术切除范围缩小，手术危险性减少。今后需要在不能手术病例能否用灌注化疗作为先期治疗，为手术治疗创造条件以及与放疗联合、生存率改善等方面进一步研究。此外局部灌注治疗的药代动力学和改进操作技术也是重要的研究课题。

3. 肺部感染

根据文献报道，支气管动脉灌注抗生治疗肺部感染特别是肺脓肿取得症状改善化脓灶减小，为进一步手术治疗提供了条件，手术切除范围减小，手术风险减少，国内个别单位也曾使用，需进一步积累经验。

4. 先天性心肺畸形

肺动脉或右心流出道闭塞的先天性心脏病和肺部先天畸形如肺隔离症通过支气管动脉和其他分支的造影可了解肺侧支循环，肺动脉系统发育情况，为选择手术方案提供重要参考依据。

【禁忌证】

(1) 严重出血倾向、插管局部皮肤感染、

碘过敏、肝肾功能障碍、严重甲亢、体弱、发热和感染者；

(2) 肺淤血以及肺动脉严重狭窄或闭塞的先天性心血管病患者；

(3) 支气管动脉或肋间动脉与脊髓动脉沟通，在造影或栓塞时，将引起脊髓损伤而致截瘫者；

(4) 导管在靶血管固定困难或者试注对比剂时有明显反流者。

【并发症处理及预防】

1. 栓塞后综合征

发热、胸闷、胸骨后烧灼感、肋间痛、吞咽疼痛或困难、肩背痛、穿刺部位血肿，对症处理一周内基本能缓解。

2. 支气管动脉内膜损伤，支气管动脉穿孔，栓塞剂逆流入主动脉

与插管相关的并发症（血管损伤、导管导丝折断、血栓形成、血肿和假性动脉瘤等），以及异位性误栓均与操作技术不熟练或粗暴有关，可以而且应当避免。其预防一是要提高插管技术，注意识别有无支气管动脉与脊髓动脉共干；二是造影时最好用非离子型造影剂，且量不宜过大。

3. 支气管黏膜坏死

轻微坏死可逐渐修复，广泛而严重的坏死则可导致气管、支气管塌陷，病人窒息死亡，支气管黏膜坏死的原因是小的支气管动脉、肺动脉之间的吻合支被栓塞所致，实验表明人体肺有 72～325U 支气管和 24～48U 支气管-肺血管吻合支，而动物支气管动脉栓塞实验用不到 200U 的微粒物质栓塞或液体成分栓塞均可导致气管-支气管黏膜坏死和动物死亡，这些实验表明如果小的支气管动脉-肺动脉吻合支栓塞就会导致支气管黏膜缺血，从而导致支气管黏膜坏死。其预防一是要提高插管技术，注意识别有无支气管动脉与脊髓动脉共干；二是造影时最好用非离子型造影剂，且量不宜过大。

4. 脊髓损伤

另一严重并发症脊髓损伤在某种程度上目前仍属难免支气管动脉栓塞治疗时必须考虑到脊髓前动脉源自根髓动脉，在约 5% 患者，后者发自右侧支气管动脉肋间动脉干。数字减影血管造影是观察根髓动脉的最佳方法，当发现根髓动脉及其发夹状走行的脊髓前动脉时可使用同轴导管技术超选择插管避开根髓动脉。但血管造影的显示率是有限的，部分细小的脊髓支往往难以显示，因而临床上仍有支气管动脉栓塞术导致脊髓缺血并发症的发生。其发生率较低，文献也只是个别报道。研究提示，脊髓缺血并发症跟栓塞血管水平和栓塞物质有关，超选择性支气管动脉分支插管栓塞以及使用粗颗粒栓塞物质无此类并发症发生。应用的栓塞物质分别为 PVA 和碘油，前者系 355～500μm 颗粒，后者系液态栓塞剂，而 1～2mm 的明胶海绵颗粒不会造成根髓动脉终末栓塞。有学者甚至认为，即使超选择性插管，在操作过程中切忌过分栓塞，宜适可而止，因栓塞物质能反流入可能存在的脊髓支，但注意预防，则可望使其发生率降至最低。支气管动脉造影和栓塞术并发脊髓损伤的发生率国外报道约为 0.2%，国内缺少详细资料，但已有不少报道，可能尚有更多未报道的病例，因此应当引起高度重视和警惕。其预防包括以下方面。

(1) 选择低毒性的非离子碘造影剂（如优维显、Omnipague 等）。

(2) 试验性注射造影剂一般不要超过 2ml。

(3) 如有条件应用数字减影技术可能发现支气管动脉或肋间动脉与脊髓前动脉的交通支，有助于及时中止造影和进一步的操作。

(4) 有人报道右第 5 肋间动脉显影者出

现脊髓损伤并发症机会多,应中止造影和栓塞。

笔者的经验表明,肋间动脉栓塞应特别慎重,不限于右第 5 肋间动脉。在有强力指征非栓塞不可时宜采用中央性栓塞,即使发生损伤,容易建立侧支循环以代偿。肋间动脉灌注化疗亦宜谨慎,脊髓损伤早期可用高剂量激素,造影剂毒性引起者有人倡导运用脑脊液置换,栓塞引起者溶栓剂扩管药均可以使用,但疗效有待于进一步评价,亦有使用大网膜包埋脊髓的手术治疗,有一定效果,此类脊髓损伤有自行修复的可能,因此在瘫痪阶段应加强被动运动,防治肌肉萎缩,针刺治疗亦可使用。

5. 因脊髓损伤所致的并发症

下肢轻瘫或截瘫,肋间皮肤坏死,食道-支气管瘘,肠系膜上、下动脉栓塞等严重并发症,应尽量避免。一些学者认为如果有大的脊髓动脉起源于支气管动脉,则应视为支气管动脉栓塞术的绝对禁忌证。其预防一是要提高插管技术,注意识别有无支气管动脉与脊髓动脉共干;一是造影时最好用非离子型造影剂,且量不宜过大,脊髓损伤可在术后数小时内开始出现不同程度的下肢感觉异常、功能障碍,一周左右达高峰,为可逆性损伤,主要是由于造影剂毒副作用,或因导管阻断动脉血流而致缺血性改变,多数可在数天后逐渐恢复正常,因误栓所致其逆转机会相对较小,有可能造成永久性截瘫。一旦发生脊髓损伤表现,处理原则是扩血管、脱水、激素治疗、改善神经营养、脑脊液灌洗;在支气管动脉肋间动脉干栓塞时,会造成肋间动脉栓塞缺血,液态栓塞剂碘油引起的症状较颗粒性栓塞物质 PVA 和明胶海绵颗粒重。超选择插管是避免肋间动脉栓塞的必然手段。无论是脊髓缺血并发症,还是肋间动脉缺血并发症,及时发现和处理能减少缺血性损害。在支气管动脉栓塞过程中,应适时询问和观察患者的不适反应和下肢体征。脊髓缺血并发症和肋间动脉缺血并发症的临床治疗措施包括抗凝、扩容和激素治疗。肺动脉栓塞并发症见于使用碘油栓塞者,文献尚未见此类并发症的报道。液态栓塞剂可通过体循环-肺循环之间的侧支吻合进入肺动脉。由于笔者使用的碘油用量在 10ml 以内,肺动脉栓塞一般出现在肺动脉三级以上分支的部分肺亚段,不会造成严重的肺功能损害。尽管本研究未发现栓塞物质通过支气管动脉-肺静脉吻合,但由于支气管肺疾患的破坏,存在这种吻合支的可能,在栓塞过程中开放,则可使栓塞物质进入体循环而引起严重的异位栓塞。因而,在支气管动脉栓塞过程中,应在透视下密切观察栓塞物质走行。支气管动脉栓塞术应在良好的支气管动脉数字减影血管造影的基础上谨慎施行,使用同轴导管技术超选择性插管值得推荐,明胶海绵颗粒是相对安全的栓塞物质。

6. 栓塞后再咯血

栓塞后再咯血是因栓塞不彻底或栓塞剂吸收造成部分再通或侧支血管再生所致,可经重复造影证实后再行栓塞术,必要时择期外科手术治疗。

7. 其他器官的误栓

如果栓塞剂反流到主动脉则可引起相应水平以下任何血管的栓塞。

第三节 内科胸腔镜并发症

【概述】

1910年著名的瑞典内科医生Jacobaeus成功的应用双孔道胸腔镜技术解决肺结核患者的胸膜腔粘连问题,从此揭开了胸腔镜发展史的序幕。1925年Jacobaeus发表论文"120例胸膜疾病患者诊断和治疗的结果"。随后,一些外科书详细描述了这种技术,于是胸腔镜检查术(Jacobaeus手术)在欧洲被广泛应用。20世纪30年代到40年代,由于肺结核病在全球的流行,使得胸腔镜在临床的应用得到进一步发展。当时最有效的方法是制造人工气胸和分离胸腔粘连。20世纪50年代起,随着链霉素等抗结核药物的合成和临床应用使人工气胸术和肺松解术的需求减少。另外,Cope和Abrams胸膜活检针的出现及应用,以及胸外科手术技术的提高,手术并发症减少,胸腔镜的临床应用逐渐减少。到60年代中期,欧洲一批医生如Brandt、Bergguist等报道大样本胸腔镜检病例,引起医疗界对胸腔镜检技术的重新重视,并很快在欧洲推广。1973年美国DeCamp等报道胸腔镜检查126例胸膜疾病,证实了该技术能准确诊断胸膜腔病变,引起美国医务界对胸腔镜的重视,随后几个疾病控制中心推广了这门技术。1986年,微型内镜首次应用于胸腔镜,使胸腔镜有了更清晰的图像和更广阔的视野,从而电视胸腔镜的临床应用也日渐成熟。90年代随着高技术内镜手术器械、高清晰度电视显像摄像系统和现代麻醉监护的发展,现代电视辅助胸腔镜手术(video-assisted thoracoscpic surgery,VATS)在临床广泛应用,并在世界范围内得以飞速发展和迅速普及。

目前,临床上常用的胸腔镜有硬质光学胸腔镜、硬性电子胸腔镜、可弯曲360°电子胸腔镜。硬质光学胸腔镜是最先发明的,也是目前最常用的胸膜腔诊治工具,它操作方便、容易掌握,并有不同视角的内镜以满足不同视野的需求,活检的组织块大,而且耐用性好、消毒性能好、光学性能好、图像清晰。硬性电子胸腔镜结合了硬质光学胸腔镜与电子镜的优点,耐高温高压灭菌,且图像清晰、色彩还原极好。可弯曲360°电子胸腔镜又称软式胸腔镜是硬质胸腔镜技术、电子内镜技术、软内镜技术三者的有机结合。其镜端柔软可弯曲,减少了盲区,可直接通过镜中心进行活检和激光治疗等,且损伤小,易被患者接受。但由于活检孔小,钳取组织标本小,因此诊断准确率较低,但本法仍是一种简便、安全的方法。

【适应证与禁忌证】

目前,胸腔镜已由传统的诊断为主,转为治疗为主要目的的外科技术,广泛应用于胸外科及呼吸科多个领域。随着内窥器械的不断改进和技术的不断提高,VATS已经成为胸部各种疾病的重要诊断和治疗方法之一。主要适用于原因不明的胸腔积液、胸膜肿块、弥漫性肺病变和孤立性肺结节、肺癌分期、纵隔肿块、心包疾病(炎症、肿瘤、结核等)、膈肌病变、胸部外伤、气胸、血胸和脓胸、支气管胸膜瘘等。

但以下情况不宜应用:胸膜广泛增厚粘连,胸膜腔消失;剧烈咳嗽或极度衰弱不能耐受手术者;大泡性肺气肿;严重的心肺功能不全者；严重的肺动脉高压和肺动脉充血者；有出、凝血机制障碍者；肺包虫囊肿病；化脓性、结核性胸膜炎急性期为相对禁忌证，感染控制后可再行检查。

【并发症处理及预防】

胸腔镜手术创伤小，严重并发症的发生率很低，但毕竟是侵入性手术，仍可能产生并发症，且作为一种新技术，尤其在最初应用阶段，发生手术并发症的机会可能较多。有报道发生率为 0.012%，死亡率 0.00038%。因此应严格掌握适应证，细心操作，仔细观察，以减少或避免发生并发症。目前所知胸腔镜手术可能会出现的并发症为发热、感染、损伤喉返神经、损伤气管、损伤食管、皮下气肿、胸膜腔内出血、脓胸、空气栓塞、呼吸衰竭、心律失常、低血压、肿瘤种植、持续性气胸、复张性肺水肿等。

根据相关文献报道，可能的并发症及其处理有以下几方面。

1. 暂时性发热和反应性胸痛

胸腔镜术后常有 37.5～38.5℃ 的发热，一般持续 1～3 天，是机体对组织的一种无菌性组织炎症反应，不需要处理。胸膜固定术后常有持续 3～5 天的发热，一般低于 38℃，有时达 39℃ 以上，这是黏合剂（滑石粉、四环素、短小棒状杆菌等）对胸膜的物理、化学、生物刺激引起的炎症反应。高热时予对症处理和加强支持疗法。有时黏合剂的刺激会引起反应性胸痛，一般疼痛较轻，对症处理即可。

2. 感染

胸腔镜术后很少发生胸腔感染。多因手术指征选择不严格、手术器械消毒不严、术中未严格遵守无菌操作原则、胸内感染病灶破溃等所致，最常见的原因是胸腔镜器械污染。脓胸是胸腔镜术后的严重并发症，发生率为 0.39%～1.84%，多见于术后长期行肋间引流的患者，一旦发生，应及时进行有效胸腔引流和抗炎处理，基本可以痊愈。因此在胸腔镜手术中，一定要认真对待器械消毒和无菌操作，术后严密观察体温变化及白细胞计数和分类，怀疑有感染时应及时行穿刺液培养，必要时应用抗生素和胸腔引流。

3. 出血

胸膜腔内出血并发症较少见，常见原因有分离粘连带、撕裂组织或误伤大血管、术中止血不彻底、电凝结痂脱落、钛夹脱落等。因此胸腔内手术操作必须轻柔、小心、仔细。活检或切除组织时应避免撕裂或损伤大血管。一般的术中出血发现后通过钛夹、缝扎、电凝、氩气刀凝固等方法可有效止血。若很难经胸腔镜处理或发生危及生命的严重出血，则应及时开胸止血，也可酌情选用小切口辅助止血。术后少量出血，可以使用止血药，观察病情。若出血量多于 150ml/h，连续 3 小时以上，则为进行性血胸，应尽早胸腔镜或开胸检查止血，同时积极补充血容量。

4. 漏气

漏气是胸腔镜手术后最常见并发症。漏气部位一般在切缘，松解粘连处和放置胸腔镜套管处。漏气可表现为皮下气肿、纵隔气肿和气胸。

（1）纵隔气肿：罕见，大多因纵隔手术时损伤支气管或肺所致。一旦发生，患者会出现烦躁不安、呼吸困难、发绀、低血压、胸骨后疼痛、皮下气肿，胸部 X 线片表现为纵隔影增宽，外围有弧形透亮区和心缘透亮区。需及时处理，即吸入 95% 的氧气，并于胸骨上凹切开皮肤排出气体。

（2）皮下气肿：较常见，发生率为 0.5%～1.7%。大多呈局限性皮下气肿，位于切口周围，一般可自行吸收，不需处理。有少数患者，气体可到达颈面部或阴囊，甚至会出现胸闷或压迫感，多由于切口部位肌肉及壁层胸膜分离不清，壁层胸膜穿孔较多或切口太大，或皮肤切口处缝合太紧等因素引起。应及时拆开缝合的皮肤，行导管引流。

(3) 持续性气胸：见于肺组织纤维化或慢性胸膜纤维化患者做肺活检或脏层胸膜活检，多由于镜检时损伤肺组织，或做脏层胸膜活检或肺活检时产生过度创伤所致。大多数术者主张在检查后，留置肋间水封瓶引流1~2天，必要时负压吸引，以排出胸腔内气体，促进肺复张。

可通过切割气肿的肺组织时，可使用心包垫片，避免直接用抓钳抓肺，双重结扎孤立的小的肺大泡，使用生物胶，内镜切开缝合器切除肺组织时每两次切割要有适当的重叠，尽早拔除气管套管，减少机械通气时间等途径防治漏气的发生。

5. 空气栓塞

发生率为0.04%~2%，是种罕见但极为严重的并发症。大多发生于无胸腔积液而建立人工气胸的患者，或做肺活检时。因此，在建立人工气胸时，导气针必须应在胸腔内才能注入气体，最好是二氧化碳气体。对取肺组织活检者必须留置胸腔引流。

6. 癌组织沿切口蔓延

肿瘤细胞沿胸壁切口蔓延较常见，发生率为0.4%~2%，Cauto报道208例胸腔镜检患者，有一例发生胸膜间皮瘤组织沿胸壁切口蔓延。有医生建议术后行预防性胸壁切口局部放射治疗，以避免该并发症的发生。

7. 复张性肺水肿

凡气胸、血气胸、肺萎缩72小时以上的患者，容易发生术后肺水肿。肺长时间受液体或气体压迫，在快速大量释放出液体或气体后，可能会发生复张性肺水肿，可能与肺复张速度过快，肺毛细血管通透性增加，肺泡表面活性物质分泌减少有一定关系。对此类患者应在术中间断双肺通气；抽吸气体或液体时，应保持患肺胸腔与大气相通，避免胸腔内负压过低；术后避免过度通气，使患侧肺缓慢或分次膨胀；控制输液量及速度；预防性应用吗啡或糖皮质激素等预防发生复张性肺水肿。一旦发生该并发症，患者表现为进行性加重的呼吸困难，咳粉红色泡沫痰，患侧肺可闻及湿啰音，胸部X线片可见患侧片状影。应行强心利尿，应用激素，必要时给予机械通气治疗。

8. 循环系统并发症

发生率为0.5%，主要有心律失常、低血压、心肌缺血、肺水肿等。对接受胸腔镜检的患者行心电监护，发现最常见的心律失常为窦性心动过速。手术过程中局麻不充分导致疼痛，可反射性的刺激迷走神经引起心动过缓和低血压，可通过皮下或静脉注射阿托品来纠正。若胸腔积液患者排液过快，可发生低血压，甚至肺水肿。缓慢排出液体或排出液体后及时补充气体，可预防这种并发症的发生。如果出现该情况，按常规处理肺水肿方法治疗。

9. 呼吸功能不全

一般认为在静息时有呼吸困难者，通常不做胸腔镜检查。如果手术病例选择不适当，则术后患者不但呼吸功能得不到改善，反而会恶化。Viskum等报道局麻下行胸腔镜检术时，低氧血症的发生率小于2%。出现低氧血症时，应在严密观察的同时给予吸氧。呼吸衰竭极少见，多发生在术前肺功能极差的患者，应行气管插管或气管插管呼吸机辅助通气。

10. 死亡

死亡是胸腔镜检极其罕见也是最严重的并发症，Bontin回顾调查4300例胸腔镜检患者，死亡率为0.09%。Viskum等调查

8000例胸腔镜检患者,仅1例死亡。

11. 支气管胸膜瘘

该并发症不多见。若因粘连而建立的人工气胸不够大,插入套管针时可穿破肺而导致支气管胸膜瘘。另外胸膜活检时也会出现这种情况,可能是分离粘连的胸膜时或在胸膜腔充气时损伤肺组织所致。如果手术时未处理好支气管断端和肺创面,术后也会发生支气管胸膜瘘。因此,要求操作者在插入套管针前必须建立足够的人工气胸,并且确定气胸的部位,插入时避免用力过猛过深,术中处理好支气管断端和肺组织,以预防支气管胸膜瘘的发生。

12. 肺不张

麻醉药物的残余作用;手术影响使患者功能残气量(functional residual capacity,FRC)降低,部分肺泡通气不足或萎陷;疼痛使潮气量减少,呼吸频率加快,自发呼吸受抑制;疼痛抑制咳嗽反射使分泌物不宜咳出等都会影响肺泡通气引起肺不张。因此,预防肺不张是术后管理的要点。可通过阻滞肋间神经;服用消炎镇痛药(对呼吸功能不全者慎用阿片类药物以防过度呼吸抑制);鼓励患者深呼吸、咳嗽、雾化吸入、拍击胸壁协助排痰;对呼吸功能不全患者术后可行一段时间机械通气来预防肺不张。

第四节 纵隔镜并发症

【概述】

纵隔镜检查与其他胸部内镜检查术一样,在胸部疾病的诊治中起着重要作用。1945年Harken在用内腔镜观察颈部斜角肌间隙时,首次将内镜延伸到上纵隔,观察并活检纵隔结节病灶,开创了纵隔镜检查先例。

1959年瑞典医生Carlens首先报道通过胸骨上颈前切口的经颈纵隔镜检查术,并设计和使用了专门的纵隔镜,比较容易显露气管周围和部分肺门、隆突下病灶,奠定了现代纵隔镜检查术的基础,称为标准经颈纵隔镜检查术(standard cervical mediastinoscopy,SCM)。

1968—1986年Pearson多次报道应用纵隔镜检查肺癌并进行分期,明确治疗方案,推动了纵隔镜的发展。

由于标准经颈纵隔镜检查术难以显露主动脉窗及左肺门淋巴结,1980年Solly等提出左前纵隔途径纵隔镜检术。1984年Ginsberg首先报道采用经颈纵隔镜检查术后,在左颈总动脉和无名动脉之间钝性分离,将纵隔镜再插入主动脉弓上以检查前纵隔和主动脉、肺动脉窗部位的淋巴结,被称为扩大的经颈纵隔镜检查术(extended cervical mediastinoscopy,ECM)。近年来,Lopcl等报道应用ECM左肺上叶癌术前分期,诊断阳性率达93.8%。

20世纪80年代后期,现代微创技术进入了一个新时期。1999年Rudolf Bumm首创纵隔镜行食管癌切除术,开创了纵隔镜的临床应用新领域。

近年来,电视纵隔镜的临床应用,使得纵隔镜检查术的视野更清晰、宽阔,操作者可以更准确、广泛的进行组织分离和活检。随着内腔镜技术和检查设备的进一步发展,纵隔镜检查术也有了长足的进步,在肺癌的分期和纵隔肿物的诊断中发挥了重要作用,在很大程度上减少了单纯开胸活检术的操作。

纵隔镜设备由硬质镜身、光源电缆和光源组成。纵隔镜由硬质镜身以及与之相连的光源线所构成。纵隔镜根据其内径大小可分为大（10cm）、中（7.4cm）、小（6cm）三种，适用于不同年龄和性别的对象；也可按镜筒的长短分为长、短两种，适用于不同体型和部位的手术操作。

纵隔镜检查对不明原因的纵隔病变、纵隔淋巴结肿大、支气管肺癌患者了解纵隔淋巴结情况行肺癌分期等有应用价值。但在严重心肺功能不全或全身衰竭者；出凝血机制障碍；纵隔镜无法看到的病灶如隆突后、主动脉弓下或前纵隔转移的淋巴结；主动脉瘤及上腔静脉阻塞综合征者应慎重。

【并发症处理及预防】

纵隔镜检查术是一种相对低危险的手术，尤其是熟练的临床操作者。目前文献提示纵隔镜检查术并发症总的发生率低于2%，死亡率低于0.05%。它与操作者的经验有密切的关系，熟练的操作可减少并发症发生率。

1. 喉返神经损伤

该检查可能损伤左侧喉返神经，尤其是左侧纵隔镜检查术时，常由于纵隔分离探查损伤或直接电凝、钳夹损伤，患者术后出现声音嘶哑，多数患者在术后3~6个月可恢复。因此，操作者需熟悉纵隔解剖结构和操作视野的组织结构，尤其是左侧纵隔镜检查术时。经颈纵隔镜检查术时应尽量取气管右侧的标本，避免探查气管左侧的组织，以防损伤喉返神经。

2. 气管、支气管损伤

常由于在行纵隔分离及在纵隔"隧道"推进时过于粗暴，或者检查气管支气管角部分组织时，未仔细游离及咬取组织过深，损伤气管壁结构所致。一般术中即可发现气管壁撕裂处有气泡冒出，或有明显漏气声音。对于漏气较少患者，可用生物胶封堵破裂处，并留置纵隔排气引流管观察几日，通常可自行愈合。但对于较大的气管或支气管破裂口，需及时开胸修补。

3. 食管损伤

在钳取气管左总支气管角的区域淋巴结或肿瘤组织时，因此处食管偏左，取活检时钳的太深易伤及食管肌层，造成膨胀性或牵引性食管憩室，甚至穿透食管壁造成纵隔炎。食管损伤造成的纵隔炎，多在术后晚期出现，需行禁食、引流、抗感染及支持治疗。绝大多数患者可用保守方法治愈。

4. 纵隔胸膜损伤

其临床发生率低于0.3%。常发生于用手指分离气管前"隧道"或纵隔镜推进和钳取与胸膜粘连的淋巴结或肿瘤组织时损伤胸膜。纵隔胸膜损伤引起气胸，术中没有必要修补，可在排尽气体后缝合伤口，如术后发现气胸，对于少量气体，患者无明显不适可不必处理，通常数天内可自行吸收。如气体量多，肺组织严重受压迫，引起患者呼吸困难者，需立即行胸腔穿刺抽气，极少数需胸腔闭式引流。有效的预防纵隔胸膜损伤的措施是在手指分离或探查时，一定要贴近气管。经左侧纵隔镜检查时，尽量钝性分离，尤其是用手指建立探查"隧道"后避免对纵隔胸膜进行过多的分离或损伤。

5. 创面出血

纵隔分离、探查时损伤组织或咬取纵隔淋巴结、肿瘤组织时会出现创面出血。一般出血量较小，通常不需处理，不能自行止血者，可用纱布压迫止血或电凝止血，电凝止血不满意时，可用钛夹钳闭出血处。为了避免创面组织出血，操作者需动作轻柔，按纵隔解剖层次进行分离探查，发现标本后，若周围组织疏松，宜尽量钝性分离。若周围组织连接紧密，宜仔细分离出部分肿大淋巴结，再取标本。

6. 血管损伤

极少发生，是最严重的并发症。多因操

作者分离的纵隔血管结构误认为组织标本，错取活检致出血。无名动脉、支气管动脉、肺动脉、主动脉发生损伤可致大出血。Meyer曾报道一例术中撕破主动脉致大出血死亡。出现血管损伤时，操作者应沉着冷静，先用纵隔专用微型吸引器清除创面血液，确认出血点。出血量小时，先用纱布压迫或电凝止血，一旦发生大出血，危及患者生命时，应立即开胸止血。

7. 其他并发症

目前尚有报道的并发症有伤口肿瘤种植、暂时性偏瘫、空气栓塞、膈神经损伤等，但均较少见。

第五节 胸膜腔穿刺术并发症

【概述】

胸膜腔穿刺术（简称胸穿术）是临床上肺科常用的一种重要的诊断和治疗手段。

【适应证与禁忌证】

1. 诊断性穿刺

胸部外伤后疑有血气胸，需进一步明确者；胸腔积液性质待定，需穿刺抽取积液作实验室检查者。

2. 治疗性穿刺

大量胸腔积液（或积血）影响呼吸、循环功能，或气胸影响呼吸功能者且尚不具备条件施行胸腔引流术时，穿刺抽液（气）减少其对肺脏的压迫并有效地预防胸膜肥厚粘连的发生；抽吸脓液治疗脓胸；胸腔内注射药物。在严格选择其适应证的同时也要注意其禁忌证从而有效的减少穿刺的风险。对于血小板少于 50×10^9/L，出血时间延长或凝血机制障碍者，病情危重，体质衰弱难以耐受者，穿刺部位皮肤感染，严重肺气肿或者广泛性肺大泡，选择胸穿术需慎重。

【并发症处理及预防】

1. 胸膜反应及痛性晕厥

胸穿术所致的胸膜反应主要是因为患者受刺激引起副交感神经反射所致。在穿刺过程中出现头晕、面色苍白、大汗淋漓、血压下降、脉细、肢冷、晕厥、心悸、胸部压迫或剧痛等。发生胸膜反应，应立即停止抽液，让患者平卧，观察血压脉搏变化，必要时低流量吸氧 $2\sim5$L/min，皮下注射 1∶1000 肾上腺素 $0.3\sim0.5$ml 或者静脉注射葡萄糖。在下次操作前，应积极做病人的思想工作，打消病人的思想顾虑，可术前半个小时给予地西泮 10mg 以镇静。

2. 气胸及血胸

气胸及血胸是胸腔穿刺中最常见的并发症。血胸多由于操作时刺破肋间血管所致，发现抽出血液（应与血性胸腔积液鉴别；血液可凝，血性胸腔积液不可凝）应停止抽液，观察血压脉搏，呼吸的变化，必需做出相应的处理。气胸发生多由于操作时胶管未夹闭，漏入空气所致，如病人无症状，可不必处理。如病人在穿刺后出现呼吸困难应常规拍胸片。另外大量气胸，多由于穿刺时刺破脏层胸膜，此时应按气胸处理。

3. 穿刺点出血

一般为少量出血，消毒按压即可止血。

4. 感染

胸壁蜂窝织炎及脓胸为穿刺消毒不严格导致的细菌感染，需要抗生素治疗。大量脓胸可行胸腔闭式引流。

5. 麻醉意外

少见，药物过敏者，需要做麻醉药的皮试，皮试阴性实施，一般选用利多卡因比较安全。如出现麻醉意外应皮下注射1：1000肾上腺素0.5～1.0ml，必要时3～5分钟重复。

6. 复张性肺水肿

由于过多、过快抽液或抽气，或抽吸负压过大，使胸膜腔负压骤然增大，压缩的肺组织快速复张，肺血管也随之扩张，可很快造成血管外渗，形成复张后肺水肿。要控制抽液、抽气量及速度。第一次抽气、抽液不要超过800～1000ml（交通性、张力性气胸除外），对心功能较差的患者，首次抽气、抽液量宜更小，600ml内更安全。如患者在减压期间出现干咳、呛咳提示可能为复张性肺水肿的早期征象，应立即停止减压，一旦发生肺水肿，应立即停止操作，准备相应抢救。肺水肿患者应给予酒精湿化吸氧，遵医嘱静脉注射氨茶碱、强心剂和呋塞米。及时治疗肺水肿，避免加重原发病导致意外发生。

7. 肝脏损伤

穿刺点过低，可能会使穿刺时误入肝脏，导致肝脏损伤。操作中避免穿刺点过低，观察进针深度，胸穿针比局麻针深入0.3～0.5cm即可，右下胸穿刺切勿过深，以免损伤肝脏。

8. 空气栓塞

少见，多见于人工气胸治疗时，病情危重，可引起死亡。

第六节　经皮肺活检并发症

【概述】

1883年Leyden首次以盲目进针的方法对一例肺炎患者行经皮肺穿刺活检，在活检标本中找到致病菌（肺炎双球菌）。1886年Menetrier通过经皮肺穿刺活检对一例肺癌做了诊断。1959年Blady首次在X线透视下行肺穿刺活检，显著提高了活检成功率，但由于穿刺针较粗，气胸、出血的并发症高，使得该技术未能在临床推广。直到20世纪60年代，随着电视透视的应用和细穿刺针的发展，大大提高了活检确诊率，同时也减少了出血、气胸等并发症，经皮肺穿刺活检术得以广泛推广。1976年Haage等最先在CT引导下行肺穿刺活检，近30年来，由于CT导向技术的发展和各种行之有效的穿刺针的问世，显著提高了经皮肺穿刺活检的确诊率并减少了操作并发症，使得该技术在临床广泛应用。

经皮肺穿刺活检的常用导向方法有电视透视和CT。电视透视导向费用低，设备普及，可实时观察穿刺针的方向和针尖位置，对较大病灶定位准确，但也有其缺点，如对小病灶的定位准确性差，靠近心脏、大血管的病灶穿刺危险性较大等。CT对解剖结构显示清晰，可对肺部0.5cm以上的结节引导穿刺检，对肺内任何部位病灶包括靠近大血管及心脏的病灶可准确引导穿刺活检，还可根据增强CT判断病灶内的液化坏死区及周围的炎症或肺不张，确定最佳穿刺靶点，提高活检准确率，减少并发症。最新的CT透视技术还可实时引导进针过程，缩短操作时间及提高穿刺准确性。CT的独特优点使其成为目前肺部穿刺活检术最常用的导向方法，但CT导向也有其不足之处，如费用高，非实时引导操作时间较长。

【适应证与禁忌证】

目前,经皮肺穿刺活检主要适用于胸膜或胸壁肿块的确定诊断、肺部孤立或多发病变的鉴别诊断,为明确肿瘤细胞类型以便制定放化疗方案者。但从检出率和并发症方面考虑,以下情况在选择经皮肺穿刺活检时应慎重考虑:有出血倾向者;病人不能配合、不能保持恒定体位或不能屏气者;穿刺针经过的部位有大疱性肺气肿者;患有严重的肺动脉高压者;一侧已经做过全肺切除或一侧为无功能肺,而另一侧肺内病变做穿刺活检者;肺内病变怀疑棘球蚴病、动脉瘤或动静脉畸形者;其他,如心肺储备功能极差的垂危病人。

经皮肺穿刺活检的术前准备包括器械准备和患者准备。器械准备主要是胸穿包一个、消毒注射器一个、适合型号的穿刺针、装有甲醛的标本瓶、载玻片、95%的乙醇以及急救药物、氧气管和吸引器等。患者术前需常规摄胸部X线片或(和)CT片定位,测定凝血酶原时间和出、凝血时间,行血小板计数。根据患者精神紧张状况,可适当给予少量镇静剂,咳嗽患者可服镇咳药。术前4~6小时禁食,向患者说明穿刺过程,取得患者配合,并对患者行平静呼吸下屏气及保持体位等训练。

【并发症处理及预防】

经皮肺穿刺活检虽然是一种安全可靠的检查方法,但毕竟是损伤性检查,不可避免会有一些并发症,如气胸、血胸、感染、肿瘤种植、空气栓塞、皮下气肿等。因此应严格掌握适应证和禁忌证,细心操作以避免发生并发症。

1. 气胸

气胸是经皮肺穿刺活检最常见的并发症,活检后气胸的发生率为2.8%~61%,为穿刺针穿过脏层胸膜时造成的裂隙未及时闭合,空气进入胸膜腔所致。虽然此并发症不难处理,但也必须认真对待,否则也可造成严重后果。气胸的发生时间报道不一,有学者认为98%的气胸发生于胸穿后1小时内,也有学者认为气胸多发生于胸穿后4小时内。所以,应在经皮肺穿刺活检后1~4小时透视或拍片,并继续观察一天。

气胸发生与以下因素有关:

(1)导向设备:电视透视导向时,最好使用"U"或"C"形臂设备,无需转动患者即可显示穿刺针与病灶的关系。CT导向定位精确、可清晰显示穿刺针位置及病灶,气胸的发生率明显小于电视透视导向。

(2)穿刺针:目前穿刺针外径的大小对气胸的影响尚有争议。多数学者认为穿刺外径越粗,越容易发生气胸。

(3)穿刺次数:穿过脏层胸膜的次数越多越易并发气胸。Sinner报道在2小时内对患者重复穿刺,气胸明显增多。

(4)病灶的部位及大小:病灶越小,离胸壁距离越远,越难定位,气胸的发生率也明显增加。

(5)肺部疾病情况:两肺弥漫性病变、肺气肿及肺囊肿者可发生严重气胸,如加上对侧肺储备功能不全时可致死亡,需即时抢救。

(6)其他:患者配合不好时易引起胸膜撕裂导致气胸,对伴有空洞的病灶活检时气胸发生率增加。

因此,操作者应通过精确定位选用合适的穿刺针;尽量减少穿刺次数等避免气胸的发生。少量气胸者,一般无需治疗,卧床休息数天可自行吸收,若气胸量大(≥30%)或出现呼吸困难时需行胸腔穿刺抽气或胸腔闭式引流术。

2. 出血

多为少量出血。表现为穿刺后痰中带

血,发生率不超过10%,使用大口径切割针或穿刺肺门附近病灶时易发生出血,血胸、血气胸、出血窒息少见。出血窒息虽不多见,但一旦发生后果严重。Lalli报道,在经皮肺穿刺活检时有52次刺入肺动脉未发生意外。Sagel等报道,刺入胸主动脉、动脉瘤、肝和脾内未出现此并发症;但也有文献报道有10例因肺穿刺活检发生出血窒息而死亡,主要因为未能正确掌握适应证、禁忌证和操作方法。为避免出血窒息应注意选择病例时注意禁忌证;病灶距胸壁深度超过3cm时,避免用切割针或粗针取标本;对危险性大的患者,在手术室内操作并准备好Carlons气管插管。

3. 感染

多见于原有呼吸道和肺部感染者,穿刺可使炎症扩散到胸腔。但也有学者发现,在肺部炎症患者,肺穿刺后脓胸发生率并不比未做穿刺者高。

4. 空气栓塞

一般情况下,空气栓塞不易发生,但有时空气可经肺静脉进入左心,导致动脉空气栓塞。由于栓塞的部位和气量多少不同,病人可突然出现轻重不等的临床症状,如抽搐、失明、昏迷、大小便失禁,甚至心跳骤停而死亡。发生空气栓塞必须同时具备两个条件:气道与血管之间有开放通道;支气管内气压必须高于肺静脉内气压,使气体进入肺静脉。为了避免空气栓塞的发生,在操作过程中必须要求患者密切配合,保持平静的浅呼吸,不要咳嗽,不用力打喷嚏和憋气,以免气道内气压过高。拔针芯时让病人暂停呼吸,快速更换注射器,以防空气经开放的针尾开口进入肺静脉。患者一旦发生空气栓塞,应立即左侧卧位头低足高,必要时行高压氧治疗。

5. 肿瘤种植

极为少见,Sinner报道2726例患者行5300次活检,其中癌肿1264例,仅一例发生肿瘤种植。Sinner等人研究认为肿瘤细胞沿针道种植需要一定条件,带有混合基质的瘤块遗留在胸壁最易发生种植,因为伴有基质的肿瘤细胞群容易造成其生长的内环境。如果用单针穿刺,负压吸引,针尖吸住一块瘤组织,肺组织柔软,弹性好,穿刺针携带瘤组织容易通过。胸壁结构紧密,阻力大,瘤块不易通过胸膜、肌肉、纤维结缔组织和皮肤,瘤块易中途脱落造成针道种植。套管针取标本时外面有外套针保护,可避免此并发症的发生。有人主张在怀疑有肿瘤种植的部位进行早期放疗。

第七节 氧疗并发症

【概述】

氧疗有两种含义,一种是指各种可能增加吸入氧气浓度的措施(包括机械通气供氧和高压氧等特殊氧疗);另一种是指通过简单的联接管道,在常压下向气道内增加氧浓度的方法,一般是指后一种方法。氧疗的目的在于提高动脉血氧含量,以促进组织细胞的正常新陈代谢,维持机体的生命活动。

【适应证与禁忌证】

1. 氧疗的目标

氧疗是以改善低氧血症导致的生理紊乱为目的,所以$PaO_2>60mmHg$,$SaO_2>90\%$即可。

2. 氧疗的指征

(1) 各种呼吸衰竭、低氧血症；

(2) 心血管疾病，如心跳骤停及心肺复苏后、心衰、心梗等；

(3) 各种原因导致的休克；

(4) 血氧运输机能障碍，如严重贫血、血红蛋白异常（一氧化碳中毒、肠源性发绀等）；

(5) 某些药物中毒，如巴比妥酸盐、吗啡、麻醉药；

(6) 严重的酸碱中毒；

(7) 氰化物中毒。

3. 氧疗的具体用途

(1) 摄氧不足：如低氧环境或高原生活所致的缺氧只要适当补充氧，即可迅速解除低氧血症。

(2) 通气功能障碍：除了缺氧外，常伴有二氧化碳潴留，氧疗常需根据 PaO_2 和 $PaCO_2$ 的变化来选择适当的氧浓度。总的来说，在满足适度氧合的基础上，采取持续低流量吸氧。因为高浓度氧疗可加重高碳酸血症；而间歇吸氧时，在间歇期，$PaCO_2$ 很少下降至氧疗前的水平，而 PaO_2 比吸氧前更低。

(3) 换气功能障碍：多表现为单纯低氧血症，无二氧化碳潴留，是氧疗的最佳适应证。氧疗对 V/Q 失调和弥散功能障碍导致的低氧血症有较好疗效，但对较大分流导致的低氧血症疗效欠佳，多需在机械通气基础上氧疗。

(4) 康复治疗：对于由慢性阻塞性肺病、肺间质纤维化或其他疾病所致的慢性呼吸衰竭或低氧血症应采取长期持续低浓度氧疗，每天氧疗时间不少于12小时，尤其是在夜间睡眠时更应持续氧疗，以防睡眠时低氧血症加重，长时间氧疗可有效延长患者生存时间，提高生活质量。

4. 氧疗方法

(1) 鼻导管法：适用于低浓度吸氧，是控制性吸氧的常用方法。设备简单，使用方便，但是吸入的氧浓度不恒定。

(2) 面罩法：适用于高浓度吸氧。简单的面罩适用于短期高浓度吸氧，因有重复呼吸存在，对于有二氧化碳潴留的患者慎用。空气稀释面罩（Venturi 面罩）吸氧浓度较稳定，不受患者呼吸类型和潮气量的影响，不致产生二氧化碳潴留。活瓣面罩可使吸入气和呼出气完全分开，可获得更高的氧浓度。

(3) 加压给氧法：可用简易呼吸器、麻醉机或呼吸机进行。适用于肺水肿、昏迷、病情危重自主呼吸微弱的患者。

(4) 高压氧疗法：需特制的高压氧舱，适用于缺氧不伴二氧化碳潴留的患者，如急性严重缺氧、重度一氧化碳中毒等。

(5) 高频通气给氧法：高频通气是一种高频率、低通气量、开放式的通气方式，包括高频正压通气、高频喷射通气和高频振荡通气。国内常采用高频喷射通气，对通气血流比例失调及弥散障碍的呼吸衰竭疗效显著。

【并发症处理及预防】

1. 呼吸道黏膜损伤或分泌物干结

氧疗时湿化不够或操作不当可引起呼吸道黏膜损伤或分泌物干结。若选择氧浓度不当或长时间高浓度氧疗导致该并发症的机会更大。因此，氧疗时气道的湿化很重要。经人工气道呼吸者，最好通过保温瓶（内盛60℃左右的水）的蒸汽或超声雾化器给氧；也可酌情向气管套管内滴入无菌的 1.4%～2.0%碳酸氢钠溶液或 0.6%～0.9%的氯化钠溶液，每小时不少于 10ml。

2. 高碳酸血症

不适当氧浓度导致或加重高碳酸血症。多见于缺氧伴二氧化碳潴留的患者，由于高碳酸血症的慢性呼衰患者，其呼吸中枢化学感受器对 CO_2 反应性差，呼吸的维持主要靠低氧血症对颈动脉窦、主动脉体的化学感受器的兴奋作用。若吸入高浓度氧，$PaCO_2$ 迅速上升，使外周化学感受器失去了低氧血症的刺激，患者的呼吸变浅慢，肺泡通气量下降，$PaCO_2$ 随之上升，严重时可陷入二氧化碳麻醉状态。此外，吸入高浓度氧解除低氧性肺血管收缩，使肺内血流重新分布，可能会加重通气血流比例失调，引起生理死腔与潮气量之比增加，从而使肺泡有效通气量减少，$PaCO_2$ 进一步升高。通常宜调节氧浓度使 PaO_2 在 60mmHg 以上或 SaO_2 在 90% 以上。合理的控制性吸氧一般不会引起明显的 $PaCO_2$ 升高。然而，也偶有遇到低流量吸氧引起二氧化碳麻醉的情况，主要见于全身状况差或极度疲劳状态的患者，这种状况应及早行人工通气治疗。

3. 氧中毒

氧对细胞的生物效应具有双重作用，组织有氧代谢产生足够的能量才能维持正常生理功能，氧分压降至一定程度必然会影响细胞的有氧代谢，并可能损害细胞功能；相反，氧分压过高也同样会损伤细胞。一般来讲，健康人在常压下对小于 40% 的氧浓度可长期耐受，不会出现肺损伤；中等浓度氧疗可能会出现肺损伤；高浓度氧疗容易发生肺损伤。吸入高于 60% 的氧 1~2 天就可致肺损伤；吸入纯氧，则可在 6 小时后出现症状，这些症状主要是胸骨后疼痛、呼吸窘迫、恶心、呕吐、疲乏和全身不适等。

(1) 氧中毒作用机制：高浓度氧疗引起的肺损伤不仅与肺泡氧分压上升有关，也与 PaO_2 过高有关，后者主要是氧的化学毒性机制。早在 20 世纪 60 年代，氧中毒的氧自由基学说就得到了很多实验的证实。该学说认为在正常情况下弥散到细胞内的氧分子，绝大部分由细胞线粒体内的细胞色素氧化酶催化还原成水，而占氧耗量 1%~5% 的氧分子在还原过程中形成自由基(radicals)，如氧阴离子自由基(O_2-)、过氧化氢(H_2O_2)和羟自由基(OH—)。这些氧自由基引起生物体不良的氧化反应，包括细胞膜脂质的过氧化反应、蛋白质硫基的氧化和交联，以及 DNA 和 RNA 交联反应等。若损伤细胞膜和细胞内的酶，损伤线粒体，将会影响氧化磷酸化过程，导致三羧酸循环障碍，使细胞呼吸功能丧失。但氧自由基可被组织抗氧化系统(如过氧化物歧化酶、过氧化氢酶)所清除。在吸入高浓度氧后，因高氧刺激巨噬细胞生成并释放趋化因子，使中性粒细胞黏附到内皮细胞上，巨噬细胞和中性粒细胞的细胞膜还原辅酶 II 氧化活性增强，便产生大量氧自由基。超过组织抗氧化系统的清除能力，从而损伤组织细胞，发生病理改变，其损伤程度与吸入氧浓度和持续时间有关。

(2) 氧的毒性作用

① 高浓度氧可抑制气管、支气管的纤毛-黏液活动，气道排除分泌物的能力降低，肺泡巨噬细胞的吞噬能力减弱，容易导致呼吸道感染。

② 高浓度氧可引起动脉血氧分压升高，损伤视网膜毛细血管，导致毛细血管阻塞，纤维增生，可引起不可逆的失明，该不良反应主要见于小儿。

③ 氧气对肺组织的毒性作用早期为肺泡毛细血管通透性增加，引起肺间质和肺泡水肿，逐渐出现毛细血管内皮细胞和肺泡细胞的损伤和破坏，使肺泡表面活性物质丧失和失活，引起肺泡萎陷、肺不张，致使肺的顺应性、肺容量、气体弥散量和通气血流比进行性下降，肺内右向左分流量增加。最后可发展为急性肺损伤和急性呼吸窘迫综合征。动脉血氧分压过高可使交感-肾上腺、髓质系统功能亢进，导致肺对血管活性胺类物质的清除作用下降，从而加重肺损伤。

(3)氧中毒的防治:氧中毒无特殊治疗方法,重在预防。因此应注意以下几个方面:

①正确选择并控制吸氧浓度。吸氧浓度以解除组织缺氧,保持机体最低需要的动脉血氧分压为原则,只要动脉血氧分压达到55~60mmHg以上,足以保证组织代谢需要。

②需要高浓度吸氧者注意控制吸氧时间,可尽早机械通气,一方面改善换气,降低对高浓度氧的需求;另一方面PEEP有保护肺组织,减轻氧中毒的作用。

③氧疗过程中,应监测血气,密切观察病情变化,一旦病情恶化,应鉴别是原发病变化还是氧中毒。一旦确诊为氧中毒,立即降低氧浓度,使氧分压在安全范围内,并对症处理。

④抗氧化剂的应用:有不少报道,应用较大剂量的抗氧化剂(如维生素E、维生素C、还原型谷胱甘肽等),有防治氧中毒的效果。而实际上一旦出现氧中毒征象,上述药物也未必能奏效,此时还是主要在于降低氧浓度,供给人体能够耐受,并且可达到氧疗效果的最低氧浓度,足以保证组织氧化代谢的需要即可。

4. 失火

氧本身虽然是不能燃烧的,但能增加其他物质燃烧的速度,因此必须防止任何火源进入富氧的环境。应严禁火种带入正在进行氧疗的病房;病人不得藏有火柴或打火机,更不可能吸烟。这对所有病房中工作的人员、探视者及邻近床位的病人都要严格要求。凡能产生电火花的各种仪器(包括监护仪和治疗器械)及各种加热装置(包括电炉)等,都必须与供氧装置和氧疗中的病人保持一定距离。

第八节 湿化和雾化并发症

【概述】

呼吸道的湿化及雾化疗法是指用湿化或雾化的装置将药物分散成微小的雾滴或微粒,使其悬浮于气体中,并进入呼吸道和肺内,达到洁净气道、湿化气道及局部治疗(如解痉、消炎)的目的。近年来,随着人工气道、人工通气的广泛应用,呼吸道的湿化成为治疗中不可缺少的环节。对于有些疾病,局部雾化用药由于起效快、药量小及全身副作用小等优点,而在临床广泛开展起来。

【适应证与禁忌证】

湿化器的功能为湿润呼吸道和适度稀释分泌物,以维持呼吸道黏液-纤毛系统的生理功能和防御功能。目前,临床应用的湿化器分为气泡式湿化器、加热湿化器。气泡式湿化器常应用于鼻导管或面罩吸氧,以湿化吸入气。经鼻或口鼻面罩机械通气治疗时,尤其在张口呼吸者,应给予加温湿化氧疗。以减少冷空气刺激,湿化痰液,有利于分泌物的排出,保持呼吸道通畅,减少感染的机会。加热湿化器主要用于有创机械通气的患者,必要时,可定时向气管内滴入生理盐水5~10ml,反复灌洗数次,以保持呼吸道通畅。

【并发症处理及预防】

1. 干稠分泌物湿化后膨胀

干稠分泌物吸水后会膨胀,可使原来部分堵塞的支气管完全堵塞,临床上有因雾化引起急性气道堵塞而致死亡的报道。此可见于长时间人工通气(超过1天)先无湿化,后突然增加湿化。哮喘持续状态的患者及严重阻塞性肺病患者使用超声雾化器时,雾化必须慎重、少量。

2. 水负荷过多

在湿化过程中,湿化过度会引起黏膜水肿、支气管痉挛,增加气道阻力,肺顺应性下降。正常人一般不会因湿化或雾化治疗发生肺水肿或水中毒。但对有心、肾功能不全尤其有钠潴留者及对婴儿进行湿化或雾化治疗时,应警惕水中毒的发生。

3. 气道黏液纤毛运动损害

在加热湿化过程中,应避免过高温度,吸入气温度高于40℃,可损害气道黏液纤毛运动。

4. 降低吸入氧浓度

湿化或雾化吸入气的浓度太高,会降低吸入氧浓度,尤其在超声雾化吸入的患者,可有30%～60%动脉血氧分压下降,患者感胸闷喘气加重。对这类患者应提高吸入氧浓度,或用氧气为驱动力的喷射式雾化器雾化吸入。

5. 支气管痉挛

少数患者因吸入低渗溶液、温度过低或雾粒刺激呼吸道表面感受器,诱发支气管痉挛。在雾化治疗前可适当使用支气管舒张剂。但也偶有使用支气管舒张雾化剂,引起支气管痉挛。

6. 交叉感染

目前雾化和湿化治疗面临的最大问题是如何避免交叉感染。由于雾化治疗的广泛开展,在病房中呼吸道革兰阴性杆菌的感染率(尤其是绿脓杆菌较前明显增加)。由于医院病房中常有严重感染性疾病,其病原菌污染空气,从而进一步污染医护人员的衣物、医疗器械、雾化器或雾化液,此外感染亦可能来自患者本身,特别是当抗生素针对性不强时,在患者鼻、咽、口腔及呼吸道所带的病菌,可通过雾化以微粒的状态送入细支气管或肺泡,从而加重感染。因此治疗过程中,对雾化液要无菌操作,雾化器械定期消毒,可用1/1000新洁尔灭浸泡1小时以上。病房环境宜定期消毒,病人要加强口腔护理,改善全身营养状况。

7. β_2 受体兴奋剂的不良反应

部分患者吸入 β_2 受体兴奋剂会引起低钾、心动过速甚至心律失常等不良反应,一般持续时间短,可自行缓解,必要时可对症处理。

参 考 文 献

1. 翁心华,潘孝彰,王岱明.现代感染病学.上海:上海医科大学出版社,1997
2. 戴自英,刘裕昆,汪复.实用抗菌药物学(第二版).上海:上海科学技术出版社,1998
3. 中华医学会呼吸病学分会:社区获得性肺炎诊断和治疗指南(草案).中华呼吸和结核杂志,1999,22(4):199
4. 中华医学会呼吸病学分会.医院获得性肺炎诊断和治疗指南(草案).中华呼吸和结核杂志,1999,22(4):201
5. 张敦华.实用胸膜疾病学.上海:上海医科大学出版社,1997
6. 刘昌起.呼吸疾病治疗学.天津:天津科学技术出版社,2000
7. Murray JF, Nadel JA. Textbook of Respiratory Medicine. Sec ed. Philadelphia. 1994
8. Reese RE, Betts RF. A practical approach to infectious diseases. Fourth Edition. New York. 1996
9. Gilbert D N, Moellering R C, Sande M A. The Sanford Guide to Antimicrobial Therapy. 28th edition. Antimicrobial Therapy Inc. USA:1998
10. 俞森洋.现代机械通气的监护和临床应用.北京:中国协和医科大学出版社,2000
11. 胡建林,杨和平.呼吸疾病鉴别诊断与治疗学.北京:人民军医出版社,2007
12. 陈文彬,潘祥林.诊断学.北京:人民卫生出版社,2008
13. 刘又宁.实用临床呼吸学.北京:科学技术文献出版社,2007
14. 陆再英,钟南山.内科学.北京:人民卫生出版社,2008
15. 蔡柏强.呼吸内科诊疗常规.北京:人民卫生出版社,2003
16. 中华医学会呼吸病学分会.特发性肺(间质)纤维化诊断和治疗指南(草案).中华结核和呼吸杂志,2002年7月第25卷第7期,387～389
17. 张波,高和.实用机械通气技术治疗手册.北京:人民军医出版社,2002
18. 中华医学会呼吸病学分会.肺血栓栓塞症的诊断与治疗指南(草案).中华结核和呼吸杂志,2001,24:259～264
19. 刘刚,吴我如.呼吸肌疲劳诊断及治疗进展.现代医学,2004,32(6):351～354
20. 胡成平.胸膜疾病.西安:第四军医大学出版社,2008
21. 罗词文,李长生.胸腔积液诊疗学.北京:科学出版社,2001
22. 胡成平.胸膜疾病.西安:第四军医大学出版社,2008
23. 薛立福.恶性胸腔积液检测方法及评价.中华结核和呼吸杂志,2001.24(1):18～19
24. 蔡柏蔷,李龙芸.协和呼吸病学.北京:中国协和医科大学出版社,2005
25. Teknos TN, Metson R, Chasse T, et al. New developments in the diagnosis of Kartagener's syndrome[J]. Otolaryngol Head Neck Surg, 1997,116(1):68～74
26. Hulka GF. Head and neck manifestations of cystic fibrosis and ciliary dyskinesia[J]. Otolaryngol Clin North Am,2000,33(6):1333～1341
27. 非小细胞肺癌临床实践指南(中国版).www.nccn.org. 2009:1～14

图书在版编目(CIP)数据

呼吸系统疾病并发症鉴别诊断与治疗/吴小军,聂汉祥主编.-北京:科学技术文献出版社,2011.3
(临床并发症丛书)
ISBN 978-7-5023-6860-9

Ⅰ.①呼… Ⅱ.①吴… ②聂… Ⅲ.①呼吸系统疾病-并发症-诊疗 Ⅳ.①R560.6

中国版本图书馆 CIP 数据核字(2011)第 013127 号

出 版 者	科学技术文献出版社
地 址	北京市复兴路 15 号(中央电视台西侧)/100038
图书编务部电话	(010)58882938,58882087(传真)
图书发行部电话	(010)58882866(传真)
邮购部电话	(010)58882873
网 址	http://www.stdph.com
E-mail	stdph@istic.ac.cn
策 划 编 辑	李洁
责 任 编 辑	李洁
责 任 校 对	唐炜
责 任 出 版	王杰馨
发 行 者	科学技术文献出版社发行 全国各地新华书店经销
印 刷 者	北京雁林吉兆印刷有限公司
版 (印) 次	2011 年 3 月第 1 版第 1 次印刷
开 本	787×1092 16 开
字 数	420 千
印 张	19.25
印 数	1~3000 册
定 价	42.00 元

© 版权所有 违法必究

购买本社图书,凡字迹不清、缺页、倒页、脱页者,本社发行部负责调换。